Modern Clinical Medication and
Pharmaceutical Management Norms

现代临床用药与药学管理规范

主编 赵春玲 高梅华 郭善同 张新民

刘真一 赵盼盼 李 近 李壮壮

中国海洋大学出版社
·青岛·

图书在版编目（CIP）数据

现代临床用药与药学管理规范 / 赵春玲等主编. —
青岛：中国海洋大学出版社，2023.8
ISBN 978-7-5670-3418-1

Ⅰ. ①现… Ⅱ. ①赵… Ⅲ. ①临床药学②药政管理－
管理规范 Ⅳ. ①R97②R951

中国国家版本馆CIP数据核字（2023）第163491号

出版发行	中国海洋大学出版社		
社　　址	青岛市香港东路23号	**邮政编码**	266071
出 版 人	刘文菁		
网　　址	http://pub.ouc.edu.cn		
电子信箱	369839221@qq.com		
订购电话	0532-82032573（传真）		
策划编辑	韩玉堂		
责任编辑	韩玉堂	**电　　话**	0532-85902349
印　　制	日照报业印刷有限公司		
版　　次	2023年8月第1版		
印　　次	2023年8月第1次印刷		
成品尺寸	185 mm×260 mm		
印　　张	26.25		
字　　数	671千		
印　　数	1～1000		
定　　价	198.00元		

发现印装质量问题，请致电0633-8221365，由印刷厂负责调换。

前 言
FOREWORD

　　临床用药与药学管理规范是医学领域不可或缺的一部分,其涉及诊断、治疗和预防疾病的药物选择、剂量确定、给药途径和疗程管理等诸多方面。临床用药是一个不断发展和进化的领域,新药物的问世、临床研究的突破及医疗技术的进步,都将给临床用药的发展带来了新的机遇和挑战。合理的临床用药能够为患者提供最佳的疗效保障,并能最大程度地减少药物引起的不良反应。正确运用临床药物是临床药师的基本素养之一,持续了解和掌握新的临床用药知识对于临床药师来说至关重要。为帮助相关从业人员在临床实践中了解药学前沿发展动态、合理应用药物,提高临床用药水平,我们特邀请药学领域的专家及从业多年的临床药师共同编写了《现代临床用药与药学管理规范》一书。

　　本书从临床角度出发,注重药学基础理论与临床实际用药需求相结合。本书在绪论部分简要介绍了临床药理学的发展概况和任务、治疗药物监测、药物不良反应及其监测;然后论述了药品管理及合理用药的相关内容。其次着重解读了心血管科、呼吸科、消化科、泌尿科的临床常用药物,涵盖了药动学、作用机制、用法与用量、适应证与不良反应等要素;最后,对于常用中药的用量、配伍、临床应用等也做了讲解。本书内容丰富、专业性强,适合各级医院药师、药剂师及相关从业人员参考使用。

　　由于药学涉及面广、更新速度快,加之编者水平有限,书中难免有疏漏之处,期望读者提出宝贵意见,以便再版时加以修订完善。

《现代临床用药与药学管理规范》编委会

2023 年 6 月

目 录
CONTENTS

第一章

绪　论

第一节　临床药理学的发展概况和任务

药物治疗是临床医师治疗疾病的基本手段。药物从医师处方到产生临床疗效会经历生物药剂学过程、药代动力学过程、药效动力学过程和药物治疗学过程(图 1-1)。

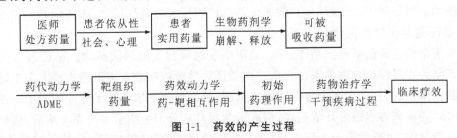

图 1-1　药效的产生过程

临床药理学是研究人体与药物之间相互作用及其规律的一门新兴学科,是药理学紧密联系临床医学的桥梁学科。临床药理学研究的两个基本内容:①药物对人体的作用,即药效动力学,包括药物对疾病的治疗原理、药物剂量-效应关系、临床疗效与药物不良反应;②人体对药物的作用,即药代动力学,包括人体对药物的吸收、分布、代谢与排泄规律,可概括为 ADME 过程。临床药理学应用的两个主要领域:药品的合理使用和药品的有效监管。前者是根据临床药理学的研究成果,更精确地界定用药对象(适应证、禁忌证、警示与注意等)和优化给药方案(剂量、间隔、配伍等),从而不断提高现有药物治疗的效益/风险比。后者则是运用最新的科学技术和理论知识,对已上市药物和开发中的新药作出有效性与安全性评价,为药品的质量监督和应用管理提供决策依据。可见临床药理学在现代医药学的发展中占有极为重要的地位。

一、临床药理学的发展概况

临床药理学的概念最早于 20 世纪 30 年代由美国学者 Harry Gold 和 WalterModell 提出,但直到 1947 年 Harry Gold 教授在美国 Cornell 大学举办临床药理学讲座开始才逐渐形成一门独立学科。同年,Harry Gold 教授被美国政府授予院士称号,成为临床药理学的代表人物。1954 年美国 Johns Hopkins 大学在 Lasagna 教授领导下建立了第一个临床药理实验室,并开始讲授临床药理学课程。随后一些欧美国家及澳大利亚、日本等国也先后建立了临床药理学研究机构,开设临床药理学课程,培养专业人员,创办临床药理学杂志及出版临床药理学专著等。1980年在英国伦敦召开了首届国际临床药理与治疗学会议,标志着这一学科已获得普遍承认。国际药理联合会(IUPHAR)也建立了临床药理专业组,许多国家的药理学会也相继建立了临床药理专业组织,以推动本国临床药理学的学科发展和进行国与国间学术交流。世界卫生组织于1982年成立基本药物应用专家委员会,对临床合理应用基本药物提出原则性指导意见。

临床药理学之所以发展迅速,其主要原因如下。

(一)制药工业迅速发展

每年研制和申报上市的新药数量不断增多。这些新药的疗效是否都超过现有的同类药品?应用于临床后可能引起哪些不良反应?由于人与动物存在种属差异,这些问题无法通过动物试验获得满意答案。因此,临床药理学评价被明确规定为新药上市申报的必需内容。这一要求推动了临床药理学的快速发展。

(二)在药物临床治疗中发生了一些严重的不良反应

影响最大的是20世纪60年代初联邦德国新药沙利度胺在西欧引起5 000例新生儿海豹肢畸形,在各国引起极大的震惊。这些惨痛的教训使临床药理学研究的重要性得到广泛认同。

(三)药理学研究方法学的进步

20世纪60年代中期以后,许多先进技术和检测方法的建立和应用,例如高效液相色谱仪及其他微量药物的测试技术、影像学检查等非创伤性检测技术等,促进了临床药理学的发展。

(四)循证医学和精准医学的兴起

从经验医学到循证医学再到精准医学,是医学发展历程上的两次革命。循证医学是正确地运用最佳证据为患者作出合理的医疗决策。而循证医学所依赖的直接证据主要来源于随机对照临床试验的结果,在此基础上制定出药物治疗指南,借以规范临床药物治疗。不同于循证医学过分关注"群体"的临床终点的统计学差异,精准医学则是从分子生物学本质思考疾病,依据驱动因子将疾病重新分类,以驱动因子为靶点,寻找并验证治疗手段,以期实现对疾病的精准诊断、分期及精准治疗。精准医学关注的是"个体"对某种疾病的易感性或对特定治疗方案的反应,最终将预防或治疗措施应用于有效患者,而免去给无效患者带来治疗费用和不良反应。精准医学是医学发展的高级阶段,而临床药理学方法是实现这一目标的重要手段。通过标准化的各种大型的队列研究和多种组学研究,寻找疾病的新的生物标志物以完善疾病分型/分期和对疗效的预测与评估。

(五)医师提高医疗水平的需要

临床实践证明,要做到安全有效地使用药物,必须充分掌握药物在人体的作用规律及临床药理学特性,制订合理的用药方案,摆脱经验式治疗,才能提高临床治疗的水平。广大临床医师对临床药理学知识的孜孜追求和对临床药理学研究的积极参与,直接推动着这一学科的发展。

我国临床药理学的研究始于20世纪60年代初。1961年我国药理学工作者在全国药理学术会议上就曾进行了有关临床药理学的介绍和讨论,呼吁在全国范围内组织专业队伍,推动与开展临床药理学工作。1963年卫生部(现国家卫健委)委托北京医学院(现北京大学医学部)和上海第一医学院(现复旦大学上海医学院)成立抗生素临床应用研究室,从事抗菌药物的临床药理和临床评价工作,对我国抗生素事业的发展和应用起了重要作用。由于种种原因,其他药物的临床药理研究则起步较晚。1979年,第一次全国临床药理学专题研讨会在北京召开,重点讨论了"临床药理研究的重要性及其内容"和"新药临床前药理与临床药理研究的项目、指标和要求",对

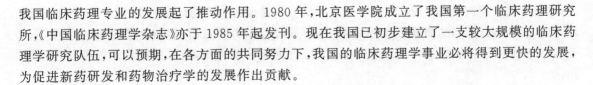

我国临床药理专业的发展起了推动作用。1980年,北京医学院成立了我国第一个临床药理研究所,《中国临床药理学杂志》亦于1985年起发刊。现在我国已初步建立了一支较大规模的临床药理学研究队伍,可以预期,在各方面的共同努力下,我国的临床药理学事业必将得到更快的发展,为促进新药研发和药物治疗学的发展作出贡献。

二、临床药理学的主要研究内容

(一)临床药效学

研究药物对人体(包括各年龄组的正常人与患者)生理与生化功能的影响和临床效应,以及药物剂量与效应之间的关系。通过临床药效学研究确定最佳治疗剂量,在此基础上制订合理给药方案,使药物发挥最大疗效,避免或减少不良反应发生。临床药效学研究中,药效指标的选择与测定是关键内容。传统上一般采用临床终点作为药效指标,如生存率、严重并发症发生率等。这类指标具有明确的临床意义,但观察时间长、成本高。如何根据流行病学、治疗学与病理生理学证据确定更快捷、方便的效应标志,或称生物标志,是临床药效学研究的热点之一。合适的生物标志可以作为临床终点的替代终点,提高临床试验的效率。例如,冠心病患者的血清胆固醇水平与其发生心肌梗死的概率密切相关,可以作为评价降脂药的替代终点。而慢性充血性心力衰竭患者的心排血量并不能很好地预测其临床预后(生存),因而不能完全代替临床终点用于评价强心药的临床效应。现代医学模式除了生物学观点外,还必须考虑人的心理和人与社会环境的关系。因此,能反映患者对治疗的主观满意度的指标,如生活质量(quality of life,QOL),也越来越多地作为临床药效学研究的观察指标。

(二)临床药代动力学

研究药物在人体内吸收、分布、代谢和排泄的规律,将人体模拟为数学模型(房室模型),用数学公式计算出各种药代动力学参数,对于制订和调整给药方案具有重要参考意义。

(三)毒理学

在研究药物在人体的药效时,应同时观察药物可能引起的不良反应,包括毒理反应、变态反应和其他继发性反应等。在用药过程中应详细记录受试者用药后的主、客观症状,并进行必要的实验室检查。如出现不良反应时,应分析其发生的原因,提出可能的防治措施。

(四)临床试验和评价

通过临床试验,对新药的有效性和安全性进行评价。我国新药审批办法规定,临床试验分4期,其中第4期在上市后进行。

(五)药物相互作用

药物相互作用是指两种或两种以上的药物同时或先后序贯使用时,所引起的药物作用和效应的变化。药物相互作用可以是药物作用的增强或减弱,作用时间的延长或缩短,因而导致有益的治疗作用,或产生有害的不良反应。通常所谓药物相互作用是指两药在人体内相遇而产生的不良反应,研究药物相互作用的目的主要是防止严重不良反应发生。

三、临床药理学的主要任务

(一)指导临床合理用药

通过调整药物用量和用法可以提高疗效,减少或避免毒性反应或其他不良反应。例如,根据所测得的各项药代动力学参数,可以对各种药物,特别是同类品种的体内过程和作用进行定量比较,对临床选择用药及新药筛选具有一定参考价值。根据药物的药代动力学特性制订合理的用药方案,包括制订适当的剂量和给药间隔时间,可以最大限度地发挥药物的作用并减少发生不良反应的可能性。在临床上开展治疗药物监测,有助于诊断药物毒性,并据以调整药物用量和用法。

(二)新药的临床研究

对新药进行临床试验。在新药已完成其药学研究、临床前药理、毒理等研究的基础上,根据《中华人民共和国药品管理法》的有关规定,并经药政管理部门(国家药品监督管理局)批准进行临床试验。新药的临床试验分 4 期进行:Ⅰ期临床试验以健康志愿者为受试对象(某些药物如抗肿瘤药的Ⅰ期临床试验亦可在患者中进行),研究新药在人体的耐受性与药代动力学;Ⅱ期临床试验以患者为对象进行,应根据Ⅰ期临床试验的结果设计给药方案,进行临床随机对照盲法试验,考察新药的有效性和安全性;Ⅲ期临床试验是扩大的多中心随机对照临床试验,目的是在较大范围内对新药进行评价;Ⅳ期临床试验在新药批准上市后进行,对已在临床广泛应用的新药进行广泛人群中的考察和评价,以便发现少见的不良反应或新的治疗用途等。

(三)上市药物的再评价

新药品种的不断增加,使临床上应用的药物不可避免面临优胜劣汰的问题。因此,需要为解决这一问题提供科学依据。上市药物的再评价可以根据对象品种存在的问题进行实验或临床对比研究,决定对该品种的处理。

(四)药物不良反应的监测

它包括正在评价的新药与常用药物,必须经常进行监测。已有不少国家建立了不良反应监察系统,并在 1968 年设有国际不良反应监察组织,目的在于及时掌握各种药物产生的不良反应情况,以及早作出判断并采取必要的措施,防止或减少不良反应的发生。例如,英国医学安全委员会(CMS)于 1967 年提出氯霉素可引起血液恶病质的警告。在此以前,每年约有 50 万张处方使用氯霉素,每月至少有 1 例因此而死亡。提出警告后,氯霉素的处方减少到每年 1 万张以下,引起血液恶病质致死者已少见。

(五)协助有关部门加强药政管理

临床药理研究的资料对于药品的生产与管理、提高药品质量都具有重要意义:①新药的鉴定和审批,必须有充分的临床药理研究资料;②药物不良反应报告制度是药物上市后监督的重要手段,如及时发现沙利度胺(反应停)引起的致畸毒性,安他唑啉对结缔组织的严重不良反应等;③生物利用度的研究对于保证制剂质量有重要作用,例如,氯霉素棕榈酸酯可因不同工艺而制成 A 晶型或 B 晶型,前者口服后的生物利用度极低,临床疗效差,因而不宜生产。

(六)教学与培训

它包括对医学生的临床药理学教学和对临床医师进行的临床药理学专业培训。

(赵春玲)

第二节 治疗药物监测

治疗药物监测(therapeutic drug monitoring,TDM)是通过测定患者治疗用药的血浓度或其

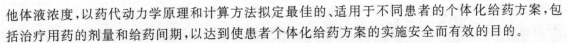

他体液浓度,以药代动力学原理和计算方法拟定最佳的、适用于不同患者的个体化给药方案,包括治疗用药的剂量和给药间期,以达到使患者个体化给药方案的实施安全而有效的目的。

临床实践证明,治疗药物的疗效与该药到达作用部位或受体的浓度密切相关,而与给药剂量的关系则次于前者,药物在作用部位或受体的浓度直接与血药浓度有关,即两者呈平行关系。因此,测定血药浓度可间接地作为衡量药物在作用部位或受体浓度的指标,此即为治疗药物监测的原理。TDM 的实施对确保临床治疗用药安全有效起了重要作用。

一、血药浓度与药理效应的关系

患者经相同途径接受相同剂量药物后,其治疗反应可各不相同,部分患者疗效显著,也有患者可无反应,甚至产生毒性反应,此均与个体差异有关,即患者生理状态如年龄、体质量、病理状态,以及遗传因素、饮食、合并用药等不同,造成药物在其体内的吸收、分布、代谢和排泄过程差异,以致相同的给药方案产生的血药浓度各异,导致治疗反应的差异。

多数药物的剂量和血药浓度之间呈平行关系,药物的剂量越大,则血药浓度越高,但也有些药物在一定范围内剂量和浓度呈线性关系,超出此范围,剂量稍有增大,血药浓度即呈大幅度升高,此即为非线性药代动力学特征或称饱和动力学。主要原因在于某些药物经体内代谢,而体内药物代谢酶的代谢能力有一定限度,当剂量超过一定限度时,血药浓度明显上升,过高的血药浓度易导致毒性反应的发生。

二、治疗药物监测的条件

进行治疗药物监测时,必须具备下列条件,其结果方可对患者临床安全有效用药具有指导意义。

(1)药物的治疗作用和毒性反应必须与血药浓度呈一定相关性者。

(2)较长治疗用药疗程,而非一次性或短暂性给药者。

(3)判断药物疗效指标不明显者。

(4)已有药物的药代动力学的参数、治疗浓度范围或中毒浓度靶值者。

(5)已建立了灵敏、准确和特异的血药浓度测定标准,可迅速获得结果,并可据此调整给药方案者。

三、治疗药物监测的适应证

(1)治疗指数低、毒性大的药物,即药物的治疗浓度范围狭窄,其治疗浓度与中毒浓度甚为接近者。例如,地高辛的治疗剂量与中毒剂量接近,由于患者间存在的个体差异,在常规治疗剂量应用时亦易发生毒性反应,据报道其毒性反应发生率为 35% 左右,TDM 的应用可明显降低其毒性反应的发生。氨基糖苷类抗生素治疗重症感染时亦可因血浓度升高而导致耳肾毒性反应的发生。属此类情况者还有抗躁狂药碳酸锂、抗癫痫药苯妥英钠等。

(2)具非线性特性药代动力学特征的药物。属此类情况者有苯妥英钠、阿司匹林、双香豆素、氨茶碱等。

(3)患有肾、肝、心和胃肠道等脏器疾病,可明显影响药物的吸收、分布、代谢和排泄的体内过程时,血药浓度变化大,需进行监测。如肾衰竭患者应用氨基糖苷类抗生素时,由于对该类药物排泄减少,药物在体内积聚、血药浓度明显升高,可使耳肾毒性发生率升高;肝功能不全者可影响自肝内代谢药物的生物转化,减少与血浆蛋白的结合;心力衰竭患者由于心排血量的降低致使肾、肝血流量均减少,影响了药物的消除;胃肠道疾病患者则可影响口服药物的吸收。

(4)有药物毒性反应发生可能,或可疑发生毒性反应者,尤其在某些药物所致的毒性反应与所治疗疾病症状相似,需判断药物过量抑或不足时,血药浓度监测更为重要。如地高辛过量或心力衰竭本身均可发生心律失常,又如苯妥英钠用于癫痫治疗时,如过量亦可发生类似癫痫样抽搐。

(5)在常用剂量下患者无治疗反应者,测定血药浓度查找原因。

(6)需长期服药,而药物又易发生毒性反应者,可在治疗开始后测定血药浓度,调整剂量,在较短时间内建立安全有效的给药方法,如卡马西平、苯妥英钠用于癫痫的发作预防时进行 TDM。

(7)联合用药发生交互作用改变了药物体内过程时,如红霉素与氨茶碱同用,前者对转氨酶的抑制可使后者血浓度升高而致毒性反应产生,因此需对氨茶碱血药浓度进行监测。

(8)在个别情况下确定患者是否按医嘱服药。

(9)提供治疗上的医学法律依据。

根据上述各种情况宜进行 TDM 者,有下列各类药物。①抗菌药物:氨基糖苷类,包括庆大霉素、妥布霉素、阿米卡星和奈替米星等;万古霉素、氯霉素、两性霉素 B、氟胞嘧啶等。②抗癫痫药物:苯巴比妥、苯妥英钠、卡马西平、扑米酮、丙戊酸和乙琥胺等。③心血管系统药物:地高辛、利多卡因、洋地黄毒苷、普鲁卡因胺、普萘洛尔、奎尼丁和胺碘酮等。④呼吸系统药物:茶碱、氨茶碱等。⑤抗肿瘤药:甲氨蝶呤、环磷酰胺、氟尿嘧啶、巯嘌呤等。⑥免疫抑制剂:环孢素、他克莫司、西罗莫司、霉酚酸、麦考酚酸等。⑦抗精神病药物:碳酸锂、氯丙嗪、氯氮平、丙米嗪、阿米替林等。⑧蛋白酶抑制剂类抗病毒药:茚地那韦、沙奎那韦、利托那韦等。

四、血药浓度监测与个体化给药方案的制订

一般情况下,以血药浓度测定结果作为依据,调整给药方案;也偶有以测定唾液中药物浓度作为调整用药依据者,因唾液中药物浓度与血药浓度在一定范围内呈平行关系。

血药浓度测定结果可参考各类药物的治疗浓度范围。如未在治疗浓度范围内时,则可按照下述方法调整给药剂量或间期。

(一)峰-谷浓度法

以氨基糖苷类抗生素庆大霉素为例,如测定峰浓度过高,即可减少每天给药总量,如谷浓度过高,则可延长给药间期。调整给药方案后在治程中重复测定谷、峰浓度1~2次,如尚未达到预期结果,则可再予以调整,直至建立最适宜的个体化给药方案。

(二)药代动力学分析方法

最常用的方法有稳态一点法或重复一点法。

稳态一点法为患者连续用药达稳态后,在下一剂量给药前采血测定药物浓度(谷浓度),根据所要达到稳态药物浓度求出所需调整的给药剂量。

重复一点法采血2次,比稳态一点法准确性好,此方法先拟定患者初始剂量及给药间期(τ),第1次给药后经过 τ 后采血并测浓度1次(C_1),经过第2个剂量 τ 后采血测浓度(C_2)。

(三)Bayesian 法

当给予初始剂量后,未获得预定的治疗效果时,采集患者的稳态谷浓度,利用 Bayesian 反馈

程序,估算得到患者的个体药动学参数,之后结合下一剂给药剂量和时间间隔计算血药浓度预测值,根据该预测值对给药方案进行调整。治疗药物监测中注意事项如下。

(1)必须结合临床情况拟定个体化给药方案,不能仅根据血药浓度的高低调整剂量,如结合患者的疾病诊断、年龄、肝功能、肾功能等资料,是否联合用药,取血时间及过去史等综合分析,制订合理的给药方案。

(2)必须掌握好取血标本时间,随意采血不仅毫无临床意义且可导致错误结论。对连续给药者一般应在达稳态浓度时取血,否则所得结果较实际为低。但在给予患者首剂负荷量时,可较早达稳态浓度。如药物半衰期长(如>24 h),为避免毒性反应的发生,亦可在达稳态浓度之前先测定血药浓度,此后继续进行监测。口服或肌内注射给药时的峰浓度,取血时间可在给药后0.5~1.0 h;静脉给药后瞬时的血药浓度并不能反映药理作用的浓度,仅在 0.5~1.0 h 后,体内达到平衡时取血,测定结果方具有临床意义。谷浓度的取血时间均在下一次给药前。

(3)某些药物血清蛋白结合率高,在一些疾病状态下,如尿毒症、肝硬化、严重烧伤、妊娠期时,由于血浆蛋白降低,药物呈结合状态者减少,游离部分增多,后者具药理作用,如显著增高亦可致毒性反应发生。在血药浓度测定时为总含量(结合与游离之和),遇有上述病情时,需考虑游离血药浓度的影响,在调整给药方案时综合考虑。

五、治疗药物监测方法简介

用于治疗药物监测的方法必须具有灵敏度高、特异性强和快速的特点,以适应及时更改给药方案的要求,目前常用分析方法如下。①免疫分析法:包括放射免疫法、酶免疫法、荧光免疫法和化学发光微粒子免疫分析法;②色谱分析法:包括高效液相色谱法、气相色谱法和液质联用仪。这些方法各有优缺点。应根据所测药物的特殊性选择相应的分析方法。如对某些药物进行TDM 时,除检测其血样中原形药物外,尚需同时检测具药理活性的代谢产物。因此,宜选择可对血样中进行多组分检测并且灵敏度和特异性高的液质联用仪分析方法。

(赵春玲)

第三节　药物不良反应及其监测

人类在使用药物治疗疾病的同时,也有出现不良反应的风险,这些反应经常被误认为潜在疾病的体征或症状。当在药物治疗过程中患者出现不明原因的症状或体征时,应考虑药物不良反应的可能性。

在医疗机构药品的处方、信息传递、药品调配、病房护士执行医嘱的过程中,也可能因为人为的错误而出现药源性损害。解决这一问题应主要着眼于管理体系的改进。

一、相关定义

药物不良反应,世界卫生组织定义为"为了预防、诊断和治疗疾病,或修复生理功能,药物在正常剂量使用于人的情况下发生的有害的、非意求的反应"。在我国亦称为药品不良反应。该定义中的"反应",应理解为药物与不良事件之间的因果关联至少是有合理的可能性,亦即其间的因果关联不能排除。

这一定义范围较窄,仅限定于药物本身性质所致的有害反应。部分国家和地区对这一定义有异议,但大部分国家目前仍沿用这一传统的定义。

不良事件(adverse event,AE):"患者或临床试验受试者接受干预后出现的任何不利的医学事件,该事件并非一定与该干预有因果关系。"这一定义主要在临床试验或其他探索药物或医疗器械的安全性的研究中使用,涵盖了在研究或临床治疗时受试者经历的所有不利的医学事件。

药物不良事件(adverse drug event,ADE):"与药物相关的医学干预导致的伤害。"这一定义常在涉及用药安全问题时使用。ADE可按是否可防范而区分。ADE是医疗机构监测患者安全和提高医疗质量时使用的一个指标。在药物使用恰当,测定药物本身属性带来的风险时,药物不良反应的定义更为合适。

药物治疗错误(medication error,ME):"违背或偏离了当前的治疗规范或医疗管理标准,在药物治疗的处方、处方信息传递、处方调配、医嘱执行、用药效果监测等过程中发生的或有可能发生的降低患者用药的获益/损害比的行为或不作为。"此类事件可能与职业活动、医疗产品、程序和制度相关,如处方、处方传递、产品标签、包装,以及药品的命名、调剂、配方、流通、管理、教育、监测和使用。ME不一定造成伤害,引起伤害的只是ME的小部分,引起伤害的ME也属ADE的范畴,属于可防范的ADE。

二、流行病学

药物不良反应的发生率和严重程度因患者的特点(如年龄、性别、种族、现有的疾病、遗传、饮食及所处的空间位置)和使用的药物(如药物的类型、用药途径、疗程、剂量和生物利用度)而异。非甾体抗炎药、镇痛药、地高辛、抗凝药、利尿剂、抗微生物药、糖皮质激素、抗肿瘤药、降糖药等使用广泛的药物,药物不良反应的报道数目较多。中草药和非处方药也同样会发生严重不良反应。如关木通等含马兜铃酸成分的一些中草药可引起间质性肾纤维化,苯丙醇胺可引起脑卒中,且都有致死病例。

由于许多药物不良反应未被认识或未被报告,药物不良反应的真实发生率难以测量。药物不良反应发生率的统计也可因统计时应用的定义(包括纳入的反应的轻重程度、因果关联概率的级别)的不同而不同。国内至今尚无确切的药物不良反应在中国人口中总体发生率的调查研究。国外有一些大型研究提示门诊患者的发生率约为20%(在同时应用15种以上药品的患者人群中更高),在住院患者中是2%~7%,应用4种以上药品者则以指数方式升高。美国一项对32年来在美国完成的39项随机研究的荟萃分析表明,住院患者后果严重的药物不良反应的发生率为6.7%,致死药物不良反应发生率为0.32%。估计药物不良反应居美国主要死因的第4或第6位。

国外对ME和不依从用药引起的死亡也有统计。美国曾估计1993年约有7 000人因ME致死,且这一数字在逐年上升。如果患者遵医嘱用药,能避免至少23%的患者入住护理院、10%的患者入住医院及许多不必要的门诊就诊、诊断试验及治疗。

三、分类

1977年,Rawlins和Thompson从临床角度将药物不良反应划分为A型和B型,这一分类虽然多年来仍在沿用,但已有修正。

A型不良反应主要指药物和/或代谢物的药理作用的外延或增强所致的反应,一般在体内药物作用位点的浓度达到正常治疗水平以上时发生,可能发生于给药剂量对于患者个体过大时、药物处置受累时(药动学原因)或药物靶器官对于所给药物浓度过于敏感时(药效学原因)。药物本身治疗浓度范围狭窄或者受体特异性差及受体在体内分布广,就容易出现 A 型反应。

A 型反应常随着药物在体内的蓄积逐渐显露,通常可以预测,因此在许多情况下可以防范。

B 型不良反应一般属患者依赖性,即与药物的药理性质没有明显的相关性。变态反应即通常所称的超敏反应,是其中主要的一类反应。大多数药物都是低于 1 000 Da 的小分子,并不是变应原,但有的药物、药物的代谢物或是药剂中的杂质与机体蛋白结合为复合物,可直接或是通过激活免疫过程而引起变态反应。B 型反应在药物剂量极低的情况下也可出现,较难预防,患者往往有暴露史。B 型反应的后果较为严重,甚至可致死。

1992 年,Grahame-Smith 和 Aronson 将药物不良反应的分类扩展到 C 型和 D 型。C 型反应指药物长期的作用使人体出现的反应,包括适应性的改变(如药物耐受性)、撤药作用(也称反跳作用)。D 型反应则指滞后的反应,包括致癌作用或与生殖相关的作用。这一以发生时间和机制的特点扩展的分类覆盖了以往未被充分重视的药物不良反应。

四、机制及病因学

发生药物不良反应既有药物方面的因素,又有患者本身的因素和环境的因素。这些因素(变量)的互相渗透、此长彼消,导致药物反应的变化(图 1-2)。

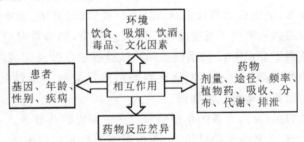

图 1-2 影响药物反应的各种因素

(一)药物为主的原因

治疗指数低(治疗剂量与中毒剂量接近)的药物容易引发药物不良反应,如抗凝药、降糖药、某些降血压药、细胞毒性药、皮质激素、非甾体抗炎药和地高辛。

药物与受体的结合是一种分子识别过程,同一药物可能有一种或多种不同类型的受体(如乙酰胆碱有烟碱型和毒蕈碱型两种受体),而同一药物与不同受体结合会产生不同的细胞反应,如肾上腺素作用于皮肤黏膜血管上的 α 受体使血管平滑肌收缩,作用于支气管平滑肌上的 β 受体则使其舒张;乙酰胆碱可以使骨骼肌兴奋,但对心肌则是抑制的。药物与受体结合的特异性越弱,可结合的各种类型的受体越多,以及药物受体在体内器官组织中的分布越广,越是容易出现非治疗所需的反应。

除上述药理学的因素外,药物不良反应的发生也受到药剂学的影响。有些治疗指数低的药物(如苯妥英和地高辛)由于制剂工艺变化,提高了生物利用度,可导致出现 A 型反应。制剂工艺还可能引起局部不良反应,国外曾发生吲哚美辛的某种制剂引发小肠穿孔,大剂量胰酶补充剂引发结肠狭窄。有些药品中表面活性剂、防腐剂、矫味剂、着色剂、赋形剂等辅料占药品重量的90%,有的药物不良反应也与此类辅料的使用相关。

（二）患者为主的原因

1.患者的生理病理状态

患者的生理病理状态既可影响药物在体内的处置，又可引起受体数目和功能的改变，从而影响药物使用的安全性和有效性。

（1）肾病：正常情况下成人的肾小球滤过率（GFR）约为120 mL/min，如果肾衰竭，GFR急剧下降。此时以肾小球滤过为重要排泄途径的药物如地高辛、氨基糖苷类抗生素、锂、卡托普利、保钾利尿剂等，使用时如不相应减少剂量就可能在体内蓄积，导致A型不良反应。

（2）肝病：虽然皮肤、肠道、肺、肾和白细胞也有一定的代谢能力，但以肝脏代谢最为重要。分子量大的药物，如利福平、夫西地酸等，通过结合反应可在胆汁中排泄。梗阻性黄疸时肠肝循环受到损害，此类药物就可在胆汁中积累。肝病时，不仅是肝脏的代谢活性受到影响，而且由于门静脉高压，进入肝内的血流减少，导致通过肝脏首关代谢的药物的比例也降低。

严重肝脏疾病时肝脏减少了摄取抑制神经功能的物质，可引发脑病。急性或慢性肝病时，维生素K依赖性凝血因子的生成减少，造成出血风险增加。华法林在肝病时清除率降低，加上上述作用更可增加华法林出血的风险。

（3）心脏衰竭：心力衰竭时，心排血量减少，肝血流量相应减少，导致某些药物（如利多卡因）清除减少。此外，左心室衰竭引起的右心衰竭（双心室或充血性心力衰竭）可导致静脉压力升高，肝脏充血增加、肝功能紊乱，发展至严重的黄疸。

（4）感染：出现炎症时，细胞色素氧化酶（CYP1A2）底物（氯氮平、咖啡因、茶碱、某些三环类抗抑郁药、佐米曲坦等）的血浆浓度可发生变化。呼吸道感染，如肺炎时也有类似情况出现。其机制可能是细胞因子抑制了CYP1A2的活性。动物试验提示在败血症或内毒素引起的炎症后，各种CYP450酶的活性都下降。也有认为急性期蛋白质反应物α-酸性蛋白结合的增加，导致CYP1A2底物浓度的增加和分布容积的降低。

除了上述对药动学的影响外，患者的生理病理状态也可影响药效学。一般情况下，药物通过作用于靶蛋白，如受体、酶，以及参与信号传递、细胞周期调控和其他细胞生物学过程的蛋白，而发挥效应。疾病可引起受体数目和功能的改变，这种改变既可发生于病变状态的组织和器官，也可发生于其他组织和器官，可以影响药物使用的有效性，甚至出现危害机体生命的活动。

（5）受体数目改变：药物受体的类型、数目及内源性配体浓度、活性在病理状态下可发生变化，影响药物的效应，有的可引起不良反应。如高血压患者的β受体长期暴露于高浓度儿茶酚胺递质中，致使受体数目下调。β受体阻滞剂的长期治疗又可上调β受体的数目，突然撤除β受体阻滞剂能导致严重的高血压和心动过速。而可乐定下调α_2受体，迅速撤用可乐定会产生高血压危象。

（6）受体敏感性改变：肝脏、肾脏等重要脏器器官病变时，影响机体代谢、内环境及血液循环，会使机体组织的药物受体敏感性发生改变，影响药物的效应。如肾衰竭时，体液调节产生混乱。如果患者血容量减少，对α受体阻滞剂、血管紧张素转换酶抑制剂和血管紧张素Ⅱ受体阻滞剂等抗高血压药物就更为敏感。尿毒症时，电解质和酸碱平衡紊乱，导致机体内各种生物膜的电位及平衡机制发生改变，机体对药物的敏感性出现变化：血-脑屏障有效性降低，中枢神经系统对镇静药、催眠药和阿片类药物更为敏感；凝血机制变化，机体对抗凝药更敏感，使用阿司匹林和非甾体抗炎药更易引起胃肠道出血。

（7）受体后效应机制改变：病理因素可抑制强心苷受体后效应机制。强心苷与其受体

Na$^+$-K$^+$-ATP酶结合过程中,受体的 α 亚单位的构象发生改变,使酶活性下降,引发受体后效应——细胞内 Na$^+$ 量增多,K$^+$ 量减少,接着通过 Na$^+$-Ca^{2+} 双向交换机制使细胞内 Ca^{2+} 浓度增高,从而出现正性肌力作用。而多种病症引发心力衰竭后,由于心肌缺氧和存在能量代谢障碍,抑制或损害了 Na$^+$-K$^+$-ATP 酶后效应机制,应用强心苷不但效果差,且易引发毒性反应。

2.患者的遗传因素

遗传突变会引起药物动力学、药效学的变化和机体免疫功能的变化,主要原因是编码药物代谢酶、受体和药物转运蛋白等基因的遗传多态性及免疫分子的基因多态性。

(1)影响药物转运:药物口服后在肠道吸收,排泄入胆汁和尿,向大脑及睾丸、胎盘、肿瘤组织等作用部位的分布等过程中,药物转运蛋白均起了重要的作用。P-糖蛋白(P-glycoprotein,P-gp)是主要的药物转运蛋白。编码 P-gp 的多药耐药基因具有多态性,不同种族应用作为 P-gp 底物的药物时,药物反应可有较大差异。有机阴离子转运多肽(OATP)1B1 基因的变化可减少他汀类药物的肝摄取,从而增加他汀类药物引起肌病的风险。

(2)影响与血浆蛋白结合:与药物结合的血浆蛋白的遗传多态性可改变药物的血浆蛋白结合率,影响游离药物的浓度和药物分布,以及作用的时间和强度。α-酸性蛋白(orosomucoid,ORM)能与许多药物,特别是碱性药物结合。α-酸性蛋白分别由 ORM1 和 ORM2 两个基因位点编码。人群中 ORM1 位点的多态性,使得一些药物与不同基因个体的血浆蛋白结合率有差异。如口服奎尼丁后,ORM1F1 表型个体未结合的奎尼丁的血浆浓度比 ORM1S 和 ORM1F1S 个体均高,导致游离药物的比例高出后者的 2 倍。

(3)影响药物代谢酶:大多数药物代谢酶具有遗传多态性。个体的基因性质对药物代谢酶的活性起决定性的影响,基因中活性等位基因的数量很大程度上决定了产生的酶的数量。药物代谢酶的多态性可通过引起作为其底物的药物的药理学作用增强或延长及增强药物相互作用,继而引发或加重不良反应。

如在细胞色素 P450 超家族(CYPs)中,CYP2D6 和 CYP2C19 等在人群中的活性呈多态性分布。已发现了 4 种类型的药物代谢酶,即"弱代谢者""中间代谢者""强代谢者""超强代谢者"。"弱代谢者"可使血药浓度升高而出现毒性。

(4)影响药物靶位:受体、酶,以及参与信号传递、细胞周期调控和其他细胞生物学过程的蛋白等药物作用的靶蛋白,是相应基因表达的产物。许多编码这些靶蛋白的基因具有多态性,使个体的药物靶蛋白尤其是受体的数量、结构、功能等方面存在差异,进而改变了药物的效应。例如,如果遗传多态性增加了药物靶位酶的活性,抑制该酶所需的药物的数量就需多于抑制具有正常活性酶的药物数量,如仍用常规剂量就有可能产生 A 型不良反应。

(5)影响机体免疫功能:肿瘤坏死因子、人白细胞抗原和主要组织相容性复合体、趋化因子受体、白细胞介素-2 等免疫分子均具有基因多态性,可影响机体的免疫功能和药物的作用。如青霉胺引起肾毒性的风险在 HLA-B8 和 HLA-DR3 的患者中增加,而 HLA-DR7 则可能有保护作用;青霉胺引起皮肤反应的风险与 HLA-DRw6 相关,血小板减少的风险与 HLA-DR4 相关。在 HLA-DR4 的患者中,肼屈嗪(肼苯达嗪)引起狼疮样综合征的风险更大;HIV-1 逆转录酶抑制剂阿巴卡韦引起超敏反应的风险与 HLA-B * 5701、HLA-DR7 和 HLA-DQ3 相关。

亚洲人种使用卡马西平、苯妥英引起 Stevens-Johnson 综合征、中毒性表皮坏死等严重的皮肤反应的发生率要高出高加索人种 10 倍,与亚洲人种含 HLA-B * 1502 比例高相关。

五、危险因素

(一)年龄因素

新生儿与老年人较易发生药物不良反应。

1.新生儿

即使是健康的足月新生儿,由于涉及药动学的功能尚未成熟,易于发生药物不良反应。早产儿更易发生。

新生儿体脂较少,体液较多,可改变脂溶性或水溶性药物的分布容积。新生儿血浆蛋白和α_1-酸糖蛋白的浓度低,可导致血浆蛋白结合力的降低和与游离脂肪酸和胆红素竞争结合的增加。这些都可导致药物半衰期的延长。

新生儿肝脏酶系并未发育完全,药物在肝脏的代谢可能因此降低,所以也易出现相关的不良反应。氯霉素所致的"灰婴"综合征就是一例。药物代谢合成反应最常见的是葡醛酸结合反应,使大多数药物更易溶解,易于通过肾脏排泄。新生儿葡醛酸转化较慢,因而有时会导致严重不良反应。

新生儿的 GFR 约为正常成人的 40%。这就使地高辛和庆大霉素等药物的排泄延迟。婴儿也由于 GFR 下降,经肾消除的药物或其代谢物的排泄变慢,血浆半衰期延长,易发生 A 型不良反应。

新生儿,特别是早产儿,血-脑屏障尚未发育完全,对于阿片类、锂等精神活性药物特别敏感。

2.老年人

药物不良反应在老年人中发生率可能更高,程度也更严重。

年龄因素分类:①基本的(生理)年龄因素;②次要的(病理)年龄因素;③第三位的(心理)年龄因素。基本的因素包括随着年龄的增长,代谢过程减慢,脑质量、神经元密度、脑血流量均下降,自身调节能力降低,血-脑屏障穿过能力增加。次要的因素包括老年人更倾向于患多种疾病。第三位因素包括心理应激对活动、营养及其他自我处理方面的作用。所有这三种年龄因素都会影响药物反应。使用作用于中枢神经系统(CNS)的药物后发生药物不良反应的风险与生理年龄相关。人体对应激反应能力(贮备能力)的降低导致维持内环境稳定能力的降低,影响平衡(如CNS 镇静药)、调节体温(如吩噻嗪类)、肠与膀胱功能(如抗胆碱药)和血压(如血管扩张剂)的药物均可在正常成人剂量时引起不良反应。

随着年龄的增长,药动学和药效学都会出现相应变化。血浆清蛋白随着年龄增长而降低,药物进入体内后与血浆蛋白结合减少,游离药物浓度增加,使药效增强。随着年龄增长,肝脏体积缩小和肝血流量减少,肝脏通过 CYPs 代谢的能力可降低 30% 以上。于是,通过这一系列代谢的药物半衰期延长,在老年人的体内浓度会更高,出现 A 型不良反应的可能性也更大。随着年龄增长,GFR 下降,主要经肾消除的药物或其代谢物的排泄变慢,血浆半衰期延长,也易发生A 型不良反应。

(二)性别因素

女性比男性更易发生药物不良反应。可能是药动学的因素(女性一般体质量较轻,器官较小,体脂比例高,GFR 较低,胃运动较慢)和性激素的影响。女性普萘洛尔血浆浓度可高出男性2倍。雄激素与雌激素对 QT 间期均有影响,而女性更易出现尖端扭转型室速。

(三)环境因素

1.吸烟

吸烟诱导 CYP1A2,亦即吸烟者比不吸烟者的 CYP1A2 底物的血浆浓度低。导致这一作用的是焦油。吸烟对葡醛化也有轻微的诱导作用。环境因素与遗传因素既能产生协同作用,也可引起拮抗作用。CYP1A2的诱导性可能也受到基因多态性的影响。

服用主要由CYP1A2代谢的氯氮平、奥氮平、他克林或茶碱的患者如戒烟,可引起药物中毒,出现癫痫发作、极度镇静、心脏问题和精神问题。

2.食物

葡萄柚汁与多种口服药物可发生相互作用,特别是与辛伐他汀、阿托伐他汀、洛伐他汀等HMG-Co A还原酶抑制剂,可导致横纹肌溶解等严重的不良反应。一些抗高血压药物如与葡萄柚汁同时服用,也有较高发生药物不良反应的风险,如葡萄柚汁与非洛地平与硝苯地平同用可导致血管过度扩张。主要的机制是葡萄柚中呋喃香豆素的成分抑制了小肠CYP3A4的代谢途径,以及黄酮类成分与P-gp及吸收转运蛋白[如有机阴离子转运多肽(OATPs)]的相互作用。

(四)使用多种药物

药物相互作用是引起药物不良反应的重要原因。有人统计患者每次住院平均大约使用10种不同的药物。患者的病情越重,所给的药物越多,发生药物相互作用的概率也越高。住院患者所给药物<6种时,不良反应发生的概率约为5%,但当>15种时,不良反应发生的概率就会>40%。

六、诊断

药物不良反应相关的生化指标与许多原发性疾病可以很相似,特异性的组织学依据也很少。由于直接的证据难以获取,间接的证据对于发现药物不良反应就很重要。

(一)前后顺序

用药在前,反应出现在后是反应为药物引起的必要因素。开始用药至出现反应之间的间隔时间的合理性也应充分考虑:①A型不良反应通常在药物蓄积的情况下发生,因此药物不良反应达到最严重的程度通常需要药物的5个半衰期。②B型不良反应通常是免疫性质的反应,所以有时有长达5 d的诱导期。大多数都在最初用药后的12周内发生。

药源性的粒细胞缺乏症可在最初用药后的2周或2周以上发生,因此可能在停药以后出现。药源性黄疸往往在药物(如阿莫西林、克拉维酸钾)短期治疗后发生,症状出现时可能已经停药。有些B型不良反应(氟烷引起的黄疸)在再次使用时比前一次不良反应出现得更为迅速。

(二)去激发

药物减量或停用后不良反应好转,提示不用药或少用药,不良反应可能就不会发生。

(三)再激发

药物停用不良反应消散后,再次用药,不良反应再次发生。进一步提示不用药不良反应就不会发生,因果关系的指征极强。但因伦理问题,一般不应进行这种再激发试验。

(四)排除其他原因

不存在其他原因也是一项判别指标,但前提是积极地寻找有关信息而不是坐等着排除,没有发现不等于不存在。不存在这方面的报道不等于不存在这方面的事实。但即使存在其他原因,也不能完全肯定不是药物的原因,关键是要看不用药时不良反应是否就不会出现。

(五)符合生物学原理

如果不良反应本身符合药物与机体相互作用的机制,那么不良反应是由药物引起的概率更大,但是如果不符合已知的机制,并不能因此排除之间存在因果关系,真实世界的探索永无止境。

根据对上述这些间接证据的掌握情况,可将药物不良反应的因果关系按概率大小判别为肯定、很可能、可能、不大可能等级别。

七、处理与预防

(一)处理

A 型不良反应一般需要减量使用所涉及药物,如果不良反应严重,也可能需要停用。

对于 B 型不良反应,必须立即停用所疑药物,可邀请专科会诊。有时必须给予支持治疗,特别是对过敏性反应和过敏样反应。有时可用皮质激素来抑制炎症或潜在的纤维化进展。

为避免药理效应叠加导致的 A 型不良反应,应尽可能避免多药同用,避免药物相互作用。

开始时小剂量,逐渐增加剂量有助于避免不良反应。人体对药物的反应存在很大的变异。有的药物,如华法林和肝素的使用,必须根据患者的情况量身定制。

(二)预防

1.临床监测和防范

许多发生 B 型不良反应的患者之前使用同一药物或同类药物时曾经发生过不良反应。因此,在患者的住院病历首页或门诊病历首页应清晰地记录曾引起不良反应的药物。医疗机构应该对临床用药后出现的不良反应进行调查、登记和分析,进一步认识药品的获益/风险比,防范或使药物不良反应最小化。我国许多医院还建立了信息管理系统,应用电脑记录患者既往药物不良反应的发生情况,并在医师处方有关药物时作提示,有效地减少了不良反应的发生。

2.血药浓度监测

监测血浆中的药物浓度对于避免某些药物不良反应有一定价值。理想的监测方法是测定药物的效应(如口服抗凝治疗)。在缺乏药效学的测定手段时,测定血浆的药物浓度(即 TDM)可作为有效性和安全性的标记。

酸性糖蛋白(AAG)是一种急性时相反应蛋白,与利多卡因、丙吡胺、奎尼丁、维拉帕米等许多药物有很强的结合力,测定血浆 AAG 的浓度后可借此计算某些化合物的游离浓度。然而,在急性心肌梗死、手术、创伤、烧伤或风湿性关节炎等炎症时,AAG 可升高,此时根据全血的浓度进行判断会高估游离的药物浓度。而对新生儿、肾病综合征和严重肝病患者,AAG 可下降,又可造成低估游离药物浓度。

3.药物基因组学测试

药物基因组学将基因组技术,如基因测序、统计遗传学、基因表达分析等用于药物的合理应用。基因检测等技术的发展为鉴定遗传变异对药物作用的影响提供了客观条件,以可用凝胶电泳、聚合酶链反应、等位基因特异的扩增、荧光染色高通量基因检测等技术来检测一些与药物作用的靶点或与控制药物处置相关的基因变异。此外,DNA 阵列技术、高通量筛选系统及生物信息学等的发展,也为药物基因组学研究提供了多种手段和思路。

目前,药物基因组学通过对患者的基因检测,如对一些疾病相关基因的单核苷酸多态性(SNP)检测,进而对特定药物具有敏感性或抵抗性的患者群的 SNP 差异检测,从而可以从基因的角度指导临床进行个体化药物治疗,使患者既能获得最佳治疗效果,又能避免药物不良反应,达到精准医疗的目的。

八、药物不良反应监测

药物在获准上市时,仅在数量有限的受试者中进行过试验。受试者一般又经过挑选,疾病较单一,受试时间相对较短,一般也不涉及老年、妊娠、哺乳和儿童患者。在药物获准上市时还很难获知发生率低、诱导期长、与其他因素相互作用引起及仅在患者亚群中发生的不良反应。于是,为了及时、有效控制药品风险,药品不良反应监测应运而生。这是一项以药品不良反应为目标的公共卫生项目,由一整套持续地、系统性地收集、归整、分析和阐释药品对人体的危害方面的数据(包括相关的志愿报告、电子医疗记录和实验室记录等)并及时向所有应该知道的人(监管部门、医务人员和/或公众)反馈的过程组成。其目的是认识药品安全问题的分布特征和变化趋势,鉴别、评价、认识和交流药品非预期的有害作用,进一步认识药品的获益-风险的属性,防范或使药品的有害作用最小化。1968 年世界卫生组织要求各参加国及时将收集到的个例安全性报告(individual case safety reports,ICSRs)汇总至世界卫生组织国际药物监测合作中心(乌普萨拉中心)进行分析。我国在 1998 年 4 月正式成为该项目的成员国。至 2016 年 5 月,124 个国家已正式参加了该项目,29 个国家正在准备参加。乌普萨拉监测中心数据库至 2015 年 12 月已积累了 1 300 万份报告。我国收集的报告数目历年来不断上升,2015 年我国共收到药品不良反应/事件报告 139.8 万份,每百万人口平均报告数为 1 044 份,在数目上已名列世界前茅。

该监测系统的基础是医务人员在临床发现了可疑的药物不良反应后,志愿向有关部门报告。优点:①覆盖了所有的药物、处方者、配方者和患者;②编织了一张最大可能的捕捉药物安全信号的网;③能持续不停地监测;④可以发现非预期的药品不良反应的信号,产生药物安全性问题的假设;⑤可从中发现一些药品生产缺陷、药物治疗错误(ME)等直接的人为错误导致的安全问题。

然而这样的以志愿报告方式的监测毕竟是被动的监测,难免存在诸多局限性:①很可能出现确认不足(未能认识到是药物引起的)或者确认过度(错误地归因于药物)的问题;②对药物不良反应的认识易受外部的因素,比如医学刊物、"药品不良反应通报"、媒体对药物安全问题的讨论等的影响;③对 C 型反应无能为力,一般无法发现诱导期长的不良反应;④对那些与常见疾病的症状相似的不良反应,产生信号的可能性很有限;⑤低报及报告有偏倚(报告者受利益倾向及各种管理因素的影响,有选择地报告)的可能;⑥不能进行量的测定(报告率不稳定,难于在药物之间进行比较);⑦对用药人群的数量与特点无法准确估计;⑧各国乃至各区域在报告的组织、报告率、报告的完整性、报告人员的业务能力等方面差异大;⑨各方应用的定义及诊断标准不一致,导致报告的价值下降。因此,目前已认识到被动的监测只能产生安全问题的信号(某药品与某反应有联系),既不能对重点关注的具体药品与反应的联系进行信号提纯,更不能用来对高度怀疑的药品与反应的联系作信号评价。解读以此方式得到的信号时,必须慎之又慎。

有鉴于此,近年各国都在发展主动监测的方法,如进行定/哨点监测、药物事件监测及登记等,通过事前设定的程序,寻求更主动、更全面、更完整地发现和确认药物安全性的方法。

其中定/哨点监测以定点医疗机构常规收集的电子医疗信息为基础,主要进行安全问题信号的提纯,包括在第一时间应用标准化的方法与工具,评估积累的医疗产品的使用经验及对收集的数据前瞻性连续性地监测。此外,定点监测还可应用于信号评价,评估医疗用品与不良反应的关联有否可能是因果性质,调查剂量-效应、疗程-效应,以及风险在个体之间的变异等问题。药品监管部门还能通过定点监测,快速评估医疗用品安全监管的效应,评价新的黑框警告等新的管理活动对处方和健康结局的影响。

九、总结

药物治疗时,诸多因素可引起药物不良反应。一些药物(如细胞毒性药、降压药、非甾体抗炎药、降糖药、口服抗凝药)在一些人群(如虚弱的老人、心力衰竭、肝肾疾病的患者)中使用时发生药物不良反应的风险较高。由于药物不良反应往往与疾病的症状相似,且很少有与药物相关的特异性的直接证据,也很少有特异性和敏感性均佳的体外试验的方法,再激发试验也因为可能导致严重反应及伦理上的原因而不能实施。因此,药物不良反应的诊断不得不根据用药和药物不良反应发生的时间顺序,剂量的改变或停药的反应,排除其他原因及有否生物学的合理性来作判断。

凭借基本的药理学原则及对药物和剂量的慎重选择,很多药物不良反应可以避免。当发生可疑的药物不良反应时,向管理部门报告有助于管理部门鉴别风险、交流药物获益/风险的信息,从而有助于保护其他人,避免类似药物不良反应的发生。

（赵春玲）

第二章

药品管理

第一节 药品和药品管理

一、药品的基本概念

(一)药品的含义

根据我国《药品管理法》第一百零二条的规定，"药品，是指用于预防、治疗、诊断人的疾病，有目的地调节人的生理功能并规定有适应证或者功能主治、用法和用量的物质，包括中药材、中药饮片、中成药、化学原料药及其制剂、抗生素、生化药品、放射性药品、血清、疫苗、血液制品和诊断药品等。"

(二)药品的分类

从药学的不同角度，对药品有不同的分类方法。这里介绍药事管理角度对药品的分类。

1.现代药与传统药

(1)现代药："现代药"一般是指 19 世纪以来发展起来的化学药品、抗生素、生化药品、放射性药品、血清疫苗、血液制品等。

(2)传统药："传统药"一般是指各国历史上流传下来的药物，主要是动、植物和矿物药，又称民族药。我国的传统药即中药。

2.处方药与非处方药

(1)处方药：《药品管理法实施条例》第八十三条规定，处方药是指"凭执业医师和执业助理医师的处方方可购买、调配和使用的药品。"

(2)非处方药(nonprescription drugs，over-the-counter drugs，即 OTC drugs)：《药品管理法实施条例》第八十三条规定，非处方药是指由国务院药品监督管理部门公布的，不需要凭执业医师和执业助理医师处方，消费者可以自行判断、购买和使用的药品。

被列为非处方药的药品具有以下特点：药品适应证可自我诊断、可自我治疗，通常限于自身疾病；药品的毒性在公认的安全范围内，其效用/风险比值大；药品滥用、误用的潜在可能性小；药品作用不掩盖其他疾病；药品不致细菌耐药性；一般公众能理解药品标签的忠告性内容，无须医师监督和实验监测即可使用。根据药品的安全性，非处方药又分为甲、乙两类。

3.新药、仿制药品

（1）新药（new drugs）：根据《药品管理法实施条例》第八十三条，新药是指未曾在中国境内上市销售的药品。而《药品注册管理办法》第十二条另规定："已上市药品改变剂型、改变给药途径、增加新适应证的药品注册按照新药申请的程序申报。"

（2）仿制药品：国家食品药品监督管理局已批准上市的已有国家标准的药品。

4.特殊管理药品

《药品管理法》第三十五条规定："国家对麻醉药品、精神药品、医疗用毒性药品、放射性药品，实行特殊管理。"这4类药品被称为特殊管理的药品。

5.国家基本药物、基本医疗保险用药

（1）国家基本药物：国家基本药物系指从国家目前临床应用的各类药物中，经过科学评价而遴选出来的具有代表性的药物，由国家药品监督管理部门公布，国家保证其生产和供应，在使用中首选。

（2）基本医疗保险用药：为了保障城镇职工基本医疗保险用药，合理控制药品费用，规范基本医疗保险用药范围管理，由国务院医疗保险行政管理部门组织制订并发布国家《基本医疗保险药品目录》（以下简称《药品目录》）。纳入《药品目录》的药品是有国家药品标准的品种和进口药品，并符合"临床必需、安全有效、价格合理、使用方便、市场能保证供应"的原则。《药品目录》所列药品包括化学药、中成药、中药饮片。化学药和中成药列入基本医疗保险准予支付的药品目录，采用通用名称并标明剂型。中药饮片列入基本医疗保险不予支付的药品目录。《药品目录》又分为"甲类目录"和"乙类目录"。

二、药品监督管理概述

由于药品直接影响到人的身体健康甚至生命安全，世界各国政府都采取各种手段，对药品及其有关事项进行严格的监督管理，以保证药品质量，维护人民身体健康和用药的合法权益。

（一）药品质量监督管理

药品质量监督管理可简称为药品监督管理，是我国行政监督体系中的一个组成部分。药品监督管理是指行政主体依法定职权，对药品研制、生产、经营、使用、广告、价格等各环节的有关机构和人员等管理人遵守药事法律、法规、规章，执行行政决定、命令的情况进行检查，对其生产、经营、使用的药品和质量体系进行抽检、监督，执行行政处罚的行政行为。

（二）药品标准

1.药品标准的含义

药品标准即药品的质量标准，是指国家对药品质量规格及检验方法等方面所作的技术规定，是药品生产、供应、使用、检验和管理部门共同遵循的法定依据。

凡正式批准生产的药品、辅料及商品经营的中药材，都要制订标准。

2.国家药品标准

根据《药品管理法》，国家药品标准包括《中华人民共和国药典》和国务院药品监督管理部门颁布的药品标准，但中药饮片中另有一些执行省、自治区、直辖市药品监督管理部门制订的炮制规范。而《药品注册管理办法》第一百五十五条规定："国家药品标准，是指国家为保证药品质量所制订的质量指标、检验方法及生产工艺等的技术要求，包括国家食品药品监督管理局颁布的《中华人民共和国药典》、药品注册标准和其他药品标准。"国家药品标准是法定的、强制性标准。

三、我国药品监督管理的主要内容

我国药品的监督管理包括制订和执行药品标准、药品质量的抽查检验、国家基本药物政策、药品注册管理、处方药与非处方药分类管理、药品不良反应报告与监测、药品品种的整顿与淘汰等内容。此处重点介绍国家基本药物政策、处方药与非处方药分类管理、药品不良反应的报告与监测。

(一)国家基本药物政策

1.国家基本药物的遴选原则

国家基本药物必须是国家药品标准收载的品种,或国家药品监督管理部门批准正式生产的新药及正式批准进口的药品。基本药物在范围上应包括预防、诊断和治疗各类疾病的药物,其数量应占现有上市品种的 40%～50%,各类药物可分为一线药和二线药等。我国遴选国家基本药物的原则是临床必需、安全有效、价格合理、使用方便、中西药并重。

2.遴选概况

1979 年,卫生部开始组织各方面专家组成国家基本药物筛选小组,确定了约 280 种临床常用化学药品为国家基本药物,于 1982 年颁布了以上药品目录。1992—1996 年我国卫生部等五部委共同组织专家再次开展国家基本药物遴选工作,并于 1996 年公布了第一批国家基本药物目录,其中西药 26 类、699 个品种,中药制剂 11 类、1 699 个品种,并同时宣布国家基本药物每 2 年调整 1 次。至 2004 年调整后,确定的国家基本药物中成药品种,共 11 类 1 260 个处方;国家基本药物化学药品、生物制品制剂品种,共 23 类 773 个品种。

(二)处方药与非处方药分类管理

1.我国非处方药的分类与目录

我国的药品分类方式是从所有上市的化学药品和中成药中,遴选出非处方药,发布《国家非处方药目录》,没有入选《国家非处方药目录》的药品均按处方药管理。

我国对化学药品的非处方药分类参照《国家基本药物目录》,根据非处方药遴选原则与特点划分为解热镇痛药、镇静助眠药、抗过敏药与抗眩晕药、抗酸与胃黏膜保护药、助消化药、消胀药、止泻药等 23 类。中成药非处方药分类是参照国家中医药管理局发布的《中医病症诊断疗效标准》,将中成药中符合非处方药遴选原则的 38 种病证分为内科、外科、骨伤科、妇科、儿科、皮肤科、五官科 7 个门类。

1999 年 7 月 22 日,原国家药品监督管理局公布了第一批《国家非处方药目录》,共有 325 个品种,其中西药 165 个品种,中成药 160 个品种。至 2003 年底,国家食品药品监督管理局共公布了六批非处方药目录,共有 3 123 个品种,其中甲类非处方药 2 359 种,乙类非处方药 764 种;化学药品 532 种,中药制剂 2 591 种。

2004 年开始,国家不再公布非处方药目录,而是采取品种调整转换的方式。至 2005 年 3 月先后 3 次调整,共将无极膏等 75 种药品转换为非处方药。国家非处方药目录的遴选是一个动态过程,今后将有新的非处方药品目录公布,同时也会有不符合非处方药分类标准的药品被重新确定为处方药。

2.处方药的管理

(1)处方药的生产与销售管理:处方药生产企业必须具有《药品生产许可证》,其生产品种必须取得药品批准文号。处方药的批发与零售企业必须具有《药品经营许可证》。药品生产、批发企业不得以任何方式直接向病患者推荐、销售处方药。

处方药的销售和购买必须由执业医师或执业助理医师处方,可在医疗机构药房调配、购买、使用,也可凭处方在有《药品经营许可证》的零售药房购买使用。销售处方药的医疗机构与零售药店必须配备驻店执业药师或者药师以上药学技术人员。执业药师或者药师必须对医师处方进行审核。签字后依据处方正确调配、销售处方药。处方药不得采用开架自选方式销售,处方药与非处方药应当分柜台摆放,处方药与非处方药均不得采用有奖销售、附赠药品或礼品销售等方式销售。

(2)处方药的包装、标签、说明书的管理:处方药的包装、标签、说明书的管理必须符合《药品管理法》的规定。国家食品药品监督管理局颁布了《药品说明书和标签的管理规定》,使处方药包装、标签、说明书的管理有了具体的、可操作性的法规规范。

3.非处方药的管理

(1)非处方药的生产与销售管理:与处方药相同,非处方药的生产企业也必须具有《药品生产许可证》,其生产品种必须取得药品批准文号。凡列入《国家非处方药目录》的品种必须按规定进行审核登记,未经过审核登记的非处方药品种将被停止生产。

经营非处方药品的批发企业和甲类非处方药的零售企业必须具有《药品经营许可证》。经过省级药监部门批准的普通商业企业可以零售乙类非处方药,必须开设专柜,并且配备高中以上文化程度、经专业培训合格的人员。非处方药可以不凭医师处方销售、购买,但患者可以要求在执业药师或药师的指导下购买使用,执业药师或药师应该对患者选购非处方药提供用药指导或提出寻求医师治疗的建议。非处方药可采用开架自选方式销售,但不得采用有奖销售、附赠药品或礼品销售等方式。医疗机构可以根据医疗需要使用或推荐使用非处方药。任何非处方药销售企业均应从合法的渠道采购药品。

(2)非处方药的包装、标签、说明书的管理:非处方药的标签和说明书是指导患者"正确判断适应证、安全使用药品"的重要文件,对其管理必须严格和规范。非处方药的标签和说明书必须经国家食品药品监督管理局批准,非处方药的每个销售单元包装必须附有标签、说明书。非处方药的标签说明书应科学、简明,通俗易懂,便于消费者自行判断、选择和使用。非处方药的包装、标签或说明书上必须印有以下警示语或忠告语:"请仔细阅读药品说明书并按说明书使用或在药师指导下购买和使用"。

(3)非处方药标识的要求:国家规定非处方药必须有特定的标识。我国非处方药专有标识的图案为椭圆形背景下的 OTC 3 个英文字母,分为红色(红底白字)和绿色(绿底白字),红底白字的图案用于甲类非处方药,绿底白字的图案用于乙类非处方药及经营非处方药的企业指南性标志。

4.处方药的广告管理

处方药不得在大众媒体上发布广告,除特殊情况外可以在国家主管部门批准的医药专享业媒体上发布广告。

(三)药品不良反应报告与监测

1.药品不良反应的概念

根据《药品不良反应报告和监测管理办法》,药品不良反应是指合格药品在正常用法用量下出现的与用药目的无关的或意外的有害反应。新的药品不良反应是指药品说明书中未载明的不良反应。药品严重不良反应是指因服用药品引起以下损害情形之一的反应:①引起死亡;②致癌、致畸、致出生缺陷;③对生命有危险并能够导致人体永久的或显著的伤残;④对器官功能产生永久损伤;⑤导致住院或住院时间延长。

2.我国药品不良反应报告和监测制度

(1)主管部门:国家食品药品监督管理局主管全国药品不良反应监测工作,省、自治区、直辖市人民政府(食品)药品监督管理局主管本行政区域内的药品不良反应监测工作,各级卫生主管部门负责医疗卫生机构中与实施药品不良反应报告制度有关的管理工作。建立国家和各省级药品不良反应监测中心,负责药品不良反应报告资料的收集、核实、评价、反馈、上报及其他有关工作。

(2)药品不良反应的报告:我国对药品不良反应实行逐级、定期报告制度,必要时可以越级报告。

报告的范围:新药监测期内的药品应报告该药品发生的所有不良反应;新药监测期已满的药品,报告该药品引起的新的和严重的不良反应。进口药品自首次获准进口之日起5年内,报告该进口药品发生的所有不良反应;满5年的,报告该进口药品发生的新的和严重的不良反应。

报告程序:药品生产、经营企业和医疗卫生机构必须指定专(兼)职人员负责本单位生产、经营、使用药品的不良反应报告和监测工作,发现可能与用药有关的不良反应应详细记录、调查、分析、评价、处理,并填写《药品不良反应/事件报告表》,每季度集中向所在地的省、自治区、直辖市药品不良反应监测中心报告,其中新的或严重的药品不良反应应于发现之日起15 d内报告,死亡病例须及时报告;群体不良反应,应立即向所在地的省、自治区、直辖市(食品)药品监督管理局、卫生厅(局)及药品不良反应监测中心报告。进口药品在其他国家和地区发生新的或严重的不良反应,代理经营该进口药品的单位应于不良反应发现之日起1个月内报告国家药品不良反应监测中心。个人发现药品引起的新的或严重的不良反应,可直接向所在地的省、自治区、直辖市药品不良反应监测中心或(食品)药品监督管理局报告。

(宋欣悦)

第二节 特殊药品管理

一、麻醉药品和精神药品的管理

2005年8月3日,国务院发布《麻醉药品和精神药品管理条例》,该条例自2005年11月1日起施行,1987年11月28日国务院发布的《麻醉药品管理办法》和1988年12月27日国务院发布的《精神药品管理办法》同时废止。《麻醉药品和精神药品管理条例》对麻醉药品和精神药品的品种范围、生产、供应、使用及违反这些规定所应承担的法律责任做了规定。

(一)麻醉药品和精神药品目录

2005年9月27日,国家食品药品监督管理局、公安部、卫生部联合公布了麻醉药品和精神药品品种目录,包括麻醉药品121品种、第一类精神药品52种、第二类精神药品78种。根据国务院公布的《麻醉药品和精神药品管理条例》有关规定,麻醉药品和精神药品是指列入麻醉药品目录、精神药品目录的药品和其他物质。

国家对麻醉药品和精神药品品种目录实行动态管理。如果上市销售但尚未列入目录的药品和其他物质或者第二类精神药品发生滥用,已经造成或者可能造成严重社会危害的,国务院药品监督管理部门应当及时会同国务院公安部门、国务院卫生主管部门将该药品和该物质列入目录或者将该第二类精神药品调整为第一类精神药品。

(二)麻醉药品和精神药品的生产

(1)国家根据麻醉药品和精神药品的医疗、国家储备和企业生产所需原料的需要确定需求总量,对麻醉药品药用原植物的种植、麻醉药品和精神药品的生产实行总量控制。

(2)国务院药品监督管理部门根据麻醉药品和精神药品的需求总量制订年度生产计划。

(3)国务院药品监督管理部门和国务院农业主管部门根据麻醉药品年度生产计划,制订麻醉药品药用原植物年度种植计划。

从事麻醉药品、第一类精神药品生产及第二类精神药品原料药生产的企业,应当经所在地省、自治区、直辖市人民政府药品监督管理部门初步审查,由国务院药品监督管理部门批准;从事第二类精神药品制剂生产的企业,应当经所在地省、自治区、直辖市人民政府药品监督管理部门批准。

(三)麻醉药品和精神药品的经营

(1)国家对麻醉药品和精神药品实行定点经营制度。

(2)国务院药品监督管理部门应当根据麻醉药品和第一类精神药品的需求总量,确定麻醉药品和第一类精神药品的定点批发企业布局,并应当根据年度需求总量对布局进行调整、公布。

(3)跨省、自治区、直辖市从事麻醉药品和第一类精神药品批发业务的企业,应当经国务院药品监督管理部门批准;在本省、自治区、直辖市行政区域内从事麻醉药品和第一类精神药品批发业务的企业,应当经所在地省、自治区、直辖市人民政府药品监督管理部门批准。专门从事第二类精神药品批发业务的企业,应当经所在地省、自治区、直辖市人民政府药品监督管理部门批准。

(四)麻醉药品和精神药品的使用

(1)科学研究、教学单位需要使用麻醉药品和精神药品开展实验、教学活动的,应当经所在地省、自治区、直辖市人民政府药品监督管理部门批准,向定点批发企业或者定点生产企业购买。限量单位的级别标准按国家食品药品监督管理局规定办理。

(2)医疗机构需要使用麻醉药品和第一类精神药品的,应当经所在地设区的市级人民政府卫生主管部门批准,取得麻醉药品、第一类精神药品购用印鉴卡。医疗机构应当凭印鉴卡向本省、自治区、直辖市行政区域内的定点批发企业购买麻醉药品和第一类精神药品。医疗机构应当按照国务院卫生主管部门的规定,对本单位执业医师进行有关麻醉药品和精神药品使用知识的培训、考核,经考核合格的,授予麻醉药品和第一类精神药品处方资格。执业医师取得麻醉药品和第一类精神药品的处方资格后,方可在本医疗机构开具麻醉药品和第一类精神药品处方,单张处方的最大用量应当符合国务院卫生主管部门的规定。

(3)医疗机构应当对麻醉药品和精神药品处方进行专册登记,加强管理。麻醉药品处方至少保存3年,精神药品处方至少保存2年。

二、医疗用毒性药品和放射性药品的管理

(一)医疗用毒性药品的管理

1.医疗用毒性药品的定义和品种

医疗用毒性药品(以下简称毒性药品),是指毒性剧烈、治疗剂量与中毒剂量相近,使用不当

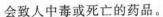

会致人中毒或死亡的药品。

我国有关部门规定毒性药品的管理品种中,毒性中药 27 种;西药毒药品种 11 种。

2.毒性药品的生产

毒性药品年度生产、收购、供应和配制计划,由省、自治区、直辖市药品监督管理部门根据医疗需要制订,下达给指定的毒性药品生产、收购、供应单位,并抄报国家食品药品监督管理局和国家中医药管理局。生产单位不得擅自改变生产计划自行销售。

药品生产企业必须由医药专业人员负责生产、配制和质量检验,并建立严格的管理制度。严防与其他药品混杂。每次配料,必须经 2 人以上复核无误,并详细记录每次所用原料和成品数。经手人要签字备查。所用工具、容器要处理干净,以防污染其他药品,标示量要准确无误,包装容器要有毒药标志。

凡加工炮制毒性中药,必须按照《中华人民共和国药典》或者省、自治区、直辖市药品监督管理部门制订的《炮制规范》的规定进行。炮制药材符合药用要求的,方可供应、配方和用于中成药生产。

3.毒性药品的经营和使用

毒性药品的收购、经营,由各级药品监督管理部门指定的药品经营单位负责;配方用药由指定的药品零售企业、医疗单位负责。其他任何单位或者个人均不得从事毒性药品的收购、经营和配方业务。

医疗单位供应和调配毒性药品,凭医师签名的正式处方;指定的药品零售企业供应和调配毒性药品,凭盖有医师所在的医疗单位公章的正式处方。每次处方剂量不得超过 2 d 极量。

调配处方时,必须认真负责,计量准确,按医嘱注明要求,并由配方人员及具有执业药师或药师以上技术职称的复核人员签名盖章后方可发出。对处方未注明"生用"的毒性中药,应当附炮制品。如发现处方有疑问时,须经原处方医师重新审定后再行调配。处方一次有效,取药后处方保存 2 年备查。

(二)放射性药品的管理

1.放射性药品的定义和品种范围

放射性药品是指用于临床诊断或者治疗的放射性核素制剂或者其标记药物,包括裂变制品、加速器制品、放射性同位素发生器及其配套药盒、放射免疫分析药盒等。《中华人民共和国药典》2005 年版收载 17 种放射性药品。

2.放射性药品的生产和经营管理

(1)放射性药品生产、经营企业,必须向核工业集团公司报送年度生产、经营计划,并抄报国家食品药品监督管理局。

(2)国家根据需要,对放射性药品实行合理布局,定点生产。申请开办放射性药品生产、经营的企业,应征得核工业集团公司的同意后,方可按照有关规定办理筹建手续。

(3)放射性药品生产企业生产已有国家标准的放射性药品,必须经国家食品药品监督管理局征求核工业集团公司意见后审核批准,并发给批准文号。凡是改变已批准的生产工艺路线和药品标准的,生产单位必须按原报批程序经国家食品药品监督管理局批准后方能生产。

(4)放射性药品的生产、供销业务由核工业集团公司统一管理。放射性药品的生产、经营单位和医疗单位凭省、自治区、直辖市药品监督管理部门发给的《放射性药品生产企业许可证》《放射性药品经营企业许可证》,医疗单位凭省、自治区、直辖市公安、环保和药品监督管理部门联合发给的《放射性药品使用许可证》,申请输、订货。

3.放射性药品的使用管理

(1)持有《放射性药品使用许可证》的医疗单位,在研究配制放射性制剂进行临床验证前,应当根据放射性药品的特点,提交该制剂的药理、毒性等材料,由省、自治区、直辖市药品监督部门批准,并报国家食品药品监督管理局备案,该制剂只限本单位内使用。持有《放射性药品使用许可证》的医疗单位,必须负责对使用的放射性药品进行临床质量检验、收集药品不良反应等项工作,并定期向所在地药品监督管理部门报告。由省、自治区、直辖市药品监督管理部门汇总后报国家食品药品监督管理局。

(2)放射性药品使用后的废物(包括患者排出物),必须按照国家有关规定妥善处置。

(3)放射性药品的检验由中国药品生物制品检定所或者经授权的药品检验所承担。

(孙春雪)

第三节 新 药 管 理

新药管理是科技成果中的一种特殊管理,也是药品管理中的一个重要组成部分。由于药品是人们与疾病做斗争的重要工具,与人们的生命健康有密切关系,一个新药是否真正达到安全、有效的标准,必须提供足够的科学数据和资料加以证明并经国家卫生行政部门严格审查,批准后才能正式生产、销售和使用。因此,我国和世界上许多国家对新药管理都有明确规定,也就是对新药管理的立法。为此,研究开发新药不仅要有一定的技术力量和物质条件,而且还必须熟悉新药的管理内容和审批程序。

一、新药的概念和分类

(一)新药的概念

世界各国对新药的定义和管理范围均有明确的法律规定,其表述各不相同,但其总的精神是一致的。我国《新药审批办法》第一章总则中规定:"新药是指我国未生产过的药品。已生产的药品,凡增加新的适应证,改变给药途径和改变剂型的都属新药范围。""我国未生产过的药品"包括:我国特创的新药,如抗疟药青蒿素、抗肿瘤药斑蝥素等;国外已有生产而我国仿制的药品,如抗肝炎药马洛替酯、镇吐药恩丹西酮;用生产过的原料药组成的新处方药(复方制剂)等。对于已上市的药品,如因增加新的适应证,改变给药途径和改变剂型的,为说明其原有药品的质量特性没有改变,也需要经提供充分的研究资料加以确证,故也列入新药管理范围。

(二)新药的分类

从药政管理角度看,我国新药的分类,其具体差别甚大,比如一个创新的药品和一个已经上市的药物增加新的适应证改变剂型或改变给药途径的新药相比较,它们所研究的内容和申报资料,显然相差甚远。对于一个创新的新药对其性能的了解远不够深入,需要进行全面的研究,以提供尽可能多的资料用于分析、评价和审批;而对于已经上市多年的老药改变剂型或改变给药途径或增加适应证的新药,人们对其已有相当的认识,而只要与原药做对照就可以了。因此根据新药的具体情况,分类管理是十分必要的。我国中、西新药各分为5类,具体分类如下。

1.中药

(1)第一类：①中药材的人工制成品；②新发现的中药材；③中药材新的药用部位。

(2)第二类：①改变中药传统给药途径的新制剂；②天然药物中提取的有效部位。应与第一类中提到的"中药材新的药用部位"相区别。

(3)第三类：新的中药制剂（包括古方、秘方、验方和改变传统处方组成者）。

(4)第四类：改变剂型但不改变给药途径的中成药。

(5)第五类：增加适应证的中成药。

2.西药

(1)第一类：①我国创制的原料药品及其制剂（包括天然药物中提取的及合成的有效单体及其制剂）；②国外未批准生产，仅有文献报道的原料药品及其制剂。

(2)第二类：国外已批准生产，但未列入国家药典的原料药品及其制剂。

(3)第三类：①西药复方制剂；②中西药复方制剂。

(4)第四类：①天然药物中已知有效单体用合成或半合成方法制取者；②国外已批准生产，并已列入国家药典的原料药及其制剂；③改变剂型或改变给药途径的药品；④属卫健委进口并已在国内使用的品种；⑤盐类药物：改变其溶解度、提高稳定性而改变其酸根或碱基者，或改变金属元素形成新的金属化合物，但不改变其治疗作用；⑥已批准的药物，属于光学结构改变的（如消旋体改变为光学活性体），或由多组分提纯为较少组分，以提高疗效，降低毒性，但都不改变原始治疗作用的。

(5)第五类：增加适应证的药品。

二、新药的临床前研究

根据新药评价、审批程序,将新药研究工作分为临床前研究和临床研究两大部分。这里将介绍临床前研究的主要内容。

(一)新药的药学研究

主要包括工艺路线、结构确证、质量稳定性和质量标准等研究。

1.工艺路线

由合成、半合成、天然药物中提取的单体或组分,均要说明其制备工艺、路线的依据并附参考资料;如制剂应详细叙述制备工艺及在制备贮存过程中可能产生的降解产物。

2.结构确证

采用元素、红外、核磁、质谱等确证结构。若高分辨质谱可免做元素分析。

3.稳定性研究

为了保证药物的安全有效,必须稳定。这就要求探讨药物的变化条件、途径、速度和机制,找出延缓变化过程的方法。制订出合适的有效期,因此新药申请必须申报有关稳定性的资料。

4.制定质量标准

应根据生产工艺中可能带入的杂质,有针对性地进行检查(如不良反应产物、分解物、未反应的原料中间体、异构体、残留溶剂)。制剂含量测定方法最好与原料统一,采用同一方法。一种制剂中如有含量均匀度、溶出度、含量测定,三者测定方法应尽量统一。

(二)药理、毒理研究

新药临床前药理研究包括主要药效学研究、一般药理学研究和药代动力学研究。

1.主要药效学研究

应根据新药的不同药理作用,按该类型药品评价药效的研究方法和判断标准进行。原则是:①新药的主要药效作用应当用体内和体外两种试验方法获得证明。各种试验均应有空白对照和已知药品对照。②应当有两种以上剂量及不同的给药方法。溶于水的物质应作静脉注射。

2.一般药理研究

一般药理研究包括神经系统、心血管系统及呼吸系统的药理研究。如为复方则要求证明在药效和毒副作用方面具有一定的优点。

3.药代动力学研究

药代动力学研究主要研究新药的吸收速率、吸收程度,在体内重要器官的分布和维持情况,以及排泄的速率和程度等。通过这方面的研究以提供新药的生物利用度、体内半衰期、血药浓度、特殊亲和作用、蓄积作用等资料。这对早期临床选择适宜剂量和给药方案,具有重要价值。

4.毒理学研究

毒理学研究主要明确新药的毒性强度、毒性发展过程,是否可逆及有关的预防措施。为估计人的耐受剂量范围,选择临床使用最佳剂量,提示临床可能出现的中毒反应症状及其可能的毒副作用提供资料。毒理学研究包括全身毒性、局部毒性、特殊毒性和药品依赖性试验等。

通过上述研究,应当对临床前的药理、毒理作出明确的结论和评价,突出说明新药的药效、主要的药理和毒理作用;提出临床适用的范围;指出该药在临床研究中可能出现的不良反应及应重点观察的不良反应。

三、新药的报批程序

新药的审批与其他科研成果的鉴定,有着明显的区别。报批新药须分两个阶段进行,一是新药申请临床研究审批阶段,二是新药申请生产审批阶段。

(一)新药申请临床研究审批阶段

新药临床前基础研究结束后,先向所在省、市、自治区、直辖市卫生厅(局)的药政管理处提出该新药的临床研究申请,填写"新药临床研究申请表"。同时按新药类别报送相应类别所规定的资料,并附上样品,由卫生厅(局)初审后转报卫健委审批,除麻醉药品、精神药品、放射性药品、计划生育药品外的其他4、5类新药可直接由上述省、市卫生厅(局)审批临床研究的申请,抄报卫健委备案。

新药临床研究申请取得卫健委同意后,按批准权限,在由卫健委或卫生厅(局)指定的医院进行。新药研制单位要与卫生行政部门指定的医院签订临床研究合同,免费提供药品(包括对照用药品),并承担临床研究所需的一切费用。非卫生行政部门指定的医院所做的临床研究材料,不能作为新药的临床研究资料,只能作为参考。

(二)新药生产审批阶段

新药临床研究结束后,如需生产必须向所在省、自治区、直辖市卫生厅(局)提出申请,报送有关文件和样品,经审查同意后报卫健委,由卫健委审核批准,发给新药证书及批准文号。

研制单位若不具备生产条件可凭新药证书进行技术转让。接受技术转让的生产单位可凭新药证书副本,向省卫生厅(局)提出生产的申请并提供样品,经检验合格后由卫生厅(局)转报卫健委审核,发给批准文号。

第一、二类新药批准后,一律为试生产两年,试产品只供医疗单位使用及省、自治区、直辖市新药特药商店零售,其他各类新药批准后,一律为正式生产。新药在试生产期间内,生产单位要继续考查药品质量和稳定性;药检部门要经常监督抽样检验,原临床单位要继续考察新药疗效和毒副作用,发现问题要及时报告,如有严重毒副反应或疗效不确者,卫健委可停止其试生产、销售和使用。

新药试生产期满,生产单位可向省、自治区、直辖市卫生厅(局)提出转为正式生产的报告,经审查批准,发给正式生产的批准文号。逾期不报告者取消原批准文号。

四、新药的报批和技术转让

(一)新药的保护

为保护新药研究和生产单位的成果,促进新药的发展,凡卫健委批准的新药,其他生产单位未得到原研制单位的技术转让,在以下时限内不得移植生产新药。以下时间均以"新药证书"颁发之日算起。

第一类新药 8 年(含试生产期 2 年);第二类新药 6 年(含试生产期 2 年);第三类新药 4 年;第四类新药 3 年。

(二)新药的技术转让

新药的技术转让必须签订技术合同。受让方接受研制单位的"新药证书"副本后,转让方负责将全部技术无保留地转交受让方。保证生产出质量合格的产品。研制单位如需再次进行技术转让,每次必须向所在省卫生行政部门申请,经审查后转报卫健委,经卫健委同意,可再发给"新药证书"副本。关于若干单位联合研制的新药进行转让时,持有"新药证书"副本的研制负责单位,必须征得其他参与联合研制单位的同意。

接受技术转让的单位必须持有《药品生产企业许可证》。申请生产该新药时,应按《新药审批办法》的程序办理,除报送有关资料外,还必须附有技术转让合同(影印件)和"新药证书"副本。若属准字号品种,还要附有省级药品生产主管部门的意见。

接受技术转让单位申请生产新药,如为国内首次生产,应按程序由卫健委批准生产并发给批准文号。如为卫健委已批准生产并发给批准文号的品种,则由省级卫生厅审批,抄报卫健委备案。批准生产后,"新药证书"副本由生产单位保存。接受技术转让单位无权再进行技术转让。

(崔　川)

第四节　有效期药品管理

普通药品在正常的贮藏条件下多能较长期地保持其有效性,但是有些药品如抗生素、生物制品、生化制品、某些化学药品和放射性同位素等,即使保存得很合理,符合贮藏条件,过了一定时期,有些效价降低,有些毒性增高,以致无法继续使用。为了充分保证药品的质量和用药的安全,根据其稳定性试验和实践对此类药品分别规定了有效期限。

毫无疑问,药品的有效期是与贮存条件密切相关的。因此,此类药品既要严格地按照指定的贮藏条件保管,又要在规定的效期内使用,两者不可缺一,是相辅相成的。如果忽视外界环境因素对药品的影响,不遵守规定的贮藏条件,那么即使未到失效期,药品却已变质或效价降低;反之,若能创造良好的贮藏条件,则虽超过了有效期,由于延缓了其失效速度,有时药效降低较小,尚有可能设法利用。因此,对此类药品必须采取有效的保管措施。

一、药品有效期概念

药品的有效期是指药品在一定的贮藏条件下能保证其质量的期限。通常有效期应在直接包装药品的容器上或外包装上标明。

药品的有效期应根据药品的稳定性不同,通过稳定性实验研究和留样观察,合理制订。药品新产品的有效期可通过稳定性试验或加速试验先订出暂行期限,待留样观察、积累充分数据后再进行修订。

由于各地、各药厂的生产条件不同,产品质量不同,因而同一品种的有效期也不完全一致,所以药品有效期应以产品包装上的标示为准。随着生产条件的不断改善,药品质量不断提高,药品有效期也不断改变和延长。应当指出,药品的有效期限也是药品质量的一个指标,因此,凡中国药典和卫健委规定的药品有效期,各地均应遵照执行。

二、药品生产批号与有效期的关系

药品的批号是用来表示药品生产日期的一种编号,常以同一次投料、同一生产工艺所生产的产品作为一个批号。批号的标示法,卫健委曾有统一的规定,亦即批号内容包括日号和分号,标注时日号在前,分号在后,中间以短横线相连。

日号一律规定为 6 位数字,如 1993 年 4 月 1 日生产的日号为 930401;10 月 15 日生产的为 931015。

分号的具体表示方法由生产单位根据生产的品种、投料、检验、包装、小组代号等自行确定。例如 1993 年 8 月 19 日生产的第三批,即标为 930819-3。每一品种同天投料作为一日号;每投料一次作为一分号。可表解如下式:

$$
\begin{array}{cccc}
93 & 08 & 19\text{-}3 \\
\text{年} & \text{月} & \text{日} \quad \text{分号} \\
& & \underline{\qquad\qquad} \\
& \text{日号}
\end{array}
$$

药品的批号,对于药品保管和管理具有特殊的意义:①识别药品的新旧程度,掌握药品存放时间的长短;②推算药品的有效期限或失效日期;③代表一批药品的质量,药品的抽样检验、外观检查、合格与否的判定,均以批号为单位进行处理。

三、药品有效期的标示法

1995 年卫药发〔1995〕第 77 号文件对药品有效期有如下规定:药品有效期的计算是从药品的生产日期(以生产批号为准)算起,药品标签应列有有效期的终止日期。有效期制剂的生产,应采用新原料。正常生产的药品,一般从原料厂调运到制剂厂,应不超过 6 个月,制剂的有效期一般不应超过原料药有效期的规定,少数特种制剂确有实验数据证明较原料药稳定者,可适当延长。但有效期的标示至今尚未完全标准化,为便于识别,兹将常见的标示法介绍如下。

(1)直接标明有效期为某年某月某日,即明确表明有效期的终止日期,这种标示很易辨认,国内多数生产厂家都采用此法。若标明有效期为某年某月,如有效期为 1996 年 10 月,即指该药可用到 1996 年 10 月 31 日。

(2)直接标明失效期为某年某月某日,如失效期为 1995 年 9 月 30 日,即表示此产品可用到 1995 年 9 月 29 日;若表明失效期为某年某月,如失效期为 1995 年 6 月,即该药可使用到 1995 年 5 月 31 日。

(3)只表明有效期年数,此种表示须根据批号推算,如批号:910514,有效期 3 年,是指可使用到 1994 年 5 月 31 日。推算方法是从药品出厂日期或按出厂期批号的下一个月 1 日算起,即从 1991 年 6 月 1 日算起,如有效期 3 年,则到 1994 年 5 月 31 日止。

(4)进口产品失效期限的标示很不统一,各国有自己的习惯书写法。大致而论,欧洲国家是按日—月—年顺序排列的(如 8/5/1971);美国产品是按月—日—年排列的(如 Nov.1,1992);日本产品按年—月—日排列的(如 1991-8-5);苏联产品有时用罗马数字代表月份(如 Ⅵ.85)。在标明失效期的同时,一般尚注有制造日期,因此可以按制造日期来推算有效期为多长。例如,制造日期:15/5/91,即表示 1991 年 5 月 15 日生产。失效日期:Five years from date of manufacture,表示由制造日起 5 年内使用,表示可用到 1996 年 5 月 14 日。

四、有效期药品的管理要点

(一)计划采购

在编制采购计划时,要调查研究,掌握有效期药品消耗数据,再根据当年的医疗需要,周密制订。尽量防止计划的偏大或偏小,以免形成积压浪费或不足缺货,影响医疗。

(二)认真验收

入库验收时,大量的应分批号,按箱、按件清点;少量的则按盒、按支清点。逐批在单据上注明有效期或失效期,并应检查其外包装标志和小包装标签的内容(如品名、效价单位、规格、含量、批号、有效日期)是否一致。

(三)账物建卡

有效期药品入库后,应建立相应的专账和专卡,注明批号、效期、存放地点等,便于定期进行账物的检查核对。库房已实行计算机管理的也应按上述内容输入计算机,以便核对。对效期长者至少每季检查一次,对效期短者或近效期者应逐月检查。到效期药品应根据《药品管理法》第三十四条的规定执行:过期不得再使用。

(四)存放有序

按照有效期的长短,分别排列存放,对效期作出明显的标志,并应严格按规定的贮存条件进行保管。

(五)近效期先出,近效期先用

调拨有效期药品要加速运转。

(邢汉学)

第三章

合 理 用 药

第一节 中药注射剂的合理应用

中药注射剂是我国独创的中药新剂型,是以中医理论为指导,采用现代科学技术方法,从中药天然药物的单方或复方提取的有效物质制成的可供注入体内,包括肌肉、穴位、静脉注射和静脉滴注使用的灭菌制剂,包括供临床前配制溶液的无菌粉末和浓溶液。其中包括灭菌或无菌溶液、乳状液、混悬液,以及供临用前配成溶液的无菌粉末或浓缩液等类型。

由于中药及其复方原料的成分比较复杂,以往大多数中药注射剂采用水醇法或醇水法制备,其药液中往往多种成分并存,杂质难以除尽,对注射液的澄明度、稳定性和临床疗效均有很大影响。不断改进中药注射剂的制备工艺,提高中药注射剂的质量及标准,成为 20 世纪 90 年代以来中药注射剂研究开发的重点。

近年来,在我国新的中药注射剂不断涌现,供静脉注射的品种也不断增加。虽然确保中药注射剂有效、安全、稳定,已被越来越多的开发者重视,但是不同厂家、不同品种、不同制剂间的质量差异仍然较大。

确保中药注射液静脉使用时安全、有效,是摆在医院药学工作者面前的重要任务,也给参与中药注射液静脉药物调配工作提出了更高更迫切的要求。

一、中药注射剂有效化学成分

中药原料中含有的化学成分种类繁多,常见类型包括生物碱、黄酮、皂苷、香豆精、强心苷、酚苷、氰苷、硫苷、挥发油、鞣质、多糖类等。

二、中药注射剂常用溶剂

(一)注射用水溶剂

注射用水溶剂是注射液溶剂中应用最广泛的一种,具有良好的生理适应性与对化学物质的溶解性。

(二)注射用非水溶剂

对于不溶或难溶于水,在水溶液中不稳定或有特殊用途(如水溶性药物制备混悬剂注射液等)的药物,可选用非水溶剂制备注射剂,常用的有以下几种:油、乙醇、甘油、丙二醇、聚乙二醇。

此外,油酸乙酯、苯甲酸苄酯、二甲基乙酰胺、肉豆蔻异丙基酯、乳酸乙酯等可选作注射剂的混合溶剂。

三、中药注射剂常用附加剂

注射液中除有效成分(主药)以外,根据药品的性质还可以加入其他适宜的物质,这些物质统称为"附加剂"。

(一)增加有效成分溶解度的附加剂

为了增加主药在溶剂中的溶解度,以达到治疗所需的目的。常用的品种有聚山梨酯-80、动物胆汁、甘油等。

(二)促进有效成分混悬或乳化的附加剂

为了使注射用混悬剂和注射用乳状液具有足够的稳定性,保证临床用药的安全有效。常用的助悬剂有明胶、聚维酮、羧甲基纤维素钠及甲基纤维素等。常用于注射剂的乳化剂有聚山梨酯-80、卵磷脂、豆磷脂等。

(三)防止有效成分氧化的附加剂

这类附加剂包括抗氧剂、惰性气体和金属络合物,添加的目的是防止注射剂中由于有效成分的氧化产生的不稳定现象。

1.抗氧剂

抗氧剂为一类易氧化的还原剂。当抗氧剂与药物同时存在时,抗氧剂首先与氧发生反应,从而保护药物免遭氧化,保护药品的抗氧剂有亚硫酸钠、亚硫酸氢钠、焦亚硫酸钠、硫代硫酸钠、硫脲、维生素 C、二丁基苯酚、叔丁基对羟基茴香醚等。

2.惰性气体

高纯度的 N_2 或 CO_2 置换药液和容器中的空气,可避免主药的氧化,一般统称为惰性气体。

3.金属络合剂

药液中由于微量金属离子的存在,往往会加速其中某些化学成分的氧化分解,导致制剂变质。加入金属络合剂,使之与金属离子生成稳定的络合物,避免金属离子对药物成分氧化的催化作用,从而产生抗氧化的效果。注射剂中常用的金属络合剂有乙二胺四乙酸、乙二胺四乙酸二钠等。

(四)抑制微生物增殖的附加剂

这类附加剂也称为抑菌剂,添加的目的是防止注射剂制备或多次使用过程中微生物的污染和生长繁殖。一般多剂量注射剂、滤过除菌或无菌操作法制备的单剂量注射剂,均可加入一定量的抑菌剂,以确保用药安全。常用的有苯酚、甲酚、氯甲酚、三氯叔丁醇、苯甲醇、苯乙醇等。

(五)调整 pH 的附加剂

这类附加剂包括酸、碱和缓冲剂,添加的目的是减少注射剂由于 pH 不当而对机体造成局部刺激,增加药液的稳定性及加快药液的吸收。

注射剂中常用的 pH 调整剂有盐酸、枸橼酸、氢氧化钾(钠)、枸橼酸钠及缓冲剂磷酸二氢钠和磷酸氢二钠等。

(六)减轻疼痛的附加剂

这类附加剂也称为镇痛剂,添加的目的是减轻使用注射剂时由于药物本身对机体产生的刺激或其他原因引起的疼痛。常用的有苯甲醇、盐酸普鲁卡因、三氯叔丁醇、盐酸利多卡因等。

(七)调整渗透压的附加剂

正常人的血浆有一定的渗透压,平均值约为 750 kPa。渗透压与血浆渗透压相等的溶液称为等渗溶液,如 0.9% 的氯化钠溶液和 0.5% 的葡萄糖溶液即为等渗溶液。常用的渗透压调整剂有氯化钠、葡萄糖等。

四、中药注射剂存在的主要问题

(一)澄明度

如出现沉淀、乳光等问题。

(二)pH

某些成分的溶解性与 pH 相关,pH 不当,则易产生沉淀。

(三)温度

中药注射液中所含高分子杂质呈胶体分散状态,具有热不稳定性及动力学不稳定性。致使中药注射液在加热灭菌时的高温下及放置过程中,会因胶粒凝结而产生药液浑浊或沉淀。

(四)浓度过高或配伍影响

有些成分在水中溶解度不大,经灭菌和放置,可有部分析出。

(五)引起乳光的原因

药液中挥发油及挥发性成分较多时,水溶性差,微量即饱和,饱和时往往有乳光现象。

五、中药静脉注射液集中调配注意事项

中药注射液中的色素、鞣质、淀粉、蛋白质等以胶态形式存在于药液中,药液与输液配伍后可发生氧化、聚合等反应。也可能有一些生物碱、皂苷在配伍后由于 pH 改变而析出,导致不溶性微粒大大增加。近年来,中药注射剂引发的不良事件频发。据报道,药液中可见异物检查和不溶性微粒检查不合格的占输液反应原因的 64%。可见,不同药物应选择不同的溶媒。若选择不当,轻则影响疗效,重则产生不良反应。

(一)中药注射剂不溶性微粒对人体的危害

微粒是指注射剂中流动的、不溶性物质。它一般是在注射液生产或应用过程中经各种途径和原因污染或产生的微小颗粒杂质。不溶性微粒对人体的危害主要表现在以下几个方面。

1.炎症反应

微粒的输入会导致局部堵塞和供血不足、组织缺氧等,引起静脉炎、肺动脉损伤。

2.肉芽肿

肉芽肿是机体的一种增生反应,可发生在肺、脑、心脏、肾等部位。少数肉芽肿对机体影响不大,但大量的肉芽肿的发生可直接干扰这些器官的正常生理功能,甚至危及生命。

3.栓塞

大于毛细血管内径的微粒可引起栓塞。栓塞容易发生在脑、肺、肝及眼底。

4.其他

微粒还可引起其他危害,包括肿块、变态反应,重复输入相同微粒的输液可导致变态反应等。

(二)中药注射液中微粒存在和增加的原因

1.与输液配伍使用的溶媒

相关研究表明,同一种中药注射液与不同种类的输液配伍后,不溶性微粒增加情况不尽相

同。有研究发现,8种注射液在0.9%氯化钠注射液中微粒增加程度要小于在5%葡萄糖注射液中的微粒增加程度,且经过一次性输液器过滤后,前者基本能达到《中国药典》的要求。

2.联合用药

由于合并用药,有可能出现配伍禁忌或微粒累加及倍增而导致热原反应。对输液配伍微粒累加的研究结果提示,配伍药物越多,微粒增加越明显。

3.中药注射液的剂型

粉针复配液中的不溶性微粒远比水针复配液中的不溶性微粒多。这可能与粉针的溶解不全有关。

4.原药材来源、生产工艺与环境的影响

有研究发现,同种中药注射液不同批次或不同种类注射液之间测得的微粒数也有很大差异。原因之一是各中药注射液的配方不同,原料药材的来源及成分有较大差异,质量不一,导致批间差异;原因之二是各生产厂家的提取分离纯化的工艺流程、工作环境不同。

有研究发现,同批号药液各安瓿间的微粒数个体差异较大。其原因除中药注射液制备工艺导致成分残留外,还由于在运输、贮存过程中常因温度、光线等条件改变而产生大量的微粒;也可能因为小针剂安瓿在清洗、灌注、熔封等生产制备、工艺过程,以及运输、贮存过程中发生爆裂、脱屑、漏气等现象。

5.配伍液放置时间与药液浓度

中药注射剂配伍后随放置时间延长,微粒数有显著增加。在使用中药注射剂时,应注意其在输液中的浓度,不应随意加大药物用量。

(三)静脉用中药复配稀释原则

遵循临床用药原则,即能采用口服用药就不采用注射用药,能肌内注射用药就不采用静脉注射的原则。必须采取静脉注射或滴注时,正确选择溶媒是避免输液微粒增加的一个重要控制点。

(1)静脉用中药注射剂是独立的、不需稀释即可直接输注的一次性包装,原则上不加入其他药物混合注射,这样可以减少更多的操作环节,从而减少不溶性微粒的增加。

(2)调配时应使药物充分溶解完全,避免因溶解时间不足或振摇无力造成微粒增加。有研究表明中药注射粉针剂复配液中的不溶性微粒远比水针复配液中的不溶性微粒多。尽管大多数的中药粉针都为冻干粉型,溶解度比以往有所提高,但溶解稀释后所含较小的微粒数较注射液为多。

(3)应注意复配后成品的浓度,按说明书推荐剂量使用,不应随意加大药物用量。

(4)静脉用注射液与输液配伍以后,尽量现配现用。放置时间长,不溶性微粒的产生会增加。

(5)由于各生产厂家生产工艺、质量的不同,在选用稀释剂时,应按照说明书的推荐选用在说明书或配伍实验中确定的安全溶媒。不要随意更换溶媒,因为当中药注射剂与输液配伍时容易因为pH的改变而析出,从而导致沉淀、变色、不溶性微粒的出现。

(6)建议静脉输注中药注射液时,用有终端过滤器的输液器具,防止不溶性微粒进入人体,对患者造成危害。

(7)中药注射液一般应用5%或10%葡萄糖注射液稀释。除有特殊规定以外不宜选用生理盐水或乳酸林格注射液,以防止配伍后因为盐析作用产生大量不溶性微粒,增加不良反应的发生率。

(8)实际工作中需牢记常用的中药注射液可允许的配伍输液。

六、中药注射剂的特点

中药注射剂是目前临床用中药制剂的主导剂型;能快速高效发挥疗效;适用于不能口服给药的患者;发挥定时、定位、定向的作用;应用于重症患者和心脑血管疾病、肿瘤、病毒感染等方面的治疗。

与西药注射剂配伍应用不合理时,会发生一些不良反应和输液反应,因此应重视中药注射剂的合理使用。

(一)中药注射剂不良反应的特点

1.多发性和普遍性

多数中药注射剂均有不同程度的不良反应发生,临床症状表现不一,不同生产批次间存在差异性。

2.多样性

临床表现的多样性不良反应常涉及神经、循环、泌尿、消化、呼吸、血液、皮肤等各大组织系统,以变态反应和发热反应多见。

3.不可预知性

成分复杂。

4.配伍禁忌性

与一些药物配伍或联合应用可引起明显的不良反应。

中药注射剂不良反应发生的原因有药物因素、机体因素、护士操作因素、配伍因素。

(二)中药注射剂的应用原则和注意事项

(1)中药注射剂的使用要区别于一般注射剂,区别于传统意义上的中药及其他剂型的中药。

(2)合理选择中药制剂,首选口服制剂;急救病例才宜选择中药注射剂静脉滴注。

(3)遵守中药注射剂单独使用原则,尽量避免与其他药物混合使用,如喹诺酮类、氨基糖苷类、维生素 C 等药物应尽量避免与中药注射剂配伍应用;已确认清开灵注射剂不能与庆大霉素、青霉素 G 钾、肾上腺素等配伍使用;双黄连禁忌与氨基糖苷类、大环内酯类抗生素配伍使用。

(4)辨证论治,对症入药,严格掌握中药注射剂的适应证。

近年来,中药注射剂在抗感染、抗肿瘤、心血管等领域的运用日益广泛,由于临床缺少中药注射剂与西药注射剂配伍的知识和经验,配伍应用不合理时会发生一些不良反应和输液反应,给患者增加了痛苦。因此,合理使用中药注射剂显得尤为重要。

(三)中、西药注射剂配伍应用后易发生的问题

1.pH 改变引起的变化

中药注射剂成分复杂,pH 过高或过低均能使某些成分的溶解度降低或溶胶状态被破坏而析出沉淀;生物碱、皂苷、氨基酸等成分也可能因 pH 的改变发生氧化、水解、缩合等反应出现浑浊、沉淀、变色或产生气泡等现象,则药物不能使用。

2.某些中药注射剂含有抗原性物质

中药注射剂中有些成分如蛋白质、生物大分子等具有抗原性或半抗原性,在与别的药物相互作用后或在它们代谢过程中,也可产生抗原性物质,这些物质与机体作用后就可能引起变态反应,严重者可危及生命,过敏体质或有药物过敏史者和年老体弱的患者在应用中药注射剂时,须特别注意。

3.热原量的叠加

各种注射液中均存在一定量的热原,中药注射剂用量一般较大,在与其他西药注射剂或输液配伍后,易造成热原量的叠加,超过药典规定的限量。

上述是中药注射剂与西药注射剂配伍应用不合理时,发生不良反应和输液反应的主要原因。

静脉用药集中调配中心投入使用,既保证了输液药物配制的无菌操作,也为药师监督和指导临床用药提供了有利可行的条件。在静脉用药集中调配中心,药师着重加强对中药注射剂与西药注射剂配伍应用医嘱的审核,通过药师对输液医嘱的督导,减少了输液中的重复用药、超剂量用药、不合理用药等现象,大大加强了中药注射剂与西药注射剂的合理使用,进一步保证了患者的输液安全。

(崔　川)

第二节　抗生素的合理应用

一、合理应用抗生素的概念

合理使用抗生素的临床药理概念为安全有效使用抗生素,即在安全的前提下确保有效这就是合理使用抗生素的基本原则。

正常情况下,大多数新启用抗生素在若干年内都会因病菌产生耐药性而失去原有效力,然而不正确的使用,更加重了耐药细菌的急剧增长。由于抗生素在临床上应用量大、品种多、更新快、各类药品之间相互关系复杂,联合用药日趋增多,预防用药日趋广泛。因此,临床上抗菌药物的不良反应发生率及耐药性仍呈逐年上升势头。

(一)抗生素的滥用及耐药问题

中国是世界上滥用抗菌药物最严重的国家之一,由此造成的细菌耐药问题尤为突出,抗菌药是国内消耗量最大的药物。

(二)抗菌药物的合理使用

1.优化抗生素治疗的对象

(1)新出现的感染。

(2)已控制的感染"死灰复燃"。

(3)细菌耐药。

(4)老年人、免疫抑制宿主增加。

2.优化抗生素治疗的策略目标

(1)清除致病菌、恢复机体应有的功能是抗菌治疗的首要目的。

(2)防止和减少不良反应的发生。

(3)减少和预防耐药。

(4)节约医疗费用。

3.合理使用抗生素

合理使用抗生素需要具体患者具体分析,制定出个体化治疗方案。没有一个固定方案可在不同情况下套用,合理选用与合理用药是合理使用抗生素的两个至关重要的问题。

二、抗生素的临床选择

(一)掌握抗生素的抗菌谱

各种抗生素都有不同的作用特点,因此所选的药物的抗菌谱务必使其与所感染的微生物相适应,否则就无的放矢,既浪费钱财,又延误病情。

(二)根据感染疾病的规律及其严重程度选择抗生素

重症深部感染选择抗菌作用强,血与组织浓度均较高的抗生素。对于早期金黄色葡萄球菌败血症,头孢唑啉血浓度与组织浓度均比头孢噻吩高,其半衰期也较长,可在感染部位达到较高浓度。所以,深部感染时应选用头孢唑啉。

(三)根据抗菌药物的药动学特点选择抗生素

1.吸收过程

口服吸收完全的抗生素有氯霉素、克林霉素、头孢唑啉、阿莫西林、利福平等;青霉素类易被胃酸破坏;氨基糖苷类、头孢菌素类的大多数品种、万古霉素,口服吸收甚少。近年来,上市了一些新的长效口服抗生素,如新型头孢霉素,新大环内酯类,第4代喹诺酮类斯帕沙星、左氟沙星等,其抗菌谱广、活性强、组织渗透性好。

2.分布

不同的抗菌药物其分布特点也不同:克林霉素、林可霉素、磷霉素、氟喹诺酮类中的某些品种在骨组织中可达较高浓度。在治疗骨感染时,可选用上述骨浓度高的抗菌药物。有些药物对血-脑屏障的穿透性好,在脑膜炎症时,脑脊液药物浓度可达血液浓度的 $50\% \sim 100\%$,如氯霉素、磺胺嘧啶、青霉素、氨苄西林、异烟肼、5-氟胞嘧碇、甲硝唑等均属此类;抗菌药物可穿透血-胎盘屏障进入胎儿体内,透过胎盘较多的抗菌药物有氨苄西林、氯霉素、呋喃妥因、青霉素 G、磺胺类、四环素类。因此,妊娠期尽量避免应用氨基糖苷类抗生素,因为其可损害胎儿第八对颅神经,发生先天性耳聋,四环素类可致乳齿及骨骼受损。

总之,对于抗生素的疗效和不良反应,关键是能否在一定时间内在靶组织达到足够的药物浓度,同时要根据分布情况,找到合适的给药方式,以避免对其他器官的毒害,尤其是肝、肾等组织。严重影响药物分布至靶组织的因素包括生理屏障如血-脑屏障、血-胎盘屏障;病理屏障:包裹性感染如心包感染等;药物剂型及其理化性质;血浆蛋白结合率;细胞内转运方式等。

3.排泄

在尿路感染时,多种抗菌药物均可应用,但最好选择毒性小、使用方便、价格便宜的磺胺类、呋喃类、喹诺酮类等。红霉素、林可霉素、利福平、头孢唑酮、头孢曲松等主要或部分由肝胆系统排出体外,因此胆汁浓度高,可达血浓度的数倍或数十倍;病情较重的胆道感染,可选择广谱青霉素类与氨基糖苷类联合应用。

4.代谢

多数抗菌药物可在体内代谢,如氯霉素在肝内与葡萄糖醛酸结合失去抗菌活性;头孢噻肟在体内代谢,生成去乙酰头孢噻肟,与药物原形共同存在于体内,去乙酰头孢噻肟亦具抗菌活性。

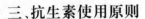

三、抗生素使用原则

(1)严格掌握适应证,凡属可用可不用者尽量不用,而且除考虑抗生素的抗菌作用的针对性外,还必须掌握药物的不良反应,体内过程与疗效关系。

(2)发热原因不明者不宜采用抗生素。

(3)病毒性感染的疾病不用抗生素。

(4)尽量避免抗生素的外用。

(5)严格控制预防用抗生素的范围,在下列情况下可预防治疗:风湿热患者,定期采用青霉素 G,以消灭咽部溶血性链球菌,防止风湿复发;风湿性或先天性心脏病进行手术前后用青霉素 G 或其他适当的抗生素,以防止亚急性细菌性心内膜炎的发生;感染灶切除时,依据病菌的敏感性而选用适当的抗生素;战伤或复合外伤后,采用青霉素 G 或四环素族以防止气性坏疽;结肠手术前采用新霉素等作肠道准备;严重烧伤后,在植皮前应用青霉素 G 消灭创面的溶血性链球菌感染。

四、抗生素的联合应用

联合应用抗生素是为了提高疗效降低毒性、延缓或避免抗药性的产生。抗生素按作用性质可分为:①繁殖期杀菌剂,有 β-内酰胺类、头孢菌素类;②静止期杀菌剂,如氨基糖苷类、多黏菌素类;③速效抑菌剂:如四环素类、氯霉素类、大环内酯类等;④慢效抑菌剂,如磺胺类。联合应用预期可能产生协同、累加、无关或拮抗作用。

(一)联合用药适应证

混合感染;严重感染;抗感染药难以到达感染部位;抑制水解酶的细菌感染;需较长时间应用抗感染药,且细菌对其易致抗药的(如结核分枝杆菌)。

(二)临床常见联合用药

在病原菌及药敏情况不明时,可凭经验选用抗生素进行治疗,一旦药敏试验出结果后,根据药敏试验用抗生素。

1.葡萄球菌感染

败血症等严重感染时,有学者主张以红霉素或先锋霉素为基础联合应用其他抗生素;如红霉素加氯霉素;红霉素加庆大霉素或卡那霉素;红霉素加利福平或杆菌肽;先锋霉素加庆大霉素或卡那霉素;先锋霉素加万古霉素或杆菌肽。

2.肠杆菌感染

因其易耐药,常采用氨基糖苷类加广谱青霉素;庆大霉素或阿米卡星加氨苄西林或哌拉西林;氨基糖苷类加头孢菌素(头孢唑啉、头孢呋辛等)。

3.铜绿假单胞菌感染

多采用联合用药,临床上常用庆大霉素或阿米卡星与多黏菌素、磺苄西林、呋布西林或哌拉西林联合。

4.变形杆菌感染

以卡那霉素或庆大霉素为基础,联合应用氨苄西林。

5.草绿色链球菌性心内膜炎和肠球菌感染

用青霉素加链霉素效果很好。

(三)抗菌药的配伍

青霉素与庆大霉素联用时,如在体外混合,青霉素的 β-内酰胺环可使庆大霉素部分失活而降低疗效。因此,氨基糖苷类与 β-内酰胺类联用时,都应分别溶解分瓶输注。头孢类与青霉素类相同,在溶液中稳定性低且易受 pH 影响,严禁与酸性药物(如维生素 C 等)或碱性药物(如氨茶碱、碳酸氢钠等)配伍。青霉素类的杀菌疗效主要取决于血药浓度的高低,短时间内达到较高的血药浓度对治疗有利。若采用静脉给药时,宜将一次剂量的药物溶在 100 mL 液体中,于 0.5～1 h 内滴完。某些抗菌药物的联用,除协同作用外,毒性也增加,如两种以上氨基糖苷类联合应用,常导致耳毒性和肾毒性,神经肌肉阻滞增强,氨基糖苷类与头孢菌素联用,可致肾毒性增强;与强效利尿药联用,可使耳毒性增强,也可影响抗生素疗效。

五、抗菌药物监测与最佳给药方案

(一)抗菌药物监测

1.最低抑菌浓度监测

保证用药有效性。

2.联合药敏试验

以制定两种或多种药物联用后,属协同、相加、无关或拮抗的相互作用。

3.血清杀菌效价

这一指标可反映药效学与药代动力学的综合指标。峰时≥1∶8 或谷时≥1∶1,临床可获较好的疗效。

4.抗生素后效应

指细菌与药物接触后,当药物消除后细菌生长仍受到持续一段时间的抑制效应。以上工作为临床制定最佳给药方案,提供了科学依据。

(二)最佳给药方案

成功的抗生素治疗,还必须了解抗生素的抗菌谱、抗菌活性,以及其药代动力学特点和规律,从而建立最佳给药方案。关于抗生素的给药时间和给药次数,许多专家提出有别于传统的方式和方法,国外有学者主张氨基糖苷类每天 1 次大剂量给药比多次小剂量用药,不良反应明显下降。选择适当的给药时机,有目的地选择抗菌药,避免频繁更换或中断,使血药浓度保证达到最低抑菌浓度监测水平及减少外用等,都是避免耐药菌产生的重要措施。

还要强调一点,要考虑药学经济学,即医疗费用问题,做到治病的前提下,选价格低的药物,减轻社会和患者负担。

六、抗生素的不良反应

(一)神经系统毒性反应

氨基糖苷类损害第八对脑神经,引起耳鸣、眩晕、耳聋;大剂量青霉素 G 可致神经肌肉阻滞,表现为呼吸抑制;氯霉素、环丝氨酸引起精神病反应等。

(二)造血系统毒性反应

氯霉素可引起再障性贫血;氯霉素、氨苄西林、链霉素等有时可引起粒细胞缺乏症。庆大霉素、卡那霉素、先锋霉素Ⅳ、Ⅴ、Ⅵ可引起白细胞减少。

（三）肝、肾毒性反应

妥布霉素偶可致转氨酶升高,多数头孢菌素类大剂量可致转氨酶、碱性磷酸酶、血胆红素值升高;四环素类、依托红霉素类和抗肿瘤抗生素引起肝脏损害;多黏菌素类、氨基糖苷类及磺胺药可引起肾小管损害。

（四）胃肠道反应

口服抗生素后,可引起胃部不适,如恶心、呕吐、上腹饱胀及食欲减退等。四环素类和利福平偶尔可致胃溃疡。

（五）其他不良反应

抗生素可致菌群失调,引起 B 族维生素和维生素 K 缺乏;可引起二重感染,如伪膜性肠炎、急性出血性肠炎、念珠菌感染等,林可霉素和克林霉素引起伪膜性肠炎最多见,其次是先锋霉素 Ⅳ 和 Ⅴ 。抗生素的变态反应临床较多见,以 β-内酰胺类、链霉素、氯霉素较为常见。后遗效应是指停药后的后遗生物效应,如链霉素引起的永久性耳聋。

七、抗生素治疗失败的常见原因

1.患者与诊断因素

误诊与延误;免疫缺陷与抑制;局限性、包裹性感染,如脓肿;靶器官血流不足或血流阻塞;坏死组织及继发感染;异物与手术残留物;服药程度。

2.病原抗药性

可分为单一抗药性和多重抗药性;敏感性测试不正确;治疗阶段产生抗药性;突变株。

3.抗菌药物选择失误

给药途径、剂量、剂型;药物稳定性;药物活化(有些抗生素是以药物前体的形式存在,依赖在体内活化而成为有效形式,因此体内疗效的波动可能很大);已知或未知的降低或抑制药物的因素。

八、头孢菌素——稀释剂的选择

(1)头孢菌素类抗生素最适合的 pH 为 4.0～8.0,略偏酸。

(2)有研究表明头孢唑啉与 5% 葡萄糖和 0.9% 氯化钠配伍,48 h 内含量变化不大,pH 均在稳定范围。

(3)另有研究表明 9 种头孢菌素在室温下与 5% 葡萄糖和 0.9% 氯化钠配伍,12 h 内稳定,效价不低于 96%。

(4)头孢曲松以 0.9% 氯化钠为好,24 h 效价为 99%。

九、红霉素——稀释剂的选择

(1)红霉素水溶液最稳定的 pH 是 6.0～8.0,pH<4.0 或 pH>8.0 时,即迅速降效。

(2)红霉素在酸性情况下水解严重,不适宜选用葡萄糖溶液,应选用氯化钠溶液。

（宋欣悦）

第三节　糖皮质激素的合理应用

糖皮质激素在 1948 年被 Hench 用于急性风湿病的治疗并得到神奇疗效后,其治疗的范围迅速扩展到许多种疾病,震动了当时的医学界。1950 年,Hench 也因此获得了当年的诺贝尔生物医学奖。至今,糖皮质激素已有 60 多年的应用历史。

据处方调查,目前临床上使用频率最高的药物就是抗菌药物、激素和维生素三大类。糖皮质激素类药物(以下简称糖皮质激素)在临床多种疾病的诊断和治疗上广泛应用;但临床不合理应用亦非常突出,给患者的健康乃至生命造成重大影响。

为加强糖皮质激素类药物的临床应用管理,促进临床合理用药,保障医疗质量和医疗安全,卫健委委托中华医学会组织专家制订了《糖皮质激素类药物临床应用指导原则》。

一、概述

糖皮质激素是由肾上腺皮质束状带分泌的一类甾体激素,具有调节糖、脂肪、蛋白质生物合成和代谢的作用,还具有抗炎作用;称其为"糖皮质激素"是因为其调节糖类代谢的作用最早为人们所认识。

目前糖皮质激素包括很多经过结构优化的具有类似结构和活性的人工合成药物。

人工合成激素与皮质醇(也可称为"可的松"或"氢化可的松",是肾上腺在应激反应时产生的一种类激素。)的区别:抗炎作用增强,盐皮质激素样作用减弱。化学合成的糖皮质激素类药物是临床应用较多的一类药物。

生理量的糖皮质激素为维持生命所必需,对糖、脂肪、蛋白质、水电解代谢及多种组织器官的功能有重要影响。超生理量的糖皮质激素具有抗炎、抗过敏和抑制免疫等多种药理作用,临床应用非常广泛。临床过度或不合理或不正确地使用糖皮质激素治疗某些疾病也十分普遍。因其不良反应严重,与这类药物有关的并发症应予以高度重视。

二、生理生化作用

(一)糖代谢
糖代谢促进糖原异生;增加肝糖原和肌糖原含量;抑制肌肉和脂肪组织对糖的摄取和利用。

(二)脂肪代谢
促进其脂肪分解,抑制脂肪合成。

(三)蛋白质代谢
促进组织(除肝脏)蛋白质分解、抑制蛋白质合成,升高血中氨基酸水平,导致负氮平衡。

(四)水和电解质代谢
较弱的盐皮质激素样潴钠排钾的作用致低血钾;弱的促进尿钙排泄的作用致低血钙。允许作用:机体内的一些激素或生物活性物质发挥其作用需有适当的糖皮质激素存在,此即糖皮质激素的"允许作用",主要为肾上腺素类和胰高糖素。当糖皮质激素超过生理剂量即为药理剂量时,除上述作用增强外,还表现为"四抗",即药理作用。

三、药理作用

糖皮质激素有广泛的药理作用,已经在临床上应用了半个多世纪,是临床应用最广的药物之一。激素类药物按其作用时间的长短分为:短效激素(可的松、氢化可的松)、中效激素(泼尼松、泼尼松龙、甲基泼尼松龙)、长效激素(地塞米松、倍他米松)和改变剂型的超长效激素。此外,还有复方制剂(泰必治)。如何科学地运用激素,才能既达到较好的抗炎疗效,又避免滥用激素,需要了解自身激素分泌的生理曲线特征和各种激素的特征,根据疾病特点选择适合的糖皮质激素。

正常人体自身分泌糖皮质激素的生理曲线特征如下:半夜1~2点钟是激素水平的低谷,早上8点钟是激素水平的高峰。如果外源性的激素破坏了半夜的生理性低谷,就不会产生次晨8点钟的峰值。一般长效激素地塞米松抗炎效力强,作用时间长,对下丘脑-垂体-肾上腺轴的危害较严重,不适宜长期用药;短效激素(可的松、氢化可的松等)作用时间短,对下丘脑-垂体-肾上腺轴的危害较轻,适合用于肾上腺皮质功能不全的替代治疗;由于抗炎效力弱,不适宜于治疗慢性的自身免疫病,临床上治疗自身免疫病主要是选用中效激素:泼尼松、泼尼松龙、甲基泼尼松龙(美卓乐)。其中,泼尼松是前体药,进入体内后需在肝脏代谢为泼尼松龙才能发挥其生物活性。

那么,各类激素有什么特征呢?表3-1给出常用糖皮质激素类药物抗炎作用和半衰期的比较。

表3-1 常用糖皮质激素类药物比较

药物	对受体的亲和力	水盐代谢(比值)	糖代谢(比值)	抗炎作用(比值)	等效剂量(mg)	$t_{1/2}$(min)	持续时间(h)
短效							
氢化可的松	1.00	1.0	1.0	1.0	20.00	90	8~12
可的松	0.01	0.8	0.8	0.8	25.00	30	8~12
中效							
泼尼松	0.05	0.8	4.0	3.5	5.00	60	12~36
泼尼松龙	2.20	0.8	4.0	4.0	5.00	200	12~36
甲泼尼龙	11.90	0.5	5.0	5.0	4.00	180	12~36
曲安西龙	1.90	0	5.0	5.0	4.00	>200	12~36
长效							
地塞米松	7.10	0	20.0~30.0	30.0	0.75	10~300	36~54
倍他米松	5.40	0	20.0~30.0	25.0~35.0	0.60	10~300	36~54

注:表中水盐代谢、糖代谢、抗炎作用的比值均以氢化可的松为1计;等效剂量以氢化可的松为标准计。

激素的药理作用主要可归纳为"四抗",即抗炎、抗免疫、抗毒素和抗休克等作用。此外,糖皮质激素对血液与造血系统(如升高白细胞,促进骨髓造血等)、中枢神经系统等也有广泛的影响。

(一)抗炎作用

糖皮质激素本身并无抗菌作用,但对各种化学物质、机械、病原体、变态反应等引起的炎症过程有抑制作用。增加血管张力,降低毛细血管通透性;拮抗组胺等炎性介质对血管的扩张作用,减轻局部充血,减少白细胞数和体液渗出。稳定溶酶体膜,减少组织蛋白酶和水解酶释放,减少组织分解和炎性介质释放。抑制中性粒细胞、单核细胞和巨噬细胞向炎性部位募集。抑制磷脂酶 A2 的活性，减少膜磷脂向花生四烯酸的转化，而花生四烯酸是很多炎性介质如前列腺素、白三烯，血小板活化因子的生物合成前体。抑制白细胞介素、肿瘤坏死因子、干扰素等与免疫反应相关的细胞因子的合成与释放。抑制成纤维细胞 DNA 合成和毛细血管增生，阻碍胶原沉积，抑制肉芽组织形成。

（二）免疫抑制作用

糖皮质激素对免疫过程的许多环节都有抑制作用，包括防止或抑制细胞介导的免疫反应、延迟性的变态反应。减少 T 细胞、单核嗜酸性粒细胞的数目，降低免疫球蛋白与细胞表面受体的结合能力。抑制白细胞介素的合成和释放，从而降低 T 细胞向淋巴母细胞转化，并减轻原发免疫反应的扩展。小剂量主要抑制细胞免疫；大剂量可抑制 B 细胞转化成浆细胞的过程，减少抗体生成，抑制体液免疫。可用于治疗许多与免疫反应异常有关的疾病。

（三）抗毒素作用

糖皮质激素可提高机体对细菌内毒素的耐受力，减少应激刺激所引起的缓激肽、前列腺素等的产生量，还能减轻内毒素对机体的损害。

（四）抗休克作用

较大剂量能抑制肾上腺素、去甲肾上腺素、加压素、血管紧张素、5-羟色胺和钙离子的收缩血管作用，改善微循环。还能稳定溶酶体膜，使心肌抑制因子形成减少。抑制炎症反应，降低血管通透性，减少渗出，尤其是感染性休克（肾上腺皮质功能相对不全，糖皮质激素抵抗；稳定血流动力学，缩短休克逆转时间，提高器官灌注）和过敏性休克。

（五）其他解热作用

糖皮质激素可直接抑制体温调节中枢，降低其对致热源的敏感性，又能稳定溶酶体膜而减少内热源的释放，而对严重感染，如败血症、脑膜炎等具有良好退热和改善症状的作用，不作为常规退热剂。

四、分类与常用药物

它们的磷酸钠盐及琥珀酰钠盐为水溶性制剂，可用于静脉注射或肌内注射剂。混悬剂吸收缓慢，关节腔内注射可维持约 1 周。糖皮质激素在体内的分布，以肝中最多，血浆次之，脑脊液、胸腔积液、腹水再次之，肾和脾中分布少。可的松和泼尼松需在肝内分别转化成氢化可的松和泼尼松才有生物活性。

（一）按作用时间分类

可分为短效、中效与长效三类。短效药物如氢化可的松和可的松，作用时间多在 8～12 h；中效药物如泼尼松、泼尼松龙、甲泼尼龙，作用时间多在 12～36 h；长效药物如地塞米松、倍他米松，作用时间多在 36～54 h。

（二）按给药途径分类

可分为口服、注射、局部外用或吸入。

五、临床应用原则

糖皮质激素在临床广泛使用，主要用于抗炎、抗毒、抗休克和免疫抑制，其应用涉及临床多个专科。应用糖皮质激素要非常谨慎。正确、合理应用糖皮质激素是提高其疗效、减少不良反应的关键。其正确、合理应用主要取决于以下两方面：一是治疗适应证掌握是否准确；二是品种及给药方案选用是否正确、合理。

(一)严格掌握糖皮质激素治疗的适应证

糖皮质激素是一类临床适应证尤其是相对适应证较广的药物，但是，临床应用的随意性较大，未严格按照适应证给药的情况较为普遍，如单纯以退热和止痛为目的使用糖皮质激素，特别是在感染性疾病中以退热和止痛为目的使用。糖皮质激素有抑制自身免疫的药理作用，但并不适用于所有自身免疫病治疗如慢性淋巴细胞浸润性甲状腺炎(桥本病)、1 型糖尿病、寻常性银屑病等。

(二)合理制订糖皮质激素治疗方案

糖皮质激素治疗方案应综合患者病情及药物特点制订，治疗方案包括选用品种、剂量、疗程和给药途径等。

1.品种选择

各种糖皮质激素的药效学和人体药代动力学(吸收、分布、代谢和排出过程)特点不同，因此各有不同的临床适应证，应根据不同疾病和各种糖皮质激素的特点，正确选用糖皮质激素品种。

2.给药剂量

生理剂量和药理剂量的糖皮质激素具有不同的作用，应按不同治疗目的选择剂量。

3.给药途径

包括口服、肌内注射、静脉注射或静脉滴注等全身用药，以及吸入、局部注射、点滴和涂抹等局部用药。

4.疗程

对于不同的疾病，糖皮质激素疗程不同，一般可分为以下几种情况。

(1)冲击治疗：疗程多<5 d。适用于危重症患者的抢救，如暴发型感染、过敏性休克、严重哮喘持续状态、过敏性喉头水肿、狼疮性脑病、重症大疱性皮肤病、重症药疹、急进性肾炎等。冲击治疗须配合其他有效治疗措施，可迅速停药，若无效，大部分情况下不可在短时间内重复冲击治疗。

(2)短程治疗：疗程<1 个月，包括应激性治疗。适用于感染或变态反应类疾病，如结核性脑膜炎及胸膜炎、剥脱性皮炎或器官移植急性排斥反应等。短程治疗须配合其他有效治疗措施，停药时需逐渐减量至停药。

(3)中程治疗：疗程<3 个月。适用于病程较长且多器官受累性疾病，如风湿热等。生效后减至维持剂量，停药时需要逐渐递减。

(4)长程治疗：疗程>3 个月。适用于器官移植后排斥反应的预防和治疗及反复发作、多器官受累的慢性自身免疫病，如系统性红斑狼疮、溶血性贫血、系统性血管炎、结节病、大疱性皮肤病等。维持治疗可采用每天或隔天给药，停药前也应逐步过渡到隔天疗法后逐渐停药。

(5)终身替代治疗：适用于原发性或继发性慢性肾上腺皮质功能减退症，并于各种应激情况下适当增加剂量。

(三)重视疾病的综合治疗

在许多情况下，糖皮质激素治疗仅是疾病综合治疗的一部分，应结合患者实际情况，联合应用其他治疗手段，如严重感染患者，在积极有效的抗感染治疗和各种支持治疗的前提下，为缓解症状，确实需要的可使用糖皮质激素。

(四)监测糖皮质激素的不良反应

糖皮质激素的不良反应与用药品种、剂量、疗程、剂型及用法等明显相关,在使用中应密切监测不良反应,如感染、代谢紊乱(水电解质、血糖、血脂)、体质量增加、出血倾向、血压异常、骨质疏松、股骨头坏死等,小儿应监测生长和发育情况。

(五)停药反应和反跳现象

糖皮质激素减量应在严密观察病情与糖皮质激素反应的前提下个体化处理,要注意可能出现的以下现象。

1.停药反应

长期中或大剂量使用糖皮质激素时,减量过快或突然停用可出现肾上腺皮质功能减退样症状,轻者表现为精神萎靡、乏力、食欲减退、关节和肌肉疼痛,重者可出现发热、恶心、呕吐、低血压等,危重者甚至发生肾上腺皮质危象,需及时抢救。

2.反跳现象

在长期使用糖皮质激素时,减量过快或突然停用可使原发病复发或加重,应恢复糖皮质激素治疗并常需加大剂量,稳定后再慢慢减量。

六、在儿童与妊娠、哺乳期妇女中的应用

(一)儿童糖皮质激素的应用

儿童长期应用糖皮质激素更应严格掌握适应证和妥当选用治疗方法。应根据年龄、体质量(体表面积更佳)、疾病严重程度和患儿对治疗的反应确定糖皮质激素治疗方案。更应注意密切观察不良反应,以避免或降低糖皮质激素对患儿生长和发育的影响。

(二)妊娠期妇女糖皮质激素的应用

大剂量使用糖皮质激素者不宜怀孕。孕妇慎用糖皮质激素。特殊情况下临床医师可根据情况决定糖皮质激素的使用,例如慢性肾上腺皮质功能减退症及先天性肾上腺皮质增生症患者,妊娠期应坚持糖皮质激素的替代治疗,严重的妊娠疱疹、妊娠性类天疱疮也可考虑使用糖皮质激素。

(三)哺乳期妇女糖皮质激素的应用

哺乳期妇女应用生理剂量或维持剂量的糖皮质激素对婴儿一般无明显不良影响。但若哺乳期妇女接受中等剂量、中程治疗方案的糖皮质激素时不应哺乳,以避免经乳汁分泌的糖皮质激素对婴儿造成不良影响。

七、适应证

(一)内分泌系统疾病

用于原发性和继发性肾上腺皮质功能减退症、先天性肾上腺皮质增生症的替代治疗;肾上腺危象、垂体危象、甲状腺危象等紧急情况的抢救;重症亚急性甲状腺炎、Graves眼病、激素类生物制品(如胰岛素及其类似物、促肾上腺皮质激素等)药物过敏的治疗等。大、小剂量地塞米松抑制试验可判断肾上腺皮质分泌状况,诊断和病因鉴别诊断皮质醇增多症。

(二)风湿性疾病和自身免疫病

风湿性疾病和自身免疫病种类繁多,达200余种,多与自身免疫有关,尤其是弥漫性结缔组织疾病皆有自身免疫参与,常见的如红斑狼疮、类风湿关节炎、原发性干燥综合征、多发性肌病、

系统性硬化症和系统性血管炎等。糖皮质激素是最基本的治疗药物之一。

（三）呼吸系统疾病

主要用于支气管哮喘、外源性过敏性肺泡炎、放射性肺炎、结节病、特发性间质性肺炎、嗜酸性粒细胞性支气管炎等。

（四）血液系统疾病

多种血液系统疾病常需糖皮质激素治疗，主要为两种情况：一是治疗自身免疫病，如自身免疫性溶血性贫血、特发性血小板减少性紫癜等；二是利用糖皮质激素溶解淋巴细胞的作用，将其作为联合化疗方案的组分之一，用于淋巴系统恶性肿瘤如急性淋巴细胞白血病、淋巴瘤、多发性骨髓瘤等的治疗。

（五）肾脏系统疾病

主要包括原发性肾病综合征、多种肾小球肾炎和部分间质性肾炎等。

（六）严重感染或炎性反应

严重细菌性疾病如中毒型细菌性痢疾、暴发型流行性脑脊髓膜炎、重症肺炎，若伴有休克、脑病或其他与感染有关的器质性损伤等，在有效抗感染的同时，可加用糖皮质激素以缓解中毒症状和器质性损伤；严重病毒性疾病如急性重型肝炎等，也可用糖皮质激素辅助治疗。

（七）重症患者（休克）

可用于治疗各种原因所致的休克，但须结合病因治疗和抗休克治疗；急性肺损伤，急性脑水肿等。

（八）异体器官移植

用于异体组织器官移植排斥反应的预防及治疗；异基因造血干细胞移植后的移植物抗宿主病的预防及治疗。

（九）过敏性疾病

过敏性疾病种类众多，涉及多个专科，许多疾病如严重的荨麻疹等，需要糖皮质激素类药物治疗。

（十）神经系统损伤或病变

如急性视神经病变（视神经炎、缺血性视神经病变）、急性脊髓损伤，急性脑损伤等。

（十一）慢性运动系统损伤

如肌腱末端病、腱鞘炎等。

（十二）预防治疗某些炎性反应后遗症

应用糖皮质激素可预防某些炎性反应后遗症及手术后反应性炎症的发生，如组织粘连、瘢痕挛缩等。

八、不良反应

长期应用可引起一系列不良反应，其严重程度与用药剂量及用药时间成正比。

（一）主要不良反应

（1）医源性皮质醇增多症，如向心性肥胖、满月脸、皮肤紫纹瘀斑、类固醇性糖尿病（或已有糖尿病加重）、骨质疏松、自发性骨折甚或骨坏死（如股骨头无菌性坏死）、女性多毛、月经紊乱或闭经不孕、男性阳痿、出血倾向等。

（2）诱发或加重细菌、病毒和真菌等各种感染。

（3）诱发或加剧胃十二指肠溃疡，甚至造成消化道大出血或穿孔。

（4）高血压、充血性心力衰竭和动脉粥样硬化、血栓形成。

（5）高脂血症，尤其是高甘油三酯血症。

（6）肌无力、肌肉萎缩、伤口愈合迟缓。

（7）激素性青光眼、激素性白内障。

（8）精神症状如焦虑、兴奋、欣快或抑郁、失眠、性格改变，严重时可诱发精神失常、癫痫发作。

（9）儿童长期应用影响生长发育。

（10）长期外用糖皮质激素类药物可出现局部皮肤萎缩变薄、毛细血管扩张、色素沉着、继发感染等不良反应；在面部长期外用时，可出现口周皮炎、酒渣鼻样皮损等。

（11）吸入型糖皮质激素的不良反应包括声音嘶哑、咽部不适和念珠菌定植、感染。

（二）其他不良反应

（1）长期使用较大剂量吸入型糖皮质激素者也可能出现全身不良反应。

（2）长期用药可引起医源性肾上腺皮质功能不全。一旦减量过快，突然停药或停药后半年内遇到严重应激情况，可发生肾上腺危象，表现为肌无力、低血压、低血糖、甚至昏迷或休克等症状。采用激素间歇用药，并注意停药措施和逐渐减量，可能避免发生这类不良反应。

（3）诱发或加重感染：这是糖皮质激素的主要不良反应。长期应用能降低机体的免疫功能，常诱发继发性感染，或使机体内潜在感染病灶（如肺结核）扩散，多见于病程较长、病情严重、体质虚弱者如白血病、再生障碍性贫血、肾病综合征、结缔组织病等长期应用糖皮质激素类药物治疗的过程中。用于急性病毒感染，常可使病变扩散。

（4）可诱发消化道溃疡、出血和穿孔等。糖皮质激素可刺激胃酸、胃蛋白酶的分泌并抑制胃黏液分泌，降低胃黏膜的抵抗力，故可诱发或加剧消化性溃疡，糖皮质激素也能掩盖溃疡的初期症状，以致出现突发出血和穿孔等严重并发症。在合用其他有胃刺激作用的药物（如阿司匹林和潘生丁等）时更易发生此不良反应。对少数患者可诱发胰腺炎或脂肪肝。常见恶心、呕吐、嗳气、反酸、气胀、腹上区不适、腹痛等。可出现精神症状，如欣快感、激动、失眠或烦躁等症状，也可表现为抑制或诱发精神病，在泼尼松用量达每天 40 mg 或更多，用药数天至 2 周即可出现。儿童大剂量时可引起惊厥，可用苯巴比妥或苯妥英对抗之。

（5）诱发白内障：糖皮质激素能诱发白内障（多为晶体后囊下浑浊，称为糖皮质激素性白内障），全身或局部给药均可发生。白内障的产生可能与糖皮质激素抑制晶状体上皮钠-钾泵功能，导致晶体纤维积水和蛋白质凝集有关；也有认为与生长因子影响晶状体上皮细胞分化有关。

（6）诱发青光眼：糖皮质激素还能使眼内压升高，诱发青光眼或使青光眼恶化，全身或局部给药均可发生，眼内压升高的原因可能是由于糖皮质激素使眼前房角小梁网结构的胶原束肿胀，阻碍房水流通所致。

（7）妨碍外伤或手术后创口及胃十二指肠溃疡的愈合。与糖皮质激素的负氮平衡有关。

（8）抗生长激素的作用，引起蛋白质负氮平衡，儿童长期应用，生长可受到抑制。

（9）新骨的形成受阻碍，活动性成骨细胞减少，骨吸收增加，致骨质疏松。超过 50% 使用糖皮质激素的患者出现骨质疏松，并导致骨折机会增加。即使停药后 2 年，其骨折的机会仍是增加的。

（10）高血压：水钠潴留；外周阻力增加；心排血量增加。

（11）糖尿病：皮质醇可促进肝糖异生并拮抗胰岛素对糖代谢的作用，致糖耐量异常，大部分为糖耐量异常，约 20% 表现为糖尿病——即类固醇性糖尿病，病情一般较轻。

九、禁忌证

(一)慎用

心脏病或急性心力衰竭、糖尿病、情绪不稳定和有精神病倾向、全身性真菌感染、青光眼、眼单纯性疱疹、高脂蛋白血症、高血压、骨质疏松、胃溃疡、胃炎或食管炎、肾功能损害或结石、结核病等患者。

(二)禁用

严重的精神病史,活动性胃十二指肠溃疡,新近胃肠吻合术后,较重的骨质疏松,明显的糖尿病,严重的高血压,以及未能用抗菌药物控制的病毒感染、细菌和霉菌感染、单纯疱疹性角膜炎、角膜溃疡及接种牛痘,特殊情况例外。

当适应证和禁忌证并存时,应全面分析,权衡利弊,慎重决定。一般来说,当病情危急时,虽有禁忌证存在,又非使用激素不可时可考虑使用,而当危急情况一旦过去,即应尽早停药或减量。

十、吸入给药

目前临床上常用的吸入型糖皮质激素有如下 3 种。

(1)气雾剂。

(2)干粉吸入剂:包括二丙酸倍氯米松碟剂、布地奈德都保、丙酸氟替卡松碟剂等。一般而言,使用干粉吸入装置比普通定量气雾剂方便,吸入下呼吸道的药物量较多。糖皮质激素气雾剂和干粉吸入剂通常需连续、规律地吸入 1 周后方能奏效。

(3)溶液:布地奈德溶液经以压缩空气或高流量氧气为动力的射流装置雾化吸入,对患者吸气配合的要求不高、起效较快,适用于哮喘急性发作时的治疗。

吸入糖皮质激素比口服或静脉用糖皮质激素不良反应少很多,但长期应用仍可能出现以下一些局部的不良反应包括声音嘶哑、咽部不适和念珠菌感染。吸药后及时用清水含漱口咽部、选用干粉吸入剂或加用储雾罐可减少上述不良反应。

吸入糖皮质激素后的全身不良反应的大小与药物剂量、药物的生物利用度、在肠道的吸收、肝脏首关代谢率及全身吸收药物的半衰期等因素有关。目前,上市的药物中丙酸氟替卡松和布地奈德的全身不良反应较少。

(邢汉学)

第四节　全静脉营养液的合理应用

一、概述

全静脉营养液是将氨基酸、脂肪乳、糖、微量元素、电解质及一些与营养支持有关的特殊物质混合配制而成的一种静脉输液。它能供给患者足够的能量,合成人体或修复组织所必需的氨基酸、脂肪乳、维生素、电解质和微量元素,使患者在不能进食或高代谢的情况下,仍可维持良好的营养情况,增加自身的免疫力,促进伤口愈合,帮助机体度过危险的病程。随着具有良好相容性的营养制剂的成功开发,全静脉营养液得以广泛地应用于临床。全静脉营养液在临床上的合理应用,对避免或减少并发症的产生,成功地进行全肠外营养有着重要的意义。

静脉营养液的主要组成成分:10%葡萄糖 500 mL、氨基酸 500 mL、10%~20%脂肪乳 500 mL、其他药物(维生素、胰岛素)等,绝大多数静脉营养液需要在净化环境中根据病情需要现用现配。静脉营养也称全胃肠外营养,营养液不经消化道供给而直接注入静脉血管内。根据给药途径可分为两大类。

(一)周围静脉营养

营养液直接自周围静脉进入体循环,但不是 24 h 持续不断,每天间歇进行输注,使各种营养素在体内能接近正常地进行代谢和贮存。使用的制剂一般以等渗溶液为宜。

(二)中心静脉营养

中心静脉营养简称全肠外营养。营养液可持续或间歇地由中心静脉输注,长期应用可满足患者的需要,维持和改善营养状态。

中心静脉营养适用于不能口服、无法吞咽的患者如食道梗阻、幽门梗阻、肠梗阻、复杂的胃肠手术后患者。严重烧伤,胃肠瘘,克罗恩病,短肠综合征,吸收不良综合征,恶性肿瘤化疗及口服不能满足营养需要者。

一般地说,葡萄糖、氨基酸和脂肪乳等从广义上都算作静脉营养,也就是所谓的"三升袋",其实就是把葡萄糖、氨基酸、脂肪乳、维生素和微量元素放在容量为三升的袋子里混合。这种混合的好处是避免单一输注所引起的不利因素如高渗糖引起的血液高渗,脂肪乳快速输注的不良反应等。混合应该是在非常严格的无菌条件下进行的。对于长期应用甚至是依赖全肠外营养的患者通常是采取中心静脉或锁骨下静脉穿刺置管输注的,因此,产生一些并发症也是在所难免的。主要是,技术性并发症、代谢性并发症和感染性并发症。

技术性并发症如穿刺失误损伤了肺、动脉和神经等,还有将静脉营养液输入胸腔、纵隔等情况。代谢性并发症是因为配方不符合具体的患者要求,没有能做到个体化,如高血糖或低血糖,还有水电解质酸碱平衡等问题。因为长期置管引起所谓的导管性脓毒症,患者寒战、高热等,这往往和导管的质量、插管时的无菌操作及导管的护理有关。除此之外,还有全肠外营养本身的并发症如可引起胆囊炎、胆结石,胆汁淤积,肝功能损害和肠道功能衰竭等。因此在应用全肠外营养时要进行必要的临床监测:全身情况如有无脱水、水肿、有无发热、黄疸等,血清电解质、血糖及血气分析,肝肾功能测定,其他营养指标如体质量、淋巴细胞计数、血清清蛋白、转铁蛋白及前清蛋白等的监测。

二、应用全肠外营养的准则

(一)全肠外营养作为常规治疗的一部分

(1)患者不能从胃肠道吸收营养:主要是小肠疾病,如硬皮病、肠外瘘、放射性肠炎、小肠切除>70%、顽固性呕吐(化疗等)、严重腹泻等。

(2)大剂量放化疗,骨髓移植患者,口腔溃疡,严重呕吐。

(3)中重度急性胰腺炎。

(4)胃肠功能障碍引起的营养不良。

(5)重度分解代谢患者,胃肠功能 5~7 d 不能恢复者,如>50%烧伤、复合伤、大手术、脓毒血症、肠道炎性疾病。

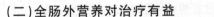

(二)全肠外营养对治疗有益

(1)大手术:7～10 d 不能从胃肠道获得足够营养。

(2)中度应激:7～10 d 不能进食。

(3)肠外瘘。

(4)肠道炎性疾病。

(5)妊娠剧吐,超过 7 d。

(6)需行大手术,大剂量化疗的中度营养不良患者,在治疗前 7～10 d 予全肠外营养。

(7)在 7～10 d 不能从胃肠道获得足够营养的其他患者。

(8)炎性粘连性肠梗阻,改善营养 2～4 周等粘连松解后再决定是否手术。

(9)大剂量化疗患者。

(三)应用全肠外营养价值不大的情况

(1)轻度应激或微创而营养不良,且胃肠功能 10 d 内能恢复者,如轻度急性胰腺炎等。

(2)手术或应激后短期内胃肠功能即能恢复者。

(3)已证实不能治疗的患者。

(四)不宜应用全肠外营养的情况

(1)胃肠功能正常。

(2)估计全肠外营养<5 d。

(3)需要尽早手术,不能因全肠外营养耽误时间。

(4)患者预后提示不宜全肠外营养,如临终期,不可逆昏迷等。

三、营养物质的代谢

(一)葡萄糖

葡萄糖为体内主要的供能物质,1 g 葡萄糖相当于产生 16.74 kJ(4 kcal)* 热量。正常人肝糖原 100 g,肌糖原150～400 g(但在肌肉内,活动时利用)禁食 24 h 全部耗尽。一般糖的利用率为 5 mg/(kg·min)。

(二)脂肪

脂肪供能,提供必需脂肪酸。1 g 脂肪相当于产生 37.67 kJ(9 kcal)热量。

(三)蛋白质

蛋白质为构成物体的主要成分。1 g 氮相当于产生 16.74 kJ(4 kcal)热量,1 g 氮相当于 30 g 肌肉。

(四)基础需要量与非蛋白质热量(NPC)

基础需要量:热量 104.65～125.58 kJ(25～30 kcal)/(kg·d),氮 0.12～0.2 g/(kg·d);NPC/N=627 kJ/g(150 kcal)。

四、营养状态的评估

(一)静态营养评定

1.脂肪存量

肱三头肌皮褶厚度与同年龄理想值相比较:>35％为重度;25％～34％为中度;<24％为轻

---

* 注:临床习惯以卡、千卡作为热量单位。

度。我国尚无群体调查值,但可作为治疗前后对比。平均理想值:男,12.5 mm;女,16.5 mm。

2.骨骼肌测定

臂肌围,肌酐/高度指数。

3.脏器蛋白质

(1)血蛋白质:1/3 在血管,2/3 在脏器。每天合成/分解 15 g,半衰期 20 d,故仅在明显的蛋白摄入不足或营养不良持续时间较长后才显著下降。

(2)转铁蛋白:半衰期为 8 d,故对营养不良较敏感。但是,缺铁肝损害时误差较大。

4.免疫功能测定

淋巴细胞总数=白细胞计数×淋巴细胞百分比

(二)动态营养评定

氮平衡=摄入量-排出量(尿素氮 g/d+4 g)

五、能量消耗的推算

(一)Harris-Beredict 公式

男:$BEE=66.47+13.75W+5.0033H-6.755A$。

女:$BEE=65.51+9.563W+1.85H-4.676A$。

BBE:基础能量消耗;W:体质量 kg;H:身高 cm;A:年龄。

(二)体质量法

$BBE=104.65\sim125.58$ kJ$(25\sim30$ kcal$)/($kg$\cdot$d$)\times W$

(三)每天营养底物的配比

葡萄糖量=非蛋白质热量×50%÷4

脂肪供量=非蛋白质热量×50%÷9

氮供=$0.16\sim0.26$ g/(kg·d)

热/氮=$418.59\sim627.88$ kJ$(100\sim150$ kcal$)/1$ g

胰岛素量:葡萄糖量=1(IU):4(g)

液体总量=$50\sim60$ mL/(kg·d)×W

维生素:水乐维他 2~4 支,维他利匹特 1 支。

微量元素:安达美 1 支。

六、营养液的配制技术(三升袋)

(一)肠外营养常采用的配方

1.能量的需要量

成人需要 1 300~1 500 kcal/d。

2.能量来源

补充脂肪 50~100 g/d(占热量 30%~50%,供能量及必需脂肪酸),其余补充葡萄糖。

(1)成人每天的一般基质供应量,见表 3-2。

(2)水和电解质的基础需要量,见表 3-3。

表 3-2 成人每天一般基质供应量

基质	氮入量 g/kg	热量 kJ/kg	热量比 kcal/kg	脂肪∶糖	氮∶钾 g/mmol	钠 mmol
供应量	0.10~0.15	96~134	24~32	1∶1或3∶7	1∶(5~10)	50~100

表 3-3 水和电解质的基础需要量

物质	水 mL/d	电解质 mmol				
		钠	钾	镁	钙	磷酸盐
需要量	2 000~2 500	100~126	60~80	7.5~12.5	5~10	10

(3)日维生素需要量,见表 3-4。

表 3-4 日维生素需要量

维生素	日需要量	维生素	日需要量
维生素 A	25 000 IU	维生素 B_{12}	0~15 μg
维生素 B_1	15 mg	维生素 C	500 mg
维生素 B_2	5~10 mg	维生素 D	100 IU
维生素 B_6	6 mg	维生素 E	5 mg
泛酸	20 mg	维生素 K	10 mg
叶酸	2.5 mg		

(4)日微量元素需要量,见表 3-5。

表 3-5 日微量元素需要量

微量元素	铜	碘	锌	锰	铬	硒	铁
日需要量(mg)	0.3	0.12	2.9.	0.7	0.02	0.118	1

3.三升袋的配方

(1)能量:体质量×(20~25 kcal)/(kg·d)。

(2)脂肪:能量×50%(1/3~1/2,常规不超过 1/2),1 g 脂肪对应 9 kcal 热量,临床一般按 1 g 脂肪对应 10 kcal 热量计算。

(3)糖:能量×50%(总热量-脂肪能量),1 g 糖对应 4 kcal 热量。

(4)蛋白质:临床上给的是 AA(主要是复方氨基酸),肝病应该给支链 AA,肾病有肾病 AA。蛋白:0.8~1.2 g/(kg·d);氨卡比:氨基酸(g)∶总能量(kcal)=1∶(150~200);蛋白(g)=氨基酸(g)×6.25。

(5)Na^+:5~9g/d,高血压患者减量。

(6)K^+:15%KCl 一般 10 mL 为 1 支,应见尿补钾,一般补的量为 15% KCl 30 mL/d,低钾时酌情多补。

(7)维生素：水乐维他 10 mL/d；维他利匹特(维生素 A、D、E、K)10 mL/d。

(8)Mg^{2+}：25% $MgSO_4$ 10 mL/d。

(9)Ca^{2+}：20% $CaCl_2$ 10 mL/d 或 10%葡萄糖酸钙 10 mL/d。

(10)磷：格列福斯 10 mL/d。

(11)微量元素：安达美(不含 Mg^{2+})10 mL/d。

(12)抗炎：视抗生素种类使用。但是，应注意冲抗生素的盐水的量要加到总量中。

(13)止血：术后给 1 次(非常规应用)，巴曲酶 1 kU 肌内注射/静脉注射，氨甲苯酸＋卜雪敏肌内注射/静脉注射，巴曲亭 1U 肌内注射 1U 入壶。

(14)抑酸：法莫替丁 20 mg，巴曲酶 1 kU 肌内注射/静脉注射，氨甲苯酸＋卜雪敏肌内注射/静脉注射，巴曲亭 1 U 肌内注射 1 U 入壶。

(15)抑酸：法莫替丁 20 mg。

(16)治恶心呕吐：预防枢丹 8 mg，治疗甲氧氯普胺 10 mg。

(17)中和量 RI：非糖尿病患者为 1：(5～6)，糖尿病患者为 1：4。

(18)RI 泵：除中和量 RI，再以 0.44×实际体质量。RI 泵主要模拟人体生理量。

4.三升袋营养液组分

根据成人基础代谢要求，每天补充 105 kJ/kg 热量，0.8～1.0 g/kg 氨基酸，1～1.5 g/kg 脂肪乳剂的需要量，每天约需 4.5 g NaCl 及多种微量元素和维生素等。要达到上述要求，成人每天常规用 10%葡萄糖注射液 1 000 mL，5%葡萄糖生理盐水注射液 1 000 mL，20%脂肪乳剂 500 mL，水乐维他 10 mL，10%氯化钾 30 mL，胰岛素 1：(8～10)g 糖补给，配好后营养液葡萄糖的浓度为 10%～20%，这样有利于混合液的稳定。每天除了三升袋营养外，部分患者根据病情还要适当补充血浆、清蛋白等。

(二)营养液的配制

三升袋营养液的配制：一般采用即配即用，将电解质、微量元素、水溶性维生素、胰岛素加入葡萄糖液或氨基酸中，脂溶性维生素加入脂肪乳剂中，然后将三升袋导管与 3 瓶混合后液体相连，并利用重力虹吸原理，将各种营养液加入三升袋内，最后加入脂肪乳剂，上下颠倒数次，混合均匀，检查无沉淀物后待用。同时，要有严格无菌操作的观念，减少不必要污染。

1.配制流程

(1)物品的准备：按营养处方备齐所需的药品和配制所需的物品。

(2)摆药：接到全肠外营养处方后，严格执行查对制度。按处方顺序，将所需药品放在摆药台上。经两人核对后，对所有药品进行初步消毒放入药品筐，由传递窗口送入配液室。

(3)配制：严格按照无菌操作技术进行配制，保证全肠外营养液的安全、无菌，整个操作过程在超净台、全封闭系统中完成。严格掌握药物的相容性、理化性，保证混合液性质的稳定。

2.静脉营养液配制顺序

(1)将电解质、微量元素、胰岛素加入葡萄糖或氨基酸中。

(2)磷酸盐加入另一瓶氨基酸中。

(3)将水溶性维生素和脂溶性维生素混合加入脂肪乳中。

(4)将氨基酸、磷酸盐、微量元素混合液加入脂肪乳中。

(5)将脂肪乳、维生素混合加入静脉输液袋中。

(6)排气、轻轻摇动三升袋中的混合物，以备使用。

3.注意事项

(1)注意应用正确的混合顺序配制液体。

(2)钙剂和磷酸盐应分别加入不同的溶液内稀释,以免发生磷酸钙沉淀,在加入氨基酸和葡萄糖混合液后,检查有无沉淀生成,如确认没有沉淀再加入脂肪乳液体。

(3)混合液中不能加入其他药物,除非已有资料报道或验证过。

(4)加入液体总量应≥1 500 mL,混合液中的葡萄糖的最终浓度为0～23%,有利于混合液的稳定。

(5)电解质不应直接加到脂肪乳中。因为阳离子可中和脂肪乳颗粒上磷脂的负电荷,使脂肪颗粒相互靠近,发生聚合和融合,终致水油分层。一般控制阳离子浓度<150 mmol/L,镁离子浓度<3.4 mmol/L,钙离子浓度<1.7 mmol/L。

(6)配制好的混合液口袋上应注明床号、姓名及配制时间。

(7)混合液最好现配现用,如为PVC输液袋,应于24 h输完,最多不超过48 h,而且应放置4 ℃的冰箱中保存,如为EVA口袋,可保存1个星期。

4.营养液配伍禁忌

(1)葡萄糖pH为3～4时稳定,在碱性条件下易分解。

(2)葡萄糖加入氨基酸后会发生聚合反应,在室温时就可发生,最终聚合成褐色素。

(3)氨基酸有氨基与羧基,是两性物质,遇酸呈酸性;遇碱呈碱性。故Cl^-与Na^+影响营养液的pH。

(4)维生素大多不稳定,B族维生素在氨基酸中能分解维生素K_1,而维生素K_1遇光易分解,可用避光口袋。

(孙春雪)

第四章

心血管科常用药物

第一节 抗心律失常药

在正常情况下,心脏的冲动来自窦房结,依次经心房、房室结、房室束及蒲氏纤维,最后传至心室肌,引起心脏节律性收缩。在病理状态时或在药物的影响下,冲动形成失常,或传导发生障碍或二者兼有,就产生心律失常。

一、抗心律失常药的基本电生理作用

此类药物的基本电生理作用是影响心肌细胞膜的离子通道,改变离子流从而改变细胞的电生理特性。针对心律失常发生的机制,可将药物的基本电生理作用概括为以下几项:药物抑制快反应细胞 4 相 Na^+ 内流或抑制慢反应细胞 4 相 Ca^{2+} 内流,从而降低自律性;药物通过促进 K^+ 外流而增大最大舒张电位,使其远离阈电位降低自律性。

(一)降低自律性

后除极是在一个动作电位中继 0 相除极后所发生的除极,其频率较快,振幅较小,呈振荡性波动,膜电位不稳定,容易引起异常冲动的发放,这称为触发活动。后除极分早后除极与迟后除极两种,前者发生在完全复极之前的 2 或 3 相中,主要由 Ca^{2+} 内流增多所引起;后者发生在完全复极之后的 4 相中,是细胞内 Ca^{2+} 过多诱发 Na^+ 短暂内流所引起。因此,钙通道阻滞剂和钠通道抑制药对减少后除极和触发活动有效。

(二)减少后除极与触发活动

膜反应性是指膜电位水平与其所激发的 0 相上升最大速率之间的关系,一般膜电位高,0 相上升速率快,振幅大,传导速度也快;反之,则传导减慢。增强膜反应性改善传导或减弱膜反应性而减慢传导都能取消折返激动,前者因改善传导而取消单向阻滞,因此停止折返激动,某些促 K^+ 外流加大最大舒张电位的药(如苯妥英钠)有此作用;后者因减慢传导而使单向传导阻滞发展成双向阻滞,从而停止折返激动,某些抑制 Na^+ 内流的药(如奎尼丁)有此作用。

(三)改变有效不应期及动作电位时间

通过改变有效不应期及动作电位时间而减少折返。心肌细胞的静息膜电位,膜内负于膜外约 $-90\ mV$,处于极化状态。心肌细胞受刺激而兴奋时,发生除极和复极,形成动作电位,它分为以下几个时相:0 相为除极期,是 Na^+ 经快通道迅速进入细胞所致;1 相为快速复极初期,由 K^+

短暂外流所致;2 相为缓慢复极期,由 Ca^{2+} 及少量 Na^+ 经慢通道进入细胞所致;3 相为快速复极末期,由 K^+ 外流所致。0 相至 3 相的时程合称为动作电位时间(action potential duration,APD)。在复极过程中,当膜电位恢复到 $-60\sim-50$ mV 时,细胞才对刺激发生可扩布的动作电位,从除极开始到这以前的一段时间即为有效不应期(effective refractory period,ERP),它反应快通道恢复有效开放所需的最短时间,其时间长短一般与 APD 的长短变化相应,但程度可有不同,一个 APD 中,ERP 比值大,就意味着心肌不起反应的时间延长,不易发生快速性心律失常。药物对 ERP 和 APD 主要有以下 3 种影响。

(1)延长 APD 和 ERP:但延长 ERP 更为显著,奎尼丁类药物能抑制 Na^+ 通道,使其恢复重新开放的时间延长,即延长 ERP,这称绝对延长 ERP。ERP/APD 之值较正常为大,即说明在一个 APD 中 ERP 占时增多,冲动将有更多机会落入 ERP 中,折返易被取消。

(2)缩短 APD 和 ERP:但缩短 APD 更显著,利多卡因类药物有此作用。因缩短 APD 更明显,故 ERP/APD 值仍较正常大,这称相对延长 ERP,同样能取消折返。

(3)促使邻近细胞 ERP 的不均一(长短不一)趋向均一,也可防止折返的发生。一般延长 ERP 的药物,使 ERP 较长的细胞延长较少,ERP 较短者延长较多,从而使长短不一的 ERP 较为接近。反之亦然,缩短 ERP 的药物,使 ERP 短者,缩短少些;ERP 长者,缩短多些。故在不同条件下,这些药物都能发挥促使 ERP 均一的效应。

应根据药物的作用机制及针对心律失常的心电生理改变和发生机制选用合适的药物。

二、抗心律失常药的基本作用机制

心律失常发生的原因是冲动形成异常或冲动传导异常或二者兼有,因此,心律失常的治疗目的是减少异位起搏活动(异常自律性增高或后除极)、调节折返环路的传导性或有效不应期以消除折返。目前能够达到以上目的而治疗心律失常的手段主要如下:阻滞 I_{Na};拮抗心脏的交感效应;阻滞 I_K;阻滞 I_{Ca}。因此,目前抗心律失常药主要分为四大类:①Ⅰ类 I_{Na} 阻滞剂;②Ⅱ类 β 肾上腺素受体阻滞剂;③Ⅲ类延长动作电位时程药(I_K 阻滞剂);④Ⅳ类 I_{Ca} 阻滞剂。抗心律失常药通过直接或间接影响心脏的多种离子通道而发挥抗心律失常作用,同时,这些药物也具有潜在的致心律失常作用。当酸中毒、高血钾、心肌缺血或心动过速时,即使治疗浓度的抗心律失常药,也可能诱发心律失常。抗心律失常药物的基本作用机制如下。

(一)降低自律性

抗心律失常药物可通过降低动作电位 4 相斜率、提高动作电位的发生阈值、增加静息膜电位绝对值、延长动作电位时程等方式降低异常自律性。

1.降低动作电位 4 相斜率

自律细胞 4 相自动去极斜率主要由 I_f 决定,I_f 受细胞内 cAMP 水平的影响。cAMP 水平升高,I_f 增大,自动去极速度加快。β 肾上腺素受体阻滞剂通过拮抗 β 受体,降低细胞内 cAMP 水平而减小 I_f,从而降低动作电位 4 相斜率。

2.提高动作电位的发生阈值

I_{Na} 阻滞剂通过阻滞 I_{Na} 提高快反应细胞动作电位的发生阈值;I_{Ca} 阻滞剂通过阻滞 I_{Ca} 提高慢反应细胞动作电位的发生阈值。

3.增加静息膜电位绝对值

腺苷和乙酰胆碱通过 G 蛋白耦联的腺苷受体和乙酰胆碱受体,促进钾外流,增加静息膜电位绝对值。

4.延长动作电位时程

由于动作电位平台期主要由钾外流介导，I_K阻滞剂通过阻滞钾外流而延长动作电位时程。

(二)减少后除极

1.减少早后除极

早后除极的发生与动作电位时程过度延长有关，缩短动作电位时程的药物可减少早后除极。

2.减少迟后除极

迟后除极的发生与细胞内 Ca^{2+} 超载有关，I_{Ca}阻滞剂通过抑制细胞内 Ca^{2+} 超载而减少迟后除极，I_{Na}阻滞剂可抑制迟后除极的 0 相去极化。

(三)消除折返

抗心律失常药物主要通过抑制传导或延长有效不应期消除折返。

1.抑制传导

I_{Ca}阻滞剂和 β 肾上腺素受体阻滞剂可减慢房室结的传导性，消除房室结折返所致的室上性心动过速。

2.延长有效不应期

I_{Na}阻滞剂和 I_K阻滞剂可延长快反应细胞的有效不应期，I_{Ca}阻滞剂(维拉帕米)和 I_K阻滞剂可延长慢反应细胞的有效不应期。

三、抗快速性心律失常药的分类

(一)Ⅰ类——钠通道阻滞剂

1.Ⅰa类

(1)奎尼丁。

药理作用：奎尼丁为金鸡纳树的提取物，能够阻滞 I_{Na} 和多种 I_K。表现：奎尼丁阻滞激活状态的 I_{Na}，并使通道复活减慢，因此显著抑制异位起搏活动和除极化组织的传导性、兴奋性，并延长除极化组织的不应期，同时也使大部分心肌组织的不应期延长；奎尼丁能阻滞多种 I_k，延长心房、心室和浦肯野细胞的动作电位时程。在心率减慢和细胞外低钾时，奎尼丁的这种作用容易诱发早后除极；奎尼丁可减少 Ca^{2+} 内流，具有负性肌力作用；奎尼丁还具有明显的抗胆碱作用和阻断外周血管 α 受体作用。

体内过程：口服后几乎全部被胃肠道吸收，经 1～2 h 血药浓度达高峰，生物利用度为 70%～80%。血浆蛋白结合率约 80%，组织中药物浓度较血药浓度高 10～20 倍，心肌浓度尤高。$t_{1/2}$ 为 5～7 h。主要经过 CYP450 氧化代谢，其羟化代谢物仍有药理活性，20% 以原形随尿液排出。

临床应用：奎尼丁为广谱抗心律失常药，适用于心房纤颤、心房扑动、室上性和室性心动过速的转复和预防，以及频发室上性和室性期前收缩的治疗。对心房纤颤、心房扑动目前虽多采用电转律法，但奎尼丁仍有应用价值，用于转律后防止复发。

不良反应：①腹泻是奎尼丁的最常见不良反应，30%～50% 的患者使用后发生腹泻。腹泻引起的低血钾可加重奎尼丁的尖端扭转型心动过速的不良反应。②奎尼丁可引起"金鸡纳反应"，表现为头痛、头晕、耳鸣、腹泻、恶心和视力模糊等症状。"金鸡纳反应"的发生与血浆奎尼丁水平过高有关，可通过降低剂量减少发生。③奎尼丁心脏毒性较为严重，中毒浓度可致房室及室内传导阻滞。应用奎尼丁的患者 2%～8% 可出现 Q-T 间期延长和尖端扭转型心动过速。④奎尼丁

的 α 受体阻滞作用使血管扩张、心肌收缩力减弱、血压下降。⑤奎尼丁抗胆碱作用可增加窦性频率,加快房室传导,治疗心房扑动时能加快心室率,因此应先给予钙通道阻滞剂、β 肾上腺素受体阻滞剂或地高辛以减慢房室传导,降低心室率。

药物合用:奎尼丁与地高辛合用,使后者肾清除率降低而增加其血药浓度;与双香豆素、华法林合用,可竞争与血浆蛋白的结合,使后者抗凝血作用增强;肝药酶诱导剂苯巴比妥能加速奎尼丁在肝中的代谢。

（2）普鲁卡因胺。

药理作用:普鲁卡因胺的心脏电生理作用与奎尼丁相似,但无明显阻断胆碱或 α 肾上腺素受体作用。普鲁卡因胺阻滞开放状态的 I_{Na},降低自律性,减慢传导,延长大部分心脏组织的动作电位时程和有效不应期。

体内过程:口服吸收迅速而完全,1 h 左右血药浓度达高峰。肌内注射 0.5～1 h、静脉注射 4 min 血药浓度即达峰值。生物利用度约 80%,$t_{1/2}$ 为 3～4 h。本药在肝代谢为仍具活性的 N-乙酰普鲁卡因胺(乙酰卡尼)。N-乙酰普鲁卡因胺也具有抗心律失常作用,但其药理学特性与母药不同,几乎没有 I_{Na} 阻滞作用,但延长动作电位时程的作用与普鲁卡因胺相当。

临床应用:应用及禁忌证与奎尼丁相同,对房性、室性心律失常均有效。静脉注射或静脉滴注用于室上性和室性心律失常的急性治疗,但对于急性心肌梗死所致的持续性室性心律失常,普鲁卡因胺不作为首选。

不良反应:①口服可有胃肠道反应;②静脉给药(血药浓度>10 μg/ml)可引起低血压和传导减慢,N-乙酰普鲁卡因胺的血浆药物浓度>30 μg/ml 时可发生尖端扭转型心动过速;③变态反应较常见,如出现皮疹、药热、白细胞减少、肌痛等;④中枢不良反应为幻觉、精神失常等;⑤长期应用,少数患者出现红斑狼疮综合征。

2.Ⅰb 类——利多卡因

（1）药理作用:利多卡因药理作用表现如下。①对激活和失活状态的 I_{Na} 都有阻滞作用,当通道恢复至静息态时,阻滞作用迅速解除,因此利多卡因对除极化组织(如缺血区)作用强;心房肌细胞动作电位时程短,I_{Na} 处于失活状态的时间短,利多卡因的阻滞作用也弱,因此对房性心律失常疗效差;利多卡因对正常心肌组织的电生理特性影响小,对除极化组织的 I_{Na}(处于失活态)阻滞作用强,因此对于缺血或强心苷中毒所致的除极化型心律失常有较强抑制作用。②利多卡因抑制参与动作电位复极 2 相的少量钠内流,缩短或不影响浦肯野纤维和心室肌的动作电位时程。③利多卡因能减小动作电位 4 相去极斜率,提高兴奋阈值,降低自律性。

（2）体内过程:首关消除明显,生物利用度低,只能非肠道用药。本药在血液中有约 70% 与血浆蛋白结合,体内分布广泛。本药几乎全部在肝中代谢,$t_{1/2}$ 为 2 h。

（3）临床应用:利多卡因的心脏毒性低,主要用于室性心律失常,如心脏手术、心导管术、急性心肌梗死或强心苷中毒所致的室性心动过速或心室纤颤。

（4）不良反应及注意事项:肝功不良患者静脉注射过快,可出现头昏、嗜睡或激动不安、感觉异常等;剂量过大可引起心率减慢、房室传导阻滞和低血压;二、三度房室传导阻滞患者禁用。眼球震颤是利多卡因毒性的早期信号。心力衰竭、肝功不全者长期滴注后可产生药物蓄积,儿童或老年人应适当减量。

本类药物尚有苯妥英钠、美西律等。

3.Ⅰc类——普罗帕酮

(1)药理作用:①普罗帕酮能明显阻滞 I_{Na},对开放状态和失活状态都有作用;②减慢心房、心室和浦肯野纤维的传导;③抑制 I_K,延长心肌细胞动作电位时程和有效不应期,但对复极过程的影响弱于奎尼丁;④化学结构与普萘洛尔相似,具有弱的 β 肾上腺素受体拮抗作用。

(2)体内过程:普罗帕酮口服吸收良好,经肝脏和肾脏消除,经肝脏首关消除后的代谢产物 5-羟基普罗帕酮的 I_{Na} 阻滞作用与普罗帕酮相近,但 β 受体阻滞作用减弱。

(3)临床应用:普罗帕酮长期口服用于维持室上性心动过速(包括心房颤动)的窦性心律,也用于室性心律失常。

(4)不良反应及注意事项:①心血管系统常见的不良反应为加重折返性室性心动过速,加重充血性心力衰竭;②其 β 肾上腺素受体拮抗作用可导致窦性心动过缓和支气管痉挛;③肝肾功能不全时应减量;④心电图 QRS 延长超过 20% 或 Q-T 间期明显延长者,宜减量或停药;⑤本药一般不宜与其他抗心律失常药合用,以避免心脏抑制;⑥消化道不良反应常见恶心、呕吐、味觉改变等。

本类药物尚有氟卡尼、恩卡尼等。

(二)Ⅱ类——β 肾上腺素受体阻滞剂

用于抗心律失常的主要有普萘洛尔、美托洛尔、阿替洛尔、纳多洛尔、醋丁洛尔、噻吗洛尔、阿普洛尔、艾司洛尔等。这些药物的药理作用及药代动力学特征不尽相同,但 β 肾上腺素受体拮抗作用和直接细胞膜作用是其抗心律失常的基本机制。

β 肾上腺素受体激动可增加 $I_{Ca(L)}$ 和 I_f,病理条件下可触发早后除极和迟后除极诱导的心律失常。因此,β 肾上腺素受体阻滞剂可通过减慢心率、减少细胞内钙超载、抑制后除极诱发的自律性增高等发挥抗心律失常作用。常用药物为普萘洛尔。

1.药理作用

(1)普萘洛尔能降低窦房结、心房和浦肯野纤维自律性,在运动及情绪激动时作用明显。

(2)能减少儿茶酚胺所致的迟后除极发生,减慢房室结传导,延长房室结有效不应期。

2.体内过程

口服吸收完全,首关效应强,生物利用度为 30%,口服后 2 h 血药浓度达峰值,但个体差异大。血浆蛋白结合率达 93%。普萘洛尔是高脂溶性的药物,口服之后完全吸收,大部分经肝脏门静脉系统首关代谢,$t_{1/2}$ 为 3~4 h,肝功受损时明显延长。90% 以上经肾排泄,尿中原形药不到 1%。

3.临床应用

(1)主要用于室上性心律失常,对于交感神经兴奋性过高、甲状腺功能亢进及嗜铬细胞瘤等引起的窦性心动过速效果良好。

(2)与强心苷或地尔硫合用,控制心房扑动、心房颤动及阵发性室上性心动过速时的室性频率过快效果较好。

(3)心肌梗死患者应用本品,可减少心律失常的发生,缩小心肌梗死范围,降低病死率。

(4)普萘洛尔还可用于运动或情绪变动所引发的室性心律失常,减少肥厚型心肌病所致的心律失常。

4.不良反应

(1)本药可致窦性心动过缓、房室传导阻滞,并可诱发心力衰竭和哮喘、低血压、精神压抑、记忆力减退等。

（2）长期应用对脂质代谢和糖代谢有不良影响,故血脂异常、糖尿病患者应慎用。

（3）突然停药可产生反跳现象。

本类药物尚有阿替洛尔、艾司洛尔。

（三）Ⅲ类——延长动作电位时程药

1.胺碘酮

（1）药理作用:胺碘酮对心脏多种离子通道均有抑制作用,如:I_{Na}、$I_{Ca}(L)$、I_k、I_{k1}、I_{to}等,降低窦房结、浦肯野纤维的自律性和传导性,明显延长动作电位时程和有效不应期,延长 Q-T 间期和 QRS 波,且胺碘酮延长动作电位时程的作用不依赖于心率的快慢,无翻转使用依赖性。翻转使用依赖性是指心率快时,药物延长动作电位时程的作用不明显,而当心率慢时,却使动作电位时程明显延长,此作用易诱发尖端扭转型室性心动过速;胺碘酮尚有非竞争性拮抗 α、β 肾上腺素能受体作用和扩张血管平滑肌作用,能扩张冠状动脉,增加冠状动脉流量,减少心肌耗氧量。

（2）体内过程:胺碘酮脂溶性高,口服、静脉注射给药均可。生物利用度为 35%～65%,本药在肝脏代谢,主要代谢物去乙胺碘酮仍具有生物活性。消除半衰期较为复杂,快速消除相为 3～10 d(消除 50%药物),缓慢消除相要数周。停药后作用可维持 1～3 个月。

（3）临床应用:胺碘酮为广谱抗心律失常药,对心房扑动、心房颤动、室上性心动过速和室性心动过速都有效。

（4）不良反应:静脉给药常见低血压。窦房结和房室结病变患者会产生明显的心动过缓和传导阻滞。常见心血管反应为窦性心动过缓、房室传导阻滞及 Q-T 间期延长,偶见尖端扭转型室性心动过速。有房室传导阻滞及 Q-T 间期延长者禁用。

（5）注意事项:①本品长期应用可见角膜褐色微粒沉着,不影响视力,停药后微粒可逐渐消失。②少数患者发生甲状腺功能亢进或减退及肝坏死。③胺碘酮由于具有类似甲状腺素作用而抑制外周 T_4 向 T_3 转化。④个别患者出现间质性肺炎或肺纤维化,长期应用必须定期监测肺功能、进行肺部 X 线检查和监测血清 T_3、T_4。⑤胺碘酮为肝药酶 CYP3A4 的代谢底物,西咪替丁抑制 CYP3A4,增加胺碘酮的血药水平;利福平诱导 CYP3A4,降低胺碘酮的血药水平;胺碘酮本身也抑制其他的肝脏代谢酶,因此能够增加这些酶的底物(如地高辛、华法林)血药浓度。

2.索他洛尔

索他洛尔是非选择性 β 肾上腺素受体阻滞剂,并通过阻断 I_k 延长心房、心室及浦肯野纤维的动作电位时程和有效不应期,降低自律性,减慢房室结传导。索他洛尔口服吸收快,无首关消除,生物利用度达 90%～100%。本药与血浆蛋白结合少,在心、肝、肾浓度高。在体内不被代谢,几乎全部以原形经肾排出,$t_{1/2}$ 为 12～15 h,老年人、肾功能不全者 $t_{1/2}$ 明显延长。临床用于各种严重室性心律失常,维持心房颤动患者的窦性心律。对小儿室上性和室性心律失常也有效。不良反应较少,少数 Q-T 间期延长者偶可出现尖端扭转型室性心动过速。

目前临床上常用的具有延长动作电位时程作用的药物尚有决奈达隆和多非利特。

（四）Ⅳ类——钙通道阻滞剂

常见用药为维拉帕米。

1.药理作用

维拉帕米对激活态和失活态的 $I_{Ca(L)}$ 均有抑制作用,对 I_k 亦有抑制作用,主要表现如下。

（1）降低窦房结自律性,降低缺血时心房、心室和浦肯野纤维的异常自律性,减少或取消后除极所引发的触发活动。

（2）减慢房室结传导性，此作用除可终止房室结折返，尚能防止心房扑动、心房颤动引起的心室率加快。

（3）延长窦房结、房室结的有效不应期。

2.体内过程

口服吸收迅速而完全，2～3 h血药浓度达峰值。由于首关效应，生物利用度仅 10％～30％，因此肝脏功能异常患者应慎用。维拉帕米在肝脏代谢，其代谢物去甲维拉帕米仍有活性，$t_{1/2}$ 为 3～7 h。

3.临床应用

治疗室上性和房室结折返引起的心律失常效果好，为阵发性室上性心动过速首选药。

4.不良反应

口服可出现便秘、腹胀、腹泻、头痛、瘙痒等。静脉给药可引起血压降低、暂时窦性停搏。

5.注意事项

Ⅱ、Ⅲ度房室传导阻滞、心功能不全、心源性休克患者禁用此药，老年人、肾功能低下者慎用。本类药物尚有地尔硫䓬。

（五）其他类

此处以腺苷为例。

1.药理作用

腺苷为内源性嘌呤核苷酸，其作用如下。

（1）作用于 G 蛋白耦联的腺苷受体，激活心房、窦房结、房室结的结构，导致动作电位时程缩短、超极化和自律性降低。

（2）抑制 $I_{Ca(L)}$，此作用可延长房室结有效不应期，抑制交感神经兴奋所致的迟后除极，静脉注射后迅速减慢窦性频率和房室结传导，延长房室结有效不应期。

2.体内过程

腺苷可被体内大多数组织细胞所摄取，并被腺苷脱氨酶灭活，$t_{1/2}$ 仅为数秒，使用时需静脉快速注射给药，否则在药物到达心脏前即被灭活。

3.临床应用

临床主要用于迅速终止折返性室上性心律失常。

4.不良反应

静脉注射速度过快可致短暂心脏停搏。多数患者会出现胸闷、呼吸困难。

（张新民）

第二节　抗休克药

一、概述

休克是由各种有害因素的强烈侵袭作用于机体内而导致的急性循环功能不全综合征，临床主要表现为微循环障碍、组织和脏器灌注不足及由此而引起的细胞和器官缺血、缺氧、代谢障碍和功能损害。如不及时、不恰当地进行抢救,休克可逐渐发展到不可逆阶段甚至引发死亡。因此,临床必须采取紧急措施进行处理。近年来,随着研究的逐渐深入,对休克复杂的病理生理过程的认识不断提高,尤其是休克病程中众多的体液因子,包括神经递质和体内活性物质、炎症介质及细胞因子等在休克发生发展中作用的确立,使休克的治疗水平跃上了一个崭新的台阶。如今,对休克的治疗已不再单纯局限于改善血流动力学的处理,而是以稳定血压为主、全面兼顾的综合治疗措施。

(一)休克的病理生理与发病机制

休克的发生机制较为复杂,不同原因引起的休克其病理生理变化也不尽一致。然而,无论休克的病因如何,在休克初期均可因心排血量减少、循环血量不足或血管扩张而出现血压降低。于是,机体迅速启动交感肾上腺素能神经系统的应激反应,使体内儿茶酚胺分泌急剧增加而引起细小动、静脉和毛细血管前后括肌痉挛,周围血管阻力增加并促进动静脉短路开放。此外,肾素-血管紧张素-醛固酮系统的兴奋、抗利尿激素分泌增多及局部缩血管物质的产生,均有助于血压和循环血量的维持及血流在体内的重新分配,以保证重要脏器供血(此阶段常被冠之为"微循环痉挛期",也称为"休克代偿期")。若初期情况未能及时纠治,则微循环处于严重低灌注状态,此时,组织中糖的无氧酵解增强,乳酸等酸性代谢产物堆积而引起酸中毒。微动脉和毛细血管前括肌对酸性代谢产物刺激较为敏感呈舒张效应,而微静脉和毛细血管后括肌则对酸性环境耐受性强而仍呈持续性收缩状态,因而毛细血管网开放增加,大量体液淤滞在微循环内,使有效循环血量锐减。随着组织细胞缺血、缺氧的加重,微血管周围的肥大细胞释放组胺增加,ATP分解产物腺苷及从细胞内释放出的 K^+ 也增加,机体应激时尚可产生内源性阿片样物质(如内啡肽),这些物质均有血管扩张作用,可使毛细血管通透性增大,加之毛细血管内静水压显著增高,大量体液可渗入组织间隙,由此引起血液流变性能改变;此外,革兰阴性杆菌感染释放内毒素及机体各种代谢产物也加剧细胞和组织损伤、加重器官功能障碍(此阶段常被冠之为"微循环淤滞期",也称为"休克进展期")。若此时休克仍未获治疗则继续发展进入晚期,由于持续组织缺氧和体液渗出,可使血液浓缩和黏滞性增高;酸性代谢产物和体液因素,如各种血小板因子激活、血栓素 A_2 释放,均可使血小板和红细胞易于聚集形成微血栓;肠、胰及肝脏的严重缺血可导致休克因子(如心肌抑制因子)的释放,进而加剧组织和器官结构及功能的损伤。此外,损伤的血管内皮细胞使内皮下胶原纤维暴露,进而可激活内源性凝血系统而引起弥散性血管内凝血(DIC),使休克更趋恶化、进入到不可逆阶段(此期被冠之为"微循环衰竭期",也称为"休克难治期")。

总之,休克是致病因子侵袭与机体内在反应相互作用的结果,机体在抵御这些侵害因素并作出调整、代偿和应激反应的过程中,常常伴发一系列的病理生理变化,同时,在这些病理生理过程中相随产生和释放的许多血管活性物质、炎症介质、休克因子等又反过来作用于机体,进一步加剧循环障碍及组织、器官功能损害,使休克进入恶性循环,这就是休克的发生机制。

(二)休克的治疗原则

1.一般治疗

(1)患者应被置于光线充足、温度适宜的房间,尤其冬季病房内必须温暖,或在患者两腋下及足部放置热水袋,但要注意避免烫伤,急性心肌梗死患者应尽可能在冠心病监护病房(CCU)内监测,保持安静并避免搬动。

(2)除气喘或不能平卧者外,应使患者处于平卧位并去掉枕头,以利于脑部供血。

（3）给氧：可低流量鼻导管给氧，或酌情采用面罩吸氧。

（4）镇痛：尤其是急性心肌梗死或严重创伤等并发剧烈疼痛引起休克时应注意止痛，一般可用吗啡5～10 mg或哌替啶50～100 mg肌内注射，必要时可给予冬眠疗法。

（5）昏迷、病情持续时间较长或不能进食的重症患者最好尽早插入胃管，给予清淡饮食或混合奶，能由胃管给药的尽量从胃管给药，为防止呕吐，可给予甲氧氯普胺、吗丁啉或西沙必利。这样，不仅能使患者自然吸收代谢，有利于水电解质平衡，增加患者营养，减低因大量静脉输液而给心脏带来过度负荷以防心力衰竭，同时对保持肺部清晰、预防肺部感染、防止呼吸衰竭也有一定好处。另外，通过胃管给予清淡饮食将胃酸或胃肠道消化液冲淡或稀释，对预防消化道应激性溃疡或消化道糜烂及消化道大出血也有裨益。

2.特殊治疗

某些重要脏器的功能障碍或衰竭，往往成为休克的始动因素或其发展过程中的关键环节，在休克的治疗中，借助于某些特殊方法或在药物治疗难以奏效时将这些方法应用于休克，可能会起到令人满意的治疗效果。这些特殊治疗如下。

（1）机械辅助通气：机械通气给氧并不适于一般的休克患者，因使用机械通气，尤其是应用呼气末正压及持续气道正压时，由于胸腔压力增加，可明显减少回心血量及肺循环血量，从而可能加剧休克和缺氧。但若二氧化碳潴留及缺氧明显，出现顽固性低氧血症及由于中毒或药物作用出现呼吸抑制时，则应果断建立人工气道，进行机械通气。应用人工气道时要注意清洁口腔、固定插管、防止管道及气囊压迫造成黏膜损伤，合理选择通气模式及正确调控参数，并做好呼吸道湿化、及时吸除呼吸道分泌物及定时更换或消毒机器管道、插管、气管套管、雾化器等，以防止交叉感染。

（2）机械性辅助循环：对心源性休克或严重休克继发心功能衰竭者，可应用主动脉内气囊反向搏动术、左室或双室辅助循环，以帮助患者渡过难关、赢得时间治疗疾病。

（3）溶栓及心脏介入性治疗：对急性心肌梗死并心源性休克者尽早行溶栓或经皮冠脉腔内成形术开通闭塞血管、挽救濒死心肌、改善心脏功能，新近应用证明已取得显著效果；单纯二尖瓣狭窄导致急性肺水肿、心源性休克时，可急诊行经皮球囊二尖瓣扩张术；若明确心源性休克由心脏压塞引起时应立即行心包穿刺抽液。

（4）血液净化疗法：休克并发肾衰竭时，除药物治疗外，可采用腹膜透析来纠正肾衰竭。

（5）手术治疗：外科疾病导致的感染性休克，如化脓性胆管炎、肠梗阻、急性胃肠穿孔所致的腹膜炎、深部脓肿等，必须争取尽早手术。出血性休克患者，在经药物治疗难以止血时也应尽快手术；心源性休克由急性心肌梗死、心脏压塞或二尖瓣狭窄引起者，一旦介入性治疗失败或不能介入治疗解决时，宜迅速行冠脉搭桥术、心包切开术或二尖瓣闭式分离术。

3.药物治疗

药物治疗是休克处理中比较关键的措施之一，针对不同的休克类型及具体情况选择用药，及时祛除病因，维持适宜的血压水平，在提高血压水平的同时维持好末梢循环，注意保持水、电解质及酸碱平衡，保证心、脑和肾等重要脏器的供血并预防DIC和多器官功能衰竭，这是各型休克药物治疗的共同原则，具体治疗措施有以下几项。

（1）祛除病因和预防感染：休克发生后，针对病因及时用药可以阻止休克发展甚或使休克逆转，如失血性休克的止血、止痛，感染性休克的抗感染治疗，过敏性休克的抗过敏等。应该指出，抗生素不仅适用于感染性休克，其他休克患者也应选用适当的抗生素预防感染，尤其是病情较重或病程较长者,在选药中必须注意选择不良反应小、对肾脏无明显影响的抗生素,一般可选用哌拉西林2~4 g静脉滴注,每天2次,也可选用其他抗生素。感染性休克则应根据不同的感染源进行抗感染治疗。

(2)提高组织灌流量、改善微循环。

补充血容量:低血容量性休克存在严重的循环血量减少,其他各型休克也程度不同地存有血容量不足问题,这是因为休克患者不仅向体外丢失液体,毛细血管内淤滞和向组织间隙渗出也使体液在体内大量分流,若不在短期内输液,则循环血量难以维持。因而,各型休克均需补充循环血量,心源性休克在补充液体时虽顾虑有加重心脏负荷的可能,但也不能列为补液的禁忌。有条件者最好监测CVP和PCWP指导补液。一般来说,CVP<0.4 kPa或PCWP<1.1 kPa(8 mmHg)*时,表明液量不足;CVP在0.3~0.9 kPa时可大胆补液,PCWP<2.0 kPa(15 mmHg)时补液较为安全;但当PCWP达2.0~2.4 kPa(15~18 mmHg)时补液宜慎重,若CVP>1.5 kPa、PCWP>2.7 kPa(20 mmHg)时应禁忌补液。无条件监测血流动力学指标时,可根据患者临床表现酌情补液,若患者感口渴或口唇干燥、皮肤无弹性、尿量少、两下肢不肿,说明液体量不足,应给予等渗液;若上述情况好转,且两肺部出现湿性啰音和/或两小腿水肿,表明患者体内水过多,宜及时给予利尿剂或高渗液,或暂停补液观察,切忌输入等渗或低渗液体。

合理应用血管活性药物:血管活性药物有稳定血压、提高组织灌注、改善微循环血流及增加重要脏器供血作用,包括缩血管药和扩血管药。在实际应用过程中,应注意以下两点:①血管活性药物的浓度不同,作用迥异,应给予密切监测,并适时适度调整。例如,血管收缩药去甲肾上腺素及多巴胺高浓度静脉滴注时常引起血管强烈收缩,而低浓度时则可使心排血量增加、外周血管阻力降低。根据多年的临床经验,去甲肾上腺素应低浓度静脉滴注,以防血管剧烈收缩、加剧微循环障碍和肾脏缺血,诱发或加剧心肾功能不全。②血管收缩药与血管扩张药虽作用相反,但在一定条件下又可能是相辅相成的,两者适度联用已广泛用于休克的治疗。多年的临床实践经验证明,单用血管收缩药或血管扩张药疗效不佳及短时难以明确休克类型和微循环状况的患者,先后或同时应用两类药物往往能取得较好效果。

纠正酸中毒、维持电解质平衡:酸中毒是微循环障碍恶化的重要原因之一,纠正酸中毒可保护细胞、防止DIC的发生和发展。碱性药物可增强心肌收缩力、提高血管壁张力及增加机体对血管活性药物的反应。扩容时应一并纠正酸中毒。常用碱性药物为5%碳酸氢钠,一般每次静脉滴注150~250 mL,或根据二氧化碳结合力和碱剩余(BE)计算用量,先给1/3~1/2,其余留待机体自身调整,过量则损害细胞供氧、对机体有害无益。此外,尚应注意水电解质平衡、防止电解质紊乱。

应用细胞保护剂:除糖皮质激素外,细胞保护剂尚包括自由基清除剂、能量合剂、莨菪碱等。其中,莨菪类药物(尤其是山莨菪碱)对感染性休克具有多方面保护作用,可提高细胞对缺氧的耐受性、稳定溶酶体膜、抑制血栓素A_2生成及血小板、白细胞聚集等,宜早期足量应用。辅酶A、细胞色素C、极化液等可为组织和细胞代谢提供能量,对休克有一定疗效。自由基清除剂也已用于休克治疗,其疗效尚待评价。

纠正DIC:DIC一旦确立,应及早给予肝素治疗。肝素用量为0.5~1.0 mg/kg静脉滴注,每4~6 h一次,保持凝血酶原时间延长至对照的1.5~2.0倍,DIC完全控制后可停药。感染性休

---

* 注:临床上经常以mmHg作为压力的单位,1 mmHg=0.1333 kPa。1 kPa=7.5 mmHg

克患者,早期应用山莨菪碱有助于防治 DIC。此外,预防性治疗 DIC 尚可给予潘生丁 25 mg,每天 3 次;或阿司匹林肠溶片 300 mg,每天 1 次;或华法林 2.5 mg,每天 2 次;或噻氯匹定 250 mg,每天 1~2 次。如果出现纤溶亢进时,应加用抗纤溶药物治疗。

(3)防治多器官功能衰竭:休克时如出现器官功能衰竭,除了采取一般治疗措施外,尚应针对不同的器官衰竭采取相应措施,如出现心力衰竭时,除停止或减慢补液外,尚应给予强心、利尿和扩血管药物治疗;如发生急性肾功能不全,则可采用利尿甚或透析治疗;如出现呼吸衰竭时,则应给氧或呼吸兴奋剂,必要时使用呼吸机,以改善肺通气功能;休克合并脑水肿时,则应给予脱水、激素及脑细胞保护剂等措施。

二、抗休克药物分类

抗休克药物是指对休克具有防治作用的许多药物的共称,过去常单纯指血管活性药物。所谓血管活性药物,可概括地分为收缩血管抗休克药(血管收缩剂)和舒张血管抗休克药(血管扩张剂)。目前,休克治疗中除选择性使用上述两类药物外,还常应用强心药物、糖皮质激素、阿片受体阻滞剂等,此外,还有一些药物已试用于临床,初步结果表明效果良好,有的尚处于实验阶段或疗效不能肯定,距离临床仍有一段距离。

三、舒张血管抗休克药

(一)血管扩张药的抗休克作用

(1)扩张阻力血管和容量血管,使血管总外周阻力及升高的中心静脉压下降,心肌功能改善,每搏输出量及心脏指数增加,血压回升。

(2)可扩张微动脉、解除微循环痉挛,使血液重新流入真毛细血管,增加组织血流供应、减轻细胞缺氧、改善细胞功能,使细胞代谢障碍及酸血症的情况好转。

(3)促进外渗的血浆逆转至血管内,有助于恢复血容量,改善肺水肿、脑水肿及肾脏功能。

(4)使毛细血管内血流灌注量增加,流速增快,血液淤滞解除,血浆外渗减少,且代谢及酸血症状改善。从而使休克时血液浓缩、红细胞凝聚的现象得以纠正,有助于防治 DIC。

(二)血管扩张药的应用指征

(1)冷休克或休克的微血管痉挛期,常有交感神经过度兴奋,体内儿茶酚胺释放过多,毛细血管中的血流减少,组织缺血缺氧。临床表现为皮肤苍白、四肢厥冷、发绀、脉压低、脉细、眼底小动脉痉挛、少尿甚至无尿。

(2)补充血容量后,中心静脉压已达到正常值或升高至 1.47 kPa,无心功能不全的临床表现,且动脉血压仍持续低下,提示有微血管痉挛。

(3)休克并发心力衰竭、肺水肿、脑水肿、急性肾功能不全或发生 DIC 者。

(三)血管扩张药的应用注意事项

(1)用药前必须补足血容量,用药后血管扩张,血容量不足可能再现,此时应再补液。

(2)血管扩张后淤积于毛细血管床的酸性代谢物可较大量地进入体循环,导致 pH 明显下降,应予补碱,适当静脉滴注碳酸氢钠注射液。

(3)用药过程中,应密切注意药物的不良反应,并注意纠正电解质紊乱。

(4)用药过程中如出现心力衰竭,可给予毛花苷 C 0.4 mg,以 25% 葡萄糖注射液 20 mL 稀释后缓慢静脉注射。

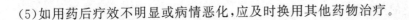

(5)如用药后疗效不明显或病情恶化,应及时换用其他药物治疗。

四、血管收缩药

(一)血管收缩药的应用指征

(1)休克早期,限于条件无法补足血容量,而又需维持一定的血压,以提高心、脑血管灌注压力,增加其血流量。

(2)已用过血管扩张药,并采取了其他治疗措施而休克未见好转。

(3)由于广泛的血管扩张,血管容积和血容量间不相适应,全身有效循环血量急剧降低,血压下降,如神经源性休克和过敏性休克。

(二)血管收缩药在各类休克中选择应用

(1)低血容量休克早期,一般不宜应用血管收缩药。但在一些紧急情况下,由于血压急剧下降,而有明显的心、脑动脉血流量不足或伴有心、脑动脉硬化时,在尚未确立有效的纠正休克的措施之前,可应用小剂量血管收缩药如间羟胺或去甲肾上腺素,以提高冠状动脉和脑动脉灌注压,防止因严重供血不足而危及生命。但此仅为一种临时紧急措施,不能依靠其维持血压,否则弊多利少。

(2)心源性休克时,心肌收缩力减弱,心排血量下降,全身有效循环血量减少。小剂量血管收缩药(间羟胺或去甲肾上腺素)对低阻抗型心源性休克,可避免外周阻力过度下降,且能使心排血量增高。但收缩压升至 12.0 kPa 以上,心排血量将降低。因此,收缩压必须控制在 12.0 kPa。对高阻抗型的心源性休克,可并用酚妥拉明治疗。

(3)对感染性休克使用血管收缩药,应注意以下几点:①应在积极控制感染、补充血容量、纠正酸中毒及维持心、脑、肾和肺等主要器官功能的综合治疗基础上适当选用;②除早期轻度休克或高排低阻型休克可单独应用外,凡中、晚期休克或低排高阻型休克,宜采用血管扩张药或将血管收缩药与血管扩张药并用;③血管收缩药单独应用时宜首选间羟胺,但也可以用去甲肾上腺素,两者的剂量均不宜大,以既能维持一定的血压又不使外周阻力过度上升并能保持一定尿量的最低剂量为宜;④血压升高不宜过度,宜将收缩压维持在 12.0～13.3 kPa(指原无高血压者),脉压维持在 2.66～3.99 kPa;⑤当病情明显改善,血压稳定在满意水平持续 6 h 以上,应逐渐减量(可逐渐减慢滴速或逐渐减低药物浓度),不可骤停。

(4)神经源性休克与过敏性休克时,由于小动脉扩张、外周阻力降低,导致血压下降。给予血管收缩药可得到很好的疗效。神经源性休克可选用间羟胺或去甲肾上腺素,过敏性休克应首选肾上腺素。由于这两类休克均有相对血容量不足,所以同时补充血容量是十分必要的。

五、阿片受体阻滞剂

随着神经内分泌学的发展及对休克病理生理研究的不断深入,内源性阿片样物质在休克发病中的作用越来越受到重视。内源性阿片样物质包括内啡肽和脑啡肽等,前者广泛存在于脑、交感神经节、肾上腺髓质和消化道,休克时其在脑组织及血液内含量迅速增多,作用于 u、k 受体,可产生心血管抑制作用,表现为心肌收缩力减弱,心率减慢、血管扩张和血压下降,进而使微循环淤血加剧,因此,内啡肽已被列为一类新的休克因子。1978 年,Holoday 和 Faden 首次报道阿片受体阻滞剂——纳洛酮治疗内毒素性休克取得较好疗效,其后,Gullo 等(1983 年)将纳洛酮应用于经输液、拟交感胺药物及激素治疗无效的过敏性休克患者也获得显著效果,使纳洛酮已成为休克治疗中重要而应用广泛的药物之一。

（一）治疗学

1.药理作用

阻断内源性阿片肽与中枢和外周组织阿片受体的结合，抑制脑垂体释放前阿皮素和外周组织释放阿片肽。

拮抗内源性阿片肽与心脏阿片受体的直接结合，逆转内源性阿片肽对心脏的抑制作用，加强心肌收缩力、增加心排血量，提高动脉压及组织灌注，改善休克的血流动力学。

明显改善休克时的细胞代谢，预防代谢性酸中毒，对休克伴发的电解质紊乱（如高血钾）有调节作用、纠正细胞缺血缺氧。

通过稳定组织细胞的溶酶体膜、抑制中性粒细胞释放超氧自由基对组织的脂氧化损伤，从细胞水平上发挥抗休克作用。

纠正微循环紊乱、降低血液黏度，改善休克时细胞内低氧和膜电位，促进胞内 cAMP 增多，有利于心肌细胞的能量代谢。

纳洛酮通过上述机制逆转了 β 内啡肽大量释放产生的低血压效应，并防止低血容量和休克所致的肾功能衰退，增加重要器官的血流量，缩短休克病程，迅速改善休克症状并降低死亡率。

2.临床应用

纳洛酮对各种原因所致的休克均有效，尤其适用于感染中毒性休克，对经其他治疗措施无效的心源性、过敏性、低血容量性、创伤性及神经源性休克也有较好疗效。有研究认为早期、大剂量、重复使用，在休克出现 3 h 内使用效果最好。

3.用法及用量

首剂用 0.4～0.8 mg 稀释后静脉注射，继后可以 4 mg 加入 5% 葡萄糖注射液中持续维持静脉滴注，滴速为每小时 0.25～0.3 μg/kg。

（二）不良反应与防治

治疗剂量无明显的毒性作用，超大剂量应用时尚可阻断 δ 受体，对呼吸和循环系统产生轻微影响。偶见恶心、呕吐、血压升高、心动过速甚或肺水肿等。对于需要麻醉性镇痛药控制疼痛、缓解呼吸困难的病例，不宜使用本品，因为止痛效果可为本品对抗。

（三）药物相互作用

（1）儿茶酚胺类药物如肾上腺素、异丙肾上腺素及卡托普利（ACEI）对纳洛酮有协同效应；布洛芬干扰机体前列腺素合成，可加强纳洛酮的药理作用。

（2）胍乙啶（交感神经节阻滞剂）、普萘洛尔（β受体阻滞剂）可降低交感神经兴奋性和肾上腺素的作用，拮抗纳洛酮的药理效应；维拉帕米可阻滞细胞膜的钙离子通道而干扰纳洛酮的作用。

（四）制剂

注射剂:0.4 mg∶1 mL。

（张新民）

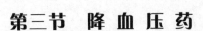

第三节 降血压药

一、雷米普利

(一)剂型规格

片剂:1.25 mg、2.5 mg、5 mg、10 mg。

(二)适应证

(1)用于原发性高血压,可单用或与其他降压药合用。

(2)用于充血性心力衰竭,可单用或与强心药、利尿药合用。

(3)急性心肌梗死(2~9 d)后出现的轻至中度心力衰竭(NYHAⅡ和NYHAⅢ)。

(三)用法用量

1.成人常规剂量

口服给药:①原发性高血压,开始剂量为一次2.5 mg,每天1次晨服。根据患者的反应,如有必要在间隔至少3周后将剂量增至每天5 mg。维持量为每天2.5~5 mg,最大用量为20 mg。如本药5 mg的降压效果不理想,应考虑合用利尿药等。②充血性心力衰竭,开始剂量为一次1.25 mg,每天1次,根据需要1~2周后剂量加倍,每天1次或分2次给药。每天最大用量不超过10 mg。③急性心肌梗死后(2~9 d)轻到中度心力衰竭患者,剂量调整只能在住院的情况下对血流动力学稳定的患者进行。必须非常严密监测合并应用抗高血压药的患者,以免血压过度降低。起始剂量常为一次2.5 mg,早晚各1次。如果该起始剂量患者不能耐受(如血压过低),应采用一次1.25 mg,早晚各1次。随后根据患者的情况,间隔1~2 d剂量可加倍,至最大日剂量10 mg,早晚各1次。本药应在心肌梗死后2~9 d内服用,建议用药时间至少15个月。

2.肾功能不全时剂量

开始剂量为每天1.25 mg,最大日剂量为5 mg。

3.肝功能不全时剂量

肝功能不全者对本药的反应可能升高或降低,在治疗初始阶段应密切监护。每天最大用量为2.5 mg。

4.老年人剂量

老年患者(>65岁)应考虑采用低起始剂量(每天1.25 mg),并根据血压控制的需要仔细调整用量。

5.其他疾病时剂量

有血压大幅度降低危险的患者(如冠状血管或者脑血供血管狭窄者)应考虑采用低起始剂量(每天1.25 mg)。

(四)注意事项

1.禁忌证

(1)对本药或其他ACEI过敏者。

(2)血管神经性水肿:①使用其他ACEI曾引起血管神经性水肿;②遗传性血管性水肿。

③特发性血管性水肿。

(3)孕妇。

(4)哺乳期妇女。

(5)孤立肾、移植肾、双侧肾动脉狭窄而肾功能减退者。

(6)原发性醛固酮增多症患者。

(7)血流动力学相关的左心室流入流出障碍(如主动脉或二尖瓣狭窄)或肥厚型心肌病患者。

(8)急性心肌梗死后出现轻至中度心力衰竭,伴有以下情况时禁用本药:①持续的低血压[收缩压低于 12.0 kPa(90 mmHg)];②直立性低血压[坐位 1 min 后收缩压降低≥2.7 kPa(20 mmHg)];③严重心力衰竭(NYHAⅣ);④不稳定型心绞痛;⑤威胁生命的室性心律失常;⑥肺源性心脏病。

(9)因缺乏治疗经验,本药还禁用于下列情况:①正接受甾体、非甾体抗炎药物,免疫调节剂和/或细胞毒化合物治疗的肾病患者;②透析患者;③原发性肝脏疾病或肝功能损害患者;④未经治疗的、失代偿性心力衰竭患者;⑤儿童。

2.慎用

(1)多种原因引起的粒细胞减少(如中性粒细胞减少症、发热性疾病、骨髓抑制、使用免疫抑制药治疗、自身免疫病如胶原性血管病、系统性红斑狼疮等引起者)。

(2)高钾血症。

(3)脑或冠状动脉供血不足(血压降低可加重缺血,血压如大幅度下降可引起心肌梗死或脑血管意外)。

(4)肾功能障碍(可致血钾增高、血白细胞减少,并使本药潴留)。

(5)严重心力衰竭或血容量不足。

(6)肝功能不全。

(7)严格饮食限制钠盐或进行透析治疗者(首剂可能出现突然而严重的低血压)。

(8)主动脉瓣狭窄或肥厚型心肌病。

(9)缺钠的患者(应用本药可能突然出现严重低血压与肾功能恶化)。

(10)外科手术/麻醉。

3.药物对儿童的影响

未对本药进行儿童用药的研究,故本药禁用于儿童患者。

4.药物对老年人的影响

老年患者(>65 岁)对 ACEI 的反应较年轻人明显,同时使用利尿药、有充血性心力衰竭或肝肾功能不全的老年患者,应慎用本药。

5.药物对妊娠的影响

孕妇(尤其是妊娠中晚期)可能导致胎儿损伤甚至死亡,故孕妇禁用本药。美国药品和食品监督管理局(FDA)对本药的妊娠安全性分级为 C 级(妊娠早期)和 D 级(妊娠中晚期)。

6.药物对哺乳的影响

本药可通过乳汁分泌,哺乳期妇女禁用。

7.用药前后及用药时应当检查或监测

(1)建议短期内检查血清电解质、肌酐浓度和血常规(尤其是白细胞计数),尤其是在治疗开始时,以及处于危险中的患者(肾功能损害和结缔组织疾病患者),或者使用其他可能引起血常规变化的药物治疗的患者(如免疫抑制药、细胞抑制药、别嘌醇、普鲁卡因胺)。肾功能障碍或血白细胞缺乏者,在最初 3 个月内应每 2 周检查白细胞计数及分类计数 1 次,此后定期检查。用药期间,如有发热、淋巴结肿大和/或咽喉疼痛症状,应立即检查白细胞计数。

(2)尿蛋白检查,每月 1 次。

(3)用药前和用药期间,应定期检查肝功。

(4)在较高肾素-血管紧张素系统活性患者,由于 ACE 的抑制,存在突然明显血压下降和肾功能损害的危险。在这种情况下,如果第一次使用本药或者增加剂量,应严密监测血压,直到预期不会出现进一步的急性血压下降。

(五)不良反应

在使用本药或其他 ACEI 治疗期间,可能发生下列不良反应。

1.心血管系统

当本药和/或利尿药增量时,偶可见血压过度降低(低血压、直立性低血压),表现为头晕、注意力丧失、出汗、虚弱、视觉障碍等症状,尤其是在使用本药治疗的初始阶段和伴有盐和/或体液流失的患者(如已采用利尿治疗)、心力衰竭患者(尤其是急性心肌梗死后)和严重高血压患者;罕见晕厥。可能与血压明显下降相关的不良反应还有心动过速、心悸、心绞痛、心肌梗死、短暂性脑缺血发作、缺血性脑卒中。可能出现心律失常或心律失常加重。血管狭窄引起的循环紊乱可以加重。还可能出现血管炎。

2.泌尿生殖系统

偶见肾损害或肾损害加重,个别病例可出现急性肾衰竭。罕见蛋白尿及蛋白尿伴肾功能恶化。有肾血管疾病(如肾动脉狭窄)、肾移植或伴有心力衰竭的患者容易出现这种情况。原来有蛋白尿的患者尿蛋白可能增加,但糖尿病肾病患者蛋白的排泄也可能减少。本药也有出现阳痿和性欲降低的报道。

3.代谢/内分泌系统

偶见血钠降低及血钾升高,后者主要发生在肾功能不全者或使用保钾利尿药的患者。在糖尿病患者可观察到血钾浓度的升高。本药极少引起男子乳腺发育。

4.呼吸系统

可出现刺激性干咳,夜间和平卧时加重,在妇女和非吸烟者中更常见。少见支气管痉挛、呼吸困难、支气管炎、鼻窦炎或鼻炎、血管神经性水肿所致喉、咽和/或舌水肿(黑种人 ACEI 治疗期间血管水肿的发生率较非黑种人高)。还可能出现支气管痉挛(特别是刺激性咳嗽的患者)。

5.消化系统

可见胃痛、恶心、呕吐、上腹部不适(某些病例胰酶升高)和消化功能紊乱。少见呕吐,腹泻,便秘,食欲丧失,口腔黏膜、舌或消化道炎症,口腔发干,口渴,肝功能异常(包括急性肝功能不全)、肝炎、胰腺炎和肠梗阻(不全梗阻)。罕见致命性肝坏死。如果出现黄疸或显著的肝功能升高,必须停药并进行监护治疗。

6.皮肤

可见皮疹(个别病例为斑丘疹或苔藓样疹或黏膜疹)、风疹、瘙痒症,或者累及唇、面部和/或肢体的血管神经性水肿,此时需停药。也可能发生较轻微的非血管神经性的水肿,如踝关节周围水肿。少见多形性红斑、Stevens-Johnson 综合征或者中毒性表皮坏死溶解。罕见天疱疮、银屑病恶化、银屑病样或天疱疮样皮肤或者黏膜病损、皮肤对光过敏、颜面潮红、脱发、甲癣及加重或诱发雷诺现象。某些皮肤反应可能伴有发热、肌肉痉挛、肌痛、关节痛、关节炎、血管炎、嗜酸性粒细胞增多和/或抗核抗体滴度增加。如发生严重的皮肤反应则应立即停药。

7.精神神经系统

少见头痛和疲劳,罕见困倦和嗜睡、抑郁、睡眠障碍、性欲减退、感觉异常、平衡失调、意识模糊、焦虑、神经质、疲乏、颤抖、听力障碍(如耳鸣)、视物模糊和味觉紊乱或者短暂丧失。

8.血液

可出现红细胞计数和血红蛋白浓度或血小板计数偶有下降,尤其在肾功能损害,结缔组织病或同时服用别嘌醇、普鲁卡因胺或一些抑制免疫反应的药物的患者。罕见贫血、血小板减少、中性粒细胞减少、嗜酸性粒细胞增多,个别患者出现粒细胞减少症、全血细胞减少(可能为骨髓抑制所致)及溶血性贫血。

9.其他

尚未发现本药有致突变或致癌作用。

(六)药物相互作用

1.药物-药物相互作用

(1)与其他降压药合用时降压作用加强。其中,与引起肾素释放或影响交感活性的药物同用,较两者的相加作用大;与β受体阻滞剂合用,较两者的相加作用小。

(2)与催眠药、镇静药、麻醉药合用血压明显下降。

(3)与其他扩血管药合用可能导致低血压,如合用,应从小剂量开始。

(4)与钾盐或保钾利尿药(如螺内酯、氨苯蝶啶、阿米洛利)合用可能引起血钾过高,合用时须严密监测血钾浓度。

(5)本药能增强口服降糖药(如双胍类)和胰岛素的降糖效果,应注意有可能引起血糖过度降低。

(6)与锂盐合用可降低锂盐的排泄,由此增强锂的心脏和神经毒性,故应密切监测血锂浓度。

(7)非甾体抗炎药物、镇痛药(如吲哚美辛、阿司匹林):可能减弱本药的降压效果,还可能增加肾功能损害和血清钾浓度升高的危险。

(8)麻黄含麻黄碱和伪麻黄碱,可降低抗高血压药的疗效。使用本药治疗的高血压患者应避免使用含麻黄的制剂。

(9)本药与地高辛、醋硝香豆素无明显相互作用。

(10)氯化钠可减弱本药的降压作用和缓解心力衰竭症状的效果。

(11)拟交感类血管升压药(如肾上腺素):可能减弱本药的降压效果(推荐严密监测血压)。

(12)与别嘌醇、普鲁卡因胺、细胞生长抑制药、免疫抑制药(如硫唑嘌呤)、有全身作用的皮质醇类和其他能引起血常规变化的药物合用,增加血液学反应的可能性,尤其血液白细胞计数下降,白细胞减少。

(13)与环孢素合用可使肾功能下降。

(14)与别嘌醇合用可引起超敏反应。

(15)与肝素合用,可能升高血清钾浓度。

(16)服用本药同时使用昆虫毒素脱敏治疗,存在严重过敏样反应的危险(如威胁生命的休克)。

2.药物-酒精-尼古丁相互作用

酒精可提高本药的降压能力,本药可加强酒精的效应。

3.药物-食物相互作用

从饮食中摄取过量的盐可能会减弱本药的降压效果。

二、缬沙坦

(一)剂型规格

胶囊:40 mg、80 mg、160 mg。

(二)适应证

用于治疗各类轻至中度高血压,尤其适用于对 ACEI 不耐受的患者。可单独或与其他抗高血压药物(如利尿药)联合应用。

(三)用法用量

1.成人常规剂量

口服给药:推荐剂量为一次 80 mg,每天 1 次,可以在进餐时或空腹服用,建议每天在同一时间用药(如早晨)。降压作用通常在服药 2 周内出现,4 周时达到最大疗效。对血压控制不满意的患者,2～4 周后可增至一次 160 mg,每天 1 次,也可加用利尿药。维持量为一次 80～160 mg,每天 1 次。

2.肾功能不全时剂量

轻至中度肾功能不全患者无须调整剂量。

3.肝功能不全时剂量

非胆管源性及胆汁淤积性肝功能不全患者无须调整剂量。轻至中度肝功能不全患者本药剂量每天不应超过 80 mg。

4.老年人剂量

老年患者不需调整给药剂量。

(四)注意事项

(1)禁忌证:①对本药或其他血管紧张素受体拮抗药过敏者;②孕妇;③对严重肾衰竭(肌酐清除率<10 mL/min)患者(尚无用药经验)。

(2)慎用:①肝、肾功能不全者;②单侧或双侧肾动脉狭窄者;③低血钠或血容量者;④胆汁淤积或胆管阻塞者;⑤主动脉瓣或左房室瓣狭窄患者;⑥血管神经性水肿患者;⑦冠状动脉疾病患者;⑧肥厚型心肌病患者;⑨需要全身麻醉的外科手术患者。

(3)药物对儿童的影响:本药在小儿中的用药安全性和疗效尚不明确。尚无儿童用药的经验。

(4)药物对老年人的影响:尽管本药对老年人的全身性影响多于年轻人,但并无任何临床意义。

(5)药物对妊娠的影响:动物试验本药可致胎仔发育损害和死亡。尽管目前尚无人类用药经验,鉴于 ACEI 的作用机制,不能排除对胎儿的危害:胎儿从妊娠中期开始出现肾灌注,后者依赖于肾素-血管紧张素-醛固酮系统(RAAS)的发育,妊娠中、晚期应用本药,风险增高。因此,同任何直接作用于 RAAS 的药物一样,本药不能用于孕妇。美国 FDA 对本药的妊娠安全性分级为 C 级(妊娠早期)和 D 级(妊娠中、晚期)。

(6)药物对哺乳的影响:动物试验本药可经乳汁排泌,但尚不明确在人体是否如此,故哺乳期妇女不宜用药。

(7)用药前后及用药时应当检查或监测血压、肾功能。

（五）不良反应

患者对本药耐受良好,不良反应较少且短暂、轻微,一般不需中断治疗。与 ACEI 比较,本药很少引起咳嗽。

(1)发生率＞1％的不良反应:头痛、头晕、病毒感染、上呼吸道感染、疲乏、眩晕、腹泻、腹痛、恶心、关节痛等。

(2)发生率＜1％的不良反应:水肿、虚弱无力、失眠、皮疹、性欲减退,尚不知这些反应是否与本药治疗有因果关系。

(3)罕见血管神经性水肿、皮疹、瘙痒及其他超敏反应(如血清病、血管炎等过敏性反应)。

(4)实验室检查发现,极个别患者发生血红蛋白和血细胞比容降低、中性粒细胞减少,偶见血清肌酐、血钾、总胆素和肝功能指标升高。

(5)尚未观察到本药有致突变、致畸或致癌作用。

在临床试验中,极少数患者可出现关节炎、乏力、肌肉痛性痉挛、肌肉痛。

(6)其他:少数患者可导致病毒感染。

（六）药物相互作用

(1)与利尿药合用可增强降压作用。

(2)与保钾利尿药(如螺内酯、氨苯蝶啶、阿米洛利)、补钾药或含钾盐代用品合用时,可使血钾升高。

(3)本药可增加锂剂的毒性反应,可能是增加锂剂在肾脏近曲小管的重吸收所致。

(4)麻黄含有麻黄碱和伪麻黄碱,可降低抗高血压药的疗效。使用本药治疗的高血压患者应避免使用含麻黄的制剂。

(5)尽管本药有较高血浆蛋白结合率,但体外实验表明,本药与其他血浆蛋白结合率高的药物(如双氯芬酸、呋塞米和华法林)之间无血浆蛋白结合方面的相互作用。

(6)与地高辛、西咪替丁、阿替洛尔、氨氯地平、吲哚美辛、氢氯噻嗪、格列本脲等联合用药时,未发现有临床意义的相互作用。

(7)由于本药基本不被代谢,所以它与细胞色素 P450 酶系统的诱导剂或抑制药通常不会发生有临床意义的相互作用。

（张新民）

第四节　强　心　苷　药

一、概述

强心苷药主要包括洋地黄类制剂,以及从其他植物提取的强心苷,如毒毛花苷 K、羚羊毒苷、黄夹苷和福寿草总苷等,是一类具有选择性作用于心脏的强心苷,在临床上已经使用了 200 多年,积累了丰富的经验。虽然仍有许多问题有待进一步研究,但临床实践和研究表明,洋地黄类制剂仍是目前治疗心力衰竭的最常用、最有效的药物之一。尽管新的增强心肌收缩力的药物不断问世,但没有任何一种强心药物能取代洋地黄的位置。洋地黄类强心苷不仅能减轻心力衰竭患者的症状,改善患者的生活质量,而且能降低心力衰竭患者的再住院率,对死亡率的影响是中性的,这是儿茶酚胺类和磷酸二酯酶类强心剂所不能比拟的。

洋地黄类制剂现已有 300 余种,但临床上经常使用的只有 5～6 种。在临床实践中,如果能掌握好一种口服制剂和一种静脉制剂,就能较好地处理充血性心力衰竭。为此,应掌握好洋地黄的负荷量、维持量、给药方法、适应证、特殊情况下的临床应用、中毒的临床表现及处理方法。

洋地黄类制剂是通过增强心肌收缩力的药理作用而发挥其治疗心力衰竭作用的,因此,它不能治疗那些只有心力衰竭症状和体征,但并非因心肌收缩力减低所致病状的患者,它也不能用于治疗因舒张功能障碍所致心力衰竭的患者,特别是那些心腔大小和射血分数正常的患者;也就是说,使用洋地黄类制剂治疗心力衰竭只适用于那些心腔增大和射血分数降低的心力衰竭患者。使用洋地黄类制剂治疗室上性心动过速、心房扑动和心房纤颤时,必须除外预激综合征和室性心动过速,否则可能招致致命性后果。

本节重点介绍临床上常用、疗效肯定的一些制剂。

二、药理作用

(一)正性肌力作用

洋地黄的正性肌力作用是由其抑制心肌细胞膜上的 Na^+、K^+-ATP 酶,阻抑 Na^+ 和 K^+ 的主动转运,结果使心肌细胞内 K^+ 减少,Na^+ 增加。细胞内 Na^+ 增加能刺激 Na^+,Ca^{2+} 交换增加。结果,进入细胞的 Ca^{2+} 增加,Ca^{2+} 具有促进心肌细胞兴奋-收缩耦联的作用,故心肌收缩力增强。已知心肌耗氧量主要取决心肌收缩力、心率和室壁张力这 3 个因素。虽然洋地黄使心肌收缩力增强可导致心肌耗氧量增加,但同时又使衰竭的心脏排空充分,室腔内残余的血量减少,心脏容积随之缩小,室壁张力下降,这又降低了心肌耗氧量。而且,心肌收缩力增强,心排血量增加,又能反射性地使心率下降和降低外周血管阻力,使心排血量进一步增加,这都有利于进一步降低心肌耗氧量。因此,对心力衰竭来说,使用洋地黄后心肌总的耗氧量不是增加而是减少,心脏工作效率提高。

(二)电生理影响

治疗剂量的洋地黄略降低窦房结的自律性、减慢房室传导、降低心房肌的应激性及缩短心房肌的不应期而延长房室结的不应期。中毒剂量的洋地黄使窦房结的自律性明显降低、下级起搏点的自律性增强、浦肯野纤维的舒张期除极坡度变陡,形成后电位震荡幅度增大,窦房、房室间及心房内传导减慢,心房肌、房室结和心肌不应期延长。中毒剂量的洋地黄所引起的电生理改变,为冲动形成或传导异常所致的心律失常创造了条件。

(三)自主神经系统效应

洋地黄可通过自主神经系统作用于心肌,具有拟迷走和拟交感作用。其拟迷走神经系统作用使窦性心律减慢、房室传导减慢、心房异位起搏点自律性降低,心房不应期缩短。洋地黄的拟交感作用使心肌收缩力增强。大剂量的洋地黄还能兴奋中枢神经系统,并可因交感神经冲动增强而诱发异位性心律失常。

鉴于不同的洋地黄制剂的拟迷走和拟交感神经作用不同,故提出了极性和非极性洋地黄的概念。极性洋地黄的拟迷走作用较强,如毒毛花苷 K、毛花苷 C、地高辛等。非极性强心苷的拟交感作用较强,具有较强的正性肌力作用,但易诱发或加重异位激动形成,如洋地黄叶、洋地黄毒苷等。

（四）外周血管作用

洋地黄本身具有增加外周阻力的作用。但心力衰竭患者使用洋地黄后心肌收缩力增强，心排血量增加，故反射性地使交感神经活性降低，小动脉和小静脉扩张，外周阻力反较使用洋地黄前下降，因而有助于使心排血量进一步增加。

（五）对肾脏的作用

心力衰竭患者使用洋地黄后尿量增加。洋地黄对肾脏的作用：①心排血量增加而使肾血流量增加，肾小球滤过率增加。②肾血流量增加后，肾素-血管紧张素-醛固酮系统活性下降，这既可以使外周阻力进一步下降，又可使尿量增加；尿量增加可能不是洋地黄对肾脏直接作用的结果。

（六）对心率的影响

治疗剂量的洋地黄可使心力衰竭患者的心率下降，其主要机制：洋地黄的拟迷走神经作用使窦房结的自律性降低；在心肌收缩力增加的同时，心排血量增加，通过颈动脉窦、主动脉弓的压力感受器的反射机制，使交感神经紧张性下降；心排血量增加使肾血流量增加，因而肾素-血管紧张素-醛固酮系统的活性降低。

三、临床应用

（一）常用强心苷简介

临床上经常使用的强心苷有5种，分别是洋地黄、洋地黄毒苷、地高辛、毛花苷 C 和毒毛花苷 K。

使用上述任何一种洋地黄制剂，都需熟练掌握其剂量、负荷量、给药方法及维持量的补充方法，及时判断洋地黄的体存量是否不足或过量；这就要求用药医师随时观察心脏病患者用药后的治疗反应，必要时测定血液中洋地黄的浓度，以供用药时参考。

（二）有关强心苷的基本概念

近年来药代动力学研究表明，任何一种药物，只要用药剂量和时间间隔不变，那么经过该药的5～6个半衰期以后，该药在体内的血药浓度就会达到一个稳态水平，称为"坪值"水平，即坪值浓度。此后，即使继续用药，体内的总药量也不会再改变。"坪值"是一个随着用药剂量和时间间隔变化的量。例如，每天用药剂量较大或用药间隔较短，坪值就高；反之则低。以地高辛为例，其半衰期为 36 h，每天服用0.25 mg，经过 7 d 就会达到坪值水平，此时地高辛的血清浓度为 1～1.5 ng/mL，是发挥强心作用的最佳水平。但是，药物的吸收、代谢、排泄受体内多种因素的影响，因此，药物的血浓度或坪值也不是绝对不变的，在定时定量服用地高辛一段时间后，有可能发生地高辛用量不足或过量中毒的情况。这就要求用药过程中密切观察患者的治疗反应，监测地高辛的血药浓度。

以往过分强调在短时间内给患者较大剂量的洋地黄，以达到最大疗效而不出现中毒反应，此时体内蓄积的洋地黄的量称为"化量""饱和量"或"全效量"。近年来研究表明，洋地黄的作用与其血浓度的关系并非"全和无"的关系，而是小剂量（低浓度）小作用，大剂量（较高浓度）大作用，即两者呈线性关系。为此，又提出"负荷量"的概念和"每天维持量"疗法，以达到有效血浓度的给药方法。

（1）体存量：指患者体内洋地黄的蓄积量。

（2）化量、饱和量、全效量：三者含义基本相似，指达到最大或最好疗效时洋地黄的体存量。

（3）有效治疗量、负荷量：两者含义相近，指发挥较好疗效时最小的洋地黄体存量，相当于洋地黄总量的 1/2～2/3。临床上采用负荷量的概念后，大大减少了洋地黄中毒的发生率，而治疗心力衰竭的疗效并未降低。负荷量概念及用药方法尤其适用于慢性充血性心力衰竭的患者。

（4）维持量及维持量疗法：维持量是指每天必须给适当剂量的洋地黄，以补充药物每天在体内代谢及排泄的量，从而保持洋地黄的有效血浓度相对稳定。

洋地黄的维持量疗法是指每天给予维持量的洋地黄剂量，经过该药的 5 个半衰期后，其体内的洋地黄浓度便达到有效治疗水平。然后继续给予维持量，以补充每天的代谢和排泄量。显而易见，每天维持量疗法只适用于半衰期较短（如地高辛）的洋地黄制剂，而不适用于半衰期较长（如洋地黄）的洋地黄制剂；因为若采用地高辛每天维持量疗法，达到有效治疗浓度需要 7 d，而洋地黄毒苷则需要 28 d。每天维持量疗法只适用于那些轻、中度慢性充血性心力衰竭的患者。

（三）给药方法

1.速给法

在 24 h 内达到负荷量，以静脉注射为好，亦可采用口服途径。适用于急危重患者，如急性左心衰竭，阵发性室上性心动过速和快速性心房纤颤等。

2.缓给法

在 2～3 d 内达到负荷量，以口服为好，适用于轻症和慢性患者。

3.每天维持量疗法

每天服用维持量的洋地黄，经过该药的 5 个半衰期以后，即可达到该药的有效治疗浓度。地高辛的半衰期短，所以每天口服 0.25 mg，5～7 d 即可达到负荷量的要求；而洋地黄毒苷的半衰期长，需经一个月才能达到负荷量的要求；故每天维持量疗法只适用于地高辛，而不适用于洋地黄毒苷。慢性或轻度心功能不全患者用这种方法较好。

4.补充维持量

每一例患者每天补充多少及维持给药多长时间，应根据患者的治疗反应来决定。例如，地高辛的维持量，有的患者只需要 0.125 mg，而个别患者可达 0.5 mg。

（四）制剂的选择

1.根据病情轻重缓急

病情紧急或危重者，易选用起效快、经静脉给药的制剂，如毛花苷 C、毒毛花苷 K；反之，可选用地高辛或洋地黄毒苷口服。

2.根据洋地黄的极性非极性特点

极性强心苷包括毒毛花苷 K、毛花苷 C 和地高辛，其拟迷走神经作用较强，容易引起窦性心动过缓，房室传导阻滞及恶心呕吐等反应，因而适用于阵发性室上性心动过速、快速性心房纤颤或房扑等。非极性强心苷包括洋地黄毒苷、洋地黄，其拟交感作用较强，很少引起恶心、呕吐；发生窦性心动过缓或房室传导阻滞也较少，能更充分地发挥正性肌力作用，使心力衰竭症状得到更好的改善。

（五）适应证和禁忌证

1.适应证

（1）各种原因引起的急、慢性心功能不全。

（2）室上性心动过速。

（3）快速心室率的心房纤颤或心房扑动。

洋地黄是治疗收缩功能障碍所致心功能不全最好的强心药，临床试验研究表明，洋地黄不仅能显著改善心力衰竭的症状和体征，改善患者生活质量，而且能减少住院率，对死亡率的影响为中性的。这是任何其他类别的强心剂所不能比拟的。目前认为，只要患者有心力衰竭的症状和体征，就应长期使用洋地黄治疗。

2.禁忌证

（1）预激综合征合并室上性心动过速、快速性心房纤颤或心房扑动（QRS波群宽大畸形者）。

（2）室性心动过速。

（3）肥厚性梗阻型心肌病。

（4）房室传导阻滞。

（5）单纯二尖瓣狭窄、窦性心律时发生的肺淤血症状。

（6）电复律或奎尼丁复律时。

（六）特殊情况下强心苷的临床应用

（1）高输出量心力衰竭患者，洋地黄的疗效较差，纠正原有的基础病变更为重要。高输出量心脏病常见于甲状腺功能亢进、脚气性心脏病、贫血性心脏病、动静脉瘘、慢性肺心病、急性肾小球肾炎、妊娠、类癌综合征和高动力性心血管综合征。

（2）肺心病患者由于慢性缺氧及感染，对洋地黄的耐受性很低，疗效较差，且易发生心律失常，故与处理一般心力衰竭有所不同。强心剂的剂量宜小，一般为常规剂量的 1/2～2/3，同时宜选用作用快、排泄快的强心剂，如毒毛花苷 K 或毛花苷 C。低氧血症和感染均可使心律增快，故不宜以心率作为衡量强心药疗效的指标。用药期间应注意纠正缺氧，防治低钾血症。应用洋地黄的指征：①感染已控制，呼吸功能已改善，利尿剂不能取得良好疗效而反复水肿的心力衰竭患者；②以右心衰竭为主要表现而无明显急性感染的诱因者；③出现急性左心衰竭者。

（3）预激综合征合并心房颤动或扑动时，由于大部分激动经旁路下传心室，故可引起极快的心室率。若此时使用洋地黄，则可使旁路不应期进一步缩短，使房室传导进一步减慢，心房激动大部分经旁路传到心室，可引起极快的心室率，使 R-R 间期有可能缩小到 0.2～0.25 s，此时室上性激动很容易落在心室易损期上，从而引起室颤。故凡有条件的医院在使用洋地黄以前应常规描记心电图，以排除房颤合并预激的可能。

（4）预激综合征合并室上性心动过速、QRS波群宽大畸形者，不宜使用洋地黄治疗，因为患者有可能转变为预激合并心房颤动，进而引起心室纤颤。

（5）治疗室性期前收缩一般不选用洋地黄治疗，但若室性期前收缩是由于心力衰竭引起，且的确与洋地黄无关时，则使用洋地黄治疗不但无害，反而有利于消除室性期前收缩。由洋地黄中毒引起的室性期前收缩应立即停用洋地黄。

（6）急性心肌梗死合并心房纤颤或室上性心动过速者，一般不首选洋地黄治疗，因洋地黄增加心肌耗氧量和心肌应激性，不仅可能引起梗死面积扩大，而且还可能引起室性心律失常或猝死。但急性心肌梗死合并心房纤颤及充血性心力衰竭时，仍可慎用洋地黄制剂。

（7）急性心肌梗死合并充血性心力衰竭时，若无快速性心房纤颤或阵发性室上性心动过速，头 24 h 内不主张使用洋地黄。有学者认为急性心肌梗死前 6 h 内为使用洋地黄的绝对禁忌证，12 h 内为相对禁忌证，24 h 后在其他治疗无效的情况下才考虑使用洋地黄。还有的学者认为，心肌梗死 1 周内使用洋地黄也不能发挥有益作用。急性心肌梗死后早期使用洋地黄治疗其合并的心力衰竭,疗效不佳的主要原因:心室尚未充分重塑,心室腔尚未扩大,此时心力衰竭的主要原因系由心室舒张功能障碍所致,因此,使用洋地黄治疗无效,反而有害。

(8)室性心动过速是使用洋地黄的禁忌证,但若室性心动过速确是由心力衰竭引起的,并且与洋地黄中毒无关,使用多种抗心律失常药物无效者,仍可使用洋地黄治疗。

(9)二尖瓣狭窄患者在窦性心律情况下发生心力衰竭,是由于二尖瓣口过小,导致肺淤血所致。此时使用洋地黄对二尖瓣口的大小无影响,却使右室心肌收缩力增强,右室排血量增多,肺淤血更为严重。二尖瓣狭窄合并快速性心房纤颤时使用洋地黄,是为了控制心室率、延长心室充盈期,故心排血量增加。

(10)病窦综合征合并心功能不全的患者是否使用洋地黄治疗仍有争议。近年来的研究表明,洋地黄并不抑制窦房传导,反而促进其传导,缩短窦房结恢复时间,并可防治心力衰竭;特别是对慢快综合征的防治有重大作用。一般来说,病窦综合征患者发作快速性心律失常时,可使用洋地黄,但剂量宜偏小;如果是病窦综合征合并心力衰竭,应慎用洋地黄,对这种患者可选用非强心苷类正性肌力药物,如多巴胺或多巴酚丁胺,必要时应安置人工心脏起搏器。

(11)房室传导阻滞合并充血性心力衰竭是否可使用洋地黄仍有争议。一般认为一度房室传导阻滞的心力衰竭患者可以慎用洋地黄,二度房室传导阻滞的心力衰竭患者最好不用洋地黄,以防发展为三度房室传导阻滞;三度房室传导阻滞的心力衰竭患者不应使用洋地黄。二、三度房室传导阻滞的心力衰竭患者,可使用多巴胺或多巴酚丁胺治疗;如必需使用洋地黄治疗应先安置人工心脏起搏器。

(12)室内传导阻滞常指左或右束支阻滞,或双束支阻滞。治疗剂量的洋地黄不抑制室内传导;因此,室内传导阻滞不是使用洋地黄的反指征。洋地黄不增加室内传导阻滞发展为三度房室传导阻滞的发生率。

(13)肥厚性梗阻型心肌病患者一般禁忌使用洋地黄,因为洋地黄增强心肌收缩力,加重梗阻症状。但肥厚型心肌病合并快速性心房纤颤或心力衰竭时,可使用洋地黄,因此时心排血量下降,梗阻症状已不突出,故可使用洋地黄治疗,但剂量应减少。

(14)心内膜弹力纤维增生症合并心力衰竭时,强调长期使用洋地黄维持治疗,一直到症状、X线、心电图恢复正常两年后才逐渐停药。不应突然停药,以防死亡。但患者对洋地黄的耐受性较低,易发生洋地黄中毒,故洋地黄的用量应偏小,并应密切观察治疗反应。

(15)法洛四联症患者应慎重使用洋地黄,因洋地黄可以加重右室漏斗部的肌肉痉挛,使右室进入肺动脉的血流进一步减少,加重缺血症状。

(16)心绞痛患者一般不使用洋地黄缓解症状。但夜间心绞痛患者发作前常有血流动力学改变,如肺毛血管嵌压和肺动脉压升高,外周血管阻力增加,心脏指数下降,提示夜间心绞痛可能与夜间心功能不全有关,故夜间心绞痛可试用洋地黄治疗。卧位心绞痛可能与卧位时迷走神经张力增高致冠状动脉痉挛有关;也可能与卧位时回心血量增多致心功能不全有关,故卧位心绞痛仍可试用洋地黄治疗。此外,伴有心脏肥大及左室功能不全的患者,在发生心肌梗死前使用洋地黄能减少心肌缺血程度和减少心肌梗死面积。

(17)高血压病患者发作急性左心衰竭或伴有充血性心力衰竭时,不应首选洋地黄治疗。对这种患者应首先使用血管扩张剂和利尿剂,迅速降低心脏前后负荷。若患者血压降为正常水平以后仍有心力衰竭症状存在时,才考虑使用洋地黄制剂。

(18)电复律及奎尼丁复律前必需停用地高辛 1 d 以上,停用洋地黄毒苷 3 d 以上,以防转复心律过程中发生严重室性心律失常或心室纤颤。

(19)缩窄性心包炎患者使用洋地黄不能缓解症状,但在心包剥离术前使用洋地黄可防止术后发生严重心力衰竭和心源性休克。

(20)无心力衰竭的心脏病患者是否需要使用洋地黄应具体情况具体分析。一般认为心脏病患者处于分娩、输血输液、并发肺炎时,可预防性给予洋地黄。感染性休克患者经补液、纠正酸中毒、合用抗生素和激素后,休克仍未满意纠正时,可给予洋地黄。有学者认为,心脏增大的幼儿,特别是心胸比例>65%者,应预防性给予洋地黄。

(21)快速性心房纤颤合并或不合并心力衰竭的患者,使用洋地黄控制心室率时,应将心室率控制在休息时70~80次/分钟,活动后不超过100次/分钟。单独使用洋地黄控制心室率疗效不好时,可用维拉帕米或普萘洛尔。近年来有学者提出,维拉帕米与洋地黄合用可引起致命性房室传导阻滞,且维拉帕米有诱发洋地黄中毒的危险,故不主张两药合用;而普萘洛尔与洋地黄合用,有诱发或加重心力衰竭的危险,故提出硫氮䓬酮与洋地黄合用疗效较好。使用洋地黄控制快速性心房纤颤患者的心室率时,洋地黄的用量可以稍大一些,如未使用过洋地黄的患者在头24 h内可分次静脉注射毛花苷C总量达1.2 mg。此外,个别患者在静脉注射毛花苷C 0.2~0.4 mg后,心室率反而较用药前增快,此时应做心电图检查,若除外预激综合征后,再静脉注射毛花苷C 0.2~0.4 mg,可使心率明显下降。

(22)窦性心律的心力衰竭患者使用洋地黄时,不应单纯以心率的快慢来指导用药,若在使用比较足量的洋地黄以后心率仍减慢不明显时,应注意寻找有无使心率加快的其他诱因,如贫血、感染、缺氧、甲状腺功能亢进、血容量不足、风湿活动、心肌炎、发热等。心力衰竭患者达到洋地黄化的指标应是综合性的,下列指标可供用药时参考:窦性心律者,心率减少到70~80次/分钟,活动后为80~90次/分钟。心房纤颤者,心率应减少到70~90次/分钟。尿量增多,水肿消退,体质量减轻;呼吸困难减轻,发绀减轻,肺水肿减轻,肺部啰音减退;肿大的肝脏缩小;患者的一般状况改善,如精神好转、体力增加、食欲增进等。

(23)妊娠心脏病患者在妊娠期间应避免过劳、保证休息、限盐、避免并治疗心力衰竭的其他诱因。一般认为,风湿性心脏病心功能Ⅱ~Ⅳ级,过去有心力衰竭史、心脏中度扩大或严重二尖瓣狭窄、心房纤颤或心率经常在110次/分钟以上者,应给予适当剂量的洋地黄。在分娩期,若心率>110次/分钟,呼吸>20次/分钟,有心力衰竭先兆者,为防止发生心力衰竭,应快速洋地黄化。孕妇已出现心力衰竭时,如心力衰竭严重,应选择作用快速制剂。使用快速制剂使症状改善后,可改用口服制剂。

(24)甲状腺功能亢进引起的心脏病,绝大多数合并快速性心房纤颤,在使用洋地黄类制剂控制心室率的同时,应特别注意甲亢的治疗。这种患者对洋地黄的耐受性大,如果使用了足量的洋地黄以后,心室率控制仍不满意者,加用β受体阻滞剂可收到良好疗效。如果甲亢合并心房纤颤的患者无心力衰竭,单独使用β受体阻滞剂控制心室率就可获得良效。

四、强心苷中毒

洋地黄的治疗量大是洋地黄中毒量的60%,洋地黄的中毒量大是洋地黄致死量的60%。心力衰竭患者洋地黄中毒的发生率可达20%,并且是患者的死亡原因之一。洋地黄中毒的诱发因素很多,但最重要的是心功能状态和心肌损害的严重程度。有学者报告,正常人一次口服地高辛100片,经治疗后好转,治疗过程中未出现或仅出现一度房室传导阻滞等心脏表现;换言之,在常规使用洋地黄的过程中,若患者出现洋地黄中毒的心脏表现,常提示其心肌损害严重。下面讨论洋地黄中毒的诱因、临床表现及防治方法。

(一)强心苷中毒的诱发因素

1.洋地黄过量

常见于较长期使用洋地黄而剂量未做适当调整的患者。只要剂量及用药间隔不变,其"坪值"应稳定在某一水平上。但洋地黄的吸收、代谢及排泄受许多因素的影响,特别是受肝肾功能状态的影响,故长期服用固定剂量的洋地黄者,可发生洋地黄不足或中毒。也有个别患者在短期内使用过多的洋地黄而引起中毒。

2.严重心肌损害

严重心肌炎、心肌病、大面积心肌梗死及顽固性心力衰竭等严重心肌损害的患者,对洋地黄的耐受性降低,其中毒量与治疗量十分接近,有的患者甚至中毒量小于治疗量,故很容易发生洋地黄中毒,并且其中毒表现几乎都是心脏方面的。健康人对洋地黄的耐受性很强,即使一次误服十几倍常用量的洋地黄(如地高辛),也很少发生心脏方面的毒性表现。

3.肝肾功能损害

洋地黄毒苷、毛花苷 C 等主要经肝脏代谢;如地高辛、毒毛花苷 K 等主要经肾脏代谢。故肝肾功能不全的患者仍按常规剂量使用洋地黄时,易发生中毒。肝脏病变时使用地高辛,肾脏病变时使用洋地黄毒苷,可减少中毒的发生率。

4.老年人和瘦弱者

老年人和瘦弱者,身体肌肉总量减少,而肌肉可以结合大量洋地黄,故肌肉瘦弱者易发生洋地黄中毒。肥胖者和瘦弱者,只要他们的肌肉净重相似,则他们的洋地黄治疗量和中毒水平也相似。老年人不仅肌肉瘦弱,而且常有不同程度的肝肾功能减退,故易发生洋地黄中毒。此外,老年人易患病窦综合征,也是容易发生中毒的原因之一。许多学者建议,老年心力衰竭患者服用洋地黄的剂量应减半,如地高辛每天口服 0.125 mg。

5.甲状腺功能减退

甲状腺功能减退的患者,对洋地黄的敏感性增高,故易发生中毒。使用洋地黄治疗甲状腺功能减退合并心力衰竭的患者时,应使用 1/2~2/3 的常规剂量;并且同时加用甲状腺素。甲状腺素应从小剂量开始服用,若剂量过大,反而会诱发或加重心力衰竭。

6.电解质紊乱

低钾、低镁、高钙时易发生洋地黄中毒。故使用洋地黄过程中应避免低钾、低镁和高钙血症。使用排钾性利尿剂时,应注意补钾。只要不是高镁血症,常规静脉补镁还有助纠正心力衰竭。长期使用糖皮质激素的心力衰竭患者,容易发生低钾血症;故这种患者使用洋地黄过程中,一般不宜补钙,以防诱发洋地黄中毒,甚至发生心室纤颤。但若患者发生明显的低钙症状,如低钙抽搐,则可以补钙。低钙患者经补钙后还可以提高洋地黄的疗效。补钙途径可经口服、静脉滴注或静脉注射,但应避免同时静脉注射洋地黄和钙剂,如果需要静脉注射这两种药物,则两药间隔应为 6 h 以上,最好在 8 h 以上。

7.缺氧

缺氧可使心肌对洋地黄的敏感性增高,从而诱发洋地黄中毒。肺心病患者洋地黄的治疗量应较一般患者减少 1/2。

8.严重心力衰竭

严重心力衰竭提示心肌损害严重,故易发生洋地黄中毒。心力衰竭的程度越重,使用洋地黄越要小心谨慎。

9.风湿活动

有风湿活动的患者常合并风湿性心肌炎,使心肌损害进一步加重,故易发生洋地黄中毒。风湿性心脏瓣膜病合并风湿活动常不易诊断,下列各项指标提示合并风湿活动:常患感冒、咽炎并伴有心悸、气短;出现不明原因的肺水肿;红细胞沉降率增快或右心衰竭时红细胞沉降率正常,心力衰竭好转时红细胞沉降率反而增快;有关节不适感;常出现心律失常,如期前收缩、阵发性心动过速、心房纤颤等;低热或体温正常但伴有明显出汗;无任何其他原因的心功能恶化;出现新的杂音或心音改变(需除外感染性心内膜炎);洋地黄的耐受性低,疗效差,容易中毒。

(二)强心苷中毒的表现

1.胃肠道反应

厌食、恶心、呕吐,有的患者表现为腹泻,极少表现为呃逆,上述症状若发生在心力衰竭一度好转后或发生在增加洋地黄剂量后,排除其他药物的影响,应考虑为洋地黄中毒。

2.心律失常

在服用洋地黄过程中,心律突然转变,如由规则转变为不规则、由不规则转变为规则、突然加速或显著减慢,都是诊断洋地黄中毒的重要线索。强心苷中毒可表现为各种心律失常,其中房室传导阻滞的发生率为42%。但具有代表性的心律失常是房性心动过速伴房室传导阻滞及非阵发性交界性心动过速伴房室分离。房室传导阻滞伴异位心律提示与洋地黄中毒有关。心房纤颤患者若出现成对室性期前收缩,应视为洋地黄中毒的特征性表现。多源性室性期前收缩呈二联律及双向性或双重性心动过速也具有诊断意义。

3.心功能再度恶化

经洋地黄治疗后心力衰竭一度好转,但在继续使用洋地黄的过程中,无明显原因的心功能再度恶化,应疑及强心苷中毒。

4.神经系统表现

头痛、失眠、忧郁、眩晕、乏力,甚至精神错乱。

5.视觉改变

黄视、绿视及视觉改变。

在服用洋地黄的过程中,心电图可出现鱼钩形的 ST-T 变化,这并不表示为洋地黄中毒的毒性作用,只表示患者已使用过洋地黄。而且,在洋地黄中毒引起心律失常时,心电图上一般不出现这种特征性的 ST-T 改变。

应用洋地黄制剂治疗心力衰竭时,测定其血清浓度,对诊断洋地黄中毒有一定参考价值。一般地高辛治疗浓度在 0.5~2.0 ng/mL。如地高辛浓度 1.5 ng/mL,多表示无中毒。但患者的病情各异,心肌对洋地黄的敏感性和耐受性差异很大。因此,不能单凭测定其血清浓度作出有无中毒的结论,必须结合临床表现进行全面分析。

(三)强心苷中毒的处理

1.停用强心苷

如有低钾、低镁等电解质紊乱,应停用利尿剂。胃肠道反应常于停药2~3 d后消失,

2.补钾

洋地黄中毒常伴有低钾,但血清钾正常并不代表细胞内不缺钾,故低钾和血钾正常者都应补钾。心电图上明显 U 波与低钾有关,但低钾并不一定都出现高大 U 波;心电图上 U 波高大者一般提示低钾,故 U 波高大者可以补钾。补钾可采用口服或静脉滴注,静脉补钾的浓度不宜超过5‰,最好不超过 3‰。补钾量应视病情及治疗反应而定。补钾时切忌静脉注射,以防发生严重心律失常而死亡。但有学者报道 2 例患者因低钾(血清钾分别为 2.0 mmol/L 及 2.2 mmol/L)发生心室纤颤,各种治疗措施(包括反复电除颤)均不能终止室颤发作,最后将 10％氯化钾 1～2 mL 加入 5％葡萄糖注射液 20 mL 中静脉注射而终止了心室纤颤发作。

3.补镁

镁是 ATP 酶的激动剂,缺镁时钾不易进入细胞内,故顽固性低钾经补钾治疗仍无效时,常表明患者缺镁,此时应予补镁。有的学者认为洋地黄中毒时,不论血钾水平如何,也不论心律失常的性质如何,只要不是高镁血症,均可补镁。补镁后洋地黄中毒症状常很快消失。补镁还有助于纠正心力衰竭、增进食欲。肾功能不全、神志不清和呼吸功能抑制者应慎重补镁,以防加重昏迷及诱发呼吸停止。补镁方法为 25％硫酸镁 10 mL 稀释后静脉注射或静脉滴注,但以静脉滴注较安全,每天一次,7～10 d 为 1 个疗程。

4.苯妥英钠

为治疗洋地黄中毒引起的各种期前收缩和快速性心律失常最安全最有效的药物,治疗室速更为适用。服用洋地黄患者必需紧急电复律时,也常在复律前给予苯妥英钠,以防引起更为严重的心律失常。给药方法:首次剂量 100～200 mg 溶于注射用水 20 mL 静脉注射,每分钟 50 mg。必要时每隔 10 min 静脉注射 100 mg,但总量不能超过 300 mg。继之口服,每次 50～100 mg,每6 小时一次,维持 2～3 d。

5.利多卡因

适用于室性心律失常。常用方法:首次剂量为 50～100 mg 溶于 10％葡萄糖注射液 20 mL静脉注入;必要时每隔 10～15 min 重复注射一次,但总量不超过 300 mg。继之以 1～4 mg 静脉滴注。

洋地黄中毒引起的快速性心律失常也可以选用美西律、普萘洛尔、维拉帕米、普鲁卡因胺、奎尼丁、溴苄铵、阿普林定等治疗。有学者报告使用酚妥拉明、胰高血糖素等治疗亦有效。

6.治疗缓慢型心律失常

一般停用洋地黄即可,若心律＜50 次/分钟,可皮下、肌内或静脉注射阿托品 0.5～1.0 mg 或654-2 10 mg,或口服心宝等。一般不首选异丙肾上腺素,以防引起或增加室性异位搏动。

7.考来烯胺

在肠道内络合洋地黄,打断洋地黄的肝-肠循环,从而减少洋地黄的吸收和血液浓度。用药方法:4～5 克/次,每天 4 次。

8.特异性地高辛抗体

其用于治疗严重的地高辛中毒,它可使心肌地高辛迅速转移到抗体上,形成失去活性的地高辛片段复合物。虽然解毒效应迅速而可靠,但可致心力衰竭的恶化。

9.电复律和心脏起搏

洋地黄中毒引起的快速性心律失常一般不采用电复律治疗,因为电复律常引起致命性心室纤颤。只有在各种治疗措施均无效时,电复律才作为最后一种治疗手段。在电复律前应静脉注射利多卡因或苯妥英钠,复律应从低能量开始,无效时逐渐增加除颤能量。洋地黄中毒引起的严重心动过缓(心室率<40 次/分钟),伴有明显的脑缺血症状或发生晕厥等症状、药物治疗无效时,可考虑安置人工心脏起搏器。为预防心室起搏时诱发严重心律失常,易同时使用利多卡因或苯妥英钠。

五、与其他药物的相互作用

(一)抗心律失常药物

1.奎尼丁

地高辛与奎尼丁合用,可使 90% 以上患者的血清地高辛浓度升高,有的甚至升高 2~3 倍,并可由此引起洋地黄中毒的症状及有关心电图表现。奎尼丁引起血清地高辛浓度升高的机制:竞争组织结合部位,使地高辛进入血液;减少地高辛经肾脏及肾外的排除;可能增加胃肠道对地高辛的吸收速度。两药合用时,为避免发生地高辛中毒,应将地高辛的剂量减半,或采用替代疗法,即将地高辛改为非糖苷类强心剂,或将奎尼丁改为普鲁卡因胺或丙吡胺等。

2.普鲁卡因胺

两药合用时,血清地高辛浓度无明显改变。普鲁卡因胺可用于治疗洋地黄中毒引起的快速性心律失常。但普鲁卡因胺为负性肌力、负性频率及负性传导药物,与地高辛合用仍应慎重,特别是静脉注射时更应注意。

3.利多卡因

洋地黄与利多卡因合用,无不良相互作用。利多卡因常用于洋地黄中毒引起的快速性室性心律失常。

4.胺碘酮

胺碘酮与洋地黄合用,血清地高辛浓度升高 69%,最高可达 100%。血清地高辛浓度升高值与胺碘酮的剂量及血药浓度呈线性关系,停用胺碘酮两周,血清地高辛浓度才逐渐降低。胺碘酮使血清地高辛浓度升高的机制:减少肾小管对地高辛的分泌;减少地高辛的肾外排泄;将组织中的地高辛置换出来,减少了地高辛的分布容积。两药合用时,地高辛用量应减少 1/3,并密切观察治疗反应 1~2 周。

5.美西律

美西律对地高辛的血清浓度无明显影响,故美西律常用于治疗已使用地高辛患者发生的室性心律失常。

6.普萘洛尔

地高辛与普萘洛尔合用治疗快速性心房纤颤时有协同作用,但两药合用时可发生缓慢性心律失常;对心功能不全者可能会加重心力衰竭,两药合用时,普萘洛尔的剂量要小,逐渐增加剂量,并应密切观察治疗反应。

7.苯妥英钠

苯妥英钠是目前治疗地高辛中毒引起的各种快速性心律失常的首选药物。苯妥英钠为肝药酶诱导剂,与洋地黄毒苷合用时可促进洋地黄毒苷的代谢,因地高辛主要经肾脏代谢,故苯妥英钠对其代谢影响较小。

8.丙吡胺

丙吡胺属ⅠA类抗心律失常药物,药理作用与普鲁卡因胺相似,对房室交界区有阿托品样作用,可使不应期缩短。因此,两药合用治疗快速性心房纤颤时,有可能使地高辛失去对心室率的保护作用和使心室率增加的潜在危险,故两药不宜合用,更不适用于老年患者。丙吡胺对地高辛的血清浓度并无明显影响。

9.普罗帕酮

普罗帕酮与地高辛合用,可使地高辛的血清浓度增加 31.6%,这是由于普罗帕酮可减低地高辛的肾清除率。

10.溴苄铵

溴苄铵具有阻滞交感神经、提高心肌兴奋阈值的作用,可用于消除地高辛所致的各种快速性心律失常,如室性期前收缩二联律、多源性室性期前收缩、室性心动过速、心室纤颤等。但亦有报道称两药合用引起新的心律失常。

11.阿义吗林

地高辛与阿义吗林合用,血清地高辛浓度无明显改变。

12.哌甲酯

地高辛与哌甲酯合用,血清地高辛浓度无明显改变。

13.西苯唑林

西苯唑林的药理作用与奎尼丁相似,但西苯唑林与地高辛合用时,血清地高辛浓度改变不明显,两药合用时不必调整剂量。

(二)抗心肌缺血药物

1.硫氮䓬酮

硫氮䓬酮与地高辛合用后,地高辛血清浓度增高 22%～30%。这是由于硫氮䓬酮可使地高辛的体内总清除率减低,半衰期延长所致。

2.硝苯地平

硝苯地平与地高辛合用,地高辛的肾清除率减少 29%,血清地高辛浓度增加 43%。但有学者认为硝苯地平对血清地高辛浓度无明显影响。

3.维拉帕米

动物试验和临床观察表明,维拉帕米与地高辛合用 7～14 d 后,地高辛的血清浓度增加 70%以上,因而可诱发洋地黄中毒。中毒的主要表现是房室传导阻滞和非阵发性结性心动过速。临床上两药合用的主要适应证是单用地高辛仍不能较好控制快速性心房纤颤的心室率时。为防止两药合用时发生洋地黄中毒,应将这两种药物适当减量。由于维拉帕米抑制肾脏对地高辛的清除率,肾功能不全时两药合用后更易致地高辛浓度显著而持久的升高。维拉帕米和洋地黄毒苷合用,也可使洋地黄毒苷的血药浓度升高,但不如与地高辛合用时那样显著,是因为洋地黄毒苷主要经肝脏代谢。

4.硝酸甘油

硝酸甘油与地高辛合用后,肾脏对地高辛的清除率增加 50%,血清地高辛浓度下降。故两药合用时应适当增加地高辛的剂量。

5.普尼拉明

普尼拉明属钙通道阻滞剂,具有扩血管作用,与地高辛合用未见不良反应,并且普尼拉明可抵消地高辛对室壁动脉血管的收缩作用。

6.潘生丁

潘生丁能改善微循环,扩张冠状动脉,有利于改善心功能,增强地高辛治疗心力衰竭的效果。但潘生丁有冠脉窃血作用,故两药合用时应注意心电图变化。

7.吗导明

吗导明具有扩张冠状动脉和舒张血管平滑肌的作用,故能减轻心脏前后负荷;与地高辛合用适用于缺血性心肌病合并心力衰竭的治疗。

(三)抗高血压药物

1.利血平

利血平具有对抗交感神经、相对增强迷走神经兴奋性、减慢心率和传导的作用;与地高辛合用时可引起严重心动过缓及传导阻滞,有时还能诱发异位节律。但在单用地高辛控制快速性心房纤颤的心室率不够满意时,加用适量利血平可获得一定疗效。

2.肼屈嗪

肼屈嗪具有扩张小动脉、减轻系统血管阻力和心脏后负荷的作用,与地高辛合用治疗心力衰竭有协同作用。肼屈嗪可增加肾小管对地高辛的总排泄,两药合用后地高辛的总清除率增加50%。但两药长期合用是否需要增加地高辛的剂量尚无定论。

3.利尿剂

氢氯噻嗪不改变地高辛的药代动力学,但非保钾性利尿药与地高辛合用后,可因利尿剂致低钾血症而增加地高辛的毒性。低钾能降低地高辛的清除率,使其半衰期延长,当血钾低至 $2\sim3$ mmol/L 时,肾小管几乎停止排泄地高辛。故两药合用时应注意补钾。螺内酯能抑制肾小管分泌地高辛,口服 100 mg 螺内酯,可使血清地高辛浓度平均增高20%,但个体差异很大。

4.卡托普利

卡托普利与地高辛合用治疗充血性心力衰竭具有协同作用。但两药合用两周后血清地高辛浓度增加 1.5 倍,使地高辛中毒的发生率明显增加。这是由于卡托普利抑制地高辛的经肾排泄,并且能把地高辛从组织中置换到血液中。两药合用时应尽量调整地高辛的剂量。

5.胍乙啶

胍乙啶能增强颈动脉窦压力感受器对地高辛的敏感性,两药合用后易发生房室传导阻滞。

(四)血管活性药物

1.儿茶酚胺类

肾上腺素、去甲肾上腺素、异丙肾上腺素与地高辛合用,易引起心律失常。若使用洋地黄的患者发生病窦综合征或房室传导阻滞时,静脉滴注异丙肾上腺素可收到一定疗效,但应密切观察治疗反应。

2.非糖苷类强心剂

多巴胺、多巴酚丁胺与地高辛合用治疗充血性心力衰竭,可取得协同强心作用。低剂量的多巴胺[≤2 μg/(kg·min)]还具有减低外周阻力、增加肾血流量的作用。但两药合用易诱发心律失常。洋地黄与磷酸二酯酶抑制剂(如氨力农、米力农)合用可取得协同强心作用,且氨力农还具有扩张外周血管、减轻心脏负荷作用。胰高血糖素与地高辛合用,不仅可取得治疗心力衰竭的协同作用,并且还可抑制地高辛中毒所致的心律失常。

3.酚妥拉明

酚妥拉明与地高辛合用治疗心力衰竭可取得协同疗效,并且患者心率改变也不明显。但有时可引起快速性心律失常。

4.硝普钠

硝普钠与地高辛合用,可使肾小管排泄地高辛增多,血清地高辛浓度下降。但两药合用是否需补充地高辛的剂量,尚有不同看法。

5.抗胆碱能药物

阿托品、山莨菪碱、东莨菪碱、溴丙胺太林等抗胆碱能药物与地高辛同服,由于前者抑制胃肠蠕动,延长地高辛在肠道内的停留时间,致使肠道吸收地高辛增多,血清地高辛浓度增高。抗胆碱能药物与地高辛合用,治疗急性肺水肿可能有协同作用,但应注意不能使患者心率过于加速。该类药物还用于治疗洋地黄中毒诱发的缓慢心律失常。由于该类药物能阻断地高辛的胆碱能反应,故有进一步加强心肌收缩力和增加心排血量的作用。

6.糖皮质激素

糖皮质激素与地高辛合用治疗顽固性心力衰竭所致水肿有一定疗效。这是由于糖皮质激素能反馈性抑制垂体分泌抗利尿激素,从而产生利尿作用;抑制心肌炎性反应,改善心肌对洋地黄的治疗反应。糖皮质激素具有保钠排钾倾向,长期使用可引起低钾血症,增加对洋地黄的敏感性,故两药合用时应注意补钾。

7.氯丙嗪

氯丙嗪能阻断肾上腺素能受体和 M-胆碱能受体,具有利尿和减轻心脏负荷的作用,与洋地黄合用,可加强心力衰竭治疗效果。但氯丙嗪可引起血压下降,老年人尤应注意。氯丙嗪可增加肠道对地高辛的吸收,致使血清地高辛浓度升高,以致诱发洋地黄中毒。有学者认为两药不宜合用,必须合用强心苷时,可选用毒毛花苷 K。

(五)钾、镁、钙盐

1.钾盐

钾离子与洋地黄竞争洋地黄受体,减弱强心苷的作用。低钾时,心肌对洋地黄的敏感性增加,易发生洋地黄中毒,长期使用利尿剂和洋地黄的患者,应注意补钾。已发生洋地黄中毒的患者,只要不是高钾血症或伴有严重肾衰竭者,均应补钾。

2.镁盐

长期心力衰竭患者,易发生缺镁。缺镁是低钾血症不易纠正、洋地黄效果不佳和易发生洋地黄中毒的重要原因之一。洋地黄中毒患者,只要不是高镁血症,无昏迷及严重肾功能障碍者,均可补镁治疗。

3.钙盐

洋地黄的正性肌力作用是通过钙而实现的,低钙可致洋地黄疗效不佳,高钙又能诱发洋地黄中毒。使用洋地黄的患者发生低钙抽搐时应予补钙。补钙时应注意:首先测定血钙,明确为低钙血症时再予补钙;补钙以口服最为安全。但口服起效慢,故紧急情况下仍以静脉补钙为好,一般先予以静脉注射,继之给予静脉滴注;静脉注射洋地黄和钙剂绝不能同时进行,可于静脉注射洋地黄制剂后 4~6 h 再注射钙制剂,或在静脉注射钙剂 1~2 h 后再使用洋地黄。

(六)洋地黄自身

不同的洋地黄类制剂的用药剂量、用药途径及半衰期不同,但治疗心力衰竭的机制无本质区别。临床上选用洋地黄制剂的种类,主要依据病情的轻重缓急和医师本人的经验。心力衰竭患者对一种洋地黄制剂的治疗反应不佳时,换用另一种制剂或加用另一种制剂并不能提高疗效,反而使问题复杂化。下列情况可出现先后使用两种洋地黄制剂的情况。

(1)长期口服一定剂量的地高辛,但心力衰竭在近期内恶化,估计为地高辛用量不足时,慎重静脉注射毛花苷 C 0.2 mg 或毒毛花苷 K 0.125 mg,若心力衰竭症状好转,则证实为地高辛用量不足,可继续口服地高辛并相应增加剂量。但如果能测定血清地高辛浓度,则应先测定,证实为地高辛浓度未达到治疗浓度时,再注射上述药物,则更为安全可靠。

(2)两周内未使用过洋地黄的急性心力衰竭患者,可先予静脉注射毛花苷 C 等快效制剂,待心力衰竭控制后,再给予口服地高辛维持治疗效果。

(3)长期使用地高辛控制快速性心房纤颤的心室率,心室率突然加速,估计地高辛剂量不足者,可静脉注射毛花苷 C 0.2～0.4 mg,常可使心室率满意控制。

(七)其他药物

1.甲巯咪唑

顽固性心力衰竭经常规治疗效果不佳时可加用甲巯咪唑联合治疗。联合用药时,地高辛的剂量维持不变,甲巯咪唑的用法为每次 10 mg 口服,每天 3 次,连用 2 周。

2.抗凝剂

在使用地高辛治疗心力衰竭的基础上,每天静脉滴注肝素 50～100 mg,对心力衰竭治疗有一定疗效。有报道称,强心苷与口服抗凝剂或肝素合用时,可减弱抗凝剂的作用。故两药合用时应注意监测凝血指标的变化。

3.抗生素

地高辛与青霉素、四环素、红霉素、氯霉素等同服时,由于肠道内菌丛的变化,使地高辛在肠道内破坏减少,吸收增加,生物利用度增高,使血清地高辛浓度升高 1 倍以上。地高辛与新霉素同服,因新霉素损伤肠黏膜,减少肠道对地高辛的吸收,使地高辛的血清浓度下降 25%。

4.甲氧氯普胺

地高辛与甲氧氯普胺等促进胃肠道蠕动的药物合用,因肠蠕动加快,地高辛在肠道内停留时间缩短,减少了地高辛在肠道内的吸收率,故血清地高辛浓度下降,其疗效也随之减弱。

5.考来烯胺

洋地黄毒苷参与肠肝循环,考来烯胺在肠道内与洋地黄结合,干扰其肝肠循环,影响洋地黄毒苷的吸收,使其血药浓度下降,疗效减弱。考来烯胺亦可与地高辛发生络合反应,减少其吸收,降低其生物利用度。两药如需口服,应间隔 2～3 h。

6.琥珀胆碱

琥珀胆碱能释放儿茶酚胺并引起组织缺氧,与洋地黄制剂合用易发生室性期前收缩。

7.苯巴比妥、保泰松、苯妥英钠

上述三药均为肝药酶诱导剂,与洋地黄制剂合用时血药浓度降低。由于洋地黄毒苷主要经肝脏代谢,地高辛主要经肾脏排泄,故上述三药对洋地黄毒苷的影响远大于对地高辛的影响。

8.抗结核药物

利福平为肝药酶诱导剂,与洋地黄制剂合用后,可加速洋地黄制剂的代谢,使其血药浓度下降,异烟肼和乙胺丁醇也可使洋地黄毒苷的血药浓度下降,但它们对地高辛的影响较小。

9.抗酸剂

氢氧化铝、三硅酸镁、碳酸钙、碳酸铋等抗酸剂与地高辛同服时,均能减少肠道对地高辛的吸收。为避免这种不良的相互影响,两药服用的间隔应在 2 h 以上。

10.西咪替丁

西咪替丁与地高辛合用,对地高辛的血药浓度无明显影响。西咪替丁与洋地黄毒苷合用因前者延缓洋地黄毒苷的经肝代谢,致使洋地黄毒苷的血药浓度升高。故两药合用应减少洋地黄毒苷的剂量。

(张新民)

第五章

呼吸科常用药物

第一节 抗 感 冒 药

感冒是由多种病毒感染引起的一种常见的急性呼吸系统疾病,具有多发性、传染性、季节性等特点,临床表现以鼻塞、咳嗽、头痛、恶寒、发热、全身不适为主要特征。全年均可发病,尤以春季多见。

抗感冒药物泛指用于治疗感冒的各种药物,剂型、种类繁多,目前市场上销售的抗感冒药物大多是对症治疗。感冒初期由于病毒的侵入,鼻黏膜腺体分泌亢进,血管通透性增加,出现打喷嚏、流鼻涕现象,此时可根据症状选用抗组胺药物如苯海拉明、氯苯那敏、异丙嗪等。感冒发作期可出现发热、头痛、肌肉痛等症状,可用解热镇痛药如阿司匹林、对乙酰氨基酚、双氯芬酸等缓解,如症状不能控制可加服抗病毒药物或抗感冒中成药。

一、解热镇痛抗炎药

解热镇痛抗炎药是一类具有解热镇痛,而且大多数还有抗炎、抗风湿作用的药物,在化学结构上与肾上腺皮质激素不同,又称为非甾体抗炎药。在抗感冒药物中,这类药物针对的主要是感冒中的发热症状,兼有止痛和减轻炎症反应的作用,其中以阿司匹林、对乙酰氨基酚、双氯芬酸等的解热作用较好,对乙酰氨基酚没有减少炎症反应的作用。

(一)应用原则与注意事项

1.应用原则

(1)用药时限:此类药物用于解热一般限定服用 3 d,用于止痛限定服用 5 d,如症状未缓解或消失应及时向医师咨询,不得长期服用。

(2)使用一种解热镇痛药时避免同时服用其他含有解热镇痛药成分的药品,以免造成肝损伤等不良反应。

2.注意事项

(1)应用解热镇痛药属于对症治疗,并不能解除疾病的致病原因,由于用药后改变了体温,可掩盖病情,影响疾病的诊断,应引以重视。

(2)该类药物很多都对胃肠道有不良反应,其中阿司匹林对胃肠道的刺激性最大。为避免药品对胃肠道的刺激,应在餐后服药,不宜空腹服药。

(3)关注特殊人群用药:高龄患者、孕妇及哺乳期妇女、肝肾功能不全的患者、血小板减少症患者、有出血倾向的患者及有上消化道出血和/或穿孔病史的患者应慎用或禁用本类药物。对有特异体质者,使用后可能发生皮疹、血管性水肿和哮喘等反应,应当慎用。患有胃十二指肠溃疡者应当慎用或不用。

(4)应用本类药物时应严格掌握用量,避免滥用,高龄患者应适当减量,并注意间隔一定的时间(4~6 h),同时在解热时多饮水和及时补充电解质。

(5)本类药物中大多数之间有交叉变态反应。

(6)使用本类药物时不宜饮酒或饮用含乙醇的饮料。

(二)药物特征比较

儿童和青少年在病毒感染时如果使用阿司匹林退热,可能会发生一种罕见但可致死的不良反应(瑞氏综合征,表现为严重的肝损害和脑病),因此为孩子选择退热药请避免阿司匹林,而以选择对乙酰氨基酚为好。呼吸系统疾病常用解热镇痛抗炎药的比较见表5-1。

表5-1 呼吸系统疾病常用解热镇痛抗炎药的比较

药物	作用和应用			不良反应		
	解热镇痛	抗炎	其他应用	肠道(出血)	过敏	其他
阿司匹林	+++	+++	抑制血小板聚集、抗血栓形成	+++	++	凝血功能障碍、水杨酸反应
对乙酰氨基酚	+++ 缓慢持久	±	感冒发热复方制剂		+	高铁血红蛋白症、肝坏死
吲哚美辛	++++	+++	其他药物不能耐受或疗效不佳的病例、癌性发热	+++	++	中枢神经系统、造血系统
布洛芬	++	+++	风湿性、类风湿关节炎	±		视力模糊、头痛
萘普生	++++	+ + ++	不能耐受阿司匹林、吲哚美辛的病例	++		少而轻

二、减轻鼻黏膜充血药

拟交感神经药被广泛用作普通感冒症状的减轻鼻黏膜充血药,它们通过 α 肾上腺素能效应选择性地收缩鼻黏膜血管,使局部血流重新分配,减轻鼻窦、鼻黏膜血管充血,解除鼻塞症状,有助于保持咽鼓管和窦口通畅,减轻流涕、打喷嚏等症状。麻黄碱和去氧肾上腺素、羟甲唑啉、萘甲唑啉和赛洛唑啉等拟交感神经药能局部以滴鼻或喷雾形式给药,伪麻黄碱等可以口服。

(一)应用原则与注意事项

1.应用原则

(1)禁使用所有含有盐酸苯丙醇胺的药物。

(2)伪麻黄碱属于"兴奋剂类管制品种""易制毒类化学品",生产、经营和使用按有关规定执行。

(3)局部用药应限制在 7 d 以内。

2.注意事项

(1)关注不良反应:这种药物的不良反应主要表现在心脑血管系统,如头痛、心悸、血压升高等。大剂量可引发期前收缩、心动过速,甚至心室颤动,故患有甲状腺功能亢进、器质性心脏病、高血压、心绞痛者的患者禁用含此成分的抗感冒药。

(2)关注不适宜人群:婴幼儿不宜使用;心血管疾病患者慎用。

(二)伪麻黄碱

1.别称

假麻黄碱,异麻黄碱,伪麻黄素。

2.药理作用

本品通过促进去甲肾上腺素的释放,间接发挥拟交感神经作用;能选择性地收缩上呼吸道毛细血管,消除鼻咽部黏膜充血、肿胀,减轻鼻塞症状,对全身其他脏器的血管无明显的收缩作用,对心率、心律、血压和中枢神经无明显影响。

3.药动学

服药后 $2\sim3$ h 血药浓度达高峰。部分代谢为无活性的代谢产物,$55\%\sim75\%$ 以原形从尿中排泄。其半衰期随尿液 pH 的改变而异。

4.适应证

用于减轻感冒、鼻炎(包括变应性鼻炎)及鼻窦炎引起的鼻充血症状。

5.用法用量

口服,成人每次 0.12 g,每天 2 次。

6.不良反应

有较轻的兴奋作用、失眠、头痛。

7.禁忌证

严重的高血压、冠心病、服用单胺氧化酶抑制剂及对盐酸伪麻黄碱敏感或不能耐受的患者禁用。

8.药物相互作用

(1)本品可加强肾上腺素的作用,如用本品后需用肾上腺素,则应减量。

(2)本品可增加糖皮质激素的代谢。

(3)与洋地黄合用可致心律失常。

(4)与多沙普仑合用,两者的加压作用均增强。

9.注意事项

避免与其他拟交感神经药和减轻鼻黏膜充血药同时使用。

10.特殊人群用药

孕妇、哺乳期妇女、老年患者慎用。

(三)药物特征比较

口服和局部用药在药效上无明显差异,但局部用药可能会有充血症状反弹的情况,特别是长时间应用后,而口服给药没有反弹情况出现,但更有可能出现全身性的不良反应,并且在药物相互作用方面有更高的风险。

三、抗组胺药

本节所指的抗组胺药是指能选择性地阻断组胺 H_1 受体、拮抗组胺的作用而产生抗组胺效应的一类药物,主要用于治疗变应性鼻炎、过敏性结膜炎及过敏性皮肤病等。按其化学结构可分为

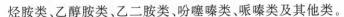

烃胺类、乙醇胺类、乙二胺类、吩噻嗪类、哌嗪类及其他类。

感冒初期感冒病毒刺激机体释放出组胺,造成流涕、咳嗽和痰多等症状,所以常用的感冒药中多含有抗组胺成分,如氯苯那敏、苯海拉明、氯雷他定和西替利嗪等。本类药物通过阻断组胺受体抑制小血管扩张,降低血管通透性,有助于消除或减轻普通感冒患者的打喷嚏和流涕等症状。

(一)应用原则与注意事项

1.应用原则

(1)根据临床疾病的特点选择用药:变态反应紧急阶段有生命威胁时应首先用生理性拮抗剂,如肾上腺素;重度变态反应可选用高效、速效的第二代抗组胺药,如西替利嗪等;一般,变态反应且非驾驶或高空作业者可选用第一代抗组胺药,如氯苯那敏、异丙嗪等;慢性变态反应可选用高效、长效的抗组胺药。

(2)抗组胺药治疗慢性过敏性皮肤病宜交替或联合应用,以增强抗过敏效果,如同时应用两种或几种抗组胺药应选择不同类者。

(3)白天宜用新型的无嗜睡作用的药物;睡前服用传统的抗组胺药,使夜间睡眠良好。

(4)从抗组胺的不良反应选择用药:不应与红霉素、克拉霉素、交沙霉素和伊曲康唑等多种药物合用,因其降低了抗组胺药的代谢,增加室性心律失常的危险,尤其是出现尖端扭转。

(5)老年人应使用无抗胆碱作用的药物,应避免使用苯海拉明、赛庚啶和异丙嗪等,可选用酮替芬、桂利嗪、氯雷他定和咪唑斯汀等。儿童宜使用对中枢系统作用轻、不良反应少和服药方便的糖浆类较好。

2.注意事项

(1)抗组胺药能减少支气管分泌,继而可能形成黏稠的痰液栓,因此不能治疗排痰性咳嗽。

(2)关注不良反应:抗组胺药的常见不良反应包括中枢抑制作用,传统的抗组胺药可通过血-脑屏障进入中枢,有明显的中枢抑制作用,所以驾驶员、高空作业人员、机械操作者及参赛前的运动员不宜服用本类药物。

(3)应用此类药物剂量不要过大,否则可出现中枢神经系统抑制症状;尽可能避免与复方感冒制剂同时使用,因为许多复方感冒制剂中含有氯苯那敏等抗组胺药。

(4)避免与对中枢神经系统有抑制作用的饮料(如酒)、镇静催眠抗惊厥药(如地西泮)和抗精神失常药(如氯丙嗪)同用,否则有可能引起头晕、全身乏力、运动失调、视力模糊和复视等中枢神经过度抑制症状,儿童、老年人和体弱者更易发生。

(5)关注药物相互作用:避免与抗胆碱类(如阿托品)、三环类抗抑郁药(如阿米替林)同用,否则可出现口渴、便秘、排尿困难、心动过缓、青光眼症状加重和记忆功能障碍等有不良反应。

(6)关注不适宜人群:患闭角型青光眼、尿潴留、前列腺增生、幽门十二指肠梗阻和癫痫的患者,以及孕妇和哺乳期妇女慎用。新生儿和早产儿对本类药物抗胆碱作用的敏感性较高,不宜使用。

(二)异丙嗪

1.别称

非那根,茶氯酸异丙嗪,茶异丙嗪。

2.药理作用

本品具有抗组胺、止吐、抗晕动症、镇静催眠作用。

3.药动学

本品肌内注射或口服吸收良好,用药后2～3 h血药浓度达峰值,肝脏首关代谢显著,生物利用度较低,体内分布广泛,可透过血-脑屏障和胎盘屏障,并可经过乳汁分泌。血浆蛋白结合率高(76%～93%),代谢机制多样,主要以代谢物的形式经过尿及胆汁缓慢排泄,消除半衰期为5～14 h。

4.适应证

(1)抗过敏,适用于各种过敏性病症(如哮喘、荨麻疹等)。

(2)用于晕动病,防治晕车、晕船、晕飞机。

(3)用于麻醉和手术前后的辅助治疗,包括镇静、催眠、镇痛、止吐。

(4)用于防治放射病性或药源性恶心、呕吐。

5.用法用量

(1)口服。①成人:每次12.5 mg,每天4次,餐后及睡前服用,必要时睡前可增至25 mg。②儿童:常用量为按体质量每次0.125 mg/kg体质量或按体表面积3.75 mg/m²,每4～6 h口服1次。

(2)肌内注射。①成人:抗过敏,每次25 mg,必要时2～4 h后重复;严重过敏时可肌内注射25～50 mg,最高量不得超过100 mg。在特殊紧急的情况下,可用灭菌注射用水稀释至0.25%,缓慢静脉注射。止吐,12.5～25 mg,必要时每4小时重复1次。镇静催眠,每次25～50 mg。②小儿:抗过敏,按体质量每次0.125 mg/kg或按体表面积3.75 mg/m²,每4～6 h 1次。止吐,按体质量每次0.25～0.5 mg/kg或按体表面积7.5～15 mg/m²,必要时每4～6 h重复;或每次12.5～25 mg,必要时每4～6 h重复。镇静催眠,必要时按体质量每次0.5～1 mg/kg或每次12.5～25 mg。抗眩晕,睡前可按需给予,按体质量0.25～0.5 mg/kg或按体表面积7.5～15 mg/m²;或每次6.25～12.5 mg,每天3次。

6.不良反应

常见嗜睡、视物模糊或色盲(轻度)、眩晕、口鼻咽干燥、耳鸣、皮疹、胃痛或胃部不适感、反应迟钝(儿童多见)、低血压、恶心或呕吐,甚至出现黄疸。还可增加皮肤光敏性、噩梦、易兴奋、易激动、幻觉、中毒性谵妄,儿童易发生锥体外系反应。少见血压增高、血白细胞减少、粒细胞减少症及再生障碍性贫血。

7.禁忌证

对本品过敏者禁用。

8.药物相互作用

(1)与其他中枢神经抑制药(特别是麻醉药、巴比妥类、单胺氧化酶抑制药或三环类抗抑郁药)同用时可相互增强效应,用量要另行调整。

(2)与抗胆碱类药物(特别是阿托品类药物)同用时,本药的抗毒蕈碱样效应可增强。

(3)与溴苄铵、异喹胍或胍乙啶等同用时,后者的降压效应增强;与肾上腺素同用时,后者的α肾上腺素能作用可被阻断,使β肾上腺素能作用占优势。

(4)顺铂、水杨酸制剂、万古霉素、巴龙霉素及其他氨基糖苷类抗生素等具有耳毒性的药物与本药同用时,以上药物的耳毒性症状可被掩盖。

(5)不宜与茶碱及生物碱类药物同时配伍注射。

9.注意事项

(1)对吩噻嗪类药高度过敏者对本品也过敏。

(2)下列情况应慎用:肝功能不全和各类肝脏疾病患者,肾衰竭患者,急性哮喘、膀胱颈部梗阻、骨髓抑制、心血管疾病、昏迷、闭角型青光眼、高血压、胃溃疡、前列腺肥大症状明显者,幽门或十二指肠梗阻、呼吸系统疾病(尤其是儿童服用本品后痰液黏稠,影响排痰,并可抑制咳嗽反射)、癫痫患者(注射给药时可增加抽搐的严重程度),黄疸、瑞氏综合征(异丙嗪所致的锥体外系症状易与瑞氏综合征相混淆)患者。

(3)应用异丙嗪时,应特别注意有无肠梗阻或药物过量、中毒等问题,因其症状体征可被异丙嗪的镇吐作用所掩盖。

10.特殊人群用药

(1)孕妇、哺乳期妇女:孕妇在临产前1~2周应停用此药;哺乳期妇女慎用。

(2)老年人:老年人使用本药后易发生头晕、呆滞、精神错乱和低血压,还可出现锥体外系症状(特别是帕金森病、静坐不能和持续性运动障碍),这种情况在用量过大或胃肠道外给药时更易发生。

(3)儿童:一般的抗组胺药对婴儿特别是新生儿和早产儿有较大的危险性;<3个月的婴儿体内的药物代谢酶不足,不宜应用本品。

(三)苯海拉明

1.别称

苯那君,二苯甲氧乙胺和可他敏。

2.药理作用

本品具有抗组胺、中枢抑制、镇咳、抗M胆碱样作用,以及降低毛细血管渗出、消肿、止痒等作用。

3.药动学

本品可口服或注射给药,吸收快而完全。口服的生物利用度为50%,15~60 min起效,3 h达血药峰浓度,作用可维持4~6 h。本品在体内分布广泛,蛋白结合率高,代谢机制多样,主要经尿以代谢物的形式排出,原形药很少。

4.适应证

(1)急性重症变态反应,可减轻输血或血浆所致的变态反应。

(2)手术后药物引起的恶心、呕吐。

(3)帕金森病和锥体外系症状。

(4)牙科局麻,当患者对常用的局麻药高度过敏时,1%苯海拉明液可作为牙科用局麻药。

(5)其他变态反应病不宜口服用药者。

5.用法用量

(1)口服:一般每次25~50 mg,每天2~3次,餐后服用。

(2)深部肌内注射:每次20 mg,每天1~2次。

6.不良反应

常见中枢神经抑制作用、共济失调、恶心、呕吐、食欲缺乏等;少见气急、胸闷、咳嗽、肌张力障碍等;有报道称给药后可发生牙关紧闭并伴喉痉挛;偶可引起皮疹、血粒细胞减少、贫血及心律失常。

7.禁忌证

对本品过敏或对其他乙醇胺类药物高度过敏者;重症肌无力者;驾驶车船、从事高空作业、机械作业者工作期间禁用。新生儿和早产儿禁用。

8.药物相互作用

(1)本品可短暂影响巴比妥类药和磺胺醋酰钠等的吸收。

(2)和对氨基水杨酸钠同用可降低后者的血药浓度。

(3)可增强中枢神经抑制药的作用。

9.注意事项

(1)肾衰竭时,给药的间隔时间应延长。

(2)本品的镇吐作用可给某些疾病的诊断造成困难。

10.特殊人群用药

(1)孕妇慎用,哺乳期妇女不宜使用。

(2)老年人慎用。

(3)新生儿和早产儿禁用。

(四)氯苯那敏

1.别称

扑尔敏,氯苯吡胺,氯屈米通,马来那敏。

2.药理作用

本药为烃烷基胺类抗组胺药。其特点是抗组胺作用强、用量少,具有中等程度的镇静作用和抗胆碱作用。

3.药动学

可口服或注射给药,口服吸收快而完全,生物利用度为 $25\%\sim50\%$,血浆蛋白结合率为 72%。口服后 $15\sim60$ min 起效,肌内注射后 $5\sim10$ min 起效,作用维持 $4\sim6$ h。主要经肝脏代谢,其代谢物经尿液、粪便及汗液排泄。本品亦可随乳汁分泌。

4.适应证

(1)皮肤过敏症如荨麻疹、湿疹、皮炎、药疹、皮肤瘙痒症、神经性皮炎、虫咬症、日光性皮炎。

(2)变应性鼻炎。

(3)药物和食物过敏。

5.用法用量

(1)口服:成人每次 4 mg,每天 3 次。

(2)肌内注射:每次 $5\sim20$ mg,每天 $1\sim2$ 次。

6.不良反应

主要有嗜睡、口渴、多尿、咽喉痛、困倦、虚弱感、心悸、皮肤瘀斑、出血倾向。

7.禁忌证

对本品过敏者,高空作业者、车辆驾驶人员、机械操作人员工作时间禁用。

8.药物相互作用

(1)同时饮酒或服用中枢神经抑制药可使抗组胺药的药效增强。

(2)本品可增强金刚烷胺、抗胆碱药、氟哌啶醇、吩噻嗪类及拟交感神经药等的作用。

(3)奎尼丁和本品同用,其类似于阿托品样的效应加剧。

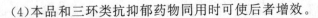

(4)本品和三环类抗抑郁药物同用时可使后者增效。

9.注意事项

(1)注射剂有刺激性,静脉注射过快可致低血压或中枢神经兴奋。

(2)不宜与氨茶碱混合滴注。

10.特殊人群用药

(1)孕妇、哺乳期妇女慎用。

(2)老年人较敏感,应适当减量。

(3)新生儿、早产儿不宜使用。

(五)阿司咪唑

1.别称

息斯敏,阿司唑,安敏,吡氯苄氧胺和苄苯哌咪唑。

2.药理作用

本品为长效的 H_1 受体阻滞剂,作用强而持久,每天服用 1 次即可抑制变态反应症状 24 h,无中枢镇静作用及抗毒蕈碱样胆碱作用。

3.药动学

口服吸收迅速,1 h 左右达血药浓度峰值,血浆蛋白结合率为 97%,不易通过血-脑屏障。大部分在肝中经 CYP450 酶系统代谢,代谢产物去甲基阿司咪唑仍具有抗组胺活性。本品及代谢产物均具有肝肠循环。本品及其代谢产物均自尿排出,但原形药物极少。本品及代谢产物的半衰期长达 19 d,故达到稳态血药浓度需 4～8 周。

4.适应证

治疗常年性和季节性过敏性鼻炎、过敏性结膜炎、慢性荨麻疹和其他过敏性反应症状。

5.用法用量

(1)成人:口服,1 次 3～6 mg,每天 1 次,于空腹时服。一天内最多用至 10 mg。

(2)儿童:口服,6 岁以下按 0.2 mg/kg 体质量,6～12 岁每天 5 mg,12 岁以上剂量同成人。

6.不良反应

(1)偶有嗜睡、眩晕和口干等现象。长期服用可增加食欲而使体质量增加。

(2)服用过量可引起心律失常。

7.禁忌证

对本品过敏者禁用。

8.药物相互作用

(1)本品不能与抑制肝脏代谢酶的药物合用,如抗真菌药氟康唑、伊曲康唑、酮康唑和咪康唑,大环内酯类抗生素克拉霉素、红霉素,以及特非那定、5-羟色胺再摄取抑制药和 HIV 蛋白酶抑制药等,以免引发严重的室性心律失常。

(2)避免与其他可能导致心律失常的药物合用,如抗心律失常药、三环类抗抑郁药、奎宁、抗精神病药、西沙必利和索他洛尔等。

(3)与利尿药合用时,应注意电解质失衡引起的低血钾。

9.注意事项

(1)应避免与影响肝脏代谢酶,易致电解质紊乱如低血钾的药物合用。

(2)因阿司咪唑广泛地经肝脏代谢,患有显著的肝功能障碍的患者应尽量避免服用。

（3）服用过量可引起严重的心律失常，本品给药不宜超过推荐剂量。药用炭可有效地减少本品在胃肠道的吸收，中毒后应尽快服用，也可催吐或洗胃，血液透析不能增加本品的清除。

（4）应在饭前 1～2 h 或饭后 2 h 服用。

10.特殊人群用药

（1）孕妇、哺乳期妇女慎用。

（2）老年患者用量酌减。

（六）依巴斯汀

1.别称

开思亭，苏迪。

2.药理作用

本药为哌啶类长效非镇静性第二代组胺 H_1 受体阻滞剂，能抑制组胺释放，对中枢神经系统的 H_1 受体拮抗作用和抗胆碱作用弱。

3.药动学

口服吸收较完全，极难通过血-脑屏障，大部分在肝脏代谢为活性代谢产物卡瑞斯汀，2.6～4 h 体内达峰值。依巴斯汀和卡瑞斯汀有较高的血浆蛋白结合率（＞95％），卡瑞斯汀的半衰期长达 15～19 h，66％ 以结合的代谢产物由尿排出。

4.适应证

荨麻疹、变应性鼻炎、湿疹、皮炎、皮肤瘙痒症等。

5.用法用量

（1）成人：口服，每次 10 mg，每天 1 次。

（2）儿童：口服，2～5 岁儿童每次 2.5 mg，每天 1 次；6～11 岁儿童每次 5 mg，每天 1 次。

6.不良反应

有时困倦，偶见头痛、头晕、口干、胃部不适、嗜酸性粒细胞增多、谷丙转氨酶及碱性磷酸酶升高。罕见皮疹、水肿、心动过速。

7.禁忌证

对本品及其辅料过敏者禁用。

8.药物相互作用

（1）与具有 CYP450 肝药酶抑制作用的抗真菌药如酮康唑、伊曲康唑、氟康唑、咪康唑合用时应慎重。

（2）大环内酯类抗生素如红霉素等可使本品代谢物卡巴斯汀的血药浓度升高 1～2 倍。

（3）与丙卡巴肼、氟哌利多等合用时应注意中枢抑制和心脏毒性的发生。

9.注意事项

（1）对其他 H_1 受体阻滞剂有不良反应者慎用。

（2）已确定有心电图 Q-T 间期延长或心律失常患者慎用。

（3）哮喘和上呼吸道感染患者慎用。

（4）驾驶或操纵机器期间慎用。

（5）肝、肾功能不全者慎用。

10.特殊人群用药

（1）孕妇慎用，哺乳期妇女用药期间应暂停哺乳。

(2)适用于 2 岁以上的儿童,对 2 岁以下儿童用药的安全性有待于进一步验证。

(3)老年患者通常生理功能减退,应注意减小剂量,以每天 1 次,每次 5 mg 开始服药。

(七)氯雷他定

1.药品名称

开瑞坦,克敏能,华畅。

2.药理作用

本药为哌啶类抗组胺药,具有选择性的拮抗外周组胺 H_1 受体的作用,其抗组胺作用起效快、效强、持久。本品无镇静作用,无抗毒蕈碱样胆碱作用,对乙醇无强化作用。

3.药动学

口服吸收迅速、良好,血药浓度达峰时间(t_{max})为 1.5 h,与血浆蛋白的结合率为 98%。大部分在肝中被代谢,代谢产物去羧乙氧基氯雷他定仍具有抗组胺活性。本品及其代谢物均自尿和粪便排出,半衰期约为 20 h。

4.适应证

用于变应性鼻炎、急性或慢性荨麻疹、过敏性结膜炎、花粉症及其他过敏性皮肤病。

5.用法用量

(1)成人及 >12 岁的儿童:口服,每次 10 mg,每天 1 次。

(2)2～12 岁儿童:口服,体质量 >30 kg 者每次 10 mg,每天 1 次;体质量 ≤30 kg 者 1 次 5 mg,每天1次。

6.不良反应

常见的不良反应有乏力、头痛、嗜睡、口干、胃肠道不适(包括恶心、胃炎)及皮疹等;偶见健忘及晨起面部、肢端水肿;罕见的不良反应有视物模糊、血压降低或升高、晕厥、癫痫发作、乳房肿大、脱发、变态反应、肝功能异常、心动过速、心悸、运动功能亢进、黄疸、肝炎、肝坏死和多形红斑等。

7.禁忌证

具有变态反应或特异体质的患者禁用。

8.药物相互作用

(1)大环内酯类抗生素、抗真菌药酮康唑等可减缓本品的代谢,增加本品的血药浓度,有可能导致不良反应增加。

(2)与其他中枢抑制药、三环类抗抑郁药合用或饮酒可引起严重嗜睡。

(3)单胺氧化酶抑制药可增加本品的不良反应。

9.注意事项

(1)对肝功能不全者,消除半衰期有所延长,可按每次 10 mg,隔天 1 次服用。肾功能不全者慎用。

(2)本品对心脏功能无影响,但偶有心律失常报道,有心律失常病史者应慎用。

(3)抗组胺药能清除或减轻皮肤对所有变应原的阳性反应,因此在做皮试前约 48 h 应停止使用氯雷他定。

10.特殊人群用药

(1)孕妇、哺乳期妇女慎用。

(2)2 岁以下儿童服用本药的安全性及疗效尚未确定。

（八）药物特征比较

1.药理作用比较

该类药物中大部分具有抗外周组胺 H_1 受体、镇静、抗乙酰胆碱、局部麻醉和奎尼丁样作用，但因结构、剂型不同，药理作用也不尽相同。详见表 5-2。

表 5-2　常用的 H_1 受体阻滞剂的作用特点比较

药物	抗组胺	镇静催眠	抗晕动止吐	抗胆碱	作用持续时间
苯海拉明	++	+++	++	+++	4～6 h
异丙嗪	++	+++	++	+++	6～12 h
氯苯那敏	+++	－	－	++	4～6 h
西替利嗪	+++	－	－	－	7～10 h
左卡巴斯汀	+++	－	－	－	12 h
阿司咪唑	+++	－	－	－	10 d
特非那定	+++	－	－	－	12～24 h
依巴斯汀	+++	－	－	－	24 h

注：强+++；中++；弱+；无－。

2.主要不良反应比较

（1）苯海拉明：常见中枢神经抑制作用、共济失调；少见气急、胸闷；偶可引起皮疹、粒细胞减少、贫血；常见恶心、呕吐、食欲缺乏。

（2）氯苯那敏：嗜睡、困倦、虚弱感；心悸；出血倾向；口渴、多尿。

（3）阿司咪唑：嗜睡、眩晕；超量服用本品可能发生 Q-T 间期延长或室性心律失常；口干，偶见体质量增加。

（4）咪唑斯汀：偶见困意和乏力；与某些抗组胺药物合用时，曾观察到 Q-T 间期延长的现象；偶见食欲增加并伴有体质量增加。

（5）依巴斯汀：有时困倦，偶见头痛、头晕；罕见心动过速；嗜酸性粒细胞增多；口干、胃部不适、谷丙转氨酶及碱性磷酸酶升高。

（6）氯雷他定：常见乏力、头痛、嗜睡；罕见心动过速及心悸；常见口干、恶心、胃炎，罕见肝功能异常；常见皮疹，罕见脱发、变态反应。

（7）非索非那定：常见头痛、嗜睡、头昏、疲倦；常见恶心。

（8）左西替利嗪：头痛、嗜睡、口干、疲倦、衰弱；腹痛。

（赵春玲）

第二节　平　喘　药

平喘药是指能通过不同的作用机制缓解支气管平滑肌痉挛，使其松弛和扩张，进而缓解气急、呼吸困难等症状的药物。临床常用的平喘药按作用方式可分为支气管扩张药、抗炎平喘药和抗过敏平喘药，其中支气管扩张药包括茶碱类、β_2 受体激动药和吸入性抗胆碱药。

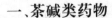

一、茶碱类药物

茶碱类药物为甲基黄嘌呤类的衍生物,是临床常用的平喘药,具有强心、利尿、扩张冠状动脉、松弛支气管平滑肌和兴奋中枢神经系统等作用,主要用于治疗支气管哮喘、慢性阻塞性肺疾病、肺气肿和心脏性呼吸困难等疾病。茶碱类的应用因其有不良反应曾一度受到冷落,但近来研究表明小剂量的茶碱仍能起到平喘作用,并且兼有一定程度的抗炎作用,所以临床应用又趋广泛。

迄今为止已知的茶碱类药物及其衍生物有 300 多种,基本上是对茶碱进行成盐或结构修饰,以提高茶碱的水溶性、生物利用度与降低不良反应。临床上较为常用的品种有茶碱、氨茶碱、二羟丙茶碱和多索茶碱等。

(一)应用原则与注意事项

1.应用原则

(1)用药剂量个体化:茶碱类药物于肝内代谢,影响因素较多,血药浓度的个体差异大,因此应根据患者情况制订个体化给药方案,必要时监测血药浓度,根据血药浓度调整给药剂量。老年患者及酒精中毒、充血性心力衰竭和肝肾功能不全等患者的茶碱清除率低,给药剂量应减少。吸烟者本类药物的代谢加快,应较常规用量大。

(2)血浆药物浓度监测:茶碱类药物的治疗窗较窄,中毒剂量与治疗剂量较为接近,为避免药物不良反应,接受茶碱类药物治疗的患者有条件时均应测定血药浓度,以保证给药的安全性和有效性。

2.注意事项

(1)控制静脉给药速度:此类药品应避免静脉注射过快,因为当茶碱的血药浓度高于 20 μg/mL 时可出现毒性反应,表现为心律失常、心率增快、肌肉颤动或癫痫。

(2)关注不适宜人群:茶碱类药物禁忌用于对该类药物及其衍生物过敏者;活动性消化性溃疡、未经控制的惊厥性疾病患者;急性心肌梗死伴血压下降者;未治愈的潜在癫痫患者。多索茶碱哺乳期妇女禁用,孕妇慎用。

(3)注意药物相互作用:茶碱类药 90% 在肝内被细胞色素 P450 酶系统代谢,为 CYP1A2 代谢酶的底物,当与该酶的抑制剂或诱导剂同时使用时影响药物疗效,增加药物不良反应。

(二)氨茶碱

1.别称

阿咪康,安释定,茶碱乙烯双胺和茶碱乙二胺盐。

2.药理作用

本药为茶碱与乙二胺的复盐,药理作用主要来自茶碱。

(1)松弛支气管平滑肌,也能松弛肠道、胆道等多种平滑肌。对支气管黏膜的充血、水肿也有缓解作用。

(2)增加心排血量,扩张入球和出球肾小动脉,增加肾小球滤过率和肾血流量,抑制肾小管重吸收钠和氯离子。

(3)增加骨骼肌的收缩力,茶碱加重缺氧时的通气功能不全被认为是过度增加膈肌的收缩而致膈肌疲劳的结果。

3.药动学

口服吸收完全,其生物利用度为96%,用药后1~3 h血药浓度达峰值,有效血药浓度为10~20 μg/mL。血浆蛋白结合率约为60%,V_d为(0.5 ± 0.16)L/kg。80%~90%的药物在体内被肝脏的混合功能氧化酶代谢,本品的大部分代谢物及约10%原形药均经肾脏排出,正常人体内的半衰期为(9.0 ± 2.1)小时。

4.适应证

用于支气管哮喘、喘息性支气管炎、慢性阻塞性肺疾病,也可以用于急性心功能不全和心源性哮喘。

5.用法用量

(1)口服:①成人每次0.1~0.2 g,每天3次;极量为每次0.5 g,每天1 g。②儿童按每天3~5 mg/kg体质量,分2~3次服。

(2)静脉注射:①成人每次0.125~0.25 g,用20~40 mL 50%葡萄糖溶液稀释后缓慢静脉注射,注射时间不得短于10 min;极量为每次0.5 g,每天1 g。②儿童按每次2~4 mg/kg体质量。

(3)静脉滴注:每次0.25~0.5 g,用葡萄糖注射液250 mL稀释后缓慢滴注。

6.不良反应

恶心、呕吐、易激动、失眠;心动过速、心律失常;发热、嗜睡、惊厥甚至呼吸、心搏骤停致死。

7.禁忌证

对本品过敏的患者、活动性消化道溃疡和未经控制的惊厥性疾病患者禁用。

8.药物相互作用

(1)地尔硫䓬、维拉帕米可干扰茶碱在肝内的代谢,与本品合用增加本品的血药浓度和毒性。

(2)西咪替丁可降低本品的肝清除率,合用时可增加茶碱的血清浓度和/或毒性。

(3)与克林霉素、林可霉素及某些大环内酯类、氟喹诺酮类抗菌药物合用时可降低茶碱的清除率,增高其血药浓度,其中尤以与依诺沙星合用为著。当茶碱与上述药物配伍使用时,应适当减量或监测茶碱的血药浓度。

(4)苯巴比妥、苯妥英、利福平可诱导肝药酶,加快茶碱的肝清除率,使茶碱的血清浓度降低;茶碱也干扰苯妥英的吸收,两者的血药浓度均下降,合用时应调整剂量,并监测血药浓度。

(5)与锂盐合用可使锂的肾排泄增加,影响锂盐的作用。

(6)与美西律合用可降低茶碱的清除率,增加血浆中的茶碱浓度,需调整剂量。

(7)与咖啡因或其他黄嘌呤类药并用可增加其作用和毒性。

9.注意事项

(1)下列情况慎用,如肾功能或肝功能不全的患者、高血压、有非活动性消化道溃疡病史的患者、孕妇及哺乳期妇女、新生儿和老年人。

(2)茶碱制剂可致心律失常和/或使原有的心律失常恶化,患者心率和/或节律的任何改变均应进行监测和研究。

(3)应定期监测血清茶碱浓度,以保证最大疗效而不发生血药浓度过高的危险。

10.特殊人群用药

(1)孕妇、哺乳期妇女尽量避免使用。

(2)老年患者的血浆清除率降低,潜在毒性增加,应慎用,并进行血药浓度监测。

(3)小儿的药物清除率较高,个体差异大,应进行血药浓度监测。

(三)二羟丙茶碱

1.别称

喘定,奥苏芬,甘油茶碱,双羟丙茶碱和新赛林。

2.药理作用

本药的药理作用与氨茶碱相似,其扩张支气管的作用约为氨茶碱的 1/10,心脏兴奋作用仅为氨茶碱的 1/20～1/10,对心脏和神经系统的影响较小。

3.药动学

口服容易吸收,生物利用度为 72%,在体内代谢为茶碱的衍生物。口服 19～28 mg/kg 体质量,1 h 后血浆中的浓度为 19.3～36.3 μg/mL。V_d 为 0.8 L/kg,半衰期为 2～2.5 h,以原形随尿排出。

4.适应证

用于支气管哮喘、具有喘息症状的支气管炎、慢性阻塞性肺疾病等缓解喘息症状。也用于心源性肺水肿引起的喘息。尤适用于不能耐受茶碱的哮喘病例。

5.用法用量

(1)口服:成人每次 0.1～0.2 g,每天 3 次;极量为每次 0.5 g。

(2)静脉滴注:每次 0.25～0.75 g,以 5% 或 10% 葡萄糖注射液 250～500 mL 稀释后静脉滴注,滴注时间为 1～2 h。

(3)静脉注射:每次 0.5～0.75 g,用 25% 葡萄糖注射液 20～40 mL 稀释后缓慢注射,注射时间为 15～20 min。

6.不良反应

类似于茶碱。剂量过大时可出现恶心、呕吐、易激动、失眠、心动过速和心律失常,可见发热、脱水和惊厥等症状,严重者甚至呼吸、心搏骤停。

7.禁忌证

同氨茶碱。

8.药物相互作用

(1)与拟交感胺类支气管扩张药合用会产生协同作用。

(2)与苯妥英钠、卡马西平、西咪替丁、咖啡因或其他黄嘌呤类药合用可增加本药的作用和毒性。

(3)克林霉素、林可霉素及某些大环内酯类、喹诺酮类抗菌药物可降低本药在肝脏的清除率,使血药浓度升高,甚至出现毒性反应。

(4)与普萘洛尔合用可降低本药的疗效。

(5)碳酸锂加速本药的清除,使本药的疗效降低;本药也可使锂的肾排泄增加,影响锂盐的作用。

9.注意事项

(1)大剂量可致中枢神经兴奋,预服镇静药可防止。

(2)哮喘急性严重发作的患者不首选本品。

(3)茶碱类药物可致心律失常和/或使原有的心律失常恶化,患者心率和/或心律的任何改变均应密切注意。

10.特殊人群用药

(1)本药可通过胎盘屏障,使胎儿的血清茶碱浓度升高至危险程度,须加以监测,孕妇慎用。可随乳汁排出,哺乳期妇女不宜使用。

(2)55岁以上的患者慎用。

(3)新生儿用药后本药的血浆清除率可降低,血清浓度增加,应慎用。

(四)多索茶碱

1.别称

安赛玛,达复啉,枢维新,新茜平。

2.药理作用

本药对磷酸二酯酶有显著的抑制作用,其松弛支气管平滑肌痉挛的作用较氨茶碱强 10～15 倍,并具有镇咳作用,且作用时间长,无依赖性。本品为非腺苷受体阻滞剂,无类似于茶碱所致的中枢、胃肠道及心血管等肺外系统的不良反应,但大剂量给药仍可引起血压下降等。

3.药动学

口服吸收迅速,生物利用度为 62.6%。本药吸收后广泛分布于各脏器及体液中,以肺组织中含量最高。总蛋白结合率为 48%,在肝内代谢。口服和静脉给药的清除半衰期分别为 7.27 h 和 1.83 h。

4.适应证

用于支气管哮喘、具有喘息症状的支气管炎及其他支气管痉挛引起的呼吸困难。

5.用法用量

(1)口服。①片剂:每次 200～400 mg,每天 2 次,餐前或餐后 3 h 服用;②胶囊:每次300～400 mg,每天 2 次。

(2)静脉注射:每次 200 mg,每 12 h1 次,以 50% 葡萄糖注射液稀释至 40 mL 缓慢静脉注射,时间应在 20 min 以上,5～10 d 为 1 个疗程。

(3)静脉滴注:将本药 300 mg 加入 5% 葡萄糖注射液或生理盐水注射液 100 mL 中缓慢静脉滴注,滴注时间不少于 30 min,每天 1 次,5～10 d 为 1 个疗程。

6.不良反应

少见心悸、窦性心动过速、上腹不适、食欲缺乏、恶心、呕吐、兴奋、失眠;如过量服用可出现严重心律失常、阵发性痉挛。

7.禁忌证

凡对本品或黄嘌呤衍生物类药物过敏者、急性心肌梗死患者及哺乳期妇女禁用。

8.药物相互作用

不得与其他黄嘌呤类药物同时使用;与麻黄碱或其他肾上腺素类药物同时使用需慎重。

9.注意事项

(1)下列情况慎用,如肝、肾功能不全,严重的心、肺功能异常者,甲状腺功能亢进症,活动性胃十二指肠溃疡等症。

(2)本品的剂量要视个体的病情变化选择最佳剂量和用药方法,必要时监测血药浓度。

(3)服药期间不要饮用含咖啡因的饮料或食品。

10.特殊人群用药

(1)孕妇应慎用,哺乳期妇女禁用。

（2）老年患者对本药的清除率可能不同，用药时应监测血药浓度，应慎用。

（五）药物特征比较

1.药理作用比较

茶碱类药物因结构和剂型的不同，其药理作用特征各异，具体药物的药理作用特点详见表5-3。

表5-3 茶碱类药物的药理作用比较

药理作用	茶碱	氨茶碱	二羟丙茶碱	多索茶碱	甘氨茶碱钠
松弛支气管滑肌	++	+++	++ （氨茶碱的1/10）	++++ （氨茶碱的10～15倍）	+++
阻断腺苷	++	+	+	-	+
镇咳	-		+	+	-
改善呼吸功能	++	++	+	++	++
心脏兴奋、利尿	++	增加尿量、尿钠	心脏兴奋为氨茶碱的 1/20～1/10；利尿作用强	尿量轻度增加	++

注：+代表作用强度；-代表未有相应的药理作用。

2.主要不良反应比较

茶碱类药物口服有一定的胃肠道刺激性；注射剂的碱性强，对血管有刺激性。该类药物的毒性反应常出现在血药浓度高于 $20~\mu g/mL$ 时，早期多见恶心、呕吐、易激动和失眠等，甚至出现心动过速、心律失常；血药浓度高于 $40~\mu g/mL$ 时可发生发热、失水和惊厥等症状，严重时甚至呼吸、心搏骤停致死。

（1）茶碱：胃灼热、恶心、呕吐、食欲缺乏和腹胀；心悸、心律失常；头痛、失眠；尿酸值增高。

（2）氨茶碱：恶心、呕吐和胃部不适；可见血性呕吐物或柏油样便；心律失常、心率加快；滴注过快可致一过性低血压；头痛、烦躁、易激动、失眠、肌肉颤动或癫痫。

（3）二羟丙茶碱：口干、恶心、呕吐、上腹疼痛、呕血、腹泻和食欲缺乏；心悸、心动过速、期前收缩、低血压、面部潮红和室性心律失常等，严重者可出现心力衰竭；头痛、烦躁、易激动、失眠和兴奋过度等，甚至导致阵挛性、全身性的癫痫发作；高血糖；尿蛋白、肉眼或镜下血尿、多尿症状。

（4）多索茶碱：食欲缺乏、恶心、呕吐、上腹部不适或疼痛；少数患者心悸、心动过速、期前收缩和呼吸急促；头痛、失眠和易怒；高血糖；尿蛋白。

（5）甘氨茶碱钠：恶心、呕吐；心动过速、心律失常；易激动、失眠。

二、β_2 肾上腺素能受体激动剂

β_2 受体激动剂是目前临床应用较广泛的支气管扩张剂，主要通过激动呼吸道的 β_2 受体，激活腺苷酸环化酶，使细胞内的环磷腺苷（cAMP）含量增加、游离 Ca^{2+} 减少，从而松弛支气管平滑肌，抑制炎性细胞释放变态反应介质，增强纤毛运动与黏液清除，降低血管通透性，而发挥平喘作用。主要用于支气管哮喘、喘息性支气管炎、慢性阻塞性肺疾病所致的支气管痉挛等症。

根据平喘作用起效时间的快慢，β_2 受体激动剂可分为速效类和慢效类；按作用维持时间长短，可分为短效类（SABA）和长效类（LABA）。2012年在我国上市的茚达特罗起效快，支气管舒张作用长达 24 h。常用的 β_2 受体激动药按平喘作用的分类见表5-4。

表 5-4　常用的 β₂ 受体激动药按平喘作用的分类

起效速度	维持时间	
	短效	长效
速效	沙丁胺醇气雾剂 特布他林气雾剂 丙卡特罗气雾剂 菲诺特罗气雾剂	福莫特罗吸入剂
慢效	沙丁胺醇片剂 特布他林片剂	沙美特罗吸入剂

（一）应用原则与注意事项

1.应用原则

（1）短效 β₂ 受体激动药用于迅速缓解症状，为按需使用的基本药物；长效 β₂ 受体激动药不宜单药使用，常与吸入性糖皮质激素联合应用治疗需要长期治疗的患者。

（2）口服制剂可用于不能采用吸入途径的患者，常用于儿童和老年人。

（3）本类药物注射给药会影响子宫肌层，也可能影响心脏，妊娠期患者如需大剂量使用 β₂ 受体激动药，应采用吸入给药。

（4）应指导患者正确的吸入方法和气雾吸入的注意事项。

2.注意事项

（1）甲状腺功能亢进、心血管疾病、心律失常、心电图 Q-T 间期延长及高血压患者慎用 β₂ 受体激动药。

（2）该类药物可引起严重的低钾血症。对于危重型哮喘，因同时应用茶碱和其衍生物、糖皮质激素、利尿药及低氧均可使低钾血症更明显，因此应监测血钾浓度。

（3）糖尿病患者应用该类药物有酮症酸中毒的危险，需监测血糖。

（二）沙丁胺醇

1.别称

硫酸舒喘灵，阿布叔醇，爱纳乐，爱纳灵，喘宁碟。

2.药理作用

本药为选择性 β₂ 受体激动剂，能选择性地激动支气管平滑肌的 β₂ 受体，松弛平滑肌；有较强的支气管扩张作用，其支气管扩张作用比异丙肾上腺素强约 10 倍。

3.药动学

口服的生物利用度为 30%，服后 15～30 min 生效，2～4 h 作用达峰值，持续 6 h 以上，半衰期为 2.7～5 h。气雾吸入的生物利用度为 10%，吸入后 1～5 min 生效，1 h 作用达高峰，可持续 4～6 h，维持时间亦为同等剂量的异丙肾上腺素的 3 倍。V_d 为 1 L/kg，大部分在肠壁和肝脏代谢，主要经肾排泄。

4.适应证

用于缓解支气管哮喘或喘息型支气管炎伴有支气管痉挛的病症。

5.用法用量

（1）气雾剂吸入：①成人缓解症状或运动及接触变应原之前 1 次 100～200 μg；长期治疗的最

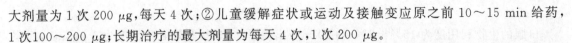

大剂量为 1 次 200 μg,每天 4 次;②儿童缓解症状或运动及接触变应原之前 10～15 min 给药,1 次 100～200 μg;长期治疗的最大剂量为每天 4 次,1 次 200 μg。

(2)溶液:①成人每次 2.5 mg,用氯化钠注射液稀释到 2～2.5 mL,由驱动式喷雾器吸入;②12 岁以下儿童的最小起始剂量为每次 2.5 mg,用氯化钠注射液 1.5～2 mL 稀释后由驱动式喷雾器吸入。主要用来缓解急性发作症状。

(3)口服:成人每次 2～4 mg,每天 3 次。

(4)静脉滴注:每次 0.4 mg,用氯化钠注射液 100 mL 稀释后静脉滴注,每分钟 3～20 μg。

6.不良反应

常见肌肉震颤;亦可见恶心、心率加快或心律失常;偶见头晕、头昏、头痛、目眩、口舌发干、烦躁、高血压、失眠、呕吐、面部潮红和低钾血症等。

7.禁忌证

对本品及其他肾上腺素受体激动药过敏者禁用。

8.药物相互作用

(1)与其他肾上腺素受体激动剂或茶碱类药物合用时其支气管扩张作用增强,但不良反应也可能加重。

(2)β 受体阻滞剂如普萘洛尔能拮抗本品的支气管扩张作用,故不宜合用。

(3)单胺氧化酶抑制剂、三环类抗抑郁药、抗组胺药和左甲状腺素等可增加本品的不良反应。

(4)与甲基多巴合用时可致严重的急性低血压反应。

(5)与洋地黄类药物合用可增加洋地黄诱发心动过速的危险性。

(6)在产科手术中与氟烷合用可加重宫缩无力,引起大出血。

9.注意事项

(1)下列情况慎用,如高血压、冠状动脉供血不足、心血管功能不全、糖尿病、甲状腺功能亢进症和运动员等。

(2)不能过量使用。

(3)本品可能引起严重的低钾血症,进而可能使洋地黄化者造成心律失常。

(4)本品久用易产生耐受性,此时患者对肾上腺素等具有扩张支气管作用的药物也同样产生耐受性,使支气管痉挛不易缓解,哮喘加重。

(5)少数患者同时接受雾化沙丁胺醇及异丙托溴铵治疗时可能发生闭角型青光眼,故合用时不要让药液或雾化液进入眼中。

(6)肝、肾功能不全的患者需减量。

10.特殊人群用药

(1)孕妇、哺乳期妇女慎用。

(2)老年人应慎用,使用时从小剂量开始逐渐加大剂量。

(三)特布他林

1.别称

博利康尼,布瑞平,喘康速,间羟叔丁肾上腺素,间羟嗽必妥。

2.药理作用

本药为选择性 β_2 受体激动剂,其支气管扩张作用与沙丁胺醇相近。对于哮喘患者,本品 2.5 mg 的平喘作用与 25 mg 麻黄碱相当。

3.药动学

口服的生物利用度为 15%±6%,约 30 min 出现平喘作用,有效血药浓度为 3 μg/mL,血浆蛋白结合率为 25%,2~4 h 作用达高峰,持续 4~7 h,V_d 为(1.4±0.4)L/kg。气雾吸入 5~30 min生效,1~2 h 后出现最大作用,持续 3~6 h。皮下注射或气雾吸入后 5~15 min 起效,0.5~1 h作用达高峰,作用维持 1.5~4 h。

4.适应证

(1)用于支气管哮喘、慢性支气管炎、肺气肿和其他伴有支气管痉挛的肺部疾病。

(2)连续静脉滴注本品可激动子宫平滑肌的 β_2 受体,抑制自发性子宫收缩和缩宫素引起的子宫收缩,预防早产。同理亦可用于胎儿窒息。

5.用法用量

(1)口服:成人每次 2.5~5 mg,每天 3 次,每天总量不超过 15 mg。

(2)静脉注射:每次 0.25 mg,如 15~30 min 无明显的临床改善,可重复注射 1 次,但 4 h 内的总量不能超过 0.5 mg。

(3)气雾吸入:成人每次 0.25~0.5 mg,每天 3~4 次。

6.不良反应

主要为震颤、强直性痉挛、心悸等拟交感胺增多的表现。口服 5 mg 时,手指震颤的发生率可达 20%~33%,故应以吸入给药为主,只在重症哮喘发作时才考虑静脉应用。

7.禁忌证

同沙丁胺醇。

8.药物相互作用

(1)与其他肾上腺素受体激动药合用可使疗效增加,但不良反应也增多。

(2)β受体阻滞剂如普萘洛尔、醋丁洛尔、阿替洛尔、美托洛尔等可拮抗本品的作用,使疗效降低,并可致严重的支气管痉挛。

(3)与茶碱类药物合用可增加松弛支气管平滑肌的作用,但心悸等不良反应也增加。

(4)单胺氧化酶抑制药、三环类抗抑郁药、抗组胺药、左甲状腺素等可增加本品的不良反应。

9.注意事项

(1)对其他肾上腺素受体激动药过敏者对本品也可能过敏。

(2)大剂量应用可使有癫痫病史的患者发生酮症酸中毒。

(3)长期应用可产生耐受性,使疗效降低。

(4)从小剂量逐渐加至治疗量常能减少不良反应。

(5)运动员慎用。

10.特殊人群用药

(1)本药可舒张子宫平滑肌,抑制孕妇的子宫收缩并影响分娩,对人或动物未见致畸作用,孕妇应慎用(尤其妊娠早期的妇女)。如在分娩时应用静脉制剂,可能引起母体一过性低血钾、低血糖、肺水肿及胎儿低血糖。哺乳期妇女慎用。

(2)儿童用药的安全性和有效性尚不明确。12 岁以下的儿童不推荐使用本药的片剂和注射剂,5 岁以下的儿童不宜使用本药的吸入气雾剂。

（四）福莫特罗

1.别称

安咳通,安通克,奥克斯都保,福莫待若,盼得馨。

2.药理作用

本药为长效 β_2 受体激动剂,对支气管的松弛作用较沙丁胺醇强且持久,尚具有明显的抗炎作用,可明显抑制抗原诱发的嗜酸性粒细胞聚集与浸润、血管通透性增高及速发型与迟发型哮喘反应,对血小板激活因子(PAF)诱发的嗜酸性粒细胞聚集亦能抑制,这是其他选择性 β_2 受体激动剂所没有的。还能抑制人嗜碱性粒细胞与肺肥大细胞由过敏和非过敏因子介导的组胺释放。对吸入组胺引起的微血管渗漏与肺水肿也有明显的保护作用。

3.药动学

口服吸收迅速,0.5～1 h 血药浓度达峰值。口服 80 μg,4 h 后支气管扩张作用最强。吸入后约 2 min 起效,2 h 达高峰,单剂量吸入后作用持续 12 h 左右。血浆蛋白结合率为 50%。通过葡萄糖醛酸化和氧位去甲基代谢后部分经尿排泄,部分经胆汁排泄,提示有肝肠循环。

4.适应证

用于慢性哮喘与慢性阻塞性肺疾病的维持治疗和预防发作。因其为长效制剂,特别适合哮喘夜间发作的患者和需要长期服用 β_2 受体激动剂的患者。

5.用法用量

吸入,成人的常用量为每次 4.5～9 μg,每天 1～2 次,早晨和晚间用药;或每次 9～18 μg,每天1～2 次,1 d 的最高剂量为 36 μg。哮喘夜间发作可于晚间给药 1 次。

6.不良反应

常见头痛、心悸和震颤;偶见烦躁不安、失眠、肌肉痉挛和心动过速;罕见皮疹、荨麻疹、房颤、室上性心动过速、期前收缩、支气管痉挛、低钾血症或高钾血症;个别病例有恶心、味觉异常、眩晕、心绞痛、心电图 Q-T 间期延长、变态反应、血压波动和血中的胰岛素、游离脂肪酸、血糖及尿酮体水平升高。

7.禁忌证

对本品过敏者禁用。

8.药物相互作用

(1)本品与肾上腺素、异丙肾上腺素合用易致心律不齐,甚至引起心搏骤停。

(2)本品与茶碱、氨茶碱、肾上腺皮质激素、利尿药(呋塞米、螺内酯等)合用,可能因低血钾而引起心律不齐。

(3)与洋地黄类药物合用可增加洋地黄诱发心律失常的危险性。

(4)与单胺氧化酶抑制药合用可增加室性心律失常的发生率,并可加重高血压。

(5)本品可增强泮库溴铵、维库溴铵的神经肌肉阻滞作用。

9.注意事项

(1)下列情况慎用,如甲状腺功能亢进症、嗜铬细胞瘤、梗阻性肥厚型心肌病、严重的高血压、颈内动脉-后交通动脉瘤或其他严重的心血管病(如心肌缺血、心动过速或严重的心力衰竭)、肝肾功能不全、严重的肝硬化、运动员。

(2)可能造成低钾血症。哮喘急性发作时及联合用药都可能增加血钾降低的作用,在上述情况下建议监测血钾浓度。

（3）本品能引起 Q-T 间期延长，因此伴有 Q-T 间期延长的患者及使用影响 Q-T 间期的药物治疗的患者应慎用。

（4）可影响血糖代谢，糖尿病患者用药初期应注意血糖的控制。

（5）本品可能引起气道痉挛，哮喘急性发作时的缺氧会增加此危险性。

10.特殊人群用药

（1）孕妇、哺乳期妇女慎用。

（2）新生儿和早产儿用药的安全性尚未确定，应谨慎使用。

（五）沙美特罗

1.别称

喘必灵，祺泰，强力安喘通，施立碟，施立稳。

2.药理作用

本药为新型的选择性长效 β_2 受体激动剂。吸入本品 25 μg，其支气管扩张作用与吸入 200 μg 沙丁胺醇相当。尚有强大的抑制肺肥大细胞释放组胺、白三烯、前列腺素等变态反应介质的作用，可抑制吸入抗原诱发的早期和迟发相反应，降低气道高反应性。

3.药动学

单次吸入本品 50 μg 或 400 μg 后，5～15 min 达血药峰浓度。用药后 10～20 min 出现支气管扩张作用，持续 12 h。本品与人体血浆的体外蛋白结合率为 96%。在体内经羟化作用而广泛代谢，并以代谢产物的形式随粪便和尿液排出体外。

4.适应证

用于支气管哮喘，包括夜间哮喘和运动引起的支气管痉挛的防治；与吸入性糖皮质激素合用，用于可逆性阻塞性气道疾病，包括哮喘、慢性阻塞性肺疾病。

5.用法用量

（1）粉雾剂胶囊：粉雾吸入，成人每次 50 μg，每天 2 次；儿童每次 25 μg，每天 2 次。

（2）气雾剂：气雾吸入，剂量和用法同粉雾吸入。

6.不良反应

可见震颤、心悸及头痛等；偶见心律失常、肌痛、肌肉痉挛、水肿、血管神经性水肿；罕见口咽部刺激。

7.禁忌证

对本品过敏者、对牛奶过敏的患者禁用。

8.药物相互作用

（1）本药与茶碱类等支气管扩张药合用可产生协同作用，合用时应注意调整剂量。

（2）与短效 β 肾上腺素受体激动药（如沙丁胺醇）合用时可使 FEV_1 得到改善，且不增加心血管不良反应的发生率。

（3）与黄嘌呤衍生物、激素和利尿药合用可加重血钾降低。

（4）不宜与单胺氧化酶抑制药合用，因可增加心悸、激动或躁狂发生的危险性。

（5）不宜与三环类抗抑郁药合用，因可能增强心血管的兴奋性，三环类抗抑郁药停药 2 周后方可使用本药。

（6）与保钾利尿药合用，尤其本药超剂量时，可使患者的心电图异常或低血钾加重，合用时须慎重。

9.注意事项

(1)下列情况慎用,如肺结核、甲状腺功能亢进症、对拟交感胺类有异常反应、有低钾血症倾向、已患有心血管疾病及有糖尿病病史。

(2)本品不适用于缓解急性哮喘发作。

(3)治疗可逆性阻塞性气道疾病应常规遵循阶梯方案,并应通过观察临床症状及测定肺功能来监测患者对治疗的反应。为避免哮喘急性加重的风险,不可突然中断使用本品治疗。

10.特殊人群用药

(1)孕妇、哺乳期妇女慎用。

(2)3岁以下小儿服用的安全性尚未确立,应慎用。

(六)班布特罗

1.别称

邦尼,帮备,贝合健,汇杰,立可菲。

2.药理作用

本药为新型的选择性长效 β_2 受体激动剂,为特布他林的前体药物,亲脂性强,与肺组织有很高的亲和力,产生扩张支气管、抑制内源性变态反应介质释放、减轻水肿及腺体分泌,从而降低气道高反应性、改善肺及支气管通气功能的作用。

3.药动学

口服后20%的药物经胃肠道吸收,生物利用度约10%,2～6 h达血药浓度峰值,作用可持续24 h,给药4～5 d后达稳态血药浓度。本药的血浆半衰期约为13 h,特布他林的血浆半衰期约为17 h。原药及其代谢物(包括特布他林)主要经肾脏排出。

4.适应证

用于支气管哮喘、慢性喘息性支气管炎、慢性阻塞性肺疾病和其他伴有支气管痉挛的肺部疾病。

5.用法用量

(1)口服:成人的起始剂量为每次10 mg,每天1次,睡前服用。根据临床疗效,1～2周后剂量可调整为每次20 mg,每天1次。肾功能不全患者(肾小球滤过率≤50 mL/min)的起始剂量为1次5 mg,每天1次。

(2)儿童:2～5岁每次5 mg,每天1次;2～12岁每天的最高剂量不超过10 mg。

6.不良反应

肌肉震颤、头痛、心悸和心动过速等;偶见强直性肌肉痉挛。

7.禁忌证

(1)对本品、特布他林及拟交感胺类药物过敏者禁用。

(2)肥厚型心肌病患者禁用。

8.药物相互作用

(1)本药可能延长琥珀胆碱对肌肉的松弛作用,并具有剂量依赖性,但可恢复。

(2)单胺氧化酶抑制药、三环类抗抑郁药、抗组胺药、左甲状腺素等可能增加本药的不良反应。

(3)与皮质激素、利尿药合用可加重血钾降低的程度。

(4)与其他拟交感胺类药合用作用加强,毒性增加。

(5)与其他支气管扩张药合用时可增加不良反应。

(6)β肾上腺素受体阻滞剂(醋丁洛尔、阿替洛尔、拉贝洛尔、美托洛尔、纳多洛尔、吲哚洛尔、普萘洛尔、噻吗洛尔)能拮抗本药的作用,使其疗效降低。

(7)β_2肾上腺素受体激动药会增加血糖浓度,从而降低降血糖药物的作用,因此患有糖尿病者服用本药时应调整降血糖药物的剂量。

(8)本药能减弱胍乙啶的降血压作用。

9.注意事项

(1)严重的肾功能不全患者本品的起始剂量应减少。

(2)肝硬化、严重的肝功能不全患者应个体化给予 1 d 剂量。

(3)甲状腺功能亢进症、糖尿病及心脏病患者慎用。

10.特殊人群用药

(1)孕妇、哺乳期妇女慎用。

(2)2 岁以下儿童的剂量尚未确定。

(3)有肝、肾及心功能不全的老年患者慎用。

(七)丙卡特罗

1.别称

川迪,曼普特,美喘清,美普清,普鲁卡地鲁。

2.药理作用

本药为选择性 β_2 受体激动剂,对支气管的 β_2 受体有较高的选择性,其支气管扩张作用强而持久。尚具有较强的抗过敏作用,不仅可抑制速发型的气道阻力增加,而且可抑制迟发型的气道反应性增高。本品尚可促进呼吸道纤毛运动。

3.药动学

口服可迅速由胃肠道吸收,呈二房室分布,5 min 内开始起效,经 1～2 h 在血浆、组织及主要器官中能达到最高浓度。α 相半衰期为 3.0 h,β 半衰期为 8.4 h,作用可持续 6～8 h。主要在肝脏及小肠中代谢为葡萄糖醛酸化合物,由尿液及粪便排泄。

4.适应证

适用于支气管哮喘、喘息性支气管炎、伴有支气管反应性增高的急性支气管炎、慢性阻塞性肺疾病。

5.用法用量

口服,成人于每晚睡前 1 次服 50 μg;或每次 25～50 μg,早、晚(睡前)各服 1 次。

6.不良反应

偶见口干、鼻塞、倦怠、恶心、胃部不适、肌颤、头痛、眩晕或耳鸣;亦见皮疹、心律失常、心悸、面部潮红等。

7.禁忌证

同沙丁胺醇。

8.药物相互作用

(1)与其他肾上腺素受体激动剂及茶碱类合用可引起心律失常,甚至心搏骤停。

(2)与茶碱类及抗胆碱能支气管扩张药合用时其支气管扩张作用增强,但可能产生降低血钾作用,并因此影响心率。

9.注意事项

(1)下列情况慎用,如甲状腺功能亢进症、高血压、心脏病和糖尿病。

(2)本品有抗过敏作用,故评估其他药物的皮试反应时,应考虑本品对皮试的影响。

10.特殊人群用药

(1)孕妇及哺乳期妇女用药的安全性尚不明确,应慎用。

(2)儿童用药的安全性尚不明确,应慎用。

(八)药物特征比较

1.给药途径、作用时间比较

上述 β_2 受体激动剂因结构、剂型和给药方式不同,所以起效时间和维持时间也不相同。具体药物的给药途径和作用时间详见表5-5。

表5-5 常用的 β_2 受体激动剂比较

分类	药物名称	给药途径	作用时间		孕妇、哺乳期用药妊娠分级	注释
			起效	维持		
短效类	沙丁胺醇	吸入	5 min	4～6 h	孕妇、哺乳期慎用(C级)	心脏兴奋作用是异丙肾上腺素的1/10
		口服	30 min	6 h		
	特布他林	吸入	5～30 min	3～6 h	孕妇、哺乳期慎用(B级)	心脏兴奋作用是异丙肾上腺素的1/10
		口服	1～2 h	4～8 h		
	丙卡特罗	吸入	5 min	6～8 h	孕妇、哺乳期慎用(尚不明确)	对 β_2 受体有高度的选择性,严禁与儿茶酚胺合用
		口服	5 min	6～8 h		
长效类	福莫特罗	吸入	3～5 min	8～12 h	孕妇、哺乳期慎用(C级)	浓度依赖型 起效快,可按需用于急性症状
		口服	30 min	12 h		
	沙美特罗(慢效)	吸入	30 min	12 h	孕妇、哺乳期使用尚不明确(C级)	非浓度依赖型 与 β_2 受体激动剂合用可改善 FEV_1,且不增加心血管不良事件的发生率
		口服	—	24 h		
	班布特罗				孕妇慎用(B级)	为特布他林的前体

2.主要不良反应比较

β_2 受体激动剂的主要不良反应包括震颤尤其是手震颤、神经紧张、头痛、肌肉痉挛和心悸、心律失常、外周血管扩张及低血钾等。吸入剂型用药后可能出现支气管异常痉挛。

(1)沙丁胺醇:心率加快、心律失常;肌肉震颤;头晕、头痛、失眠和面部潮红;低血钾;恶心、呕吐。

(2)特布他林:心动过速、心悸;震颤;头痛、强直性痉挛、睡眠失调、行为失调;恶心、胃肠道障碍、皮疹、荨麻疹。

(3)福莫特罗:心悸、心动过速;震颤、肌肉痉挛;头痛、失眠、烦躁不安;低血钾或高血钾、血糖升高;恶心、味觉异常;皮疹、荨麻疹。

(4)丙卡特罗:心律失常、心悸;肌颤;倦怠、头痛、眩晕、耳鸣、面部潮红;恶心、胃部不适、口干、皮疹。

(5)沙美特罗:心悸,偶见心律失常;震颤、偶见肌肉痉挛、肌痛;头痛;罕见高血糖;皮疹。

(6)班布特罗:心悸、心动过速;肌肉震颤、肌肉痉挛;头痛。

三、抗胆碱能药物

用于平喘的抗胆碱药是指选择性阻断胆碱能 M 受体而缓解气道平滑肌痉挛的药物。该类药物主要拮抗气道平滑肌 M 受体,抑制细胞内 cGMP 的转化和提高 cAMP 的活性来降低细胞内的钙离子浓度,抑制肥大细胞的活性,从而松弛气道平滑肌引起的支气管扩张。同时通过抑制迷走神经兴奋,使气道黏液的分泌减少。主要用于支气管哮喘、慢性阻塞性肺疾病。

(一)应用原则与注意事项

1.应用原则

(1)抗胆碱药起效较慢且能引起支气管痉挛,故不推荐用于急性支气管痉挛的初始治疗和急救治疗。

(2)该类药物的平喘强度和起效速度均不如 β_2 受体激动剂,但作用较为持久,且不易产生耐药性,对有吸烟史的老年哮喘患者较为适宜。

2.注意事项

(1)既往对本类药物过敏者禁用。

(2)有闭角型青光眼倾向、前列腺增生、膀胱颈梗阻的患者及孕妇、哺乳期妇女慎用。

(3)吸入给药时需注意保护,防止雾化液或药物粉末接触患者的眼睛。

(4)抗胆碱药与沙丁胺醇(或其他 β_2 受体激动剂)雾化溶液合用易发生急性闭角型青光眼。

(二)异丙托溴铵

1.别称

爱喘乐,爱全乐,溴化异丙阿托品,溴化异丙基阿托品,溴化异丙托品。

2.药理作用

本药是对支气管平滑肌 M 受体有较高选择性的强效抗胆碱药,松弛支气管平滑肌的作用较强,对呼吸道腺体和心血管系统的作用较弱,其扩张支气管的剂量仅及抑制腺体分泌和加快心率剂量的 $1/20 \sim 1/10$。

3.药动学

口服不易吸收。气雾吸入后作用于气道局部,因此支气管扩张的时间曲线与全身药动学并不完全一致。吸入后起效时间为 $5 \sim 15$ min,持续 $4 \sim 6$ h。在肝内代谢作用的持续时间为 $3 \sim 4$ h,由粪便排泄。

4.适应证

用于慢性阻塞性肺疾病相关的支气管痉挛,包括慢性支气管炎、肺气肿哮喘等,可缓解喘息症状。

5.用法用量

(1)溶液:吸入,成人(包括老年人)和 12 岁以上的青少年一次 1 个单剂量小瓶($500\ \mu g$),每天3~4 次,急性发作的患者病情稳定前可重复给药。单剂量小瓶中每 1 mL 雾化吸入液可用氯化钠注射液稀释至终体积 $2 \sim 4$ mL。

(2)气雾剂:吸入,成人及学龄儿童的推荐剂量为每次 $40 \sim 80\ \mu g$,每天 3~4 次。

6.不良反应

常见头痛、恶心和口干;少见心动过速、心悸、眼部调节障碍、胃肠动力障碍和尿潴留等抗胆碱能不良反应;可能引起咳嗽、局部刺激;罕见吸入刺激产生的支气管痉挛,变态反应如皮疹、舌、唇和面部血管性水肿、荨麻疹、喉头水肿。

7.禁忌证

(1)对阿托品及其衍生物过敏患者禁用。

(2)对本品过敏者禁用。

8.药物相互作用

(1)与沙丁胺醇、非诺特罗、茶碱、色甘酸钠等合用可互相增强疗效。

(2)金刚烷胺、吩噻嗪类抗精神病药、三环类抗抑郁药、单胺氧化酶抑制药及抗组胺药可增强本品的作用。

9.注意事项

(1)使用本品后可能会立即发生变态反应。

(2)应避免使眼睛接触到本品,如果在使用本品时不慎污染到眼睛,引起眼睛疼痛或不适、视物模糊等闭角型青光眼的征象,应首先使用缩瞳药并立即就医。

(3)患有囊性纤维化的患者可能会引起胃肠道蠕动的紊乱。

(4)有尿路梗阻的患者使用时发生尿潴留的危险性增高。

10.特殊人群用药

孕妇、哺乳期妇女及儿童慎用。

(三)噻托溴铵

1.别称

思力华,天晴速乐。

2.药理作用

本药为新型的长效抗胆碱类药物,对 5 种胆碱受体($M_1 \sim M_5$)具有相似的亲和力,通过与平滑肌的 M_3 受体结合而产生扩张支气管平滑肌的作用。支气管扩张作用呈剂量依赖性,并可持续 24 h 以上。

3.药动学

吸入后 30 min 起效,持续时间至少为 24 h。年轻健康志愿者对本品的绝对生物利用度为 19.5%,吸入 5 min 后达血药峰浓度,药物的血浆蛋白结合率达 72%,V_d 为 32 L/kg。吸入给药时,仅 14% 的药物经肾排泄。

4.适应证

用于慢性阻塞性肺疾病的维持治疗,包括慢性支气管炎和肺气肿、伴随性呼吸困难的维持治疗及急性发作的预防。

5.用法用量

吸入,每次 18 μg,每天 1 次。

6.不良反应

常见口干、便秘、念珠菌感染、鼻窦炎、咽炎;少见全身变态反应、心动过速、房颤、心悸、排尿困难、尿潴留;可发生恶心、声音嘶哑、头晕、血管性水肿、皮疹、荨麻疹、皮肤瘙痒;因吸入刺激导致的支气管痉挛,还可能有视力模糊、青光眼。

7.禁忌证

对噻托溴铵、阿托品或其衍生物过敏的患者禁用。

8.药物相互作用

不推荐本品与其他抗胆碱药物合用。

9.注意事项

(1)使用本品后有可能立即发生变态反应。

(2)下列情况慎用,如闭角型青光眼,前列腺增生,膀胱颈梗阻,中、重度肾功能不全,18岁以下的患者。

(3)中到重度肾功能不全的患者(肌酐清除率≤50 mL/min)应对噻托溴铵的应用予以密切监控。

(4)如药粉误入眼内可能引起或加重闭角型青光眼的症状,应立即停用并就医。

10.特殊人群用药

(1)孕妇、哺乳期妇女慎用。

(2)老年患者对本品的肾清除率下降,但未见慢性阻塞性肺疾病患者的血药浓度随年龄增加而出现显著改变。

(3)尚无儿科患者应用该药的经验,<18岁的患者不推荐使用。

(四)药物特征比较

1.药理作用比较

异丙托溴铵对各类受体的亲和力无选择性,新一代长效抗胆碱药噻托溴铵对 M_1、M_3 受体的选择性更高、半衰期长。两种抗胆碱药的作用比较见表5-6。

表5-6　两种抗胆碱药的作用比较

药物	M受体选择性	扩张支气管	抑制腺体分泌	加快心率
异丙托溴铵	无	++(支气管扩张作用为抑制腺体分泌、增加心率作用的20倍)	+	+
噻托溴铵	M_3、M_1	+++(平喘作用强于异丙托溴铵)	—	—

2.不良反应比较

抗胆碱药治疗哮喘主要采用吸入给药,本类药物对支气管的扩张作用虽不如受体激动药,起效也较慢,但不良反应轻且不易产生耐药性。

(1)异丙托溴铵:常见头痛,少见眼部调节障碍;常见恶心、口干,少见胃肠动力障碍;少见心动过速、心悸;少见血管性水肿、荨麻疹、喉头水肿和变态反应;少见尿潴留;罕见吸入刺激产生的支气管痉挛;少见眼部调节障碍。

(2)噻托溴铵:少见头晕、头痛、味觉异常,罕见失眠;常见口干,少见口腔炎、胃食管反流性疾病、便秘、恶心,罕见肠梗阻包括麻痹性肠梗阻、牙龈炎、舌炎、口咽部念珠菌病、吞咽困难;少见房颤,罕见室上性心动过速、心动过速、心悸;少见皮疹,罕见荨麻疹、瘙痒过敏(包括速发型变态反应);少见排尿困难、尿潴留,罕见尿路感染;少见咽炎、发声困难、咳嗽、支气管痉挛、鼻出血,罕见喉炎、鼻窦炎;少见视物模糊,罕见青光眼、眼压增高。

四、吸入性糖皮质激素

吸入性糖皮质激素(inhaled corticosteroid,ICS)是防治各种类型的中-重度慢性哮喘的首选药物,具有局部药物(肺内沉积)浓度高、气道内药物活性大、疗效好和全身性不良反应少等特点。可以减轻患者的症状,提高最大呼气流量和呼吸量,降低气道高反应性,防止哮喘恶化,改善患者的生活质量。近年来认为 ICS 联合长效 β_2 激动剂(LABA)即 ICS/LABA 联合治疗有更好的疗效,并可避免单用 ICS 时因增加剂量而出现的不良反应。但须注意 ICS 在哮喘急性发作时不能立即奏效,故不能用于急性发作。

ICS 的不良反应常见为局部反应,包括反射性咳嗽、支气管痉挛、喉部刺激、口咽部念珠菌病、声嘶等,通常是暂时的、不严重的。在推荐剂量范围内,ICS 很少发生全身性不良反应。长期大剂量使用时可能引起全身反应,如骨密度降低、白内障、肾上腺抑制、糖代谢异常、易擦伤等。

(一)应用原则与注意事项

1.应用原则

(1)ICS 为控制呼吸道炎症的预防性用药,起效缓慢且须连续和规律地应用2 d以上方能发挥作用。

(2)对哮喘急性发作和支气管平滑肌痉挛者宜合并应用 β_2 受体激动剂,以尽快松弛支气管平滑肌。

(3)应当依据哮喘的严重程度给予适当剂量,分为起始和维持剂量。当严重哮喘或哮喘持续发作时,可考虑给予全身性激素治疗,待缓解后改为维持量或转为吸入给药。

2.注意事项

(1)掌握正确的吸入方法:掌握正确的吸入方法和技术是决定吸入糖皮质激素是否取得良好疗效和有无有不良反应的关键因素。需长期吸入用药以维持巩固疗效者,为预防口咽部白念珠菌感染,应于每次吸入后用清水漱口。

(2)治疗时剂量应个体化,依据患者或儿童的原治疗情况调整剂量。

(3)关注不适宜人群:ICS 禁用于对类固醇激素或其制剂辅料过敏的患者。对乳蛋白严重过敏者禁用氟替卡松干粉剂。患有活动性肺结核及肺部真菌、病毒感染者,以及儿童、孕妇慎用。

(二)倍氯米松

1.别称

必可酮,安德心,贝可乐,倍可松。

2.药理作用

本药是局部应用的强效肾上腺糖皮质激素。因其亲脂性强,气雾吸入后可迅速透过呼吸道和肺组织而发挥平喘作用。其局部抗炎、抗过敏疗效是泼尼松的 75 倍,是氢化可的松的 300 倍。

3.药动学

以气雾吸入的方式给药后,生物利用度为 $10\%\sim20\%$,具有较高的清除率,较口服用药的糖皮质激素类高 $3\sim5$ 倍,故全身性不良反应小。V_d 为 0.3 L/kg。半衰期为 3 h,肝脏疾病时可延长。其代谢产物的 70% 经胆汁、$10\%\sim15\%$ 经尿排泄。

4.适应证

用于慢性支气管哮喘。

5.用法用量

(1)成人及 12 岁以上的儿童:吸入。轻微哮喘,每天 200～400 μg 或以上,分 2～4 次用药;中度哮喘,每天 600～1 200 μg,分 2～4 次用药;严重哮喘,每天 1 000～2 000 μg,分 2～4 次用药。

(2)5～12 岁的儿童:吸入。每天 200～1 000 μg;4 岁以下的儿童每天总剂量为 100～400 μg,分次用药。

6.不良反应

常见口腔及喉部念珠菌病、声嘶、喉部刺激。

7.禁忌证

对本品过敏或本品中的其他附加成分过敏者禁用。

8.药物相互作用

(1)胰岛素与本药有拮抗作用,糖尿病患者应注意调整本药的剂量。

(2)本药可能影响甲状腺对碘的摄取、清除和转化。

9.注意事项

(1)下列情况慎用,如患有活动期和静止期的肺结核。

(2)对于长期使用糖皮质激素的儿童和青少年,应密切随访其生长状况。

(3)从口服糖皮质激素转为吸入糖皮质激素时,在很长时间内肾上腺储备功能受损的风险仍然存在,应定期监测肾上腺皮质功能。

(4)对可逆性阻塞性气道疾病(包括哮喘)的处理应常规遵循阶梯方案,并应由临床症状及通过肺功能测定监测患者的反应。

(5)本品不适用于患有重度哮喘的患者;不用于哮喘的初始治疗;应个体化用药。

(6)不可突然中断治疗。

(7)每次用药后用水漱口。

10.特殊人群用药

孕妇、哺乳期妇女慎用。

(三)布地奈德

1.别称

雷诺考特,普米克,普米克都保,普米克令舒,布德松。

2.药理作用

本药是局部应用的不含卤素的肾上腺糖皮质激素类药物,局部抗炎作用强,约为丙酸倍氯米松的2 倍、氢化可的松的 600 倍。

3.药动学

气雾吸入给药后,10％～15％在肺部吸收,生物利用度约为 26％;粉雾吸入给药后,全身的生物利用度约为 38％,血浆蛋白结合率为 85％～90％,V_d 为 3 L/kg。吸入本药 500 μg 后,32％的药物经肾排出,15％经粪便排出。吸入给药的半衰期成人为 2～3 h,儿童为 1.5 h。

4.适应证

支气管哮喘:主要用于慢性持续期支气管哮喘;也可在重度慢性阻塞性肺疾病中使用。

5.用法用量

按个体化给药:在严重哮喘和停用或减量使用口服糖皮质激素的患者,开始使用气雾剂的剂

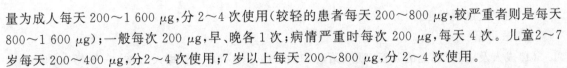

量为成人每天 200～1 600 μg,分 2～4 次使用(较轻的患者每天 200～800 μg,较严重者则是每天 800～1 600 μg);一般每次 200 μg,早、晚各 1 次;病情严重时每次 200 μg,每天 4 次。儿童 2～7 岁每天 200～400 μg,分 2～4 次使用;7 岁以上每天 200～800 μg,分 2～4 次使用。

鼻喷吸入用于鼻炎,每天 256 μg,可于早晨 1 次喷入(每侧鼻腔 128 μg)或早、晚分 2 次喷入,奏效后减至最低剂量。

6.不良反应

同其他 ICS。本品可产生局部和全身性不良反应,但由于本品在体内代谢灭活快、清除率高,故其全身性不良反应比二丙酸倍氯米松轻。

7.禁忌证

对本品过敏者禁用。

8.药物相互作用

酮康唑能提高本药的血药浓度,其作用机制可能是抑制了细胞色素 CYP4503A4 的布地奈德的代谢。

9.注意事项

(1)鼻炎、湿疹等过敏性疾病可使用抗组胺药及局部制剂进行治疗。

(2)肺结核、鼻部真菌感染和疱疹患者慎用。

(3)长期接受吸入治疗的儿童应定期测量身高。

(4)由口服糖皮质激素转为吸入布地奈德或长期高剂量治疗的患者应特别小心,可能在一段时间内处于肾上腺皮质功能不全的状况中,建议进行血液学和肾上腺皮质功能的监测。

(5)在哮喘加重或严重发作期间,或在应激择期手术期间应给予全身性糖皮质激素。

(6)应避免合用酮康唑、伊曲康唑或其他强 CYP4503A4。若必须合用上述药物,则用药间隔时间应尽可能长。

10.特殊人群用药

(1)孕妇、哺乳期妇女慎用;本药可进入乳汁中,哺乳期妇女应避免使用,必须使用时应停止哺乳。

(2)2 岁以下儿童用药的安全性和有效性尚不明确,应避免使用。

(四)氟替卡松

1.别称

辅舒碟,辅舒良,辅舒良滴顺,丙酸氟替卡松,氟替卡松丙酸酯。

2.药理作用

本药为局部用强效肾上腺糖皮质激素药物。脂溶性高,易于穿透细胞膜与细胞内的糖皮质激素受体结合,与受体具有高度亲和力。在呼吸道内浓度和存留的时间较长,故其局部抗炎活性更强。

3.药动学

吸入后 30 min 作用达高峰,起效较布地奈德快 60 min。口服的生物利用度仅为 21%,肝清除率亦高,吸收后大部分经肝脏首关效应转化为无活性的代谢物,消除半衰期为 3.1 h。

4.适应证

(1)用于支气管哮喘的预防性治疗,主要用于慢性持续期支气管哮喘。

（2）用于重度慢性阻塞性肺疾病。

5.用法用量

（1）成人及 16 岁以上的儿童：吸入给药，每次 100～1 000 μg，每天 2 次；一般每次 250 μg，每天2 次。初始剂量：①轻度哮喘，每次 100～250 μg，每天 2 次；②中度哮喘，每次 250～500 μg，每天 2 次；③重度哮喘，每次 500～1 000 μg，每天 2 次。

（2）4 岁以上的儿童：吸入给药，每次 50～100 μg，每天 2 次。

6.不良反应

其局部不良反应与其他糖皮质激素相同。

7.禁忌证

对本品过敏者禁用。

8.药物相互作用

强效细胞色素 P4503A4 酶抑制药可抑制本药代谢，使其生物利用度及血药浓度增加，从而增加本药导致全身性不良反应的危险性，如皮质醇增多症或反馈性 HPA 轴抑制。

9.注意事项

（1）活动期或静止期肺结核患者、有糖尿病病史的患者慎用。

（2）其他同倍氯米松。

10.特殊人群用药

（1）尚缺乏妊娠期间应用本药的安全性资料，孕妇用药应权衡利弊。哺乳期妇女应权衡利弊后用药。

（2）老年人长期大剂量使用易引起骨质疏松，甚至骨质疏松性骨折。

（3）儿童用药可导致生长延迟、体质量增长减缓及颅内压增高等。此外，儿童的体表面积与体质量之比较大，局部用药发生反馈性下丘脑-垂体-肾上腺轴（HPA 轴）抑制的危险性更大。因此儿童应谨慎用药，应尽可能采用最低的有效治疗剂量并避免长期持续使用（连续用药 4 周以上的安全性和有效性尚不明确）。

（五）药物特征比较

1.剂量比较

常用 ICS 的每天剂量见表 5-7。

表 5-7　常用 ICS 的每天剂量（μg）

药物	低剂量	中剂量	高剂量
二丙酸倍氯米松	200～500	500～1 000	＞1 000
布地奈德	200～400	400～800	＞800
丙酸氟替卡松	100～250	250～500	＞500
环索奈德	80～160	160～320	＞320

2.药理作用比较

ICS 的药理作用比较见表 5-8。

表 5-8　ICS 的药理作用比较

	布地奈德	二丙酸倍氯米松	氟替米松
与糖皮质激素受体结合 *	9.4	0.4	18
水溶性(μg/mL)	14	0.1	0.04
气道黏液浓度	最高	略高	低
与黏膜结合	最高	略高	低
肺部沉积率	最高	低	略高
抗炎作用 *	980	600	1 200
生物利用度	6%～10%	20%	<10%
肝清除率	1.4 L/min	较慢	0.9 L/min

注:* 以地塞米松为 1。

3.不良反应比较

常用 ICS 的不良反应发生率见表 5-9。

表 5-9　常用 ICS 的不良反应发生率(%)

不良反应	倍氯米松 MDI *	布地奈德 DPI	氟替卡松 MDI *	莫米松 DPI	曲安奈德 MDI	氟替卡松/沙美特罗 MDI * 和 DPI
发声困难	<1	1～6	2～6	1～3	1～3	2～5
咳嗽	—	5	4～6	—	—	3～6
念珠菌病		2～4	2～6	4～6	2～4	4～10
上呼吸道感染	3～17	19～24	16～18	8～15	—	10～27
胃肠道反应	<1	1～4	1～3	2～5	2～5	1～7
头痛	8～17	13～14	5～11	17～22	7～21	12～20

注:* 指以 HFA(氢氟化物)为抛射剂。MDI:定量吸入气雾剂;DPI:干粉吸入剂。

五、抗过敏平喘药

本类药物包括变态反应介质阻释剂色甘酸钠、酮替芬和白三烯受体阻滞剂扎鲁司特、孟鲁司特等。变态反应介质阻释剂通过稳定肺组织的肥大细胞膜,抑制变态反应介质释放,对多种炎性细胞亦有抑制作用。白三烯受体阻滞剂通过阻断半胱氨酰白三烯的合成或拮抗其与受体的作用发挥平喘作用。其平喘作用起效较慢,不宜用于哮喘急性发作期的治疗,临床上主要用于预防哮喘的发作。

(一)应用原则与注意事项

(1)该类药物主要用于预防性治疗,在哮喘急性发作时无效。

(2)白三烯受体阻滞剂起效慢,作用较弱于色甘酸钠,仅用于轻、中度哮喘和稳定期的控制,或合并应用以减少糖皮质激素和 β_2 受体激动剂的剂量。

(3)白三烯受体阻滞剂在治疗哮喘上不宜单独应用,对 12 岁以下的儿童、孕妇及哺乳期妇女应权衡利弊后应用。

（二）色甘酸钠

1.别称

咳乐钠,宁敏,色甘酸,色甘酸二钠,咽泰。

2.药理作用

本品无松弛支气管平滑肌的作用和β受体激动作用,亦无直接拮抗组胺、白三烯等过敏介质的作用和抗炎症作用,但在抗原攻击前给药可预防速发型和迟发型过敏性哮喘。亦可预防运动和其他刺激诱发的哮喘。

3.药动学

口服极少吸收。干粉喷雾吸入时其生物利用度约为10%,吸入后10～20 min即达血药峰浓度(正常人为14～91 ng/mL,哮喘患者为1～36 ng/mL),血浆蛋白结合率为60%～75%,V_d为0.13 L/kg,血浆半衰期为1～1.5 h,经胆汁和尿排泄。

4.适应证

(1)用于预防支气管哮喘发作,对轻度哮喘可能有治疗作用。

(2)可用于变应性鼻炎、季节性花粉症、春季角膜炎、结膜炎、过敏性湿疹及某些皮肤瘙痒症。

(3)可用于溃疡性结肠炎和直肠炎。

5.用法和用量

(1)干粉吸入:每次20 mg,每天4次;症状减轻后每天40～60 mg;维持量为每天20 mg。

(2)气雾吸入:每次3.5～7 mg,每天3～4次,每天最大剂量为32 mg。

6.不良反应

鼻刺痛、灼烧感、打喷嚏、头痛、嗅觉改变、一过性支气管痉挛;罕见鼻出血、皮疹等。

7.禁忌证

对本品过敏者禁用。

8.药物相互作用

(1)与异丙肾上腺素合用可提高疗效。

(2)与糖皮质激素合用可增强治疗支气管哮喘的疗效。

(3)与氨茶碱合用可减少茶碱的用量,并提高平喘疗效。

9.注意事项

(1)掌握正确的用药方法。无论气雾吸入、粉雾吸入或局部喷布,务必使药物尽量到达病变组织,喷布时间必须与患者的呼吸协调一致。

(2)本品极易潮解,应注意防潮。

(3)不要中途突然停药,以免引起哮喘复发。

(4)本品并非直接舒张支气管而属预防性作用,故应在哮喘易发季节前1～3周用药。

(5)吸入色甘酸钠可能引起支气管痉挛,可提前数分钟吸入选择性$β_2$受体激动剂。

(6)肝、肾功能不全者慎用。

10.特殊人群用药

孕妇及哺乳期妇女慎用。

（三）酮替芬

1.别称

贝卡明,喘者定,敏喘停,噻苯酮,噻喘酮。

2.药理作用

本药为强效抗组胺和过敏介质阻释剂。本品的抗组胺作用较长而抗过敏作用的持续时间较短,以上两种作用各自独立。

3.药动学

口服后吸收迅速而完全,3～4 h 达血药浓度峰值。当血药浓度达到 $100～200\ \mu g/mL$ 时,本药 75% 与血浆蛋白结合。半衰期约 1 h。一部分经肝脏代谢,60% 经尿排泄,其余经粪便、汗液排泄。

4.适应证

(1)用于支气管哮喘,对过敏性、感染性和混合性哮喘都有预防发作的效果。

(2)喘息性支气管炎、过敏性咳嗽。

(3)变应性鼻炎、过敏性结膜炎、过敏性皮炎。

5.用法用量

口服。成人每次 1 mg,每天 2 次;极量为每天 4 mg。儿童 4～6 岁每次 0.4 mg,6～9 岁每次 0.5 mg,9～14 岁每次 0.6 mg,以上均为每天 1～2 次。

6.不良反应

常见嗜睡、倦怠、口干、恶心等胃肠道反应;偶见头痛、头晕、迟钝、体质量增加。

7.禁忌证

对本品过敏者、车辆驾驶员、机械操作者及高空作业者工作时禁用。

8.药物相互作用

(1)与乙醇及镇静催眠药合用可增强困倦、乏力等症状,应避免合用。

(2)与抗胆碱药合用可增加后者的不良反应。

(3)与口服降血糖药合用时,少数糖尿病患者可见血小板减少,故两者不宜合用。

(4)本品抑制齐多夫定的肝内代谢,应避免合用。

(5)本品与抗组胺药有协同作用。

9.注意事项

过敏体质者慎用。

10.特殊人群用药

(1)孕妇慎用;哺乳期妇女应用本品应停止哺乳。

(2)3 岁以下的儿童不推荐使用本品。

(四)孟鲁司特

1.别称

蒙泰路特钠,孟鲁司特钠,顺尔宁。

2.药理作用

本药为高选择性半胱氨酰白三烯(Cys-LTs)受体阻滞剂,通过抑制 LTC_4、LTE_4 与受体的结合,可缓解白三烯介导的支气管炎症和痉挛状态,减轻白三烯所致的激惹症状,改善肺功能。

3.药动学

口服吸收迅速而完全,口服的平均生物利用度为 64%,99% 的本品与血浆蛋白结合。本品几乎被完全代谢,细胞色素 P4503A4 和 2C9 与其代谢有关。完全由胆汁排泄,在健康受试者中的平均血浆半衰期为 2.7～5.5 h。

4.适应证

用于哮喘的预防和长期治疗,包括预防白天和夜间的哮喘症状,治疗对阿司匹林敏感的哮喘患者及预防运动诱发的支气管哮喘。也用于减轻变应性鼻炎引起的症状(15岁及15岁以上成人的季节性变应性鼻炎和常年性变应性鼻炎)。

5.用法用量

口服。成人及15岁以上的儿童每次10 mg,每天1次;6～14岁的儿童每次5 mg,每天1次;2～5岁的儿童每次4 mg,每天1次,睡前服用咀嚼片。

6.不良反应

不良反应较轻微,通常不须终止治疗。临床试验中,本药治疗组有≥1％的患者出现与用药有关的腹痛和头痛。

7.禁忌证

对本品任何成分过敏者禁用。

8.药物相互作用

(1)利福平可减少本药的生物利用度。

(2)与苯巴比妥合用时,本药的曲线下面积(AUC)减少大约40％,但是不推荐调整本药的使用剂量。

(3)本药在推荐剂量下不对下列药物的药动学产生有临床意义的影响,如茶碱、泼尼松、泼尼松龙、口服避孕药(炔雌醇/炔诺酮)、特非那定、地高辛和华法林。

9.注意事项

(1)在医师的指导下可逐渐减少合并使用的ICS的剂量,但不应突然停用糖皮质激素。

(2)在减少全身用糖皮质激素的剂量时,偶见嗜酸性粒细胞增多症、血管性皮疹、肺部症状恶化、心脏并发症和神经病变,因此患者在减少全身用糖皮质激素的剂量时应加以注意并做适当的临床监护。

10.特殊人群用药

(1)孕妇应避免使用本品。

(2)哺乳期妇女慎用。

(3)6个月以下儿童用药的安全性和有效性尚未明确。

(五)扎鲁司特

1.别称

安可来,扎非鲁卡。

2.药理作用

本药为口服的长效高度选择性半胱氨酰白三烯(Cys-LTs)受体阻滞剂,既能拮抗白三烯的促炎症活性,也可拮抗白三烯引起的支气管平滑肌收缩,从而减轻哮喘的有关症状和改善肺功能。使用本品不改变平滑肌对β_2受体的反应性,对抗原、阿司匹林、运动及冷空气等所致的支气管收缩痉挛均有良好疗效。

3.药动学

口服吸收良好,血药浓度达峰时间(t_{max})约为3 h,但服药2 h内便可产生明显的首剂效应。血浆蛋白结合率为99％。本药主要在肝脏代谢,消除半衰期约为10 h。主要经粪便排泄(89％),经尿排泄仅为口服剂量的10％。

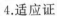

4.适应证

用于轻、中度慢性哮喘的预防及长期治疗。对于用 β_2 受体激动药治疗不能完全控制病情的哮喘患者,本品可以作为一线维持治疗。

5.用法用量

口服,成人及 12 岁以上儿童的起始剂量及维持剂量为每次 20 mg,每天 2 次。根据临床反应,剂量可逐步增加至 40 mg、每天 2 次时疗效更佳。

6.不良反应

头痛、胃肠道反应、皮疹、变态反应(荨麻疹和血管性水肿)、轻微的肢体水肿(极少)、挫伤后出血障碍、粒细胞缺乏症、天门冬氨酸氨基转移酶及谷丙转氨酶升高、高胆红素血症;罕见肝衰竭。

7.禁忌证

对本产品及其组分过敏者、肝功能不全者禁用。

8.药物相互作用

(1)在肝脏经 CYP2C9 药酶代谢,并抑制 CYP2C9 的活性,可升高其他 CYP2C9 抑制剂如抗真菌药氟康唑、他汀类调血脂药氟伐他汀的血药浓度。

(2)本品亦可抑制 CYP2D6 的活性,使经该药酶代谢的 β 受体阻滞剂、抗抑郁药和抗精神病药的血药浓度升高。

(3)阿司匹林可使扎鲁司特的血药浓度升高。

(4)与华法林合用可增高华法林的血药浓度,使凝血酶原时间延长。

(5)红霉素、茶碱及特非那定可降低本品的血药浓度。

9.注意事项

(1)如发生血清氨基转移酶升高等肝功能不全的症状或体征,应对患者进行相应的处理。

(2)若出现系统性嗜酸性粒细胞增多,有时临床体征表现为系统性脉管炎,与 Churg-Strauss 综合征的临床特点一致,常与减少口服糖皮质激素的用量有关。

(3)本品不适用于解除哮喘急性发作时的支气管痉挛。

(4)不宜用本品突然替代吸入或口服的糖皮质激素治疗。

(5)对于易变性哮喘或不稳定性哮喘的治疗效果尚不明确。

10.特殊人群用药

(1)孕妇、哺乳期妇女慎用。

(2)65 岁以上的老年人对本药的清除率降低,但尚无资料证明可导致药物蓄积。服用本药后,老年患者的感染率增加,但症状较轻,主要影响呼吸道,不必终止治疗。

(3)国内的资料指出,12 岁以下儿童用药的安全性和有效性尚不明确,不推荐 12 岁以下的儿童使用。

(六)药物特征比较

1.药物相互作用比较

见表 5-10。

2.不良反应比较

白三烯受体阻滞剂可引起嗜酸性粒细胞增多、血管炎性皮疹、心肺系统异常和末梢神经异常,应予以注意。

表 5-10　常用的白三烯受体调节药与有关药物的相互作用

药物	代谢酶	对 P450 同工酶的影响	药物相互作用
扎鲁司特	CYP2C9	抑制 CYP2C9、CYP3A4	抑制华法林的代谢,能延长凝血酶原时间约 35%;红霉素、特非那定和茶碱可能降低本品的血药浓度(分别约为 40%、54% 和 30%),但本品不影响这 3 种药物的浓度;高剂量的阿司匹林可增加本品的血药浓度约 45%
孟鲁斯特	CYP3A4 CYP2C9	不影响 CYP3A4、2C9、1A2、2A6、2C19、2D6 的活性;抑制 CYP2C8 (体外)	对华法林、特非那定、茶碱、地高辛、泼尼松龙、口服避孕药等的药动学无明显影响;苯巴比妥、利福平等肝药酶诱导剂可降低本品的 AUC 约 40%,应酌情调整剂量;不抑制紫杉醇、罗格列酮、瑞格列奈经 CYP2C8 代谢

(1)色甘酸钠:恶心、口干;偶见皮疹;刺激性咳嗽,偶有排尿困难。

(2)酮替芬:嗜睡、头晕目眩、头痛;口干、恶心;皮疹;体质量增加。

(3)孟鲁司特:头痛,睡眠异常;腹痛、恶心、呕吐、消化不良、腹泻;肌肉痉挛、肌痛。

(4)扎鲁司特:出血障碍、粒细胞缺乏;头痛;胃肠道反应、谷丙转氨酶及天门冬氨酸氨基转移酶升高、高胆红素血症;荨麻疹和血管性水肿。

(5)曲尼司特:可见红细胞计数及血红蛋白降低、外周嗜酸性粒细胞增多;偶见头痛、眩晕、失眠、嗜睡;少见食欲缺乏、腹痛、恶心、呕吐、腹泻;可见皮疹、全身瘙痒;少见尿频、尿急、血尿。

(赵春玲)

<h1 style="text-align:center">第三节　呼吸兴奋药</h1>

呼吸兴奋药与抢救呼吸系统危重症密切相关。目前的观点认为保持气道通畅是抢救呼吸衰竭的首要和最有效的措施。因重症患者使用中枢兴奋药只会消耗体内有效的能源,组织缺氧可更严重,弊多利少,因此呼吸兴奋药的应用已逐步减少。

目前常用的有尼可刹米、洛贝林、二甲弗林等,这些药物作用时间一般较短,口服可吸收,主经肝代谢。主要用于以中枢抑制为主、通气不足引起的呼吸衰竭,对于肺炎、肺气肿、弥漫性肺纤维化等病变引起的以肺换气功能障碍为主所导致的呼吸衰竭不宜使用呼吸兴奋剂。

一、应用原则与注意事项

(一)应用原则

呼吸兴奋剂的使用需根据呼吸衰竭的轻重、意识障碍的深浅而定。若病情较轻、意识障碍不重,应用后多能收到加深呼吸幅度、改善通气的效果;对病情较重、支气管痉挛、痰液引流不畅的患者,在使用呼吸兴奋剂的同时必须强调配合其他有效的改善呼吸功能的措施,如建立人工气道、清除痰液并进行机械通气等,一旦有效改善通气功能的措施已经建立,呼吸兴奋剂则可停用。

(二)注意事项

(1)应用呼吸兴奋剂的目的是兴奋呼吸、增加通气、改善低氧血症及二氧化碳潴留等,否则不

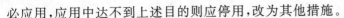

必应用,应用中达不到上述目的则应停用,改为其他措施。

(2)应在保持呼吸道通畅、减轻呼吸肌阻力的前提下使用,否则不仅不能纠正低氧血症和二氧化碳潴留,且会因增加呼吸运动而增加耗氧量。

(3)应用在抢救呼吸衰竭时,除针对病因外应采取综合措施,包括控制呼吸道感染、消除呼吸道阻塞、适当给氧、纠正酸碱失衡及电解质紊乱、人工呼吸机的应用。

(4)大部分呼吸兴奋剂的兴奋呼吸作用的剂量与引起惊厥的剂量相近,在惊厥之前可有不安、自口周开始的颤抖、瘙痒、呕吐、潮红等,所以应用此药时应密切观察。

(5)部分呼吸兴奋剂持续应用时会产生耐药现象,所以一般应用 3～5 d,或给药 12 h、间歇为 12 h。

(6)为了克服呼吸兴奋剂的不良反应,发挥其兴奋剂的作用,可采用联合两种药物的交替给药的方法。

二、药物各论

(一)尼可刹米

1.别称

二乙烟酰胺,可拉明,烟酸二乙胺,烟酸乙胺。

2.药理作用

本药能直接兴奋延髓呼吸中枢,使呼吸加深加快。也可通过刺激颈动脉窦和主动脉体的化学感受器,反射性地兴奋呼吸中枢,并提高呼吸中枢对二氧化碳的敏感性。对大脑皮质、血管运动中枢及脊髓也有较弱的兴奋作用。本药对阿片类药物中毒的解救效力较戊四氮强,而对巴比妥类药中毒的解救效力较印防己毒素、戊四氮弱。

3.药动学

本药易吸收,起效快,作用时间短暂。单次静脉注射作用只能维持 5～10 min,经肾排泄。

4.适应证

(1)用于中枢性呼吸功能不全、各种继发性呼吸抑制、慢性阻塞性肺疾病伴高碳酸血症。

(2)也用于肺源性心脏病引起的呼吸衰竭,以及麻醉药或其他中枢抑制药的中毒解救。

5.用法用量

(1)成人。①皮下、肌内及静脉注射:每次 0.25～0.5 g,必要时每 1～2 h 重复用药;极量为每次1.25 g。②静脉滴注:3～3.75 g 本品加入 500 mL 液体中,滴速为 25～30 滴/分钟。如出现皮肤瘙痒、烦躁等不良反应,须减慢滴速;若经 4～12 h 未见效,或出现肌肉抽搐等严重不良反应,应停药。

(2)儿童:6 个月以下的婴儿每次 0.075 g,1 岁每次 0.125 g,4～7 岁每次 0.175 g。

6.不良反应

(1)常见烦躁不安、抽搐、恶心等。

(2)较大剂量时可出现打喷嚏、呛咳、心率加快、全身瘙痒、皮疹。

(3)大剂量时可出现多汗、面部潮红、呕吐、血压升高、心悸、心律失常、震颤、惊厥,甚至昏迷。

7.禁忌证

抽搐、惊厥患者,小儿高热而无中枢性呼吸衰竭时禁用。

8.药物相互作用

(1)与其他中枢神经兴奋药合用有协同作用,可引起惊厥。

(2)本药与鞣酸、有机碱的盐类及各种金属盐类配伍均可能产生沉淀;遇碱类物质加热可水解,并脱去乙二胺基生成烟酸盐。

9.注意事项

(1)本药对呼吸肌麻痹者无效。

(2)本药的作用时间短暂,应视病情间隔给药,且用药时须配合人工呼吸和给氧措施。

(3)出现血压升高、心悸、多汗、呕吐、震颤及肌僵直时,应立即停药以防出现惊厥。

(4)过量的处理:出现惊厥时,可静脉注射苯二氮䓬类药或小剂量的硫喷妥钠、苯巴比妥钠等;静脉滴注10%葡萄糖注射液,促进药物排泄;给予对症和支持治疗。

10.特殊人群用药

(1)孕妇及哺乳期妇女用药的安全性尚不明确。

(2)6个月以下的婴儿每次 0.075 g,1 岁每次 0.125 g,4～7 岁每次 0.175 g。

(二)洛贝林

1.别称

半边莲碱,芦别林,祛痰菜碱,山梗菜碱。

2.药理作用

本药为呼吸兴奋药,可刺激颈动脉窦和主动脉体的化学感受器(均为 N_1 受体),反射性地兴奋延髓呼吸中枢而使呼吸加快,但对呼吸中枢无直接兴奋作用。本药对迷走神经中枢和血管运动中枢也有反射性兴奋作用,对自主神经节先兴奋后阻断。

3.药动学

静脉注射后作用持续时间短,通常为 20 min。

4.适应证

主要用于各种原因引起的中枢性呼吸抑制。常用于新生儿窒息、一氧化碳中毒、吸入麻醉药或其他中枢抑制药(如阿片、巴比妥类)中毒、传染病(如肺炎、白喉等)引起的呼吸衰竭。

5.用法用量

(1)成人:皮下、肌内注射,每次 10 mg,极量为每次 20 mg,每天 50 mg;静脉注射,每次 3 mg,极量为每次 6 mg,每天 20 mg。

(2)儿童:皮下或肌内注射,每次 1～3 mg;静脉注射,每次 0.3～3 mg,必要时 30 min 后可重复 1 次;新生儿窒息可注入脐静脉内,用量为 3 mg。

6.不良反应

(1)可见恶心、呕吐、呛咳、头痛、心悸等。

(2)大剂量用药可出现心动过缓(兴奋迷走神经中枢);剂量继续增大可出现心动过速(兴奋肾上腺髓质和交感神经)、传导阻滞、呼吸抑制、惊厥等。

7.禁忌证

尚不明确。

8.药物相互作用

(1)用药后吸烟可导致恶心、出汗及心悸。

(2)本药禁止与碘、鞣酸及铅、银等盐类药配伍;与碱性药物配伍可产生山梗素沉淀。

9.注意事项

(1)静脉给药应缓慢。

(2)用药过量可引起大汗、心动过速、低血压、低体温、呼吸抑制、强直性阵挛性惊厥、昏迷、死亡。

10.特殊人群用药

可用于婴幼儿、新生儿;妊娠与哺乳期、老年人,尚无实验数据。

(三)多沙普仑

1.别称

佳苏仑,吗啉吡咯酮,吗乙苯吡酮,吗乙苯咯,盐酸多普兰。

2.药理作用

本药为呼吸兴奋药,作用比尼可刹米强。小剂量时可刺激颈动脉窦化学感受器,反射性地兴奋呼吸中枢;大剂量时可直接兴奋延髓呼吸中枢、脊髓及脑干,使潮气量增加,也可使呼吸频率有限增快,但对大脑皮质可能无影响。本药还有增加心排血量的作用。

3.药动学

静脉给药后 20～40 s 起效,1～2 min 达到最大效应,药效持续 5～12 min。主要在肝脏代谢,可能会产生多种代谢产物(其中酮多沙普仑有药理活性)。0.4%～4% 经肾脏排泄,母体化合物的清除半衰期在成人、早产儿体内分别为 3.4 h、6.6～9.9 h。

4.适应证

(1)用于全麻药引起的呼吸抑制或呼吸暂停(排除肌肉松弛药的因素),也用于自发呼吸存在但通气量不足的患者。

(2)用于药物过量引起的轻、中度中枢神经抑制。

(3)可用于急救给氧后动脉血氧分压低的患者。

(4)也可用于慢性阻塞性肺疾病引起的急性呼吸功能不全、呼吸窘迫、潮气量低等。

(5)还可用于麻醉术后,加快患者苏醒。

5.用法用量

(1)中枢抑制催醒:每次 1～2 mg/kg 体质量,必要时 5 min 后可重复 1 次。维持剂量为每 1～2 h 注射 1～2 mg/kg 体质量,直至获得疗效。总量不超过每天 3 000 mg。

(2)呼吸衰竭:每次 0.5～1 mg/kg 体质量,必要时 5 min 后可重复 1 次,1 h 内的用量不宜超过 300 mg。或用葡萄糖氯化钠注射液稀释静脉滴注,每次 0.5～1 mg/kg 体质量,滴注直至获得疗效。总量不超过每天 3 000 mg。

6.不良反应

(1)可见头痛、乏力、呼吸困难、心律失常、恶心、呕吐、腹泻、尿潴留、胸痛、胸闷、血压升高,以及用药局部发生血栓性静脉炎(红、肿、痛)等。

(2)少见呼吸频率加快、喘鸣、精神紊乱、呛咳、眩晕、畏光、感觉奇热、多汗等。

(3)有引起肝毒性的个案报道。

(4)大剂量时可引起喉痉挛。

7.禁忌证

甲状腺功能亢进、嗜铬细胞瘤、重度的高血压或冠心病、颅内高压、脑血管病、脑外伤、脑水肿、癫痫或惊厥发作、严重的肺部疾病患者及对本药过敏者(国外资料)禁用。

8.药物相互作用

(1)与碳酸氢钠合用时本药的血药浓度升高,毒性明显增强,有因此导致惊厥的报道。

(2)与咖啡因、哌甲酯、肾上腺素受体激动药等有协同作用,合用时应注意观察紧张、激动、失眠、惊厥或心律失常等不良反应。

(3)与单胺氧化酶抑制药及升压药合用可使升压效应更显著,与单胺氧化酶抑制药合用须谨慎。

(4)肌肉松弛药可使本药的中枢兴奋作用暂不体现。

9.注意事项

(1)用于急救给氧后动脉血氧分压低的患者时,应同时在 2 h 内解除其症状的诱因。

(2)对于麻醉后或药物引起的呼吸抑制,用药前应确保气道通畅和氧气充足。

(3)用药前后及用药时应当检查或监测:①常规测血压、脉搏,检查肌腱反射,以防用药过量;②给药前和给药后半小时测动脉血气,以便及早发现气道堵塞者或高碳酸血症患者是否有二氧化碳蓄积或呼吸性酸中毒。

(4)过量时的处理:无特殊解毒药,主要是进行支持、对症治疗。可短期静脉给予巴比妥类药,必要时可给氧和使用复苏器。透析无明显效果。

10.特殊人群用药

(1)孕妇及哺乳期妇女:国内的资料建议孕妇慎用本药。美国食品药品监督管理局(FDA)对本药的妊娠安全性分级为 B 级。本药是否经乳汁分泌尚不清楚,哺乳期妇女应慎用。

(2)儿童:12 岁以下儿童使用本药的有效性和安全性尚未确定,用药应谨慎。

(四)二甲弗林

1.别称

回苏灵。

2.药理作用

本药为中枢兴奋药,对呼吸中枢有较强的兴奋作用,其作用强度比尼可刹米强约 100 倍,促苏醒率高。用药后可见肺换气量明显增加,二氧化碳分压下降。

3.药动学

口服吸收迅速、完全,起效快,作用维持时间为 2～3 h。

4.适应证

(1)用于各种原因引起的中枢性呼吸衰竭,以及麻醉药、催眠药引起的呼吸抑制。

(2)也可用于创伤、手术等引起的虚脱和休克。

5.用法用量

(1)口服:每次 8～16 mg,每天 2～3 次。

(2)肌内注射:每次 8 mg,每天 1～2 次。

(3)静脉注射:每次 8～16 mg,临用前用 5％葡萄糖注射液稀释。

(4)静脉滴注:常规用法为每次 8～16 mg,用于重症患者时每次 16～32 mg。临用前用氯化钠注射液或 5％葡萄糖注射液稀释。

6.不良反应

可出现恶心、呕吐、皮肤灼烧感等。

7.禁忌证

有惊厥病史或痉挛病史者、吗啡中毒者、肝肾功能不全者、孕妇、哺乳期妇女禁用。

8.药物相互作用

尚不明确。

9.注意事项

(1)给药前应准备短效巴比妥类药物,作为惊厥时的急救用药。

(2)用药过量可引起肌肉震颤、惊厥。过量的处理:①洗胃、催吐;②静脉滴注10%葡萄糖注射液,促进排泄;③出现惊厥时可用短效巴比妥类药(如异戊巴比妥)治疗;④给予相应的对症治疗。

10.特殊人群用药

(1)孕妇及哺乳期妇女禁用。

(2)儿童大剂量用药易发生抽搐、惊厥,应谨慎。

三、药物特征比较

(一)药理作用比较

上述呼吸兴奋药物的药理作用特征各异,具体药物的药理作用特点详见表5-11。

表 5-11　呼吸兴奋药物的药理作用比较

药理作用	尼可刹米	洛贝林	多沙普仑	二甲弗林
兴奋延髓呼吸中枢	++	－	+++	++++
兴奋颈动脉窦化学感受器	++	++	+++	－
兴奋主动脉体化学感受器	++	++	－	－
兴奋大脑皮质	+	－	－	－
兴奋血管运动中枢及脊髓	+	++	++	－

注:+代表作用强度;—代表未有相应的药理作用。

(二)主要不良反应比较

呼吸兴奋类药物多作用于中枢神经系统,故精神神经类不良反应多见。

1.尼可刹米

烦躁不安、抽搐,大剂量时可出现震颤、惊厥,甚至昏迷;恶心、呕吐;心率加快,大剂量时可出现血压升高、心悸、心律失常;全身瘙痒、皮疹。

2.洛贝林

头痛;恶心、呕吐、呛咳;心悸,大剂量用药可出现心动过缓,剂量继续增大可出现心动过速、传导阻滞;呼吸抑制。

3.多沙普仑

头痛、乏力,眩晕、畏光、感觉奇热;恶心、呕吐、腹泻;心律失常、血压升高;呼吸困难、胸痛、胸闷,少见呼吸频率加快、喘鸣;尿潴留。

4.二甲弗林

恶心、呕吐;皮肤灼烧感。

（赵春玲）

第六章

消化科常用药物

第一节 抗 酸 药

一、氢氧化铝

(一)理化性质

分子式:$Al(OH)_3$,分子量:77.98。由明矾(硫酸钾铝)与碳酸钠两溶液相作用,生成氢氧化铝沉淀后低温干燥而得。白色无晶粉末,无臭、无味。在水、乙醇中不溶解,在稀无机酸或氢氧化钠溶液中溶解。

(二)药理作用

1.药效学

氢氧化铝极难溶于水,抗酸作用中度、缓慢而持久。通过和胃酸反应而抗胃酸,口服后与胃酸混合形成凝胶覆盖于溃疡面而起保护作用。抗胃酸产生的氯化铝具有收敛、止血及引起便秘等作用。

2.药动学

仅少量自肠道吸收,大部分从粪便中排出。在胃内作用时效长短与胃排空的快慢有关,空腹服药作用时间持续 20～30 min,餐后 1～2 h 服药作用时间可延长 3 h。有极少量的本品在胃内转化为可溶性的氯化铝被吸收并从尿液中排泄,肾功能不全者可导致血中铝离子浓度过高,引起痴呆等中枢神经系统病变。

(三)临床应用

主要用于治疗胃十二指肠溃疡、反流性食管炎、上消化道出血及胃酸过多等。

(四)用法与用量

口服,片剂:1 次 0.6～1.0 g,每天 3 次;氢氧化铝凝胶:1 次 10～15 mL,每天 3 次。饭前 1 h 和睡前服。病情严重时使用剂量可加倍。

(五)不良反应

(1)多见便秘。

(2)铝离子在肠道吸收很少,可与食物中磷酸盐形成不溶性、不被吸收的磷酸铝排出体外,减少肠道对磷酸盐的吸收,若长期应用可导致骨软化。

(六)注意事项

(1)因本品能妨碍磷的吸收,故不宜长期大剂量使用。

(2)对长期便秘者慎用。为防止便秘,可与三硅酸镁或氧化镁交替服用。

(3)治疗胃出血时宜用凝胶剂。

(4)肾功能不全者慎用。因肾功能不全可能导致血中铝离子浓度升高,引起痴呆等中枢神经系统病变。

(5)本品含多价铝离子,可与四环素类形成络合物而影响其吸收,故不宜合用。

(6)可通过多种机制干扰地高辛、华法林、双香豆素、奎宁、奎尼丁、氯丙嗪、普萘洛尔、吲哚美辛、异烟肼、维生素及巴比妥类等药物的吸收或消除,使上述药物的疗效受到影响,应尽量避免同时使用。

(七)药物相互作用

(1)本品含多价铝离子,可与四环素类形成络合物而影响其吸收,故不宜合用。

(2)可通过多种机制干扰地高辛、华法林、双香豆素、奎宁、奎尼丁、氯丙嗪、普萘洛尔、吲哚美辛、异烟肼、维生素及巴比妥类的吸收或消除,使上述药物的疗效受到影响,应尽量避免同时使用。

(八)制剂和规格

1.片剂

0.3 g,0.6 g。

2.氢氧化铝凝胶

氢氧化铝凝胶含氢氧化铝,作为氧化铝计算应为 3.6%～4.4%,另加有适量矫味剂及防腐剂。密闭凉处保存,但不得冰冻。

3.复方氢氧化铝

每片含干燥氢氧化铝凝胶 0.245 g、三硅酸镁 0.105 g 及颠茄浸膏 0.0 026 g。药理作用和临床用途同氢氧化铝,并有轻度抑制胃腺分泌及解痉作用。用法为 1 次 2～4 片,每天 3～4 次,饭前半小时或胃痛发作时嚼碎后服。

二、铝碳酸镁

(一)理化性质

分子式:$Mg_6Al_2(OH)_{16}CO_3 \cdot 4H_2O$,分子量:604.0。无色、无臭、无味。不溶于水。4%水悬液的 pH 为 8.0～10.0。

(二)药理作用

1.中和胃酸的作用

本品是一种抗酸药,当 pH<3 时,本品开始中和反应;pH=5 时,则反应停止;pH<3 时,反应重新开始,它可使胃液 pH 维持在 3～5,可使 99% 的胃酸被中和,使 80% 的胃蛋白酶失去活性。

2.吸附和结合作用

本品通过吸附和结合胃蛋白酶而直接抑制其活性,并结合胆汁酸,吸附、溶解卵磷脂而防止这些物质对胃黏膜的损伤。

3.黏膜保护作用

本品可刺激前列腺素的分泌和表皮生长因子的释放。

4.口服吸收慢

约10%的镁自肠道吸收,作用时效一般在服药后8～12 h开始,持续时间长,但中和胃酸的能力低。

(三)临床应用

用于胃十二指肠溃疡、胃炎、反流性食管炎等与胃酸分泌有关的其他疾病。针对胃灼痛、胃灼烧感、反酸、腹胀、恶心、呕吐对症治疗。可预防非甾体类药物对胃黏膜的损伤。

(四)用法与用量

口服,1次1.0 g,每天3次,饭后1～2 h服用,治疗十二指肠球部溃疡时,6周为1个疗程,治疗胃溃疡8周为1个疗程。

(五)不良反应

不良反应轻。大剂量服用可能有胃肠道不适,如消化不良和软糊状便。

(六)注意事项

肾功能不全者(肌酐清除率＜30 mL/min)长期服用应定期监测血中的铝含量。

(七)药物相互作用

可影响四环素、环丙沙星、氧氟沙星、含铁药物、抗凝剂、鹅去氧胆酸、地高辛及 H_2 受体拮抗剂等药物的吸收,因此上述药物应用在本品之前或之后1～2 h再服。

三、海藻酸-氢氧化铝-三硅酸镁

(一)理化性质

每片含海藻酸0.25 g、三硅酸镁0.0 125 g、氢氧化铝0.05 g。

(二)药理作用

有抑制胃食管反流作用,有抗酸、吸附、局部止血、保护溃疡面等作用。

(三)临床应用

用于胃十二指肠溃疡、反流性食管炎、食管裂孔疝等,可缓解呕吐、妊娠胃灼热等,对胆汁反流性胃炎有一定疗效。

(四)用法与用量

嚼碎后用水冲服。幼儿可用水溶解后喂服,于餐后、睡前及症状发生时服用。成人:1次3～6片;儿童:12岁以下儿童1次1～3片,每天3次。

(五)不良反应

无药理上的毒副作用。极少数人可出现恶心。

(六)注意事项

每片约含钠40 mg,对严格限盐患者应慎用。

(七)药物相互作用

本品含多价铝离子,可与四环素类形成络合物而影响其吸收,故不宜合用。

四、氧化镁

(一)理化性质

氧化镁为白色粉末,无臭,无味,在空气中能缓慢吸收二氧化碳。在水中几乎不溶,在乙醇中也不溶,在稀酸中溶解。

(二)药理作用

由碳酸镁加热而成。有重质(5 g占10%～20%体积)和轻质(5 g占40%～50%体积)2种,一般所指的氧化镁是重质氧化镁。分子式:MgO,分子量:40。氧化镁合剂由氧化镁60 g、重质碳酸镁60 g(另加颠茄酊60 mL者为复方氧化镁合剂),蒸馏水加至1 000 mL而得。镁乳为含氢氧化镁7.75%～8.75%的乳剂。

抗酸作用较碳酸氢钠强、缓慢而持久,不产生二氧化碳。与胃酸作用生成氯化镁,释放出镁离子,刺激肠道蠕动,具有轻度致泻作用。约10%的氧化镁自肠道吸收,其轻度致泻作用发生在用药后2～8 h。

(三)临床应用

适用于伴有便秘的胃酸过多症、胃十二指肠溃疡患者,对不伴便秘者,其轻度致泻作用可同服碳酸钙纠正。

(四)用法与用量

抗酸,口服,1次0.2～1 g,每天3次;缓下,口服,1次3 g,每天3次。

(五)不良反应

(1)肾病患者长期大剂量服用本品可出现眩晕、头昏、心跳异常及精神状态改变。

(2)长期大剂量服用可致血清钾浓度降低。

(3)有轻微的腹泻作用。

(六)注意事项

肾功能不全者服用本品可能产生滞留性中毒,如证实为高镁血症可静脉注射钙盐对抗。

(七)药物相互作用

(1)本品可干扰四环素类的吸收,应避免同时服用。

(2)与维生素D类药物服用,可致高钙血症。

五、铝镁加

(一)理化性质

分子式:$Al_2Mg_6(OH)_{14}(CO_3)_2 \cdot 4H_2O$,分子量为:630.0。

(二)药理作用

该药为作用快、抗酸性强而持久的抗酸药,每克药物能中和胃酸28.3 mmol/L,持续90 min,使胃内pH长时间维持在3～5,还能抑制五肽胃泌素分泌和吸附胆汁并使之失活。治疗效果、作用持续时间均优于氢氧化铝。本品稳定性好,连续服用数天时,在肠道中铝、镁几乎不被吸收,对血中铝、镁离子也无明显影响。

(三)临床应用

用于胃十二指肠溃疡、胃炎、胆汁反流性食管炎、食管裂孔疝、消化不良或与胃酸分泌有关的其他疾病。

133

（四）用法与用量

口服，1 次 1.0 g，每天 4 次，于饭后 1～2 h 或睡前服用。

（五）不良反应

偶见恶心、肠蠕动增加、水样泻或便秘。

六、碳酸氢钠

（一）理化性质

复方碳酸氢钠片每片含碳酸氢钠 0.25～0.35 g、薄荷油、糖少许。大黄苏打片每片含碳酸氢钠及大黄粉各 0.15 g、薄荷油适量。为白色结晶粉末，无臭，味咸，在潮湿空气中即缓慢分解。在水中溶解，在乙醇中不溶。

（二）药理作用

（1）本品口服后能迅速中和胃中过剩的胃酸，减轻疼痛，但作用持续时间较短。

（2）与酸发生中和反应生成氯化钠、水和二氧化碳，CO_2 经肺排出纠正代谢性酸中毒。

（3）本品为弱碱，口服吸收或静脉注射后能直接增加机体的碱储备。

（三）临床应用

（1）用于胃十二指肠溃疡及酸过多的疾病。

（2）治疗轻至中度代谢性酸中毒，以口服为宜。

（3）用于碱化尿液。

（4）用于治疗高钾及伴有酸中毒症状的休克等。

（四）用法与用量

（1）口服，1 次 0.5～2 g，每天 3 次，饭前服用。

（2）用于代谢性酸血症、碱化尿液等病。

（五）不良反应

（1）剂量偏大或患有肾功能不全时，由于代谢性碱中毒，可出现水肿、精神症状、肌肉疼痛或抽搐、口内异味等。

（2）长期应用时可导致高钙血症伴轻度代谢性碱中毒，引起尿频、尿急、持续性头痛、食欲减退、恶心呕吐等。

（3）静脉注射过量时，因代谢性碱中毒引起低钾血症，可出现心律失常、肌肉痉挛、疼痛等。

（六）注意事项

（1）口服中和胃酸时产生大量二氧化碳，增加胃内压力，使胃扩张，常见嗳气，并刺激溃疡面，对严重溃疡患者有引起胃穿孔的危险。

（2）由于本品有一定的缺点，治疗溃疡时常与其他碱性药物组成的复方使用。

（3）充血性心力衰竭、水肿和肾衰竭的酸中毒患者，使用本品应十分慎重。

（4）口服本品后 1～2 h 不宜服用其他药物。

（七）药物相互作用

（1）不宜与胃蛋白酶合剂、维生素 C 等酸性药物合用，因可使各自的疗效降低。

（2）由于可能产生沉淀或分解反应，本品不宜与重酒石酸间羟胺、庆大霉素、四环素、肾上腺素、多巴酚丁胺、苯妥英钠、钙盐等药同瓶滴注。

（李　近）

第二节 胃黏膜保护药

一、胶体果胶铋

(一)理化性质

胶体果胶铋是一种果胶与铋生成的组成不定的复合物。其为三价铋的复合物,无固定结构。分子式:$[KBiC_{12}H_{10}O_8(OH)_6]n$。黄色粉末或颗粒。

(二)药理作用

1.药效学

本品是一种新型的胶体铋制剂,通过应用生物大分子果胶酸代替现有铋制剂中的小分子酸根(如碳酸根、硝酸根及枸橼酸根等),从而增强了本品的胶体特性,使其在酸性介质中能形成高黏度溶胶。该溶胶与溃疡面及炎症表面有强的亲和力,可在胃黏膜表面形成一层牢固的保护膜,增强胃黏膜的屏障作用,故对消化性溃疡和慢性胃炎有较好的治疗作用。有研究表明,与其他胶体铋制剂比较,本品的胶体特性好,特性黏数为胶体碱式枸橼酸铋钾的 7.4 倍,此外,本品对受损黏膜具有高度选择性,胶体碱式枸橼酸铋钾在受损组织中的铋浓度为正常组织中的 3.1 倍,而本品为 4.34 倍。

另一方面,本品可沉积于幽门螺杆菌的细胞壁,使菌体内出现不同程度的空泡,导致细胞壁破裂,并抑制细菌酶的活性,干扰细菌的代谢,使细菌对人体的正常防御功能变得更敏感,从而起到杀灭幽门螺杆菌、提高消化性溃疡的愈合率和降低复发率的作用。

此外,本品还可刺激胃肠黏膜上皮细胞分泌黏液,促进上皮细胞的自身修复,以及直接刺激前列腺素和表皮生长因子的产生,使溃疡面和糜烂面快速愈合而止血。另有文献报道,果胶本身也有止血作用。

2.药动学

本品口服后在肠道内吸收甚微,血药浓度和尿中药物浓度极低,绝大部分药物随粪便排出体外。

(三)临床应用

(1)用于消化性溃疡(特别是幽门螺杆菌相关性溃疡)。

(2)治疗慢性浅表性胃炎、慢性萎缩性胃炎及消化道出血。

(四)用法与用量

1.消化性溃疡和慢性胃炎

1 次 150 mg,每天 4 次,分别于 3 餐前 1 h 及临睡时服用。疗程一般为 4 周。

2.并发消化道出血

将日服剂量 1 次服用。方法为:将胶囊内药物取出,用水冲开搅匀后服用。

(五)不良反应

按常规剂量服用本品无肝、肾、神经系统等不良反应,偶见恶心、便秘等消化道症状。

（六）注意事项

（1）服药期间若出现黑褐色、无光泽大便，但无其他不适，为正常现象。停药 1～2 d 后粪便色泽可转为正常。

（2）服用本品期间不得服用其他铋制剂，且本品不宜大剂量长期服用。

（3）若大剂量长期服用本品，会出现铋中毒现象，表现为皮肤变为黑褐色，此时需立即停药并做适当处理。

（4）孕妇禁用。哺乳期妇女应用本品时应暂停哺乳。

（5）对本品过敏者及严重肾功能不全者禁用。

（七）药物相互作用

（1）与强力制酸药及 H_2 受体阻滞药同时服用，会降低本品疗效。

（2）饮用牛奶时服用本品，会降低本品疗效。

二、复方铝酸铋

（一）理化性质

铝酸铋、甘草浸膏、碳酸镁、碳酸氢钠、弗朗鼠李皮及茴香果实的复合物。片剂：每片含铝酸铋 200 mg、甘草浸膏 300 mg、碳酸镁 400 mg、碳酸氢钠 200 mg、弗朗鼠李皮 25 mg、茴香果实 10 mg；颗粒剂：每袋 1.3 g，含铝酸铋 200 mg、甘草浸膏 300 mg、碳酸镁 400 mg、碳酸氢钠 200 mg、弗朗鼠李皮 25 mg、茴香果实 10 mg；胶囊剂：每粒含铝酸铋 66.7 mg、甘草浸膏粉 100 mg、重质碳酸镁 133.3 mg、碳酸氢钠 66.7 mg、弗朗鼠李皮 8.3 mg、茴香果实 3.3 mg。本品为黄褐色或浅黄褐色片或颗粒。

（二）药理作用

1.药效学

本品为抗消化性溃疡药，内含的主要成分为铝酸铋，口服后可在溃疡表面形成一层保护性的铋钛复合物膜，碳酸氢钠和碳酸镁可中和部分胃酸，从而防止胃酸和胃蛋白酶对胃黏膜的侵蚀和破坏，促进黏膜再生和溃疡的愈合。甘草浸膏、弗朗鼠李皮、茴香果实分别具有消炎、解痉、止痛和祛风等作用，可以消除便秘和缓解胃肠胀气，增强胃及十二指肠黏膜屏障的保护作用。

动物试验表明，本品能显著减轻大鼠实验性胃炎的发生，对大鼠应激性和幽门结扎性胃溃疡有明显的防治作用，但对调节胃液分泌没有明显影响。

2.药动学

本品口服后在胃黏膜及溃疡表面形成保护膜，不被胃肠道吸收，通过肠道排出体外。

（三）临床应用

（1）用于胃十二指肠溃疡。

（2）治疗慢性浅表性胃炎、十二指肠球部炎。

（3）缓解胃酸过多引起的胃痛、胃灼热感、反酸及功能性消化不良等症状。

（四）用法与用量

1.片剂

1 次 1～2 片，每天 3 次，饭后嚼碎服用或将药片压碎后用温开水送服，疗程 1～3 个月。以后可以减量维持，防止复发。

2.颗粒

1次1～2袋,每天3次,饭后用温开水送服,疗程1～2个月。

3.胶囊

1次3～6片,每天3次,饭后用温开水送服。

(五)不良反应

本品不良反应较少,偶见便秘、稀便、口干、失眠、恶心、腹泻等症状,停药后可自行消失。

(六)注意事项

(1)用药不可间断,服药后10 d左右,自觉症状可见减轻或消失,但这只说明病情的好转,并不表示已经痊愈,仍应按上述继续用药,直到完成1个疗程。病愈后,为避免复发,可将剂量减至每天1～2片,在主餐后服用。

(2)服用本品时,一般不需禁忌任何食品,但如有严重胃病者,应禁忌饮酒,少食煎炸油腻食品。

(3)服药期间,粪便呈黑色属正常现象;如呈稀便时,可减量服用。

(4)不宜长期服用,以防发生铋性脑病。

(5)孕妇、哺乳期妇女、对本品过敏者及肾功能不全者禁用。

(七)药物相互作用

(1)本品能干扰四环素类药物的吸收,两者应避免合用。

(2)本品不能与抗酸药同时服用,如需合用,应至少间隔半小时以上。

(3)本品与能较强络合多价金属离子的喹诺酮类药物(如诺氟沙星、环丙沙星等)合用时,两者的活性均可降低,故应间隔2～3 h使用。

(4)本品治疗期间,应避免饮酒。

(5)本品不能与牛奶同服,如需合用,应至少间隔半小时以上。

三、枸橼酸铋钾

(一)理化性质

片剂:300 mg∶110 mg(以铋计);颗粒剂:1 g∶110 mg(以铋计);胶囊剂:300 mg∶110 mg(以铋计)。本品为白色片、颗粒或粉末。

(二)药理作用

1.药效学

本品为抗溃疡药,作用方式独特,既不中和胃酸,也不抑制胃酸分泌,而通过以下几个方面起作用。

(1)在胃液pH条件下,本品可在溃疡表面或溃疡基底肉芽组织形成一种坚固的氧化铋胶体沉淀,形成保护性薄膜,从而隔绝胃酸、酶及食物对溃疡黏膜的侵蚀作用,促进溃疡组织的修复和愈合。体外试验证明,本品在酸性条件下能与蛋白质及氨基酸发生络合作用而凝结,而溃疡部位的氨基酸残基较正常黏膜丰富得多,因此本品更易沉积在溃疡黏膜上。

(2)抗胃蛋白酶作用,本品能与胃蛋白酶发生络合而使其失活。

(3)改变胃黏液成分,促进碳酸氢盐和黏液分泌,防止黏液糖蛋白被分解,增强胃黏膜屏障功能。

(4)防止氢离子逆弥散。

137

(5)刺激内源性前列腺素的释放,提高胃及十二指肠黏膜中前列腺素 E2 浓度,并使唾液腺分泌的上皮生长因子富集于溃疡部位并保护其不受胃酸灭活,从而起到保护胃黏膜、促进溃疡组织修复和愈合的作用。

(6)改善胃黏膜血流,杀灭幽门螺杆菌,延缓幽门螺杆菌对抗菌药耐药性的产生,这对治疗消化性溃疡和胃炎均有益。

临床研究和应用证明本品对治疗胃十二指肠溃疡,促进溃疡的愈合有较好的效果;对西咪替丁耐药的患者,使用本品治疗仍有 80% 以上的愈合率。

2.药动学

本品在胃中形成不溶性的胶体沉淀,很难被消化道吸收,仅有少量铋可被吸收。吸收入体内的铋约 4 周后达稳态浓度。本品血药浓度与给药剂量有关,动物试验证明,以常规剂量给药,稳态血铋浓度在 $5\sim14\ \mu g/L$ 之间。痕量的铋吸收后主要分布在肝、肾及其他组织中,以肾脏分布居多,且主要经肾脏排泄,清除率约为 $50\ mL/min$。血液和尿液中铋的排泄过程符合三室模型。本品未吸收部分经粪便排出体外,半衰期为 $5\sim11\ d$。

(三)临床应用

(1)用于胃十二指肠溃疡及慢性胃炎。

(2)缓解胃酸过多引起的胃痛、胃灼热感及反酸等。

(四)用法与用量

口服,1 次 0.3 g,每天 4 次。餐前半小时及睡前服用。用于胃十二指肠溃疡及慢性胃炎时,$4\sim8$ 周为 1 个疗程,然后停药 $4\sim8$ 周,如有必要可再继续服用 $4\sim8$ 周。

(五)不良反应

1.神经系统

少数患者可有轻微头痛、头晕、失眠等,但可耐受。当血铋浓度大于 $0.1\ \mu g/mL$ 时,有发生神经毒性危险,可能导致铋性脑病,但目前尚未发现服用本品的患者血铋浓度超过 $0.05\ \mu g/mL$ 者。

2.消化系统

服用本品期间,口中可能带有氨味,且舌、粪便可被染成黑色,易与黑粪症相混淆;个别患者服用时可出现恶心、呕吐、便秘、食欲减退、腹泻等消化道症状。以上表现停药后均可消失。

3.泌尿系统

本品长期大剂量服用可能引起肾脏毒性,导致可逆性肾衰。

4.骨骼肌肉

骨骼的不良反应常发生在不同的部位,与骨内铋的浓度过高有关。较常见的是与铋性脑病相关的骨性关节炎,常以单侧或双侧肩疼痛为先兆症状。

5.其他

个别患者可出现皮疹。

(六)注意事项

(1)服药期间不得服用其他含铋制剂。

(2)正处于急性胃黏膜病变时的患者,不推荐使用本品。

(3)服药前后半小时需禁食,不得饮用牛奶、服用其他饮料和药物,否则会干扰本品治疗溃疡的作用。

(4)本品与阿莫西林或甲硝唑或奥美拉唑联合应用时,可增加对幽门螺杆菌根除率。

(5)不宜大剂量长期服用,连续用药不宜超过 2 个月,以防发生铋性脑病。

(6)孕妇、哺乳期妇女、对本品过敏者及肾功能不全者禁用。

(七)药物相互作用

(1)本品能干扰四环素类药物的吸收,两者应避免合用。

(2)制酸药可干扰本品的作用,不宜同时进服。

四、枸橼酸铋钾-克拉霉素-替硝唑

(一)理化性质

片剂:白片(枸橼酸铋钾,以铋计)110 mg,黄片(克拉霉素)250 mg,绿片(替硝唑)500 mg。本品含白色、黄色、绿色片。

(二)药理作用

本品中的枸橼酸铋钾在胃酸作用下迅速崩解而形成微小的胶态物质,与溃疡面的蛋白质密切结合并形成致密、均匀的保护膜,阻止胃酸和胃蛋白酶对溃疡面的侵蚀,促进内源性前列腺素的生成、上皮细胞的再生,加速溃疡组织的自身修复,此外还有较强的杀灭幽门螺杆菌的作用。替硝唑为 5-硝基咪唑类抗菌药,对厌氧菌和幽门螺杆菌都有杀灭作用。克拉霉素是大环内酯类抗生素,对幽门螺杆菌也有较强的杀灭作用。

(三)临床应用

(1)用于胃十二指肠溃疡(伴幽门螺杆菌感染者),尤其是复发性和难治性溃疡。

(2)用于慢性胃炎(伴幽门螺杆菌感染者),尤其是其他药物治疗无效且症状较重者。

(四)用法与用量

口服,枸橼酸铋钾片(白片):每天 2 次,1 次 2 片,早、晚餐前半小时空腹服用;克拉霉素片(黄片):每天 2 次,1 次 1 片,早、晚餐后服用;替硝唑片(绿片):每天 2 次,1 次 1 片,早、晚餐后服用。疗程为 1 周,根据病情,必要时可加服 1 个疗程。

(五)不良反应

本品不良反应轻微,停药后可自行消失。

1.消化系统

主要有口内金属味、恶心、呕吐、便秘、腹泻等。

2.中枢神经系统

可出现头晕、头痛、失眠、乏力。

3.泌尿系统

可出现尿色变深。

4.皮肤

可出现皮疹等变态反应症状。

(六)注意事项

(1)服药期间,粪便呈黑色属正常现象;如呈稀便时,可减量服用。

(2)孕妇、哺乳期妇女、对本品过敏者及肝、肾功能不全者禁用。

(七)药物相互作用

(1)本品中的克拉霉素可增加卡马西平的血药浓度,联用时应调整后者的用量。

(2)曾有报道,克拉霉素可能改变特非那定的代谢,使其浓度增加而偶致心律失常。

(3)本品治疗期间,应避免饮酒,以免影响疗效。

(4)本品不能与牛奶或碳酸类饮料同服,如需合用,应至少间隔半小时以上。

五、碱式碳酸铋

(一)理化性质

本品为一种组成不定的碱式盐。按干燥品计算,含铋(Bi)应为 80.0%~82.5%。分子式: CBi_2O_5,分子量:509.9688。本品为白色或微带淡黄色的粉末,无臭,无味,遇光即缓慢变质。

(二)药理作用

1.药效学

本品为中和胃酸及收敛药,有中和胃酸及收敛止泻作用。可通过吸附肠道内毒素、细菌、梅毒,并在胃肠黏膜创面形成一层薄的保护膜,在毒素与黏膜细胞结合之前将其阻止在肠腔内,从而起到保护胃肠黏膜及收敛作用。同时,本品可与肠腔内异常发酵所产生的 H_2S 相结合,抑制肠蠕动,起到止泻作用。此外,本品渗透入胃黏液还能杀灭居于其中的幽门螺杆菌。

2.药动学

本品口服仅微量吸收,随粪便排出。

(三)临床应用

(1)用于缓解胃肠功能不全及吸收不良引起的腹泻、腹胀等症状。

(2)缓解胃酸过多引起的胃痛、胃灼热感、反酸等症状,亦可用于慢性胃炎。

(3)与抗生素合用可治疗与幽门螺杆菌感染有关的消化性溃疡。

(4)本品糊剂可用于轻度烧伤、溃疡及湿疹等。

(四)用法与用量

口服:1 次 0.3~0.6 g,饭前服用;外用:涂患处。

(五)不良反应

(1)用药期间舌苔和大便可呈黑色。

(2)中和胃酸时所产生的二氧化碳可能引起嗳气和继发性胃酸分泌增加,以及引起严重胃溃疡者的溃疡穿孔。

(3)偶可引起可逆性精神失常。

(4)大量及长期服用,可致便秘和碱血症。

(六)注意事项

(1)一般应用本品不宜超过 2 d。

(2)由细菌感染所致的肠炎,宜先控制感染后再用本品。

(3)孕妇、对本品过敏者及肾功能不全者禁用,3 岁以下儿童禁用或慎用。

(七)药物相互作用

(1)本品可减低乳酸杆菌活力,减低乳酶生的疗效,两者应避免合用。

(2)本品可使地高辛的口服吸收减少。

(3)与四环素、土霉素、环丙沙星、诺氟沙星等口服抗生素合用,可因螯合作用而减少后者的吸收,并减少其抗菌活性,应避免同时服用。

(4)本品不能与牛奶同服,如需合用,应至少间隔半小时以上。

(5)抗酸剂可减弱本品疗效,不能同时服用。

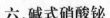

六、碱式硝酸铋

（一）理化性质

本品为一种组成不定的碱式盐。按干燥品计算，含氧化铋（Bi_2O_3）不得少于 79%。分子式：$Bi_5O(OH)_9(NO_3)_4$，分子量：1461.99。本品为白色片状。

（二）药理作用

1.药效学

本品为不定的碱式盐，作用与碱式碳酸铋相似，有中和胃酸和收敛止泻的作用，其收敛作用较其他铋盐强，而抗酸及黏膜保护作用较弱。其中铋盐能与肠内异常发酵所产生的硫化氢结合，在肠黏膜上形成不溶性硫化铋，使肠蠕动减慢；同时，本品不溶于水，可在胃黏膜创面形成一层保护膜，减轻食物等对胃肠黏膜的刺激；此外，铋盐尚有抑菌作用。临床试验表明，本品治疗胃肠炎时效力较碱式碳酸铋弱，治疗阿米巴痢疾时用量较大，效果较好。

2.药动学

本品口服在肠道内分解，在尿液中及内脏中均有微量铋的分布。

（三）临床应用

（1）用于消化性溃疡。

（2）用于治疗腹泻及肠炎等。

（四）用法与用量

口服，1 次 0.3～2 g，每天 3 次，饭前服用。

（五）不良反应

（1）可出现胃肠功能障碍及食欲减退。

（2）大量服用易致亚硝酸盐中毒，出现高铁血红蛋白血症。

（六）注意事项

（1）本品不可与碳酸盐、碘化物及有机酸盐配伍应用。

（2）由细菌感染所致的肠炎，宜先控制感染后再用本品。

（3）用药期间若出现便秘，须防止发生亚硝酸盐中毒。

（4）用药期间可能出现黑便，为正常现象。

（七）药物相互作用

尚不明确。

七、次水杨酸铋

（一）理化性质

分子式：$C_7H_5BiO_4$，分子量：362.09。本品为白色或类白色颗粒或粉末。干混悬剂：1.5 g：151.2 mg（以铋计）；片剂：262 mg；胶囊剂：262 mg；口服混悬液：262 mg：15 mL，525 mg：30 mL；注射液：2 mL：200 g。

（二）药理作用

1.药效学

本品为三价铋化合物。具有止泻及抗溃疡作用。

（1）其止泻作用与抗分泌及抗微生物作用有关。本品对沙门菌、艰难梭菌及志贺菌与厌氧菌也有抑制作用。另外,本品还可直接吸附细菌毒素。

(2)本品可破坏幽门螺杆菌的完整性,防止菌体与胃上皮粘连。还可通过抑制蛋白分解及尿素酶和磷脂酶的活性而抑制幽门螺杆菌,故对幽门螺杆菌相关性消化性溃疡有一定疗效。另外,本品还可覆盖于胃黏膜表面保护胃黏膜,缓解消化不良症状。

2.药动学

口服本品 1.8～5 h 达血药浓度峰值。其中铋剂的生物利用度不足 1‰,水杨酸的生物利用度超过 80%。口服后 4 h 发挥止泻作用,4 周起抗溃疡作用。分布半衰期 5～11 d,分布容积为 170 mL/kg。代谢产物有氯氧化铋、碱式碳酸铋、水杨酸等,已知水杨酸为活性代谢产物,其他代谢物活性尚不明确。消除半衰期为 33 h。95% 的水杨酸经肾脏从尿液排出,铋剂主要从粪便排出。

(三)临床应用

(1)用于急、慢性腹泻。

(2)用于缓解上腹隐痛不适、餐后饱胀、嗳气、恶心、反酸等消化不良症状。

(3)联合应用甲硝唑、四环素治疗与幽门螺杆菌相关性十二指肠溃疡。

(4)用于梅毒的配合治疗,也可用于治疗扁平疣。

(四)用法与用量

口服:干混悬剂,1 次 3 g,每天 3 次,用温开水冲服。如腹泻症状在 24 h 内控制不满意,可增加服药次数,服药间隔时间可为 0.5～1 h,但 24 h 内服药不应超过 8 次,连续用药不能超过 8 周。肌内注射:用于梅毒的配合治疗,1 次 0.2 g,一周 1 次。

(五)不良反应

常见轻度便秘,停药后可自行消失。

(六)注意事项

(1)如与阿司匹林合用发生耳鸣者应停药。

(2)正在使用抗凝药、降糖药和抗痛风药者慎用。

(3)腹泻伴有高热超过 2 d 者,请遵医嘱。

(4)由感冒引起恶心、呕吐者慎用。

(5)肝、肾功能不全者慎用。

(6)本品可能引起一过性舌苔和大便变黑,对人体无害。

(七)药物相互作用

(1)罗望子可降低胃肠道 pH,从而促进水杨酸自胃肠道吸收,使水杨酸血药浓度增加而导致水杨酸中毒,两者应避免合用。

(2)与甲氨蝶呤联用,可降低肾脏对甲氨蝶呤的清除,使其血药浓度增加而致中毒,故两者不宜联用。

(3)本品可降低多西环素、地美环素、美他环素、米诺环素、土霉素、罗利环素、四环素等药物的吸收,减弱这些药物的疗效,应避免同时服用。

(4)本品可拮抗丙磺舒的促尿酸尿作用,故两者不宜合用。

(5)与华法林之间有潜在相互作用,使华法林从蛋白结合部位移出,导致出血的危险性增加。

八、胶体酒石酸铋

(一)组成成分

胶体酒石酸铋。

(二)药理作用

1.药效学

本品为胃肠黏膜保护药。口服后在胃液内形成胶体性能甚佳的溶胶,与溃疡面及炎症表面有很强的亲和力,能形成有效的保护膜,隔离胃酸,保护受损的黏膜,并刺激胃肠黏膜上皮细胞分泌黏液,促进上皮细胞自身修复。本品对受损黏膜的黏附性甚佳而且具有止血作用。本品尚能杀灭胃幽门螺杆菌。动物试验显示,本品可使实验性溃疡性结肠炎家兔溃疡个数减少,溃疡直径缩小,使实验性溃疡性结肠炎家兔和大鼠排便次数和稀便减少。

2.药动学

本品口服后在肠道内吸收甚微,血药浓度和尿液药浓度极低,绝大部分随粪便排出体外。铋吸收后主要分布于肝、肾等组织中,以肾脏居多,主要通过肾脏排泄。

(三)临床应用

(1)用于消化性溃疡,特别是幽门螺杆菌相关性溃疡。

(2)用于慢性结肠炎、溃疡性结肠炎所致腹泻。

(3)用于慢性浅表性和萎缩性胃炎。

(四)用法与用量

口服,1 次 165 mg,每天 4 次,分别于三餐前 1 h 及临睡时服用。

(五)不良反应

偶可出现恶心、便秘等消化道症状。

(六)注意事项

(1)服药期间若出现黑褐色、无光泽大便但无其他不适,为正常现象。停药后 1～2 d 后粪便色泽可转为正常。

(2)不宜大剂量长期服用,若大剂量长期服用,会出现铋中毒现象,表现为皮肤变为黑褐色,应立即停药并作适当处理。

(3)孕妇、对本品过敏者及肾功能不全者禁用。

(七)药物相互作用

(1)本品不能与牛奶同服,如需合用,应至少间隔半小时以上。

(2)抗酸剂和 H_2 受体阻滞药可减弱本品疗效,不能同时服用。

九、硫糖铝

(一)理化性质

组成成分:硫酸化二糖和氢氧化铝的复合物。分子式:$C_{12}H_{54}Al_{16}O_{75}S_8$;分子量:2085.74。本品为白色或类白色粉末,无臭,无味,有一定的引湿性,可溶于酸或碱,不溶于水,几乎不溶于乙醇和氯仿。

(二)药理作用

1.药效学

本品为蔗糖硫酸酯碱式铝盐,是一种胃黏膜保护剂,具有保护溃疡面、促进溃疡愈合的作用。

(1)在酸性环境下,本品可解离为带负电荷的八硫酸蔗糖,并聚合成不溶性胶体,保护胃黏膜;能与溃疡或炎症处的带正电荷的渗出蛋白质结合,在溃疡面或炎症处形成一层薄膜,保护溃疡或炎症黏膜抵御胃酸的侵袭,促进溃疡愈合。且与溃疡病灶有较高的亲和力,约为正常黏膜的6～7倍。

(2)能吸附胃蛋白酶和胆盐,抑制它们的活性,有利于黏膜的再生和溃疡的愈合。

(3)促进胃黏液分泌,刺激局部前列腺素的合成与释放,提高对细胞的保护。

2.药动学

本品口服后在胃酸作用下解离成铝离子和八硫酸蔗糖复合离子。胃肠道吸收微量,仅5%,作用持续约5 h。主要随粪便排出,少量以双糖硫酸盐的形式随尿液排出体外。

3.毒理学

(1)生殖毒性:硫糖铝大鼠给予剂量达人用剂量的38倍时,生育力未受明显影响。大鼠、小鼠和家兔给药达人用剂量的50倍时,未见对动物胎仔的致畸作用。因缺乏本品用于妊娠妇女的充分和严格控制的临床研究数据,且动物生殖毒性的研究结果并不能完全代表人体试验的结果,所以只有在确实需要时,妊娠妇女才可服用本品。

(2)致癌性:大鼠和小鼠连续24个月经口给予硫糖铝1 g/kg(人用剂量的12倍),结果未表现出致癌性。

(三)临床应用

(1)用于消化性溃疡、慢性胃炎、溃疡性结肠炎。

(2)防治胃黏膜糜烂性出血、应激性溃疡。

(四)用法与用量

用于治疗,成人常用量1次1 g,每天4次,于饭前1 h和睡前服,嚼碎成糊状后温开水送下,连续用4～8周,也可根据不同剂型给药:片剂、颗粒、胶囊1次1 g,每天3～4次;混悬液1次10 mL,每天3～4次;混悬凝胶1次1 g,每天2次,儿童遵医嘱。用于预防,1次1 g,每天2～3次,于饭前1 h和睡前服,嚼碎成糊状后温开水送下。

(五)不良反应

本品毒性很低,可见口干、便秘;偶见腰痛、恶心、眩晕、嗜睡、疲劳、瘙痒等;长期及大剂量使用本品可引起低磷血症,可能出现骨软化。

(六)注意事项

(1)治疗收效后应继续服药数周,以免溃疡复发,但连续使用不宜超过8周。

(2)肾功能不全患者、正在接受透析疗法的患者不宜长期应用本品。

(3)对本品过敏者禁用,习惯性便秘者不宜使用。

(4)本品可通过乳汁排泄,哺乳期妇女慎用。

(5)用药期间应检测血清铝浓度。

(6)必须在空腹时将药片嚼碎后吞服,否则疗效差。

(7)本品与抗酸剂合用,应间隔半小时以上。

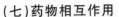

(七)药物相互作用

(1)本品与四环素类、喹诺酮类抗生素、各种脂溶性维生素,以及西咪替丁、苯妥英钠、华法林、地高辛等药物同服,可干扰它们的吸收,应间隔 2 h 以上。

(2)制酸剂能影响本品的疗效,服药前半小时不宜服制酸剂。

(3)本品不宜与含胃蛋白酶的药物合用,因它可抑制胃蛋白酶的活性。

十、瑞巴派特

(一)理化性质

化学名称:(±)-2-(4-氯苯酰胺)-3-[2(1H)-喹诺酮-4-基]丙酸,分子式:$C_{19}H_{15}ClN_2O_4$,分子量:370.79。本品为白色薄膜包衣片。

(二)药理作用

1.药效学

本品为胃黏膜保护剂,具有保护胃黏膜及促进溃疡愈合的作用。具体如下。

(1)抑制幽门螺杆菌作用,本品不具有细胞毒活性,而是通过阻止幽门螺杆菌黏附至胃上皮细胞、减少氧化应激、降低幽门螺杆菌产生的细胞因子浓度等而用于治疗幽门螺杆菌感染。

(2)清除羟基自由基的作用,通过降低脂质过氧化等作用保护因自由基所致的胃黏膜损伤。

(3)抑制炎性细胞浸润。此外,动物试验显示本品可增加大白鼠的胃黏液量、胃黏膜血流及胃黏膜前列腺素含量,并可促进大白鼠胃黏膜细胞再生,使胃碱性物质分泌增多等,但对基础胃液分泌几乎不起作用,对刺激胃酸分泌也未显示出抑制作用。

2.药动学

本品口服吸收较好,但餐后吸收较缓慢。口服后 0.5~4 h 血药浓度达峰值,血浆蛋白结合率为 98% 以上,在胃、十二指肠分布良好,半衰期为 2 h,大部分以原形从尿液中排出。

(三)临床应用

(1)胃溃疡。

(2)急性胃炎、慢性胃炎的急性加重期胃黏膜病变(如糜烂、出血、充血、水肿)的改善。

(四)用法与用量

1.胃溃疡

通常成人 1 次 100 mg,每天 3 次,早、晚及睡前口服。

2.急性胃炎、慢性胃炎的急性加重期胃黏膜病变

如糜烂、出血、充血、水肿的改善成人 1 次 100 mg,每天 3 次,口服。

(五)不良反应

1.血液系统

白细胞减少(发生率 0.1% 以下)、血小板减少。

2.消化系统

肝功能障碍(发生率 0.1% 以下),有时候出现黄疸,可出现便秘、腹胀、腹泻、恶心、呕吐、灼烧感、腹痛、嗳气、口渴、味觉异常等。

3.精神、神经系统

有导致麻木、眩晕、嗜睡的报道。

4.变态反应

可有皮疹、瘙痒感、荨麻疹、药疹样湿疹等过敏症状(发生率不足 0.1％)。

5.呼吸系统

偶可出现咳嗽、呼吸困难。

6.内分泌系统

有引起乳腺肿胀、乳房痛、乳房女性化、诱发乳汁分泌的报道。

7.其他

可有月经异常、BUN 上升、水肿等(发生率不足 0.1％)。

另外有引起心慌、发热、颜面潮红、舌麻木等报道。

(六)注意事项

1.对高龄患者的给药

高龄患者发现的不良反应的种类及不良反应发现率与非高龄患者间无差异。但由于高龄患者生理功能低下,应注意消化系统的不良反应。

2.对孕妇、哺乳期妇女的给药

(1)由于妊娠时给药的安全性尚未确认,对于孕妇或可能已妊娠的妇女,只有在判断治疗上的有益性大于危险时才可以给药。

(2)在动物试验(大白鼠)中报告药物可向母乳中转移,故给哺乳妇女用药时应避免哺乳。

3.对小儿的给药

该药对于小儿的安全性尚未确认(使用经验少)。

4.其他

交给患者药时,应指导患者将药片从 PTP 包装中取出服用。

(七)药物相互作用

目前尚未报道。

十一、替普瑞酮

(一)理化性质

其分子式:$C_{23}H_{38}O$,分子量:330.55。本品为含不同几何异构体的油状混合物。

(二)药理作用

1.药效学

本品为一种萜类物质,具有组织修复作用,能强化抗溃疡作用,具体作用如下。

(1)促使胃黏膜、胃黏液的主要防御因子高分子糖蛋白、磷脂质增加,提高胃黏膜的防御功能。

(2)能防止胃黏膜病变时黏膜增殖区细胞增殖能力的下降,促进胃黏膜损伤的修复。

(3)促进内源性前列腺素的合成,保护胃黏膜细胞。

2.药动学

(1)本品口服后血药浓度达峰时间呈双相性(5 h,10 h)。溃疡病患者饭后 30 min 服用本品的血药浓度时间曲线下的面积比空腹服用时大 30～45 倍,且溃疡部位原药浓度较周围组织高 10 倍。

(2)本品在肝脏代谢极少,84.8％以原形排出。服药 3 d 内给药量的 27.7％由呼吸道排出,

4 d内 22.7％经尿液排出,29.3％随粪便排出。

(三)临床应用

(1)胃溃疡。

(2)急性胃炎及慢性胃炎的急性加重期。

(四)用法与用量

口服,1次 50 mg(胶囊剂)或 0.5 g(颗粒剂),于饭后 30 min 内服用,每天 3 次。可视年龄、症状酌情增减。

(五)不良反应

本品不良反应的发生率约为 2.22％,一般停药后即可消失。偶见头痛、便秘、腹胀及血清转氨酶轻度上升、皮疹、血清总胆固醇升高。

(六)注意事项

1.禁忌证

对本品过敏者,严重肾功能不全者。

2.慎用

尚不明确。

3.药物对儿童的影响

儿童用药安全性尚不明确,建议儿童慎用本品。

4.药物对妊娠的影响

孕妇慎用本药。

5.药物对哺乳的影响

尚不明确。

(七)药物相互作用

尚不明确。

十二、甘草锌

(一)理化性质

组成成分:豆科植物甘草的根中提取得到的有效成分与锌结合的含锌药物,含锌(Zn)5.5％～6.5％,甘草酸($C_{42}H_{62}O_{16}$)≥30.0％。本品呈棕褐色,不溶于水,易溶于碱性溶液中,略有甜味和轻微的涩味,稳定性好,保存中不易起变化。

(二)药理作用

1.药效学

本品系豆科植物甘草根中提取物与锌结合的有机锌制剂,为补锌抗溃疡药。甘草的抗溃疡成分能增加胃黏膜细胞的"己糖胺"成分,提高胃黏膜的防御能力,延长胃黏膜上皮细胞的寿命,加速溃疡愈合;锌参与纤维细胞的分裂及胶原合成,能促进胃黏膜分泌黏液,加强黏膜屏障功能,促进黏膜再生,加速溃疡愈合,有类似前列腺素的细胞保护作用。两者结合对抗溃疡可能有协同或相加作用。

对大鼠缺锌的整体模型实验表明本品具有良好的补锌作用,且长时间使用不引起体内主要脏器微量元素的改变,也不引起锌的蓄积。

2.药动学

锌在十二指肠和近端小肠内被吸收,其主要排泄途径是胃肠道。口服甘草锌 2～4 h 后即达血锌峰值浓度,但排泄快,6 h 后血锌浓度即恢复,体内无蓄积。

(三)临床应用

(1)用于口腔、胃、十二指肠及其他部位的溃疡症。

(2)用于促进创伤及烧伤的愈合。

(3)用于儿童厌食、异食症、生长发育不良、肠病、肢端性皮炎及其他儿童锌缺乏症,成人锌缺乏症也可用本品治疗。

(4)用于寻常性痤疮。

(四)用法与用量

口服。

1.治疗消化性溃疡

片剂 1 次 0.5 g,颗粒剂 1 次 10 g,每天 3 次,疗程 4～6 周。必要时减半再服 1 个疗程巩固疗效。

2.治疗青春期痤疮、口腔溃疡及其他病症

片剂 1 次 0.25 g,颗粒剂 1 次 5 g,每天 2～3 次。治疗青春期痤疮疗程为 4～6 周。愈后每天服药 1 次,片剂 0.25 g,颗粒剂 5 g,服 4～6 周,以减少复发。

3.保健营养性补锌

片剂每天 0.25 g 即可,1 次或分 2 次服用;颗粒剂 1 次 1.5 g,每天 2～3 次。

4.儿童用法与用量

每天按 0.5～1.5 mg/kg 计算,分 3 次服用。胶囊:①1 岁以内 1 次约 1/6 粒,每天 2 次;②1～3 岁 1 次约 1/3 粒,每天 2～3 次;③3～5 岁 1 次 2/3 粒,每天 2～3 次;④5 岁以上 1 次 1 粒,每天 3 次,饭后服用。

(五)不良反应

成人治疗消化性溃疡时,由于用量较大、疗程较长,个别患者可出现排钾潴钠和轻度水肿等不良反应,停药后可自行消失。治疗其他疾病时由于用量较少而很少出现不良反应。

(六)注意事项

(1)对本品过敏者禁用。

(2)对妊娠和哺乳的影响尚不明确。

(3)心、肾功能不全和高血压患者慎用。

(七)药物相互作用

(1)本品可降低四环素、青霉胺、喹诺酮类等药物的活性,故不宜同时服用。

(2)本品勿与铝盐、钙盐、碳酸盐、鞣酸等同时使用。

(3)本品勿与牛奶同时服用。

十三、吉法酯

(一)理化性质

组成成分:400 mg 中含吉法酯(金合欢乙酸香叶醇酯)50 mg、铝硅酸镁 50 mg、甲苯那溴胺 5 mg。其分子式:$C_{27}H_{44}O_2$,分子量:400.64。本品为微黄色并有微弱萜二醇味的液体,沸点

165 ℃～168 ℃。溶于醇、醚、二甲基甲酰胺、丙酮、脂油,不溶于水、乙二醇、丙烯醇和甘油。

(二)药理作用

1.药效学

本品是合成的异戊间二烯化合物,是一种胃黏膜保护药,具有加速新陈代谢、调节胃肠功能和胃酸分泌、保护胃肠黏膜等作用。作用机制不详,目前认为可能是直接作用于胃黏膜上皮细胞,增强其抗溃疡因子的作用。本品兼具治疗、预防及调理三大作用,以加速人体"新陈代谢"作用,使受损或溃疡部分迅速复原;能迅速在肠、胃壁散布,并加强肠胃细胞之黏膜保护作用;能调整肠胃功能,协助吸收食物营养;在神经紧张或胃酸过多时,节制胃酸分泌,消除胃痛;在过饱积滞时,消除饱滞,除胃气,去胃胀,帮助消化,协助吸收食物中营养。

2.药动学

本品口服易吸收,广泛分布于各组织,尤以胃肠组织中浓度最高。本品在肝脏代谢,主要以代谢物形式经尿或粪便排泄。

(三)临床应用

(1)胃、十二指肠、空肠溃疡。

(2)急、慢性胃炎,结肠炎。

(3)胃痉挛、胃灼热、胃酸过多、胃胀气及消化不良等肠胃疾病。

(四)用法与用量

1.服法

成人每天 3 次,于餐后服用,用量则需视病情轻重及治疗用途而定。

(1)一般肠胃不适、胃酸过多、胃气胃胀及消化不良等:可自行视病情轻重,每天 3 次,1 次服用 1～2 片,直至症状完全消失为止。

(2)治疗胃十二指肠溃疡及急慢性胃炎等疾病:若症状属于初期性,则只需每天 3 次,1 次 2 片,连续服用 4～5 周即可;如果病情较严重或属于长期性顽症者,即需按照每天 3 次,1 次 2 片,连续不断地服用 2～3 个月,直至痊愈。③无病服用:也可增强肠胃功能,帮助消化,有助吸收。

2.儿童服量

应按照年龄酌情增减剂量。

(五)不良反应

本品耐受性较好,偶见胃肠道反应、视力模糊、头晕、心悸、排尿困难等症状,一般不影响治疗。

(六)注意事项

(1)孕妇禁用。

(2)青光眼、前列腺肥大、幽门狭窄及严重心脏病者慎用。

(3)药物对哺乳的影响尚不明确。

(4)按时定量服用:本品药效卓越,病者之痛苦与不适将在食用本品后迅速减轻至完全消失,但如欲根治,则切不可中断或不按时服用,更不可提早中止疗程。

(5)注意调节饮食:忌口本来是不需要的,但如果胃病属严重阶段者,肠胃壁基本上已遭受创伤、溃烂,对于含有酒精饮品、煎炸食品、咖啡是极不宜饮食的。同时也不宜食用过分油腻食品,更不宜过饱及过饥。

(七)药物相互作用

(1)螺内酯可降低本品的吸收。

(2)阿米洛利可延长本品的代谢和降低本品的疗效。

十四、甘珀酸钠

(一)理化性质

组成成分:甘珀酸钠 3-(3-羧基-1-氧代丙氧基)-11-氧代齐墩果烷-12-烯-29-甲酸二钠盐。其分子式:$C_{34}H_{48}Na_2O_7$,分子量:614.73。甘珀酸钠为白色或类白色粉末,味微甜带皂味,有引湿性,粉末对鼻黏膜有刺激性。在乙醚、氯仿中不溶,在乙醇中溶解。在水中易溶。

(二)药理作用

1.药效学

本品为甘草次酸的半琥珀酸酯二钠盐,为抗消化性溃疡药,其作用特点如下。

(1)可直接与溃疡部位的上皮组织细胞接触,促进胃黏液分泌并增加胃黏液的黏稠度,从而加强胃黏膜屏障,保护胃黏膜不受胆汁的损伤。

(2)可减少胃上皮细胞脱落,延长胃上皮细胞的存活时间,促进组织再生和愈合,具有自体保护作用和抗溃疡作用。

(3)能在胃黏膜细胞内抑制胃蛋白酶原,在胃内则极易与胃蛋白酶结合,抑制约50%酶的活力,从而起到保护胃黏膜的作用。

(4)还可预防胆汁反流入胃,避免 H^+ 反弥散透入胃黏膜上皮。本品尚有刺激肾上腺或增强内源性糖皮质激素的作用而表现出一定的抗炎作用。

2.药动学

本品口服后大部分在胃内快速吸收,胃内 pH>2 时,吸收减少。口服 1 h 后血药浓度达峰值 20~30 μg/mL,餐后服用达峰时间则延长数小时。有肠肝循环,口服 2~3 h 后血药浓度可出现第 2 次峰值。本品99%以上与血浆蛋白结合后,主要经胆汁随粪便排泄,少量(约1%)随尿排出。

(三)临床应用

(1)用于治疗慢性胃溃疡,对不宜手术的患者尤为适合,对十二指肠溃疡疗效略差。

(2)可用于治疗轻度肾上腺皮质功能不全。

(3)可与抗酸剂联合用于胃食管反流综合征。

(4)本品凝胶或糖锭可用于治疗口腔溃疡。

(四)用法与用量

口服:第 1 周 1 次 50~100 mg,每天 3 次;以后 1 次 50 mg,每天 3 次,餐后服用。疗程 4~6 周,最长不超过 3 个月。

(五)不良反应

本品的不良反应较多,平均发生率约33.3%。

1.水钠潴留(醛固酮样作用)

发生率可高达60%。可出现水肿、血压升高、低血钾,甚至可发生心力衰竭。其中,低钾血症可见于30%~40%患者,表现为肌无力、麻痹、心律不齐和缺钾性肾病等。

2.其他

可有头痛、腹泻、面部潮红、癫痫发作等不良反应。

(六)注意事项

(1)对本品过敏者、醛固酮增多症患者、低钾血症患者、孕妇、哺乳妇女禁用。

(2)儿童和老人，心、肝、肾功能不全和高血压患者慎用本品。

(3)长期应用可引起水钠潴留而出现水肿、血压升高、低血钾，甚至可发生心力衰竭，出现此情况时应停药。

(4)用药前后及用药过程中应检查或监测血压、体质量及血清电解质浓度。

(5)治疗期间宜予以低钠饮食，并适当补充钾盐。

(6)正在使用洋地黄制剂的患者不宜服用本品。

(七)药物相互作用

(1)本品引起的低血钾可明显增加地高辛等强心苷的毒性。正在使用洋地黄类药物的患者，不宜服用本品。如必须合用，需每隔1周监测血清电解质浓度，并采取措施防止低钾血症的发生。

(2)抗酸药及抗胆碱药可减少本品的吸收，但也有国外报道联合应用抗酸药不会影响本品的吸收。

(3)与保钾利尿药合用可减低本品不良反应的发生率，但与阿米洛利联用时，可使后者的药效降低；与螺内酯联用，两者疗效均降低。

(4)与非保钾利尿药合用时可能加重缺钾状况。若需两者合用，必须补钾，并密切监测患者临床表现及血清电解质浓度。

十五、伊索拉定

(一)理化性质

组成成分：2,4-二氨基-6-(2,5-二氯苯基)-1,3,5-三嗪顺丁烯二酸盐。其分子式：$C_9H_7Cl_2N_5 \cdot C_4H_4O_4$，分子量：372.17。

(二)药理作用

1.药效学

本品为胃黏膜保护剂，通过强化胃黏膜上皮细胞间的结合，抑制上皮细胞的剥离、脱落和细胞间隙的扩大，增强黏膜细胞本身的稳定性，以发挥黏膜防御作用，抑制有害物质透过黏膜。其作用机制与提高胃黏膜细胞内cAMP、前列腺素、还原型谷胱甘肽及黏液糖蛋白含量有关。实验表明本品可抑制盐酸和乙醇所致的胃黏膜细胞障碍，尚有增加胃黏膜血流量的作用，作用有剂量依赖性。

2.药动学

口服后可由消化道吸收，血药浓度达峰时间为3.5 h，半衰期约150 h。连续服药未见蓄积性，健康成人口服4 mg后，在80 h自尿中排泄7%左右(其中原型药约占2%)，大部分从粪便排出，代谢物几乎无药理活性及毒性。

(三)临床应用

(1)用于胃溃疡。

(2)用于改善急性胃炎及慢性发作期的胃黏膜病变(糜烂、出血、充血、水肿等)。

(四)用法与用量

口服,每天 4 mg,分 1~2 次服用。随年龄、症状适当增减剂量。

(五)不良反应

偶有头晕、恶心、呕吐、便秘、腹泻、皮疹、食欲减退、上腹部不适,偶见氨基转移酶轻度可逆性升高。

(六)注意事项

(1)出现皮疹不良反应时,应停药。

(2)老年患者应从小剂量(2 mg/d)开始,根据治疗情况适当调整剂量。

(3)肝功能异常者慎用。

(4)对儿童、孕妇和哺乳妇女的影响尚不明确。

(七)药物相互作用

尚未见报道。

十六、L-谷氨酰胺

(一)理化性质

组成成分:L-谷氨酰胺,化学名称:L-(＋)-2-氨基-5-酰胺酸,本品为白色或乳白色颗粒,味略甜。

(二)药理作用

谷氨酰胺对胃肠黏膜损伤具有保护和修复作用,其原因为谷氨酰胺对胃肠黏膜上皮成分己糖胺及葡萄糖胺的生化合成有促进作用。在幽门结扎的大鼠实验中,口服给予谷氨酰胺,可见谷氨酰胺能抑制由阿司匹林、吲哚美辛所造成的溃疡。

(三)临床应用

用于慢性胃炎的治疗。

(四)用法与用量

饭前口服,1 次 1 g(1 袋),每天 2~3 次,或遵医嘱。

(五)不良反应

1.消化系统

偶见上腹疼痛、胃部不适、呕吐、恶心、腹泻及便秘等。

2.其他

偶见口渴、面部红斑疹、颜面潮红等。

(六)注意事项

(1)本品为氨基酸类药物,患有慢性肾衰竭患者,如果服用过量,对肾脏会造成损害,因此在这种情况下患者服用谷氨酰胺必须在医师的严密观察下服用。

(2)谷氨酰胺能增加肠道对钠和氯的吸收,进而增加肠道对水分的吸收,但对无腹泻患者来说,有可能使大便变硬,造成便秘。若长期服用本品,患者必须增加纤维含量高的食品的摄入,并大量喝水。

(3)本品不适用于伴有严重肝脏疾病患者,对有严重的肝硬化及其他代谢性疾病的患者,血氨增加可诱发肝性脑病甚至肝昏迷。

(4)本品在高温下会被分解破坏,因此必须在室温下或冷的食品及饮料中服用,不能与加热

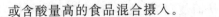

或含酸量高的食品混合摄入。

（七）药物相互作用

本品不影响其他药物的代谢。

十七、复方胃膜素

（一）理化性质

组成成分：本品每片含胃膜素 0.56 g、海螵蛸细粉 0.096 g、莨菪流浸膏 0.32 mg。

（二）药理作用

本品中胃膜素是从猪胃黏膜中提取而得，有黏附作用，可在胃及十二指肠黏膜表面形成一层保护膜，减少胃酸的刺激。此外，尚有抑制胃液中胃蛋白酶之作用，海螵蛸的主要成分为碳酸钙，有吸附胃蛋白酶及中和胃酸之作用，莨菪流浸膏为抗胆碱药，可抑制腺体分泌，解除胃平滑肌痉挛引起的疼痛。

（三）临床应用

用于胃酸过多引起的胃灼烧感、胃痛及慢性胃炎。

（四）用法与用量

口服，成人 1 次 2 片，每天 4 次，饭前或睡前服用。

（五）不良反应

偶见眼睛痛、眼压升高、皮肤过敏。

（六）注意事项

（1）出现皮疹不良反应时，应停药。

（2）老年患者应从小剂量（2 mg/d）开始，根据治疗情况适当调整剂量。

（3）肝功能异常者慎用。

（4）对儿童、孕妇和哺乳妇女的影响尚不明确。

（七）药物相互作用

（1）本品可减弱甲氧氯普胺、多潘立酮的作用，不宜同时服用。

（2）胃膜素可减少其他药物吸收，故应避免与其他药同时服用。

十八、依卡倍特钠

（一）理化性质

其分子式：$C_{20}H_{27}NaO_5S \cdot 5H_2O$，分子量：492.56。组成成分：本品主要成分为依卡倍特钠。

（二）药理作用

1.药效学

（1）胃黏膜保护作用：依卡倍特钠与胃黏膜结合形成膜屏障，保护胃黏膜免受胃液、酒精等的侵蚀。尤其在胃黏膜损伤部位，依卡倍特钠与损伤部位游离出来的血浆蛋白（清蛋白、纤维蛋白）有很高的结合性。

（2）抗蛋白酶作用：依卡倍特钠与蛋白酶原、蛋白酶结合抑制蛋白酶的活性具有直接抗蛋白酶作用，与胃黏膜形成屏障避免蛋白酶的攻击显示间接的抗蛋白酶作用。

（3）抗幽门螺杆菌作用：通过对尿素酶的抑制作用，达到对幽门螺杆菌的杀菌作用。

（4）增强防御因子的作用：依卡倍特钠使前列腺素增加，从而使黏液、碱基、胃黏膜血流等机体本来胃黏膜防御因子增强。

（5）抑制胃黏膜损伤作用：依卡倍特钠能抑制各种损伤物质引起的胃黏膜损伤的出现。

2.药动学

给予健康成人口服依卡倍特钠 1.0 g，血浆浓度在给药后 2～5 h 达到最高约 1 μg/mL，经过半衰期约 8 h 从血中消失。本品不经过代谢，以原型药物排出体外，72 h 内尿液中排出约 3%，粪便排出 90% 以上。

（三）临床应用

（1）适用于下列表现的胃黏膜损伤（糜烂、出血、红肿、水肿）。

（2）急性胃炎、慢性胃炎的急性发作期。

（3）胃溃疡活动期宜与胃酸抑制剂合用。

（四）用法与用量

口服，通常成人 1 次剂量为 1 袋（1.5 g，内含依卡倍特钠 1 g），每天 2 次（早餐后或睡前服用），并根据患者年龄及症状酌情增减剂量。

（五）不良反应

主要有皮疹、荨麻疹、恶心、呕吐、便秘、腹泻、腹胀、腹痛、肝功能损害、黄疸、胸部压迫感、周身疲乏感等。

（六）注意事项

（1）本品对妊娠或可能妊娠妇女的用药安全性尚未确定，因此只限于在治疗需要大于治疗风险时使用。

（2）对哺乳期妇女用药安全性尚未确定，哺乳期妇女应避免使用，必须用药时，服药期间应中止哺乳。

（3）本品对小儿用药的安全性尚未确定。

（4）本品几乎不被吸收，因此老年人服药和非老年人服药无须特别注意之处。但老年人消化功能低下，应注意可能出现便秘。

（七）药物相互作用

尚不明确。

（李　近）

第三节　胃肠道解痉药

一、阿托品

（一）理化性质

其硫酸盐是白色结晶粉末，无臭，味苦，易溶于水、醇内，其水溶液呈中性反应，能在 100 ℃ 消毒 3 min，遇碱性药物（如硼砂）易分解。

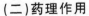

（二）药理作用

1.药效学

阿托品作用机制为竞争性拮抗 M 胆碱受体。阿托品与 M 胆碱受体结合后，阻断 Ach 或胆碱受体激动药与受体结合，从而拮抗了它们的激动作用。阿托品对 M 受体有较高选择性，但大剂量时对神经节的 N 受体也有阻断作用。阿托品对各种 M 受体亚型的选择性较低，对 M_1、M_2、M_3 受体都有阻断作用。据研究，阿托品与 M 受体结合点位于第三跨膜区段的天门冬氨酸，此部位可与 Ach 的季铵氮形成离子键，故两者可相互竞争结合位点。

阿托品的作用广泛，各器官对之敏感性亦不同。因此，随着剂量增加，可依次出现腺体分泌减少，瞳孔扩大和调节麻痹，胃肠道及膀胱平滑肌抑制，心率加快，大剂量可出现中枢症状。阿托品对多种内脏平滑肌具有松弛作用，它可抑制胃肠道平滑肌痉挛，降低蠕动的幅度和频率，从而缓解胃肠绞痛，尤其对过度活动或痉挛的平滑肌作用更为显著，但对胆管、输尿管和支气管的解痉作用较弱。阿托品对胃肠括约肌作用常取决于括约肌的功能状态，如当胃幽门括约肌痉挛时，阿托品具有一定松弛作用，但作用常较弱或不恒定。

2.药动学

口服吸收迅速，生物利用度为 50%，1 h 后血药浓度达峰值。$t_{1/2}$ 为 4 h，作用可维持约 3～4 h。吸收后可广泛分布于全身组织，可透过血-脑脊液屏障及胎盘屏障。阿托品亦可经黏膜吸收，但皮肤吸收差。肌内注射后 12 h 内有 85%～88% 药物经尿排出，其中原形药物约占 1/3，其余为水解物和与葡糖醛酸结合的代谢产物。阿托品的最低致死量，成人为 80～130 mg，儿童约为 10 mg。

（三）临床应用

（1）解除平滑肌痉挛，适用于各种内脏绞痛，对胃肠绞痛、膀胱刺激症状如尿频、尿急等疗效较好，但对胆绞痛或肾绞痛疗效较差，常需与阿片类镇痛药合用。

（2）用于急性微循环障碍，治疗严重心动过缓、晕厥合并颈动脉窦反射亢进及一度房室传导阻滞。

（3）作为解毒剂，可用于锑剂中毒引起的阿-斯综合征、有机磷中毒及急性毒蕈碱中毒。

（4）用于麻醉前以抑制腺体分泌，特别是呼吸道黏液分泌。

（5）可减轻帕金森病患者强直及震颤症状，并能控制其流涎及出汗过多。

（6）眼科用于散瞳，并对虹膜睫状体炎有消炎止痛之效。

（四）用法与用量

1.口服

成人常用量：1 次 0.3～0.6 mg，每天 3 次；极量：1 次 1 mg，每天 3 mg。小儿常用量：按体质量 0.01 mg/kg，每 4～6 h 给药 1 次。

2.皮下、肌内或静脉注射

成人常用量：1 次 0.3～0.5 mg，每天 0.5～3 mg；极量：1 次 2 mg。

3.抗心律失常

成人静脉注射 0.5～1 mg，按需可 1～2 h 给药 1 次，最大用量为 2 mg。小儿按体质量静脉注射 0.01～0.03 mg/kg。

4.解毒

（1）用于锑剂引起的阿-斯综合征，静脉注射 1～2 mg，15～30 min 后再注射 1 mg，如患者无发作,按需每 3～4 h 皮下或肌内注射 1 mg。

(2)用于有机磷中毒时,肌内注射或静脉注射 1～2 mg(严重有机磷中毒时可加大 5～10 倍),每 10～20 min 重复,直到发绀消失,继续用药至病情稳定,然后用维持量,有时需 2～3 d。

5.抗休克改善微循环

成人一般按 0.02～0.05 mg/kg 体质量,用 50% 葡萄糖注射液稀释后于 5～10 min 内静脉注射,每 10～20 min 重复 1 次,直到患者四肢温暖、收缩压在 10.0 kPa(75 mmHg)以上时,逐渐减量至停药。小儿按 0.03～0.05 mg/kg 体质量静脉注射。

6.麻醉前用药

成人术前 0.5～1 h 肌内注射 0.5 mg。小儿皮下注射用量:体质量 3 kg 以下者为 0.1 mg,7～9 kg 者为 0.2 mg,12～16 kg 者为 0.3 mg,20～27 kg 者为 0.4 mg,32 kg 以上者为 0.5 mg。

(五)不良反应

(1)常见的有便秘、出汗减少、口鼻咽喉干燥、视力模糊、皮肤潮红、排尿困难(尤其是老年患者)。误服中毒量的颠茄果、曼陀罗果、洋金花或莨菪根茎等,也可逐次出现上述症状。中毒的解救除洗胃排出胃内药物等措施外,可注射新斯的明、毒扁豆碱或毛果芸香碱等。当解救有机磷酸酯类的中毒而用阿托品过量时,不能用新斯的明、毒扁豆碱等抗胆碱酯酶药。中枢症状明显时,可用地西泮或短效巴比妥类,但不可过量,以避免与阿托品类药的中枢抑制作用产生协同效应。

(2)少见的有眼压升高、过敏性皮疹或疱疹。

(3)用药过量表现为动作笨拙不稳、神志不清、抽搐、幻觉、谵妄(多见于老年患者)、呼吸短促与困难、言语不清、心跳异常加快、易激动、神经质、坐立不安(多见于儿童)等。

(4)静脉注射可有心脏停搏,皮下注射可有药疹。心律失常在成人以房室脱节为常见,而在儿童则为房性心律不齐。有些患者发生心动过速甚至室颤,这种并发症可能由于用量超过 1 mg,但有时用量为 0.5 mg 时也可引起上述并发症。

(5)本品可使呼吸速度及深度增加,可能是对支气管扩张后无效腔增大的一种反应。

(6)近来有些报道指出,阿托品可致记忆力功能不全。有报道 57 例股骨颈骨折手术治疗患者,麻醉前给阿托品,术后发生精神错乱。有报道应用含有阿托品的贴敷剂也可引起中枢神经系统反应,如视力紊乱及幻觉。

(7)变态反应最常见的是接触性皮炎和结膜炎。

(8)滴眼时,有时引起刺激性结膜炎。使用时要压迫泪囊部,尤其是儿童。如经鼻泪管吸收,可产生全身症状。主要表现为口干、唾液分泌减少、无汗、皮肤潮红、眩晕、心率加快、烦躁、视力模糊、畏光。皮肤干热,可能出现皮疹,尤其是在颜面、颈部及躯干上部,可能随之脱屑。

(9)应用阿托品治疗儿童屈光不正时可出现轻度但惊人的毒性反应。

(六)注意事项

(1)对其他颠茄生物碱不耐受者,对本品也不耐受。

(2)孕妇静脉注射阿托品可使胎儿心动过速。

(3)本品可分泌入乳汁,并有抑制泌乳作用。

(4)婴幼儿对本品的毒性反应极为敏感,特别是痉挛性麻痹与脑损伤的小儿反应更强,环境温度较高时,因闭汗有体温急骤升高的危险,应用时要严密观察。

(5)老年人容易发生抗 M-胆碱样不良反应,如排尿困难、便秘、口干(特别是男性),也易诱发未经诊断的青光眼,一经发现,应立即停药。本品对于老年人尤其易致汗液分泌减少,影响散热,故夏天慎用。

(6)下列情况应慎用:①脑损害,尤其是儿童;②心脏病,特别是心律失常、充血性心力衰竭、冠心病、二尖瓣狭窄等;③反流性食管炎、食管与胃的运动减弱、食管下括约肌松弛,可使胃排空延迟,从而促成胃潴留,并增加胃食管的反流;④青光眼患者禁用,20 岁以上患者存在潜隐性青光眼时,有诱发的危险;⑤溃疡性结肠炎,用量大时可导致麻痹性肠梗阻,并可诱发或加重中毒性巨结肠症;⑥前列腺肥大引起的尿路感染(膀胱张力减低)及尿路阻塞性疾病,可导致完全性尿潴留,故前列腺肥大者禁用。

(7)阿托品用量为 0.5~1 mg 时对中枢神经系统有轻度兴奋作用,量大时可导致精神错乱。极大量对中枢神经系统则由兴奋转入抑制。

(8)静脉注射给药宜缓慢,以小量反复多次给予,虽可提高对一部分不良反应的耐受,但同时疗效也随之降低。

(9)治疗帕金森病时,用量加大或改变治疗方案时应逐步进行,不可突然停药,否则可能出现撤药症状。

(10)应用于幼儿、先天愚型患者、脑损害或痉挛状态患者,应按照需要随时调整用量。

(七)药物相互作用

(1)与尿碱化药包括含镁或钙的制酸药、碳酸酐酶抑制药、碳酸氢钠、枸橼酸盐等配伍使用时,阿托品排泄延迟,作用时间和/或毒性增加。

(2)与金刚烷胺、吩噻嗪类药、其他抗胆碱药、扑米酮、普鲁卡因胺、三环类抗抑郁药伍用,阿托品的毒副反应可加剧。

(3)与单胺氧化酶抑制剂(包括呋喃唑酮、丙卡巴肼等)配伍使用时,可加强抗 M-胆碱作用的不良反应。

(4)与甲氧氯普胺并用时,后者的促进胃肠运动作用可被拮抗。

(5)阿托品延长药物在胃肠道内的溶解时间,如地高辛,而增加它的吸收。对镇静药及其他抗胆碱药起相加作用。

二、山莨菪碱

(一)理化性质

山莨菪碱为白色结晶或结晶性粉末,无臭,味苦,易溶于水及乙醇,有吸湿性,熔点 62 ℃~64 ℃,其氢溴酸盐为白色针状结晶。

(二)药理作用

1.药效学

山莨菪碱作用与阿托品相似或稍弱,具有明显的外周抗胆碱能作用,能使乙酰胆碱所引起的痉挛平滑肌松弛,并解除血管(尤其是微血管)痉挛,改善微循环。

2.药动学

口服吸收较差,静脉注射后 1~2 min 起效,半衰期约为 40 min,很快从尿中排出,无蓄积作用。

(三)临床应用

适用于胃肠道痉挛所致绞痛、急性微循环障碍及有机磷中毒等。

(四)用法与用量

1.成人常用量

口服,1 次 5～10 mg,每天 3 次。肌内或静脉注射,1 次 5～10 mg,每天 1～2 次。

2.抢救中毒性休克

静脉注射,成人 1 次 10～40 mg,小儿按 0.3～2 mg/kg 体质量,视需要每隔 10～30 min 重复给药,情况不见好转时可酌情加量,好转后逐渐延长给药间隔时间,直至停药。

3.治疗脑血栓

每天 30～40 mg,加入 5％葡萄糖注射液静脉滴注。

(五)不良反应

常见的有口干、面红、视近物模糊;少见的有心率加速、排尿困难;用量过大时可出现阿托品样中毒症状。

(六)注意事项

颅内压增高、脑出血急性期及青光眼患者禁用。

三、丁溴东莨菪碱

(一)理化性质

丁溴东莨菪碱为白色结晶性粉末,无臭,味苦。易溶于水、氯仿、甲醇,微溶于乙醚。熔点范围 140 ℃～144 ℃,熔融时同时分解。

(二)药理作用

1.药效学

本品为外周抗胆碱药,除对平滑肌有解痉作用外,尚有阻断神经节及神经肌肉接头的作用,但对中枢的作用较弱。本品对肠道平滑肌解痉作用较阿托品为强,故能选择性地缓解胃肠道、胆道及泌尿道平滑肌痉挛和抑制其蠕动,而对心脏、瞳孔及唾液腺的影响较小,故很少出现类似阿托品引起的中枢神经兴奋、扩瞳、抑制唾液分泌等不良反应。

2.药动学

本品口服不易吸收,静脉注射后 2～4 min、皮下或肌内注射后 8～10 min、口服后 20～30 min 产生药效,维持时间 2～6 h。

(三)临床应用

(1)用于各种病因引起的胃肠道痉挛、胆绞痛、肾绞痛或胃肠道蠕动亢进等。

(2)用于胃、十二指肠、结肠纤维内镜检查的术前准备,内镜逆行胰胆管造影和胃、十二指肠、结肠的气钡低张造影或 CT 扫描的术前准备,可减少或抑制胃肠道蠕动。

(四)用法与用量

1.口服

片剂:成人及 6 岁以上儿童 1 次 10～20 mg,每天 3～5 次,应整片吞服。溶液剂:成人及 6 岁以上的儿童,1 次 10 mL,每天 3～5 次;1 岁以上儿童,1 次 5～10 mL,每天 3 次;婴儿 1 次 5 mL,每天 3 次。

2.皮下注射、肌内注射或缓慢静脉注射

急性绞痛发作时,1 次 20 mg,每天数次。婴幼儿严重病例 1 次 5 mg,每天 3 次。

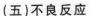

（五）不良反应

可出现口渴、视力调节障碍、嗜睡、心悸、面部潮红、恶心、呕吐、眩晕、头痛等反应。

（六）注意事项

（1）青光眼、前列腺肥大（可致排尿困难）患者慎用；严重心脏病、器质性幽门狭窄或麻痹性肠梗阻患者禁用。

（2）皮下或肌内注射时要注意避开神经与血管，如需反复注射，不要在同一部位，应左右交替注射，静脉注射时速度不宜过快。

（3）本品应用出现变态反应时应停药。

（七）药物相互作用

注射给药时，三环类抗抑郁药、奎尼丁及金刚烷胺可增强本品的抗胆碱作用。

四、溴丙胺太林

（一）理化性质

溴丙胺太林为白色或黄白色结晶性粉末，无臭，味极苦，易溶于水、乙醇。水溶液呈酸性。熔点 157 ℃～164 ℃。

（二）药理作用

本品有较强的阿托品样外周抗胆碱、抗毒蕈碱作用，也有弱的神经节阻断作用。其特点为对胃肠道平滑肌具有选择性，故抑制胃肠道平滑肌的作用较强、较持久。对汗液、唾液及胃液分泌也有不同程度的抑制作用。本品不易通过血-脑脊液屏障，故很少发生中枢作用。

（三）临床应用

主要用于胃十二指肠溃疡的辅助治疗，也用于胃炎、胰腺炎、胆汁排泄障碍、多汗症、妊娠呕吐及遗尿等。

（四）用法与用量

口服，1 次饭前服 15 mg，每天 3～4 次，睡前服 30 mg；治疗遗尿可于睡前服 15～45 mg。

（五）不良反应

口干，视物模糊，排尿困难，便秘，头痛，心悸。

（六）注意事项

手术前和青光眼患者禁用，心脏病患者慎用。

（七）药物相互作用

可以增加呋喃妥因、地高辛的吸收，减少对乙酰氨基酚的吸收，并可能增强其他抗胆碱药物的作用。

五、辛戊胺

（一）理化性质

辛戊胺近白色结晶性粉末，无臭。难溶于水，其氨基磺酸盐可溶于水。

（二）药理作用

本品有解除平滑肌痉挛的作用，作用强而迅速，此外还有中等程度的收缩周围血管及增强心肌收缩力的作用，并能短暂地升高血压，微弱地扩张支气管。

(三)临床应用

用于消化道、尿道的括约肌痉挛、偏头痛、呃逆及泌尿道、胃肠道器械检查。用于溃疡病、胆囊炎、胆石症等引起的腹痛时,疗效与阿托品相近,但无口干等不良反应。现多与握克丁制成复方制剂共用,握克丁的作用与本品相近。

(四)用法与用量

1次肌内注射本品与握克丁的复方注射液 1～2 mL,或口服复方滴剂 25～40 滴,每天 3～4 次。片剂:1 次 1～2 片,每天 3～4 次。

1.复方注射液

每支 1 mL,内含握克丁氨基磺酸盐 0.06 g,辛戊胺氨基磺酸盐 0.08 g。

2.复方滴剂

成分同复方注射液。

3.片剂

每片含握克丁磺酸盐 0.06 g,辛戊胺磺酸盐 0.08 g。

(五)不良反应

偶有恶心、神经过敏、头痛等不良反应。

(六)注意事项

注射可引起血压升高,不宜用于高血压患者。

六、罂粟碱

(一)理化性质

其盐酸盐为白色结晶性粉末,味稍苦,熔点 220 ℃～225 ℃。能溶于水(1∶40)。

(二)药理作用

1.药效学

罂粟碱对血管、心脏或其他平滑肌有直接的非特异性松弛作用,其作用可能是抑制环核苷酸磷酸二酯酶所致。

2.药动学

口服易吸收,但差异大,生物利用度约 54%,蛋白结合率近 90%。半衰期为 0.5～2 h,但有时也长达 24 h。主要在肝内代谢为 4-羟基罂粟碱葡糖醛酸盐,一般以代谢产物形式经肾排泄,可经透析被清除。对血管、支气管、胃肠道、胆管等平滑肌都有松弛作用,通过松弛血管平滑肌,使冠脉扩张,外周阻力及脑血压、心绞痛、幽门痉挛、胆绞痛、肠绞痛、支气管哮喘等在一般剂量下疗效不显著。

(三)临床应用

用于治疗脑、心及外周血管痉挛所致的缺血,胆囊或胃肠道等内脏痉挛。

(四)用法与用量

1.成人常用量

(1)口服,1 次 30～60 mg,每天 3 次。

(2)肌内注射,1 次 30 mg,每天 90～120 mg。

(3)静脉注射,1 次 20～120 mg,每 3 小时注射 1 次,缓慢注射,时间≥1 min。用于心搏停止时,两次要相隔 10 min。

2.小儿常用量

肌内或静脉注射,1次按 1.5 mg/kg 体质量,每天 4 次。

(五)不良反应

(1)用药后出现黄疸,眼及皮肤明显黄染,提示肝功能受损。

(2)胃肠道外给药可引起注射部位发红、肿胀或疼痛,反映血栓形成的早兆。

(3)用药过量征象有视力模糊、复视、嗜睡和/或软弱。

(4)持续出现时,必须注意的不良反应有:快速胃肠道外给药可促使呼吸加深、面色潮红、心跳加速、低血压伴眩晕。剂量过大时出现房室传导阻滞、室颤甚至死亡。

(六)注意事项

(1)由于对脑及冠状血管的作用不及对周围血管,可使中枢神经缺血区的血流进一步减少,出现"窃流现象",用于心绞痛、新近心肌梗死或卒中时须谨慎。

(2)心肌抑制时慎用大量,以免引起进一步抑制。

(3)患有震颤麻痹(如帕金森病)时一般禁用。

(4)静脉注射大量能抑制房室和室内传导,并产生严重心律失常,在完全性房室传导阻滞时禁用。

(5)给药说明:①出现肝功能不全时,应即行停药;②静脉应缓慢注射,时间≥1 min,以免发生心律失常及足以致命的窒息等。

(6)需注意检查肝功能,尤其是患者有胃肠道症状或黄疸时;青光眼患者要定期检查眼压。

(七)药物相互作用

(1)与左旋多巴同时使用时可减弱后者的疗效,本品能阻滞多巴胺受体。

(2)吸烟时因烟碱作用,本品的疗效降低。

七、硝苯地平

(一)药理作用

1.药效学

本品为二氢吡啶类钙通道阻滞剂。该类药物主要抑制心肌及血管平滑肌细胞膜钙贮存部位的储钙能力或与钙结合的能力,使细胞膜动作电位 2 相时钙离子经慢通道内流进入肌细胞的量减少,因而导致心肌及血管平滑肌细胞内缺钙,不能有效收缩,表现为心肌收缩力减弱、耗氧量减少、心率减慢、血管平滑肌松弛、外周小动脉扩张、周围阻力降低、血压下降及冠状动脉扩张、缓解冠状动脉痉挛、增加冠脉血流量及心肌供氧量。本品对血管平滑肌具有一定选择性,对心脏的直接负性变时性作用较弱,故全身给药时不引起心率减慢,而表现为心率反射性增加。也可阻断钙内流而抑制胃肠平滑肌收缩。

2.药动学

口服胃肠道吸收良好,达 90% 左右,舌下含服吸收也快。蛋白结合率约 90%,口服 30 min 血药浓度达高峰,舌下或嚼碎服达峰时间提前。在 10~30 mg 剂量范围内随剂量而增高,但不受剂型与给药途径的影响。口服 15 min 起效,1~2 h 作用达到高峰,作用持续 4~8 h;舌下给药 2~3 min 起效,20 min 达高峰。半衰期呈双相,半衰期 α 2.5~3 h,半衰期 β 为 5 h,半衰期受剂量影响。在肝脏代谢,产生无活性代谢产物,80% 随尿液排出,20% 随粪便排出。本品血药浓度与效应间关系遵循 S 形最大药物效应方程,舒张压下降的有关参数:斜率指数为 (1.6 ± 0.7) kPa,

最大下降(3.3±0.9)kPa,产生一半最大效应的药物浓度为(28.1±6.8)ng/mL。

(二)临床应用

可用于食管痉挛、贲门失弛缓症、肠痉挛性腹痛,也用于治疗高血压、心绞痛,包括冠状动脉痉挛所致的心绞痛和变异型心绞痛、冠状动脉阻塞所致的典型心绞痛或劳力性心绞痛。

(三)用法与用量

口服,1次5~10 mg,每天3次;急用时可舌下给药10 mg;对慢性心力衰竭,每6小时服用20 mg;咽部喷药,1次1.5~2 mg,喷3~4下。少数患者初次服用本品后有首剂现象,表现为头痛、眩晕、心绞痛或心肌梗死、急性尿潴留等,故对心功能减退患者应慎用,一旦发生心肌缺血症状应立即停药。

(四)不良反应

本品较少见不良反应,不良反应一般出现在治疗的开始,而且短暂。偶见头痛、颜面发红、发热和足、踝、腿部水肿,这是由于血管扩张引起的。少有恶心、腹泻、眩晕、头痛、疲倦、皮肤红斑、皮肤瘙痒、荨麻疹、肌肉酸痛、胃肠不适、低血压、心悸、脉搏加快、尿频、剥脱性皮炎等;极少情况下,老龄患者长期使用时有乳腺增生,肝脏功能紊乱(肝内胆汁堵塞、转氨酶增高)也会发生,停药后会消失。短暂的视觉变化的病例也有发现,短暂的高血糖病例也有发现,故患有糖尿病的患者应慎用。像其他作用于血管的药物,本品在极少情况下服用后也可引起短暂胸骨后痛。长期使用时,牙龈增生偶有发生,停药后自行消失。严重的过量服用所产生的不良后果请找医师帮助治疗。

(五)注意事项

(1)啮齿类动物试验发现有致畸胎作用,人体研究尚不充分,在孕妇应用必须权衡利弊。

(2)在乳母的临床研究尚不够充分,服用本品者最好不哺乳。

(3)在老年人本品的半衰期可能延长,应用须加注意。

(4)严重主动脉瓣狭窄、肝或肾功能不全患者须慎用。

(5)心功能减退患者应慎用,孕妇、心源性休克者忌用。

(6)对阿司匹林和其他合成前列腺素抑制剂有变态反应的患者,应慎用本品。

(7)严重低血压者慎用。

(8)长期给药不宜骤停,以避免发生停药综合征而出现反跳现象,如心绞痛发作。

(9)用药后注意是否有降压后出现反射性交感神经兴奋而致心率加快甚至加剧心绞痛。

(10)用药后,后负荷降低,也被用于治疗心力衰竭,但仅适用于高血压、冠心病所致的左心衰竭,用时还得注意有否心肌抑制的表现。

(11)服药期间必须经常测血压和做心电图检查,在开始用药而决定剂量的过程中及从维持量加大用量时尤须注意。

(12)少数患者初次服用本品后有首剂现象,表现为头痛、眩晕、心绞痛或心肌梗死、急性尿潴留等,故对心功能减退患者应慎用,一旦发生心肌缺血症状应立即停药。日剂量>120 mg时,突然停药会产生撤药综合征,主要表现为心绞痛的复发或频繁发作。其原因与心肌细胞长期缺钙后对钙处于高敏状态,一旦停药,正常量钙离子进入细胞内即可产生过量的反应。

(13)长期服药宜与利尿剂合用。

(六)药物相互作用

(1)与其他降压药同用可致极度低血压。

（2）与β受体阻滞剂同用可导致血压过低、心功能抑制、心力衰竭发生的机会增多。

（3）突然停用β受体阻滞剂治疗而启用本品，偶可发生心绞痛，须逐步递减前者用量。

（4）与蛋白结合率高的药物如双香豆素、洋地黄苷类、苯妥英钠、奎尼丁、奎宁、华法林等同用，这些药的游离浓度常发生改变。

（5）与硝酸酯类同用，可使心绞痛作用增强。

（6）与西咪替丁同用时本品的血药浓度峰值增高，须注意调节剂量。

（李　近）

第四节　利　胆　药

一、熊去氧胆酸

（一）理化性质

化学名称：$3\alpha,7\beta$-Dihydroxy-5β-cholan-24-oic acid（$3\alpha,7\beta$-二羟基-5β-胆甾烷-24-酸）。分子式：$C_{24}H_{40}O_4$。为白色结晶粉末，无臭，味苦，呈弱酸性。几乎不溶于水，易溶于乙醇和冰醋酸，微溶于氯仿，在乙醚中极微溶解。熔点为 200 ℃～204 ℃。

（二）药理作用

1.药效学

熊去氧胆酸为鹅去氧胆酸（正常胆汁中的初级胆汁酸）的 7β 异构体，具有如下作用。

（1）增加胆汁酸的分泌，导致胆汁酸成分变化，使其在胆汁中的含量增加，有利胆作用。

（2）抑制肝脏胆固醇合成，显著降低胆汁中胆固醇和胆固醇酯的量，以及胆固醇的饱和指数，有利于结石中胆固醇逐渐溶解。

（3）松弛胆胰壶腹括约肌，加强利胆作用。

（4）减少肝脏脂肪，增加肝脏过氧化氢酶活性，促进肝糖原蓄积，提高肝脏抗毒、解毒能力，并降低肝脏和血中甘油三酯浓度。

（5）抑制消化酶、消化液分泌。

（6）对慢性肝脏疾病有免疫调节作用，能明显降低肝脏Ⅰ型 HLA 的表达，降低活化 T 细胞数目。

2.药动学

熊去氧胆酸为弱酸，当发生微胶粒聚集时，其 pK$_a$ 值约为 6.0。口服后通过被动扩散而迅速吸收，1 h 和 3 h 分别出现两个血药浓度峰值。由于仅少量药物进入体循环，故血药浓度很低。其最有效的吸收部位为具有中等碱性环境的回肠，通过肝脏时被摄取 5%～60%，吸收后在肝脏与甘氨酸或牛磺酸结合，从胆汁排入小肠，参加肠肝循环。小肠内结合的熊去氧胆酸一部分水解回复为游离型，另一部分在细菌作用下转变为石胆酸，后者进而被硫酸盐化，从而降低其潜在的肝脏毒性。熊去氧胆酸的治疗作用不取决于血药浓度，而与胆汁中的药物浓度有关。其半衰期为 3.5～5.8 d，主要由粪便排出，少量经肾脏排泄，尚不清楚是否经乳汁排泄。

3.毒理学

熊去氧胆酸经肝脏代谢,其生殖毒性和安全性未经证实。动物试验未发现致癌及致突变作用。

(三)临床应用

用于原发性胆汁性肝硬化、肝大、慢性肝炎、胆汁反流性胃炎,并能溶解胆结石,有利胆作用。

(四)用法与用量

1.利胆

口服,1 次 50 mg,每天 3 次。

2.溶解胆结石

8~10 mg/(kg·d),分早、晚 2 次服用,结石清除后,每晚口服 50 mg 以防止复发。

3.原发性胆汁性肝硬化

13~15 mg/(kg·d),分 4 次服用。

4.肝大、慢性肝炎

口服,8~13 mg/(kg·d)。

5.胆汁反流性胃炎

1 000 mg/d,分 2 次服用。

(五)不良反应

1.胃肠道

主要为腹泻,发生率约 2%,偶见便秘、胃痛、胰腺炎等。

2.呼吸系统

偶见支气管炎、咳嗽、咽炎等。

3.中枢神经系统

偶见头痛、头晕等。

4.皮肤

可出现瘙痒、脱发等。

5.肌肉骨骼

可出现关节痛、关节炎、背痛、肌痛等。

6.血液系统

长期用药偶可出现血小板升高。

7.其他

偶见过敏、心动过缓、心动过速等。

(六)注意事项

(1)禁忌证:①严重肝炎及肝功能减退者;②胆道完全梗阻者;③胃十二指肠溃疡及其他胆道疾病者;④对胆汁酸过敏者;⑤有胆囊切除术指征者,包括持续性急性胆囊炎、胆管炎、胆源性胰腺炎等;⑥儿童、妊娠期妇女。

(2)哺乳期妇女慎用。

(3)用药前后应注意监测:①治疗开始前、治疗 1 个月和 3 个月后,应检查肝脏酶学指标,以后每 6 个月复查 1 次。②治疗第 1 年应每 6 个月进行 1 次 B 超检查。

(七)药物相互作用

(1)本品与鹅去氧胆酸合用,降低胆汁中胆固醇含量、饱和度的程度均大于两药作用相加。

(2)口服避孕药可增加胆汁饱和度,影响本品疗效。

(3)活性炭、含铝抗酸药、考来烯胺、考来替泊在体外实验中能结合胆汁酸,故与本品联用时可影响本品吸收。

二、鹅去氧胆酸

(一)理化性质

化学名称:3α,7α-Dihydroxy-5β-cholan-24-oic acid(3α,7α-二羟基-5β-胆甾烷-24-酸)。分子式:$C_{24}H_{40}O_4$。本品为无色针状结晶,无臭,味苦。几乎不溶于水,易溶于乙醇和冰醋酸,微溶于氯仿。

(二)药理作用

1.药效学

鹅去氧胆酸是正常胆汁中的初级胆汁酸成分,具有以下作用。

(1)直接扩大胆汁酸池,使胆固醇不能过饱和,并限制羟基-甲基戊二酰辅酶的活性,使胆固醇合成及分泌减少,改变胆汁酸池中胆汁酸盐和胆固醇的比例,以防止和溶解胆固醇结石。

(2)抑制肝脏胆固醇合成及分泌,降低胆汁中胆固醇含量,并减少小肠对胆固醇的吸收,有利于结石中胆固醇逐渐溶解。

(3)减少肝脏脂肪,增加肝脏过氧化氢酶活性,促进肝糖原蓄积,提高肝脏抗毒、解毒能力,并降低肝脏和血中甘油三酯浓度。

2.药动学

临床用的鹅去氧胆酸是含有不同结晶形态的未结合型胆酸。它在肠道很快溶解,无论空腹或与食物同服,500～750 mg的常用量几乎完全吸收。少部分与血浆蛋白相结合,外周血中游离型保持低水平。部分经胆道排入肠腔而被重吸收,形成肠肝循环。肝脏能有效地摄取并清除鹅去氧胆酸,首关效应为62％。在肝内鹅去氧胆酸与甘氨酸或牛磺酸结合,分泌于胆汁中,结合型的鹅去氧胆酸可重吸收,也更易被肝脏清除。在肠道内结合型鹅去氧胆酸可以再游离,进到新摄入的胆汁酸池中,未被吸收的药物由粪便排出或转变为熊去氧胆酸,但大部分经大肠菌丛进行7α-脱羟分解后变成石胆酸,正常人体约有1/5经回肠末端和结肠吸收,其余形成胆盐由粪便排泄。石胆酸主要在肝脏和肾脏内硫酸盐化,使对肝脏的毒性降低。石胆酸的硫酸盐在肠内很少吸收,随粪便排出,故硫酸盐化可防止肝肠循环中石胆酸的蓄积。

3.毒理学

鹅去氧胆酸为熊去氧胆酸的异构体,其溶石机制、功效与熊去氧胆酸基本相同,但服药量较大,腹泻发生率高,且对肝脏有一定毒性,目前已少用。动物试验表明鹅去氧胆酸对罗猴胎仔有潜在肝脏毒性。动物试验未发现致癌及致突变作用。

(三)临床应用

用于溶解胆固醇结石,胆囊胆固醇结石直径应<2 cm,而胆囊功能良好者。

(四)用法与用量

一般为10～15 mg/(kg·d),最大有效剂量为14～15 mg/(kg·d),分次服用或晚睡前服用,疗程6～24个月;肥胖和糖尿病患者酌情稍增量。

（五）不良反应

不良反应发生率较高,耐受性欠佳。

1.胃肠道

主要为腹泻,表现为下腹痉挛痛,继之水样便,与剂量相关,减量后可消失。偶见恶心、腹胀等。

2.肝脏

约 1/3 病例可出现短暂血清丙氨酸氨基转移酶升高,但肝脏活检未见异常。

3.内分泌/代谢

偶见暂时性血糖升高。长期用药时可见血清胆固醇上升和低密度脂蛋白升高。

4.皮肤

可出现瘙痒、脱发等。也有特异性皮炎的报道。

（六）注意事项

（1）禁忌证:慢性肝病或肝功能不正常者;梗阻性肝胆疾病;胃十二指肠溃疡;对胆汁酸过敏者;炎症性肠疾病者;胆道感染、胰腺炎;未控制的高血压患者;冠状动脉硬化症;病理性肥胖;近期服用过肝损害药物者;胆道无功能者;X 线照射结石阳性患者;胆囊 X 线造影胆囊不显影者;儿童、妊娠及哺乳妇女。

（2）有生育可能的妇女慎用。

（3）用药前后应注意监测:①治疗开始前、治疗 1 个月和 3 个月后,应检查肝脏酶学指标,以后每 6 个月复查 1 次;②治疗第 1 年应每 6～9 个月进行 1 次 B 超检查及口服胆囊造影。

（七）药物相互作用

（1）与熊去氧胆酸、苯巴比妥合用有协同作用,可降低本品用量,增加溶石率,减少不良反应。

（2）本品可增加甲苯磺丁脲的降血糖作用。

（3）林可霉素可减轻本品引起的肝脏损害。

（4）考来烯胺、考来替泊在体外实验中能结合胆汁酸,故与本品联用时可影响本品吸收。

（5）口服避孕药、雌激素或氯贝丁酯可增加胆汁饱和度,影响本品疗效。

三、苯丙醇

（一）理化性质

分子式:$C_9H_{12}O$,本品为白色或微黄色油状液体,微有酯臭,味辛甜,极易溶于甲醇、乙醇和氯仿,微溶于水。

（二）药理作用

1.药效学

苯丙醇为胆汁分泌促进剂,可使胆汁分泌平均增加 2 倍;能增加肝脏血流量,改变胆汁黏稠度;可促进脂肪消化,减轻腹胀、腹痛、恶心、厌油等症状,增加食欲,促进消化;有轻度解痉作用,能舒张 Oddis 括约肌;有排结石作用,但不能溶石;能加速胆固醇转变成胆酸的过程,降低胆固醇。此外,苯丙醇对降低转氨酶,促进肝细胞再生也有一定作用。

2.药动学

苯丙醇口服后迅速经胃肠道吸收,主要分布于肝、胆、肠、肾等脏器。健康人口服苯丙醇 0.1～0.2 g,1～1.5 h 后血药浓度达到高峰,血浆半衰期 4～6 h。服药后 10 min 胆汁开始分泌,1～2 h

达高峰,3~5 h后作用消失。主要在肝脏代谢,以代谢物及部分原形从胆汁及尿液排泄。

3.毒理学

药品对妊娠及哺乳的影响尚不明确。

(三)临床应用

(1)胆囊炎、胆道感染、胆石症、胆道手术后综合征和胆道运动功能障碍者。

(2)高胆固醇血症、脂肪肝、慢性肝炎者。

(3)消化不良,尤其与肝胆功能不良有关者。

(四)用法与用量

口服,一般为1次0.1~0.2 g,每天3次,餐后服用。急性病例可增加剂量至1次0.2 g,每天4次。疗程超过3周时,每天剂量不宜超过0.1 g。

(五)不良反应

不良反应轻微,偶有胃部不适,停药或减量后可消失。

(六)注意事项

(1)禁忌证:①对本品过敏者;②严重肝损害或肝昏迷者;③胆道完全梗阻者;④胆囊积脓者;⑤急性肝炎者。

(2)妊娠期患者慎用,肝、肾功能不全或老年人酌情减量。

(七)药物相互作用

尚不明确。

四、牛磺酸

(一)理化性质

分子式:$C_2H_7NO_3$,本品为白色结晶或结晶性粉末,无臭,味微酸。溶于水,不溶于乙醇、乙醚、丙酮。

(二)药理作用

1.药效学

牛磺酸为存在于动物体内的含硫氨基酸,具有以下作用。

(1)保肝、利胆作用:可促进胆汁分泌,与胆汁酸结合增加胆汁通透性,有利胆作用;降低肝脏胆固醇含量,减少胆固醇性结石的形成;降低转氨酶,保护肝功能,动物试验证明牛磺酸可促进急性肝炎恢复并预防脂肪肝。

(2)解热、抗炎作用:可作用于中枢 5-羟色胺系统或儿茶酚胺系统,降低体温。

(3)部分动物试验表明牛磺酸可改善免疫系统功能,具有抗葡萄球菌和抗病毒作用。

(4)降压作用:在动物试验中显示有降低血压、减慢心率和调节血管张力的作用。

(5)强心、抗心律失常作用:该作用可能与牛磺酸调节心肌细胞内 Ca^{2+} 结合,改善心肌电活动作用有关。

(6)降血糖作用:可直接作用于肝和肌细胞膜的胰岛素受体,出现胰岛素样降血糖作用,作用稍弱但持续时间较长。

(7)其他作用:抑制中枢神经系统,兴奋呼吸,松弛骨骼肌,拮抗肌强直,抗疲劳,维持眼视力,增强营养物质对细胞的通透性,有利于脂质、磷脂代谢,增加脂溶性维生素、激素等吸收。

2.药动学

牛磺酸口服后经胃肠道吸收,血浆蛋白结合率低,主要以原形从粪便排出,部分与胆酸结合成牛磺胆酸等从粪便排出。

3.毒理学

尚不明确。

(三)临床应用

(1)急慢性肝炎、脂肪肝、胆囊炎。

(2)支气管炎、扁桃体炎等感染性疾病。

(3)可试用于感冒、发热、疼痛、神经痛、癫痫、乙醇戒断症状、关节炎、肌强直等。

(4)滴眼液适用于急性结膜炎、疱疹性结膜炎、病毒性结膜炎、沙眼等。

(四)用法与用量

1.成人

(1)一般情况:1 次 1.2～1.6 g,每天 3 次;或 0.1 mg/(kg・d)。

(2)急、慢性肝炎:1 次 0.5g,每天 3 次。

(3)经眼给药时,给予 5％牛磺酸水溶液滴眼,1 次 2～3 滴,每天 3～5 次。

2.儿童

(1)一般情况:用量酌减。

(2)急、慢性肝炎:1 次 0.5 g,每天 2 次。

(五)不良反应

不良反应轻微,偶有胃肠道不适。

(六)注意事项

尚不明确。

(七)药物相互作用

尚不清楚。

五、茴三硫

(一)理化性质

化学名称:5-(对-甲氧苯基)-1,2-二硫环戊 4-烯-3-硫酮。分子式:$C_{10}H_8OS_3$。茴三硫为橘红色或淡棕黄色结晶或结晶性粉末,无臭,味苦。在氯仿中易溶,在苯中溶解,在乙醇中微溶,在水中不溶。熔点为 108 ℃～111 ℃。

(二)药理作用

1.药效学

(1)利胆作用:促进胆汁分泌,使胆酸、胆色素、胆固醇等固体成分的分泌量显著增加,特别是增加胆色素分泌。

(2)保肝作用:茴三硫能明显增强肝脏谷胱甘肽水平,显著增强谷氨酰半胱氨酸合成酶、谷胱甘肽还原酶活性,促进肝细胞活化,改善肝细胞功能。

(3)助消化作用:可促进唾液分泌,改善胃肠道蠕动,促进肠道气体排出,迅速消除腹胀、便秘、口臭、恶心、腹痛等消化不良症状。

(4)分解胆固醇和解毒作用:能促进体内醇类物质代谢,降低血胆固醇含量,并防止其沉着或附着于血管内壁;对酒精、药物、食物中毒有较好的解毒及抗过敏作用。

(5)促进尿素合成代谢,发挥利尿作用。

2.药动学

苗三硫口服后迅速吸收,生物利用度高,15~30 min 起效,1 h 后血药浓度达高峰。在体内主要代谢为对羟基苯基三硫酮与葡萄糖醛酸的结合物和无毒的硫酸盐,通过肾脏排泄。

(三)临床应用

适应证:①胆囊炎、胆管炎、胆石症、高胆固醇血症;②急慢性肝炎、早期肝硬化;③缓解腹胀、便秘、口臭、恶心、腹痛等消化不良症状;④酒精中毒;⑤可用于增强胆囊或胆管造影效果。

(四)用法与用量

1 次 12.5~50 mg,每天 3 次,口服。

(五)不良反应

(1)主要为腹胀、腹泻、腹痛、恶心、肠鸣等胃肠道反应。

(2)可引起尿液变色。

(3)可出现发热、头痛、荨麻疹样红斑等变态反应。

(4)长期服用可导致甲状腺功能亢进。

(六)注意事项

(1)禁忌证:胆道完全梗阻者禁用。

(2)妊娠及哺乳期妇女慎用,甲状腺功能亢进者慎用。

(七)药物相互作用

尚不明确。

六、二羟二丁基醚

(一)药理作用

1.药效学

(1)二羟二丁基醚可迅速、持久、强烈地促进胆汁分泌,改善胆汁成分,从而减少胆固醇结石产生,并促进胆道泥沙样结石及术后残留结石排出。

(2)抗炎作用:可有效对抗胆道炎症,恢复胆道通畅。

(3)解痉作用:可松弛胆胰壶腹括约肌,但无胆囊收缩作用;动物试验中发现高剂量时可收缩胃、小肠平滑肌和幽门括约肌。

(4)保肝作用:动物试验中可明显减轻酒精所致肝损伤。

(5)可促进血清胆固醇分解代谢,降低高胆固醇血症患者血清胆固醇水平。

2.药动学

二羟二丁基醚口服后起效迅速,30 min 达血药浓度峰值。利胆作用约于服药 10~20 min 后出现,30~60 min 达高峰,持续 180 min 以上。二羟二丁基醚吸收后主要分布于肝脏、肾脏,24 h 内经尿液和胆汁完全排出,部分经肠肝循环重吸收。

3.毒理学

二羟二丁基醚经肝脏、肾脏代谢,其生殖毒性和安全性未经证实。

(二)临床应用

(1)急慢性胆道淤滞性疾病,如胆囊炎、胆石症、胆管炎、胆汁性肝硬化、肝炎、胆道手术后综合征。

(2)伴有胃炎的脂肪消化不良、餐后嗜睡和胆源性偏头痛。

(3)高脂血症,尤其高胆固醇血症。

(4)自主神经肌张力障碍所致胆囊运动障碍、胆道畸形、憩室等。

(三)用法与用量

1次0.5 g,每天3次,餐前口服。可酌情加量至每天2～3 g。

(四)不良反应

不良反应轻微,偶见尿频、尿量增多、尿色加深。

(五)注意事项

(1)禁忌证:①严重肝功能减退者;②胆道完全梗阻者;③胆囊气肿。

(2)妊娠、哺乳期妇女慎用,青光眼、严重前列腺肥大者慎用。

(六)药物相互作用

可增加胆汁内抗生素浓度,故与抗生素合用可增强抗生素疗效。

七、肝胆能

(一)理化性质

肝胆能为复方制剂。每片含对-甲基苯甲醇烟酸酯37.5 mg及α-萘乙酸(α-naphthylacetic acid)75 mg。

(二)药理作用

1.药效学

本品为复方制剂,由对-甲基苯甲醇烟酸酯及α-萘乙酸组成。对-甲基苯甲醇烟酸酯为一种油状液体,具有促进胆汁分泌及保护肝脏的作用。α-萘乙酸为一种有机弱酸,有促进胆汁分泌、抗感染及保护肝脏作用,其利胆作用强、持续时间长。本品中含有酯化的烟酸,可缓解伴有炎症过程的胆道痉挛所致的疼痛。

2.药动学

自胃肠道吸收,迅速分布至全身,以胆汁中浓度最高。健康成年人服药后,利胆作用于30 min开始出现,2 h达血药浓度峰值。肝胆能主要在肝脏代谢,以原形和代谢产物经胆汁和肾脏排泄。

3.毒理学

其生殖毒性和安全性未经证实。

(三)临床应用

(1)胆道的急慢性炎症,如肝炎、胆管炎、胆囊炎、胆石症、胆绞痛及黄疸。

(2)胆汁分泌功能不全患者进食脂肪性饮食所引起的消化不良性疼痛。

(3)用于X线造影时,提高胆囊和胆管的显影率。

(四)用法与用量

1次1～2片,每天3次,饭前30 min口服。用于胆囊造影时,于注射前、注射后20 min及50 min各服5片。用于口服造影剂的胆囊造影时,在1次服用造影剂时同服本品2片。

(五)不良反应

不良反应较少。可有轻度腹泻、便秘、一过性转氨酶升高等不良反应。

(六)注意事项

(1)禁忌证:①严重肝功能减退者;②胆道完全梗阻者;③胆囊气肿、脓肿;④肝昏迷;⑤肝胆系统晚期肿瘤。

(2)妊娠期妇女慎用,肾功能不全、一般肝功能不全者慎用。

(3)长期服用本品时,应注意监测肾功能。

(七)药物相互作用

与抗生素合用可增强抗生素疗效。

八、羟甲烟胺

(一)理化性质

化学名称:N-羟甲基-3-吡啶羧酸酰胺

(二)药理作用

1.药效学

(1)促进胆汁分泌,增加胆汁中水分,稀释胆汁,加强胆囊收缩。

(2)解除胆道括约肌痉挛。

(3)保护肝脏,防止肝脏脂肪变性。

(4)对胆道、肠道细菌(如肠球菌、大肠埃希菌等)有一定抑制作用。

2.药动学

口服自胃肠道吸收,1~1.5 h达血药浓度峰值。血浆半衰期4~8 h。静脉注射后迅速分布于肠、肝、胆囊、肾等脏器。主要经肝脏代谢,以原形和代谢产物经胆汁和肾脏排泄。

3.毒理学

其生殖毒性未经证实。

(三)临床应用

(1)胆管炎、胆囊炎、胆石症、胆囊术后综合征。

(2)肝功能障碍、肝源性黄疸、急性肝炎恢复期。

(3)胃炎、十二指肠炎、急性肠炎、结肠炎、消化性溃疡等。

(四)用法与用量

1次0.5~1.0 g,每天3次,饭前口服,连服2~4 d后改为1次0.5 g,每天3~4次。严重慢性病例可缓慢静脉注射,0.5 g羟甲烟胺加入生理盐水或葡萄糖注射液20~40 mL中缓慢推注,每天1~2次。以后酌情改为0.4 g,隔天1次。

(五)不良反应

少数患者可有胃部不适,偶见头昏、腹胀、皮疹、胸闷等不良反应,停药后可消失。

(六)注意事项

(1)禁忌证:①肝性脑病;②胆道完全梗阻者;③对本品过敏者。

(2)妊娠期妇女慎用。

(七)药物相互作用

尚不明确。

九、曲匹布通

(一)理化性质
化学名称:3-(2,4,5-三乙氧基苯甲酰)丙酸。

(二)药理作用
1.药效学

(1)选择性松弛胆道平滑肌,并直接抑制胆道 Oddi 括约肌收缩,可使胆道括约肌松弛,降低胆总管与十二指肠汇合部位的通过阻力,降低胆囊、胆管内压,促进胆汁和胰液的排出。

(2)作用于胰管,发挥促胰液素样促胰液分泌作用,改善食欲,消除腹胀。

(3)松弛平滑肌,解痉止痛,使动脉血压轻度下降、心率增加。

2.药动学

口服自胃肠道吸收,30~60 min 达血药浓度峰值,主要分布于肠、肝、胆囊、肾、胰腺等脏器。主要经肝脏代谢,主要代谢产物为葡糖醛酸结合物及脱烷基酚。血浆半衰期为 1.5~2 h。以代谢产物和少部分原形经胆汁和肾脏排泄。

(三)临床应用
适用于胆囊炎、胆石症、胆道运动障碍、胆囊术后综合征、慢性胰腺炎等。

(四)用法与用量
1 次 40 mg,每天 3 次,饭后口服。疗程 2~4 周。

(五)不良反应
1.消化系统

偶见恶心、呕吐、食欲缺乏、唾液分泌过多、胃部不适、腹胀、腹泻、便秘等。

2.过敏

偶见皮疹、瘙痒等。

3.其他

偶见眩晕、头重感、倦怠。

(六)注意事项
(1)禁忌证:①严重肝、肾功能不全;②胆道完全梗阻者;③对本品过敏者;④妊娠期妇女。

(2)急性胰腺炎患者、新生儿、儿童慎用。

(七)药物相互作用
尚不明确。

(赵春玲)

第五节　抗肝炎病毒药

一、拉米夫定

(一)理化性质
组成成分:(2R-顺式)-4-氨基-1-(2·羟甲基-1,3-氧硫杂环戊·5-基)·1H-嘧啶-2-酮,本品

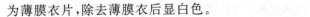

为薄膜衣片,除去薄膜衣后显白色。

(二)药理作用

1.药效学

拉米夫定为核苷类似物,可在细胞内磷酸化,成为拉米夫定三磷酸盐,并以环腺苷磷酸形式通过乙型肝炎病毒多聚酶嵌入到病毒 DNA 中,导致 DNA 链合成中止。拉米夫定三磷酸盐是 α、β 和 γ-DNA 多聚酶的弱抑制剂。在体外实验中,拉米夫定三磷酸盐在肝细胞中的半衰期为 17～19 h。拉米夫定为一种抗病毒药,在多种实验细胞系及感染动物模型上均表现出对乙型肝炎病毒的抑制作用。但其中有两种动物模型(小鸭和黑猩猩)在停止本品治疗后的 4 d 和 14 d 内分别出现乙型肝炎病毒的血清 DNA 水平回升。

长期使用拉米夫定,可导致乙型肝炎病毒对其敏感性降低。病毒株基因型分析显示,此种变化与乙型肝炎病毒聚合酶催化反应区 YMDD 序列 552 位点上的蛋氨酸被缬氨酸或异亮氨酸取代及 528 位点上的亮氨酸被蛋氨酸取代有关。在体外,含 YMDD 变异的乙型肝炎病毒重组体的复制能力低于野生型乙型肝炎病毒。目前尚不清楚乙型肝炎病毒的其他变异是否与其对拉米夫定的体外敏感性下降有关。

2.药动学

拉米夫定口服后吸收良好,成人口服拉米夫定 0.1 g 约 1 h 达血药浓度峰值 1.1～1.5 μg/mL,生物利用度为 80%～85%。拉米夫定与食物同时服用,可使 t_{max} 延迟 0.25～2.5 h,血药浓度峰值下降 10%～40%,但生物利用度不变。静脉给药研究结果表明拉米夫定平均分布容量为 1.3 L/kg,平均系统清除率为 0.3 L/(h·kg),拉米夫定主要(>70%)经有机阳离子转运系统经肾脏清除,清除半衰期为 5～7 h。在治疗剂量范围内,拉米夫定的药物代谢动力学呈线性关系,血浆蛋白结合率低。体外研究显示与血清蛋白结合率<36%。拉米夫定可通过血-脑脊液屏障进入脑脊液。拉米夫定主要以药物原形经肾脏排泄,肾脏排泄占总清除的 70% 左右,仅 5%～10% 被代谢成反式硫氧化物的衍生物。患者肾功能不全会影响拉米夫定的排泄,对肌酐清除率<30 mL/min 的患者,不建议使用本品。肝脏损害不影响拉米夫定的药物代谢过程,对于因年龄增大而肾脏排泄功能下降的老年患者,拉米夫定代谢无显著变化,只有在肌酐清除率<30 mL/min 时,才有影响。

3.毒理学

(1)遗传毒性:拉米夫定在微生物致突变试验和体外细胞转化试验中未显示致突变活性,但在体外培养人淋巴细胞和小鼠淋巴瘤实验中显示出其微弱的致突变活性。大鼠经口给予拉米夫定 2 000 mg/kg(血药浓度为慢性乙型肝炎患者推荐临床剂量下的 60～70 倍),未见明显的遗传毒性。

(2)生殖毒性:大鼠经口给予拉来夫定 4 000 mg/(kg·d)(血药浓度为人临床推荐剂量血药浓度的 80～120 倍),其生育力和断奶后子代的存活、生长、发育未受明显影响。大鼠和家兔分别经口给予拉米夫定 4 000 mg/(kg·d)和 1 000 mg/(kg·d)(血药浓度约为人临床推荐剂量血药浓度的 60 倍)。均未表现出明显的致畸作用。当家兔血药浓度与人临床推荐剂量的血药浓度相近时,出现早期胚胎死亡率升高,但大鼠血药浓度达到相当于人临床推荐剂量血药浓度的 60 倍时,未见此类现象发生。对妊娠大鼠和家兔的研究结果显示,拉米夫定可以穿过胎盘进入胎仔体内。尚无拉米夫定用于妊娠妇女的充分和严格对照的临床研究资料。哺乳期大鼠乳汁中拉米夫定浓度和其在血浆中的浓度相近。

（3）致癌性：大鼠和小鼠的长期致癌试验结果显示，当暴露水平达到人临床暴露水平的34倍（小鼠）和200倍（大鼠）时，未表现出明显的致癌性。

（三）临床应用

用于慢性乙型病毒性肝炎的抗病毒治疗。

（四）用法与用量

1.剂量

口服，成人1次0.1g，每天1次。儿童慢性乙肝患者的最佳剂量为3mg/kg，每天1次。12岁后，须用成人剂量1次100mg，每天1次。

2.疗程

根据病情恢复情况而定，达显效患者，继续用药3～6个月，经复查仍为显效者，可停药观察。有前C区变异患者，不能以HBeAg血清转换作为疗效考核标准，疗程应适当延长，可考虑血清乙型肝炎病毒-DNA PCR转阴且伴肝功能正常后3～6个月，经复查后考虑停药观察。

（五）不良反应

报道的多种严重不良事件有乳酸酸中毒和伴有脂肪变性的严重肝脏大、乙型肝炎的治疗后加重、胰腺炎、与药物敏感性下降和治疗反应减弱相关的病毒变异的出现。

在慢性乙型肝炎患者中进行的临床研究显示，多数患者对拉米夫定有良好的耐受性。多数不良事件的发生率在拉米夫定组和安慰剂组患者中相似。

最常见的不良反应为不适、乏力、呼吸道感染、头痛、腹部不适、腹痛、恶心、呕吐和腹泻。在中国进行的2 200例Ⅳ期临床研究中还观察到以下不良反应：口干1例、全身猩红热样皮疹1例、磷酸肌酸活性酶和血小板降低1例、重症肝炎住院1例。在成人中进行的3项安慰剂对照临床试验中于治疗期间出现部分不良事件（发生率＞5％）。

在拉米夫定获准在临床使用期间发现了下列事件。①消化系统：口腔炎；②内分泌系统和代谢：高血糖、全身无力；③血液和淋巴系统：贫血、纯红细胞再生障碍、淋巴结病和脾大；④肝脏和胰腺：乳酸酸中毒和脂肪变性、胰腺炎、治疗结束后肝炎加重（参见警告和注意事项）；⑤过敏：变态反应、风疹；⑥肌肉骨骼：横纹肌溶解；⑦神经组织：感觉异常、外周神经病变；⑧呼吸系统：呼吸音异常（哮鸣）；⑨皮肤：脱发、瘙痒、皮疹。

（六）注意事项

应提醒患者注意，拉米夫定不是一种可以根治乙型肝炎的药物。患者必须在有乙肝治疗经验的专科医师指导下用药，不能自行停药，并需在治疗中进行定期监测。至少应每3个月测1次谷丙转氨酶水平，每6个月测1次乙型肝炎病毒-DNA和HBeAg。

HBsAg阳性但谷丙转氨酶水平正常的患者，即使HBeAg和/或乙型肝炎病毒-DNA阳性，也不宜开始拉米夫定治疗，应定期随访观察，根据病情变化而再考虑。

随拉米夫定治疗时间的延长，在部分患者中可检测到乙型肝炎病毒的YMDD变异株，这种变异株对拉米夫定的敏感性下降。

如果患者的临床情况稳定，乙型肝炎病毒-DNA和谷丙转氨酶水平仍低于治疗前，可持续治疗并密切观察。有少数患者在出现YMDD变异后，由于拉米夫定的作用降低，可表现为肝炎复发，可出现乙型肝炎病毒-DNA和谷丙转氨酶水平回升到治疗前水平或以上。一些有YMDD变异的患者，特别是在已伴有肝功能失代偿或肝硬化的患者，有罕见报道病情进展导致严重后果甚至病例死亡，由于在这种情况下停用拉米夫定也可能导致病情进展，因此对于在使用拉米夫定治疗过程中出现肝功能失代偿或肝硬化的患者,不宜随意停用拉米夫定。所以,如果疑及出现了YMDD变异,应加强临床和实验室监测可能有助于做出治疗决策。

到目前为止,尚无拉米夫定治疗乙型肝炎合并丁型肝炎或丙型肝炎的长期疗效资料。拉米夫定治疗HBeAg阴性的患者,或同时接受免疫抑制剂治疗,包括肿瘤化疗的患者的资料有限。

如果HBeAg阳性的患者在血清指标转换前停用本品,或者因治疗效果不佳而停用本品者,一些患者有可能出现肝炎加重,主要表现为乙型肝炎病毒-DNA重新出现及血清谷丙转氨酶升高。

如果停止拉米夫定治疗,应对患者的临床情况和血清肝功能指标(谷丙转氨酶和胆红素水平)进行定期监测至少4个月,之后根据临床需要进行随访。对于在停止治疗后出现肝炎复发的患者重新开始拉米夫定治疗的资料尚不充分。

对于有接受器官移植或晚期肝病如失代偿性肝硬化的患者,病毒复制的风险更大,预后较差。该组患者中的安全性和疗效尚未得到确立。目前尚无足够的临床研究资料用以批准拉米夫定用于接受器官移植或晚期肝病如失代偿性肝硬化患者的治疗。据国外有关临床研究资料表明,合理应用拉米夫定可提高肝功能失代偿患者的近期生存率,在这些患者中,不宜停用拉米夫定。但作为抗病毒药物,拉米夫定不能逆转肝脏结构终末期的改变及其并发症,因此对这些患者还应考虑其他(包括肝移植)更有效的治疗。对于有人类免疫缺陷病毒并发感染的患者,如果正在接受或打算接受拉米夫定或拉米夫定、齐多夫定合并治疗,应维持拉米夫定用于人类免疫缺陷病毒感染的推荐剂量(通常1次150 mg,每天2次给药,同时与其他抗逆转录病毒类药物合用)。对于并发人类免疫缺陷病毒感染,但不需要抗逆转录病毒治疗的患者,如单用拉米夫定治疗慢性乙肝,有出现人类免疫缺陷病毒突变的可能。

目前尚无本品用于孕妇的资料,故仍应对新生儿进行常规的乙型肝炎疫苗免疫接种。

目前还没有关于拉米夫定对驾驶或操作机械能力影响的研究。另外,对药物的药理学研究结果也不能准确预测拉米夫定对这些活动有不良影响。

(七)药物相互作用

由于本品的药物代谢和血浆蛋白结合率低,并主要以药物原形经肾脏清除,故与其他药物代谢物之间的潜在相互作用的发生率很低。

拉米夫定主要是以活性有机阳离子的形式清除。在与具有相同排泄机制的药物同时使用时,特别是当该药物的主要清除途径是通过有机阳离子转运系统的主动肾脏分泌时(如三甲氧苄啶),应考虑其相互作用。其他以这种机制清除的部分药物(如雷尼替丁、西咪替丁),经研究表明与拉米夫定无相互作用。主要以活性有机阴离子形式或经肾小球滤过排出的药物与拉米夫定不会发生具有显著临床意义的相互作用。

拉米夫定与三甲氧苄啶(160 mg)、磺胺甲噁唑(800 mg)同时服用后,可使拉米夫定的暴露量增加40%。但拉米夫定并不影响三甲氧苄啶、磺胺甲噁唑的药代动力学特性。所以除非患者有肾功能损伤,否则无须调整拉米夫定的用药量。

当拉米夫定与齐多夫定同时服用时,可观察到齐多夫定的血药浓度峰值有适度的增加,约28%,但系统生物利用度无显著变化。齐多夫定不影响拉米夫定的药代动力学特性。

同时使用拉米夫定与α-干扰素,二者之间无药代动力学的相互作用;临床上未观察到拉米夫定与常用的免疫抑制剂(如环孢霉素A)之间明显的不良相互作用。但尚未对此进行正式的研究。

同时使用拉米夫定和扎西他滨时，拉米夫定可能抑制后者在细胞内的磷酸化。因此建议不要同时使用这两种药物。

二、阿德福韦

(一)理化性质

化学名称：9-[-2[[双·[(三甲基乙酰氧)甲氧基]氧磷基]甲氧基]乙基]腺嘌呤。本品为类白色片。

(二)药理作用

1.作用机制

阿德福韦是一种单磷酸腺苷的无环核苷类似物，在细胞激酶的作用下被磷酸化为有活性的代谢产物即阿德福韦双磷酸盐。阿德福韦双磷酸盐通过下列两种方式来抑制乙型肝炎病毒-DNA多聚酶(逆转录酶)：一是与自然底物脱氧腺苷三磷酸竞争，二是整合到病毒DNA后引起DNA链延长终止。阿德福韦双磷酸盐对乙型肝炎病毒-DNA多聚酶的抑制常数是 $0.1~\mu m$，但对人类DNA多聚酶 α 和 γ 的抑制作用较弱，抑制常数值分别为 $1.18~\mu m$ 和 $0.97~\mu m$。

2.抗病毒活性

在转染乙型肝炎病毒的人肝瘤细胞系中，阿德福韦抑制50％病毒DNA复制的浓度为 $0.2\sim2.5~\mu m$。

3.耐药性

对接受阿德福韦治疗仍然可检测到血清乙型肝炎病毒-DNA的患者进行了长期耐药性分析(96～144周)，确定了 rt N236T 和 rt A181V 变异与阿德福韦耐药有关。体外研究发现 rt N236T变异导致乙型肝炎病毒对阿德福韦的敏感性降低4～14倍，产生这种变异的6/6名患者的血清乙型肝炎病毒-DNA发生反跳。rt A181V 变异导致乙型肝炎病毒对阿德福韦的敏感性降低 2.5～3 倍，产生这种变异的2/3名患者发生反跳。与阿德福韦耐药相关的变异发生率 0～48周为 0％(0/629)，49～96 周为 2％(6/293)，97～144 周为 1.8％(3/163)，3 年的累计发生率为 3.9％。

4.交叉耐药性

在乙型肝炎病毒-DNA多聚酶基因上含对拉米夫定耐药相关突变(rt L180M、rt M204I、rt M204V、rt L180M＋rt M204V、rt V173L)的重组乙型肝炎病毒变异株，在体外对阿德福韦敏感。在含拉米夫定耐药相关变异乙型肝炎病毒的患者中，阿德福韦也显示了抗乙型肝炎病毒作用，其血清乙型肝炎病毒-DNA下降的中位数为 4.3 log10 拷贝数/毫升。含 DNA 多聚酶突变(rt T128N和 rt R153Q 或 rt W153Q，与乙型肝炎免疫球蛋白耐药相关)的乙型肝炎病毒变异株，在体外对阿德福韦敏感。体外研究显示，表达与阿德福韦耐药相关的 rt N236T 突变的乙型肝炎病毒对拉米夫定的敏感性降低 2～3 倍，而与阿德福韦耐药相关的 rt A181V 突变的乙型肝炎病毒对拉米夫定的敏感性降低 3 倍。

5.药动学

健康志愿者与慢性乙肝患者服用阿德福韦的药代动力学相似。单剂口服阿德福韦的生物利用度约为59％，服用 0.58～4 h(中值＝1.75 h)阿德福韦最大血药浓度(血药浓度峰值)为 (18.4 ± 6.26)ng/ mL。$AUC_{0-\infty}$ 为 (220 ± 70.0)ng/(h·mL)。血浆阿德福韦以二房室方式消除，末端消除半衰期为(7.48±1.65)h。阿德福韦在浓度范围为 0.1~25 μg/mL 时体外与人血浆或血清蛋白结合≤4%。静脉注射 1.0 mg/(kg·d)或 3.0 mg/(kg·d)稳态分布体积分别为(392±75)mL/kg 和(352±9)mL/kg。口服后,阿德福韦酯迅速地转化为阿德福韦。口服阿德福韦酯 10 mg 稳态 24 h 从尿液中回收阿德福韦 45%。

健康中国男性受试者空腹口服单剂量 10 mg 阿德福韦酯的研究结果分别为:AUC_{0-t} 为 $(224.75±69.67)$ng/(h·mL);$AUC_{0-\infty}$ 为 $(251.01±75.43)$ng/(h·mL);血药浓度峰值为 $(21.24±7.87)$ng/mL;t_{max} 为 $(1.97±0.99)$h;$t_{1/2}$ 为 $(9.68±5.01)$h。与国外研究结果相近似。

轻度肾损害(肌酐清除率≥50 mL/min)对阿德福韦酯的代谢影响不大。中度和重度肾损害患者(肌酐清除率<50 mL/min)或肾病末期患者需进行血液透析和调整服药间隔,见表 6-1。

表 6-1　肾病患者需进行血液透析和调整服药间隔

	计算的肌酐清除率(mL/min)				
肌酐清除率	正常	≥50	20~49	10~19	<10
用药剂量	10 mg/24 h	10 mg/48 h	10 mg/72 h	10 mg/7 d	10 mg/7 d

中度和重度肝损害对阿德福韦酯的药代动力学影响不大,不需调整剂量。食物不影响阿德福韦酯的药代动力学。

(三)毒理学

1.慢性毒性

在动物试验中,以组织学改变和/或尿素氮及血清肌酐升高为特征的肾小管肾病,是阿德福韦酯的主要剂量限制性毒性反应。在动物试验中观察到的肾毒性发生的暴露量约为推荐的人治疗量(10 mg/d)下的 3~10 倍。

2.遗传毒性

在体外小鼠淋巴细胞瘤试验中(有或无代谢活化),阿德福韦酯有致突变作用。在人外周血淋巴细胞试验中,无代谢活化时,阿德福韦酯能诱导染色体畸变。阿德福韦酯小鼠微核试验结果为阴性,阿德福韦酯在有或无代谢活化时 Ames 试验结果为阴性。

3.生殖毒性

当暴露量大约为人治疗剂量下暴露量的 19 倍时,未见对大鼠生育力的影响。大鼠和家兔经口给予阿德福韦酯(暴露量分别约为人治疗剂量 10 mg/d 下的 23 倍和 40 倍),未见胚胎毒性和致畸作用。妊娠大鼠静脉注射给予阿德福韦酯,在能产生明显母体毒性的剂量时(相当于人体暴露量的 38 倍),胚胎毒性和胎仔畸形(全身性水肿,眼泡凹陷,脐疝和尾巴扭结)的发生率增加。在静脉注射剂量相等于人暴露量 12 倍时未见不良影响。

4.致癌性

小鼠和大鼠经口给予阿德福韦酯,剂量分别相当于人治疗剂量时暴露量的 10 倍和 4 倍时,未见致癌作用。

(四)临床应用

本品适用于治疗有乙型肝炎病毒活动复制证据,并伴有血清氨基酸转移酶(谷丙转氨酶或天门冬氨酸氨基转移酶)持续升高或肝脏组织学活动性病变的肝功能代偿的成年慢性乙型肝炎患者。

1.成年患者(18～65岁)

必须在有慢性乙型肝炎治疗经验的医师指导下用本品治疗。本品的推荐剂量为每天1次，1次10 mg，饭前或饭后口服均可。治疗的最佳疗程尚未确定。勿超过推荐剂量使用。患者应当定期监测乙型肝炎生化指标、病毒学指标和血清标志物，至少每6个月1次。

2.下列情况可以考虑停药

(1)根据拉米夫定的治疗经验，HBeAg阳性的患者在使用本品治疗发生HBeAg血清转换后，继续治疗6个月，检测确认疗效巩固，可考虑中止治疗。

(2)HBeAg阴性的患者，建议长期治疗，至少达到HBsAg发生血清转换或失去疗效停药。停药时须权衡利弊。应当由有经验的医师对患者进行严密监测。在治疗过程中发生失代偿肝病或肝硬化失代偿的患者，不推荐停药。

3.肾功能损害的患者

阿德福韦酯经肾脏排泄，因此肾功能不全的患者需要调整给药间期。肌酐清除率≥50 mL/min的患者不需要调整给药间期。肌酐清除率＜50 mL/min的患者的给药间期的详细调整方案如下。

(1)肌酐清除率为20～49 mL/min者，推荐剂量为1次10 mg，每48 h给药1次。

(2)肌酐清除率为10～19 mL/min者，推荐剂量为1次10 mg，每72 h给药1次；

(3)血液透析的患者在透析后给予1次10 mg，每7天1次(推荐的给药方案来自每周3次高流量透析的研究结果)。

(五)不良反应

一项480例中国HBeAg阳性的代偿性慢性乙型肝炎患者中进行的随机、双盲、安慰剂对照、为期52周的研究，经研究者评估认为与药物有关的不良反应：疲乏、胃肠道反应(腹部不适、上腹痛、腹泻、恶心、胃部不适)、鼻咽炎、头晕、皮疹、脱发、肝区痛、自发流产、失眠、实验室检查异常(谷丙转氨酶、肌酸磷酸激酶和碱性磷酸酶升高、中性粒细胞和白细胞减少)，任何单个不良反应的总体发生率均≤2%。最常见的为疲乏，唯一的严重不良反应为1例自发流产。

在两项针对HBeAg阳性和阴性的慢性乙型肝炎患者的国际研究中，阿德福韦酯10 mg和安慰剂组48周的疗程中，不良反应的发生率相似。本品治疗组的患者中发生率≥3%的所有与治疗相关的临床不良反应包括：乏力、头痛、腹痛、恶心、胃肠胀气、腹泻和消化不良。阿德福韦酯10 mg组观察到的实验室结果异常的发生率与安慰剂组相似。但安慰剂组发生肝脏转氨酶升高的比例较高。

在研究437和438研究中，患者分别接受阿德福韦酯10 mg和安慰剂，疗程48周。在延长期的治疗中，492例患者接受了最长达109周的治疗，疗程的中位数为49周。在肾功能良好的患者中，治疗组和对照组分别有4%和2%的患者在48周时观察到血清肌酐较基线值增加≥0.3 μmol/L。无1例患者在48周时血清肌酐较基线增加≥0.5 μmol/L。在96周时，通过Kaplan-Meier估计值分析，分别有10%和2%使用阿德福韦酯的患者血清肌酐较基线增加≥0.3 μmol/L和≥0.5 μmol/L(在48周以后无安慰剂对照)。在492例患者中，29例患者发生血清肌酐较基线增加≥0.3 μmol/L，其中20例在继续治疗后血清肌酐值下降(较基线增加≤0.2 μmol/L，8例保持不变，1例在停止治疗后下降。停用阿德福韦酯10 mg治疗后，曾发现有肝炎加重的临床和实验室证据。停药后对患者随访6个月，阿德福韦酯10 mg治疗组患者在停药后谷丙转氨酶升高的发生率高于安慰剂组。停药后的这些谷丙转氨酶反跳通常为自限性，

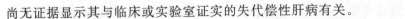

尚无证据显示其与临床或实验室证实的失代偿性肝病有关。

在一项开放的研究中,接受阿德福韦酯治疗的肝移植前和移植后的患者中最常见不良反应(报告率≥2%的)如下。

1.全身

乏力、头痛、发热。

2.消化系统

恶心、呕吐、腹痛、腹泻、胃肠胀气、肝衰竭。

3.代谢及营养

谷丙转氨酶和天门冬氨酸氨基转移酶升高、肝功能异常。

4.呼吸系统

咳嗽增加、咽炎、鼻窦炎。

5.皮肤及皮下组织

瘙痒、皮疹。

6.泌尿生殖系统

肌酐升高、肾功能不全、肾衰竭。这些患者多有一定程度的基础肾功能不全或在治疗期间导致肾功能不全的危险因素。

(六)注意事项

使用的剂量不允许超过推荐的剂量。最佳疗程尚未确定。

1.肝功能

停止治疗后的肝炎恶化。在停止乙型肝炎治疗(包括用阿德福韦酯治疗)的患者中,已有报告发生肝炎的急性加重。所以停止阿德福韦酯治疗的患者,必须严密监测肝功能数月,包括临床表现和实验室指标,需要时应恢复乙型肝炎的治疗。国外临床试验中,约25%的患者在停止阿德福韦酯治疗后发生肝炎加重(谷丙转氨酶≥10倍的正常值上限)。这些事件大多发生于停止治疗后的12周内。这些出现肝炎加重的患者,其HBeAg通常未发生血清转换,表现为谷丙转氨酶升高并重新出现病毒复制。在对肝功能代偿的HBeAg阳性和HBeAg阴性患者进行的研究中,肝炎加重通常不伴有肝功能失代偿的发生。但是,肝病晚期或肝硬化的患者可能发生肝功能失代偿的危险增加。尽管大多数事件看来是自限性的,或在重新开始治疗后缓解,但已有肝炎恶化严重病例的报告,包括个别死亡病例。因此,患者在停止治疗后必须接受密切监测。

2.肾功能

在本身有肾功能不全危险因素或有基础肾功能不全的患者中,长期使用阿德福韦酯可能引起肾毒性。这些患者必须密切监测肾功能,并可能需要调整给药间隔时间。10 mg阿德福韦酯长期治疗,在肾功能良好的患者用药后发生肾功能损害的总体危险性较低;在本身有肾损害危险因素、基础肾功能不全或者正在使用对肾功能有影响的药物(如环孢素、他克莫司、氨基糖苷类、万古霉素和非甾体抗炎药)的患者,可能引起肾功能损害。所有患者在阿德福韦酯治疗过程中都要监测肾功能,这一点非常重要。对于有发生肾功能不全危险因素或有肾功能不全病史的患者,建议常规监测血清肌酐和血清磷的变化。因为阿德福韦酯经肾脏排泄,所以肌酐清除率<50 mL/min的患者要调整给药方案。用血液透析以外的其他透析形式(如不卧床腹膜透析)治疗的终末期肾病患者尚未进行研究。临床研究中发现阿德福韦酯治疗慢性乙型肝炎的用药剂量比推荐的10 mg剂量高3~12倍的时候,患者的血清肌酐升高和/或血清磷降低。在肝移植后的患者中,

也发现有血清肌酐的改变。这些改变一般为轻度或中度,见于有多种引起肾功能改变危险因素的患者。尚未在同时接受肾毒性药物或经同样的肾脏运载蛋白(人有机阴离子运载蛋白1)分泌的药物的患者中进行阿德福韦酯的临床评价。10 mg阿德福韦酯与经肾小管主动分泌的药物合用一定要慎重,因为这种合用因竞争同一消除途径,可能会引起阿德福韦酯或者合用药物的血清浓度升高。

3.人类免疫缺陷病毒耐药

在合并人类免疫缺陷病毒感染(人类免疫缺陷病毒感染未被诊断或未予以治疗)的慢性乙肝患者中,采用具有抗人类免疫缺陷病毒活性的抗乙肝治疗,例如阿德福韦酯(10 mg为治疗乙肝的推荐剂量,更高剂量可能具有抗人类免疫缺陷病毒活性),可能使人类免疫缺陷病毒产生耐药。合并感染人类免疫缺陷病毒的患者在开始用阿德福韦酯10 mg治疗乙型肝炎病毒感染前,应该先用有效的抗病毒治疗,使其体内的人类免疫缺陷病毒-RNA水平得到控制(<400拷贝数/毫升)。尚无资料显示阿德福韦酯10 mg能抑制患者体内的人类免疫缺陷病毒-RNA。但是,已经有关于应用阿德福韦酯治疗合并人类免疫缺陷病毒感染的慢性乙肝患者的有限资料。

4.乳酸性酸中毒伴脂肪变性的严重肝大

人类免疫缺陷病毒的患者在单独使用核苷类似物或与其他抗逆转录病毒药物联合治疗时,曾有发生乳酸性酸中毒伴肝脏脂肪变性的严重肝大的报道,包括个别致死病例。这些病例绝大多数为女性。肥胖和长期核苷暴露可能是危险因素。任何有确切肝病危险因素的患者,在使用核苷类似物时都必须给予注意。但是,在无确切危险因素的患者中也有病例报道。任何患者在出现提示乳酸性酸中毒或明显肝脏毒性的临床表现或实验室结果时(甚至可能包括无明显转氨酶升高的肝大和脂肪变性),都必须暂停阿德福韦酯的治疗。

其他本品在儿童和18岁以下的青少年及65岁以上老年人中的安全性和疗效尚未明确。应当告知患者,阿德福韦酯治疗不能降低乙型肝炎病毒向他人传播的危险性,因此仍然需要采取适当的防护措施。新戊酸是阿德福韦酯在体内代谢为阿德福韦的一种产物,与游离的卡尼汀结合后从肾脏排泄。因此阿德福韦酯应当慎用于已知先天性卡尼汀缺乏的患者。与卡尼汀结合的临床意义尚不清楚。

5.对驾驶和操作机械能力的影响

阿德福韦酯对驾驶和机械操作能力的影响还没有进行研究。根据药理特性不能推测阿德福韦酯对这类活动有不良影响。

6.孕妇及哺乳期妇女用药

阿德福韦酯在妊娠妇女中的应用没有足够的资料。妊娠妇女尽可能不使用阿德福韦酯,如确需使用,应权衡利弊。只有在潜在的受益肯定大于对胎儿的风险时才能考虑在妊娠期间使用阿德福韦酯。因为对发育中的人类胚胎的潜在危险性尚不明确,所以建议用阿德福韦酯治疗的育龄期妇女要采取有效的避孕措施。哺乳期目前还不知道阿德福韦酯是否会分泌到人的乳汁中。所以应当告诫正在服用阿德福韦酯的母亲不要给婴儿哺乳。

(七)药物相互作用

尚不清楚阿德福韦酯是否能够诱导CYP450酶。根据体外实验的结果和阿德福韦酯的肾脏消除途径,阿德福韦酯作为抑制剂或底物、由CYP450介导与其他药物发生相互作用的可能性很小。

10 mg阿德福韦酯与其他经肾小管分泌的药物或改变肾小管分泌功能的药物合用,可以增

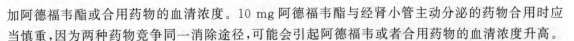

加阿德福韦酯或合用药物的血清浓度。10 mg 阿德福韦酯与经肾小管主动分泌的药物合用时应当慎重,因为两种药物竞争同一消除途径,可能会引起阿德福韦或者合用药物的血清浓度升高。

阿德福韦酯不改变拉米夫定、甲氧苄啶、磺胺甲噁唑、对乙酰氨基酚和布洛芬的药代动力学。当阿德福韦酯与拉米夫定、甲氧苄啶、磺胺甲噁唑和对乙酰氨基酚同时使用,阿德福韦酯的药代动力学未发生改变。当阿德福韦酯与布洛芬(1 次 800 mg,每天 3 次)同时使用,阿德福韦酯血药浓度峰值(33%)、曲线下面积(23%)和尿液回收增加。该增加似乎由于口服生物利用度增加,而不是肾脏清除减少所致。

三、恩替卡韦

(一)理化性质

化学名称:2-氨基-9-[(1S,3S,4S)-4-羟基-3-羟甲基-2-亚甲戊基]-1,9-氢-6-H-嘌呤-6-酮-水合物。本品为薄膜衣片,除去包衣后显白色。

(二)药理作用

1.作用机制

本品为鸟嘌呤核苷类似物,对乙肝病毒(乙型肝炎病毒)多聚酶具有抑制作用。它能够通过磷酸化成为具有活性的三磷酸盐,三磷酸盐在细胞内的半衰期为 15 h。通过与乙型肝炎病毒多聚酶的天然底物三磷酸脱氧鸟嘌呤核苷竞争,恩替卡韦三磷酸盐能抑制病毒多聚酶(逆转录酶)的所有三种活性:①乙型肝炎病毒多聚酶的启动;②前基因组 mRNA 逆转录负链的形成;③乙型肝炎病毒 DNA 正链的合成。恩替卡韦三磷酸盐对细胞的 α、β、δDNA 多聚酶和线粒体 γDNA 多聚酶抑制作用较弱,抑制常数值为 18~160 μm。

2.抗病毒活性

在转染了野生型乙肝病毒的人类 HepG2 细胞中,恩替卡韦抑制 50% 病毒 DNA 合成所需浓度(EC_{50})为 0.004 μm。恩替卡韦对拉米夫定耐药病毒株(rt L180M,rt M204V)的 EC_{50} 的中位值是 0.26 μm,而恩替卡韦对在细胞培养液中生长的 1 型人类免疫缺陷病毒无临床相关活性($EC50 > 10$ μm)。

每天或每周 1 次使用本品对北美土拨鼠的长期研究表明,每周口服 0.5 mg/kg 恩替卡韦(相当于人体 1.0 mg 的剂量)能将其中的 3 只土拨鼠的病毒 DNA 保持在不可测水平(病毒 DNA 水平 < 200 拷贝数/毫升,PCR 法)长达 3 年之久。在任何使用该药治疗长达 3 年的动物中,未发现乙型肝炎病毒多聚酶发生耐药相关性的变化。

3.耐药性

(1)体外研究:在细胞试验中发现,拉米夫定耐药的病毒株对恩替卡韦的显型敏感性降低8~30 倍。如果乙肝病毒多聚酶本来就存在对拉米夫定耐药的氨基酸置换,再加上 rt T184、rt S202 或 rt M250 位点的置换变异,都会造成对恩替卡韦的显型敏感性降低更多(>70 倍)。

(2)临床研究。①核苷类药物初治患者:81% 的核苷类药物初治患者在口服恩替卡韦 0.5 mg/d,经过 48 周,病毒载量达到 < 300 拷贝/毫升。HbeAg 阳性的核苷类药物初治患者在治疗 48 周后,基因型分析结果表明乙型肝炎病毒-DNA 多聚酶的基因没有发生与表型耐药相关基因型变异。在另一项研究中,有 2 名患者发生了病毒学反弹(乙型肝炎病毒-DNA 从最低点上升 1 个 log10),但没有发现与恩替卡韦耐药相关的基因型或表型证据。②拉米夫定治疗失效的患者:22% 的拉米夫定失效患者在口服恩替卡韦 1.0 mg/d,48 周后,病毒载量达到 < 300 拷贝/毫升。

对血清乙型肝炎病毒-DNA 在可测出水平的患者进行基因型分析,结果表明在原先就有拉米夫定耐药变异[rt L180M 和/或 rt M204]的患者中,有 7％(13/189)的患者在 48 周出现 rt I169、rt T184、rtS202 和/或 rt M250 等位点与恩替卡韦耐药相关的置换变异。在这 13 名发生变异的患者中,有 3 名患者在 48 周之内发生了病毒学反弹(乙型肝炎病毒-DNA 从最低点上升≥1 个 log10),多数患者在 48 周后发生了病毒学反弹。

(3)交叉耐药:在抗乙肝病毒的核苷类似物药物中已发现有交叉耐药现象,在细胞试验中发现恩替卡韦对拉米夫定耐药[rt L180M 和/或 rt M204V/I]的病毒株的抑制作用比野生株减弱 8～30 倍。恩替卡韦对阿德福韦耐药性变异(乙型肝炎病毒-DNA 多聚酶 rt N236T 或 rt A181V 变异)的重组病毒也完全敏感,体外试验显示,从拉米夫定和恩替卡韦都失效的患者中分离出来的病毒株,对阿德福韦敏感,但对拉米夫定依然保持耐药性。

4.药动学

(1)吸收:健康人群口服用药后,本品被迅速吸收,0.5～1.5 h 达到峰浓度(血药浓度峰值)。每天给药 1 次,6～10 d 后可达稳态,累积量约为 2 倍。药代动力学资料表明,其表观分布容积超过全身液体量,这说明本品广泛分布于各组织。体外实验表明本品与人血浆蛋白结合率为 13％。

(2)食物对口服吸收的影响:进食标准高脂餐或低脂餐的同时口服 0.5 mg 本品,会导致药物吸收的轻微延迟(从原来的 0.75 h 变为 1.0～1.5 h),血药浓度峰值降低 44％～46％,药时曲线下面积降低 18％～20％。因此,本品应空腹服用(餐前或餐后至少 2 h)。

(3)代谢和清除:在给人和大鼠服用^{14}C 标记的恩替卡韦后,未观察到本品的氧化或乙酰化代谢物,但观察到少量 Ⅱ 期代谢产物葡萄糖醛酸苷结合物和硫酸结合物。恩替卡韦不是 CYP450 酶系统的底物、抑制剂或诱导剂。在达到血浆峰浓度后,血药浓度以双指数方式下降,达到终末清除半衰期需 128～149 h。药物累积指数约为每天 1 次给药剂量的 2 倍,这表明其有效累积半衰期约为 24 h。本品主要以原形通过肾脏清除,清除率为给药量的 62％～73％。肾清除率为 360～471 mL/min,且不依赖于给药剂量,这表明恩替卡韦同时通过肾小球滤过和网状小管分泌。

(4)特殊人群。①性别:本品的药代动力学不因性别的不同而改变。②种族:本品的药代动力学不因种族的不同而改变。③老年人:一项评价年龄与本品药代动力学关系的研究(口服本品 1.0 mg)显示老年人的曲线下面积较健康年轻人升高 29.3％,这很可能是由于个体肾功能的差异所造成的。老年人的用药剂量参看肾功能不全者的剂量调节。④肾功能不全:在不同程度肾功能不全患者(无慢性乙型肝炎病毒感染),包括使用血液透析或持续不卧床腹膜透析治疗的患者中,单次给药 1.0 mg 本品后的药代动力学结果显示清除率随肌酐清除率的降低而下降。单次给药 1.0 mg 本品 4 h 后,血液透析能清除给药剂量的 13％,给药 7 d 后,持续不卧床腹膜透析治疗仅能清除约给药剂量的 0.3％。⑤肝功能不全:在中度和重度肝功能不全(Child-Pugh 分级 B 或 C)患者(不包括慢性乙肝病毒感染患者)中,研究了单次给药 1.0 mg 后恩替卡韦的药代动力学情况,肝功能不全患者与健康对照人群的恩替卡韦的药代动力学情况相似。因此,无须在肝功能不全患者中调节恩替卡韦的给药剂量。⑥肝移植后:目前尚不清楚本品在肝移植患者中的安全性和有效性。在一个小型的研究中,在使用稳定剂量的环孢素(n=5)或他克莫司(n=4)治疗乙型肝炎病毒感染肝移植患者中,由于肾功能的改变,本品在体内的总量约为肾功能正常的健康人的 2 倍。肾功能的改变是导致本品在这些患者中浓度增加的原因。本品与环孢素或他克莫司之间的药物动力学的相互作用尚未被评价。这些患者在肝移植前、移植中使用本品,或在肝移植后使用免疫抑制剂如环孢素或他克莫司的同时使用本品都有可能影响肾功能,故必须仔细评价患者的肾功能。⑦儿童用药:尚无儿童使用该药的药代动力学数据。

(三)毒理学

1.遗传毒性

在人类淋巴细胞培养的实验中,发现恩替卡韦是染色体断裂的诱导剂。在 Ames 实验(使用伤寒杆菌、大肠埃希菌,使用或不用代谢激活剂)、基因突变实验和叙利亚仓鼠胚胎细胞转染实验中,发现恩替卡韦不是突变诱导剂。在大鼠的经口给药微核试验和 DNA 修复实验中,恩替卡韦也呈阴性。

2.生殖毒性

在生殖毒性研究中,连续 4 周给予恩替卡韦,剂量最高达 30 mg/kg,在给药剂量超过人体最高推荐剂量 1.0 mg/d 的 90 倍时,没有发现雄性和雌性大鼠的生育力受到影响。在恩替卡韦的毒理学研究中,当剂量至人体剂量的 35 倍或以上时,发现啮齿类动物与狗出现了输精管的退行性变。在猴子实验中,未发现睾丸的改变。在大鼠和家兔的生殖毒性研究中,口服本品的剂量分别达 13 mg/(kg·d)和 20 mg/(kg·d),即分别相当于人体最高剂量 1.0 mg/d 的 28 倍(对于大鼠)和 212 倍(对于家兔)时,没有发现胚胎和母体毒性。在大鼠实验中,当母鼠的用药量相当于人体剂量 3 100 倍时,观察到恩替卡韦对胚胎-胎鼠的毒性作用(重吸收)、体质量降低、尾巴和脊椎形态异常和骨化水平降低(脊椎、趾骨和指骨),并观察到额外的腰椎和肋骨。在家兔实验中,对雌兔的用药量为人体的 1.0 mg/d 剂量的 883 倍时,观察到对胚胎-胎兔的毒性作用(吸收)、骨化水平降低(舌骨),并且第 13 根肋骨的发生率增加。在对出生前和出生后大鼠口服恩替卡韦的研究中发现用药量大于人的 1.0 mg/d 剂量的 94 倍未对后代产生影响。恩替卡韦可从大鼠乳汁分泌。

3.致癌性

在小鼠和大鼠口服恩替卡韦的长期致癌性研究中,药物暴露量大约分别是人类最高推荐剂量(1.0 mg/d)的 42 倍(大鼠)和 35 倍(小鼠)。在上述研究中,恩替卡韦致癌性出现阳性结果。在小鼠试验中,当剂量至人体剂量的 3~40 倍时,雄性或雌性小鼠的肺部腺瘤的发生率增加。当剂量至人体剂量的 40 倍时,雄性或雌性小鼠的肺部肿瘤的发生率增加。当剂量至人体剂量的 3 倍时,雄性小鼠的肺部腺瘤和肿瘤的发生率增加;当剂量至人体剂量的 40 倍时,雌性小鼠的肺部腺瘤和肿瘤的发生率增加。小鼠先出现肺细胞增生,继而出现肺部肿瘤,但给予本品的大鼠、狗和猴中并未发现肺细胞增生,这提示在小鼠体内发生的肺部肿瘤可能具有种属特异性。当剂量至人体剂量的 42 倍时,雄性小鼠的肝细胞肿瘤与混合瘤(肿瘤和腺瘤)的发生率增加。当剂量至人体剂量的 40 倍时,雌性小鼠的血管性肿瘤(包括卵巢、子宫的血管瘤和脾脏的血管肉瘤)发生率增加。在大鼠的试验中,当剂量至人体剂量的 24 倍时,雌性大鼠的肝细胞腺瘤的发生率增加,混合瘤(肿瘤和腺瘤)的发生率也增加。当剂量至人体剂量的 35 倍和 24 倍时,分别在雄性大鼠和雌性大鼠身上发现有脑胶质瘤。当剂量至人体剂量的 4 倍时,在雌性大鼠身上发现有皮肤纤维瘤。目前尚不清楚本品啮齿类动物致癌性试验的结果能否预测本品对人体的致癌作用。

(四)临床应用

本品适用于病毒复制活跃、血清转氨酶谷丙转氨酶持续升高或肝脏组织学显示有活动性病变的慢性成人乙型肝炎的治疗。患者应在有经验的医师指导下服用本品。

（五）用法与用量

推荐剂量:成人和 16 岁以上青年口服本品,每天 1 次,1 次 0.5 mg。拉米夫定治疗时病毒血症或出现拉米夫定耐药突变的患者为每天 1 次,1 次 1.0 mg。本品应空腹服用(餐前或餐后至少 2 h)。

在肾功能不全的患者中,恩替卡韦的表现口服清除率随肌酐清除率的降低而降低。肌酐清除率<50 mL/min 的患者(包括接受血液透析或持续不卧床腹膜透析治疗的患者)应调整用药剂量。

关于本品的最佳治疗时间,以及长期的治疗结果的关系,如肝硬化、肝癌,目前尚未明了。

（六）不良反应

对不良反应的评价基于 4 项全球的临床试验及 3 项在中国进行的临床试验。在这 7 项研究中,共有 2 596 位慢性乙肝患者入选。在与拉米夫定对照的研究中,恩替卡韦与拉米夫定的不良反应和实验室检查异常情况相似。

在国外进行的研究中,本品最常见的不良反应有头痛、疲劳、眩晕、恶心。拉米夫定治疗的患者普遍出现的不良反应有头痛、疲劳、眩晕。在这 4 项研究中,分别有 1% 的恩替卡韦治疗的患者和 4% 拉米夫定治疗的患者由于不良反应和实验室检测指标异常而退出研究。

在这些研究中,使用恩替卡韦的患者在治疗过程中发生谷丙转氨酶增高至 10 倍的正常值上限和基线值的 2 倍时,通常继续用药一段时间,谷丙转氨酶可恢复正常。在此之前或同时伴随有病毒载量 2 个对数值的下降。故在用药期间,需定期检测肝功能。

在中国进行的临床试验中,本品最常见的不良反应有谷丙转氨酶升高、疲劳、眩晕、恶心、腹痛、腹部不适、上腹通、肝区不适、肌痛、失眠和风疹。这些不良反应多为轻到中度。在与拉米夫定对照的试验中,本品不良事件的发生率与拉米夫定相当。

（七）注意事项

患者应在医师的指导下服用恩替卡韦,并告知医师任何新出现的症状及合并用药情况。应告知患者如果停药有时会出现肝脏病情加重,所以应在医师的指导下改变治疗方法。

1.传播乙型肝炎病毒

使用恩替卡韦治疗并不能降低经性接触或污染血源传播乙型肝炎病毒的危险性。因此,需要采取适当的防护措施。

2.孕妇及哺乳期妇女用药

(1)恩替卡韦对妊娠期妇女影响的研究尚不充分。只有当对胎儿潜在的风险利益作出充分的权衡后,方可使用本品。

(2)目前尚无资料提示本品能影响乙型肝炎病毒的母婴传播,因此,应采取适当的干预措施以防止新生儿感染乙型肝炎病毒。

(3)恩替卡韦可从大鼠乳汁分泌。但人乳中是否有分泌仍不清楚,所以不推荐服用本品的母亲哺乳。

3.儿童用药

16 岁以下儿童患者使用本品的安全性和有效性数据尚未建立。

4.老年患者用药

由于没有足够的 65 岁及以上的老年患者参加本品的临床研究,尚不清楚老年患者与年轻患者对本品的反应有何不同。其他的临床试验报告也未发现老年患者与年轻患者之间的不同。恩替卡韦主要由肾脏排泄,在肾功能损伤的患者中,可能发生毒性反应的危险性更高。因为老年患者多数肾功能有所下降,因此应注意药物剂量的选择,并且监测肾功能。

(八)药物相互作用

体内和体外试验评价了恩替卡韦的代谢情况。恩替卡韦不是 CYP450 酶系统的底物、抑制剂或诱导剂。在浓度达到人体内浓度约 10 000 倍时,恩替卡韦不抑制任何主要的人 CYP450 酶:1A2、2C9、2C19、2D6、3A4、2B6 和 2E1。在浓度达到人体内浓度约 340 倍时,恩替卡韦不诱导人 CYP450 酶:1A2、2C9、2C19、3A4、3A5 和 2B6。同时服用通过抑制或诱导 CYP450 系统而代谢的药物对恩替卡韦的药代动力学没有影响。而且,同时服用恩替卡韦对已知的 CYP 底物的药代动力学也没有影响。

研究恩替卡韦与拉米夫定、阿德福韦与特诺福韦的相互作用时,发现恩替卡韦和与其相互作用药物的稳态药代动力学均没有改变。

由于恩替卡韦主要通过肾脏清除,服用降低肾功能或竞争性通过肾小球主动分泌的药物的同时,服用恩替卡韦可能增加这两个药物的血药浓度。同时服用恩替卡韦与拉米夫定、阿德福韦、特诺福韦不会引起明显的药物相互作用。同时服用恩替卡韦与其他通过肾脏清除或已知影响肾功能的药物,对于所服药物的相互作用尚未研究。患者在同时服用恩替卡韦与此类药物时要密切监测不良反应的发生。

四、重组人干扰素 α-2b

(一)理化性质

重组人干扰素 α-2b 的分子量约 19300 道尔顿。本品为无色澄明的无菌水针剂。

(二)药理作用

临床前细胞培养系统和动物异种肿瘤移植试验结果显示,重组人干扰素 α-2b 具有抗肿瘤增殖作用,在体外具有明显的免疫调节作用。体外研究还表明,重组人干扰素 α-2b 可抑制病毒复制。

干扰素通过与细胞表面的特异性膜受体相结合而产生上述作用。多项研究提示,干扰素一旦与细胞膜受体结合,便可以启动一系列复杂的细胞内过程,其中包括对某些酶的诱导。据认为,这一过程至少在某种程度上导致了干扰素的各种细胞反应,包括抑制病毒感染细胞中病毒的复制、抑制细胞增殖及一系列免疫调节作用,如增强巨噬细胞的吞噬作用和淋巴细胞对靶细胞的特异性细胞毒作用。干扰素的治疗作用涉及以上某种或全部作用机制。

在体外抗病毒试验中,α 干扰素可抑制人肝胚细胞瘤细胞系(HB611)的乙肝病毒 DNA,并能消除持续存在于人胚(肺)成纤维细胞中的甲肝感染。已知干扰素具有种属特异性。

(三)毒理学

干扰素可能损伤生育力。在灵长类动物研究中观察到,使用干扰素的动物月经周期出现异常。据报道,用人白细胞干扰素进行治疗的妇女血清雌二醇和黄体酮的浓度降低。因此除非在用药期间使用有效的避孕措施,育龄妇女不应使用本品,育龄男性应慎用本品。

在恒河猴中的研究中表明,本品剂量为肌内或皮下注射推荐剂量的 90~180 倍时有堕胎作用。虽然各剂量组均出现流产,但与对照组相比,仅在中剂量和高剂量组具有统计学意义。已知高剂量的其他类型的干扰素 α 或 β 可使恒河猴产生剂量相关的排卵停止和流产。目前尚未对孕妇进行充分及严格对照的临床研究,只有确实认为本品潜在临床利益大于对胎儿潜在危险性,孕妇才可以使用本品。孕妇不能进行本品膀胱内给药。

目前尚不清楚本品是否可以从人乳汁中分泌。由于本品对哺乳期婴儿产生不良反应,因此,应考虑本品对授乳母亲的重要性,决定停止哺乳或停止用药。

(四)临床应用

1.慢性乙型肝炎

用于治疗成人和儿童(≥1岁)代偿性肝病患者,患者的血清HBsAg阳性至少达6个月,同时存在乙肝病毒(乙型肝炎病毒)复制(血清HBeAg阳性)和血清谷丙转氨酶升高。

在开始用本品治疗前,建议先进行肝组织活检,以便确诊慢性肝炎及肝损伤的程度。

在本品治疗慢性乙肝的大量临床研究中采用了下列标准,慢性乙肝患者使用本品治疗前可作为参考指标:无肝性脑病、静脉曲张出血、腹水史及其他临床失代偿的表现;胆红素正常;清蛋白稳定在正常范围内。凝血酶原时间:成人延长<3 s,儿童延长≤2 s;白细胞≥4×10^9/L(4 000/mm³);血小板:成人≥100×10^9/L(100 000/mm³),儿童≥150×10^9/L(150 000/mm³)。

2.慢性丙型肝炎

本品单独给药或与利巴韦林合用,对于转氨酶升高而无肝脏失代偿的慢性丙肝成人患者,可缓解疾病的活动程度。在这些患者身上进行的许多研究表明,本品可使血清谷丙转氨酶转为正常,血清HCV-RNA被清除,肝组织学病变改善。

到目前为止的临床经验表明,持续使用本品12~18个月的患者在长期用药后取得的疗效较用药6个月后停药者为持久。

为确诊慢性肝炎应进行肝组织活检,在本品治疗的慢性丙肝的大量临床研究中采用了下列标准,慢性丙肝患者采用本品治疗前可考虑作为参考:胆红素≤2 mg/dL;清蛋白稳定在正常范围内;凝血酶原时间延长<3 s;白细胞≥3×10^9/L(3 000/mm³);血小板≥70×10^9/L(70 000/mm³);血清肌酐正常或接近正常。

用于维持治疗的皮下注射方案中,患者可遵医嘱自行注射。对于血小板<50×10^9/L(50 000/mm³)的患者,应采用皮下注射代替肌内注射。在本品用于任何适应证时,如果发生不良反应,则应调整剂量(减量50%)或暂时停药,直至不良反应消退。如果在调整剂量后不良反应持续出现或复发,或者疾病发生进展,则应停用本品治疗。

(五)用法与用量

1.慢性乙型肝炎标准给药方案

成人:推荐剂量为每周总量30~35 mIU,皮下注射,每天5 mIU,连续7 d,或每周3次,1次10 mIU(隔天1次),共16~24周;儿童及青少年(1~17岁):推荐剂量为第1周皮下注射3次(隔天1次),1次3 mIU/m²,以后剂量升高至每周3次,1次6 mIU/m²(最大可达1次10 mIU/m²),共给药16~24周。

对于白细胞、粒细胞或血小板计数减少的患者,在临床试验中曾采用下列剂量调整方案。

(1)以下情况减量50%:成人和儿童白细胞计数<1.5×10^9/L(1 500/mm³);粒细胞计数成人<0.75×10^9/L(750/mm³),儿童<1×10^9/L(1 000/mm³);血小板计数成人<50×10^9/L(50 000/mm³),儿童<100×10^9/L(100 000/mm³)。

(2)以下情况停药:成人和儿童白细胞计数<1 200/mm³;粒细胞计数成人<0.5×10^9/L(500/mm³),儿童<0.75×10^9/L(750/mm³);血小板计数成人<30×10^9/L(30 000/mm³),儿童<70×10^9/L(70 000/mm³)。

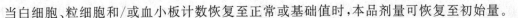

当白细胞、粒细胞和/或血小板计数恢复至正常或基础值时，本品剂量可恢复至初始量。

部分国家认可的另一种给药方案：本品的最低有效剂量为每周 3 次皮下注射，1 次 3 mIU。乙型肝炎病毒-DNA 基础水平较低的患者对本品的应答最强，大多数患者在 1 个月内乙型肝炎病毒-DNA 下降达 50%。高危患者（乙型肝炎病毒-DNA＞100 pcg/mL）或在 1 月内无应答的患者，可用本品每周 3 次，1 次 5 mIU 治疗或剂量增至每天 5 mIU。剂量可随患者对本品的耐受情况调整。若患者有应答，该选择方案应维持 4 个月，除非患者发生严重的不耐受反应（见上述粒细胞和血小板计数下降的指导原则）。

2.慢性丙型肝炎

（1）单独治疗：推荐剂量为 1 次 3 mIU 皮下注射，每周 3 次（隔天 1 次）。产生疗效的多数患者在 12～16 周内有所改善。经 16 周治疗谷丙转氨酶达正常水平的患者，本品治疗应延长至 18～24 个月（72～96 周），以提高持续应答率。经 16 周治疗后谷丙转氨酶未能达到正常水平的患者，应考虑终止本品治疗。

对于停用本品后复发的患者，可重新使用本品治疗时，可采用患者以前奏效的相同给药剂量。

（2）与利巴韦林合用：若本品与利巴韦林合用治疗慢性丙肝患者，另请参考利巴韦林的说明书中关于治疗剂量方案、注意事项及禁忌证。

3.慢性丁型肝炎

本品初始剂量为 5 mIU/m²，皮下注射，每周 3 次，至少使用 3～4 个月，也可使用更长时间。可按患者对药物的耐受情况而调整剂量。

（六）不良反应

全身给药最常见的不良反应为发热、疲乏、头痛和肌痛。发热和疲乏在终止给药后 72 h 内恢复正常，这两种反应与剂量有关。

常见的不良反应包括寒战、食欲缺乏及恶心。

不太常见的不良反应包括呕吐、腹泻、关节痛、无力、嗜睡、眩晕、口干、脱发、流感样症状（非特异性）、背痛、抑郁、自杀意图、不适、疼痛、盗汗、味觉改变、易激惹、易怒、失眠、意识模糊、注意力受损及低血压。

偶见报道的不良反应包括腹痛、右上腹痛、皮疹、神经过敏、注射局部反应、感觉异常、单纯疱疹、瘙痒、眼痛、焦虑、情绪不稳、精神疾病（包括幻觉、攻击性行为）、鼻出血、咳嗽、咽炎、肺浸润、肺炎、局限性肺炎、意识障碍、体质量减轻、面部水肿、呼吸困难、消化不良、心动过速、高血压、食欲增加、性欲减退、月经不调（包括闭经或月经过多）、感觉减退、味觉反常、稀便、牙龈出血、小腿痛性痉挛、神经病变和多发性神经病变、横纹肌溶解（有时较严重）、听觉障碍、眩晕、肾功能不全。甲状腺功能亢进或减退亦偶见报道。偶见肝毒性包括致命性肝毒性。

使用 α 干扰素的患者，包括使用本品（重组人干扰素 α-2b），偶见报道视网膜出血、棉絮状渗出点、视网膜动脉或静脉栓塞。

本品上市后罕见报道肾病综合征、肾功能不全、糖尿病加重、糖尿病、高血糖、胰腺炎、心脏缺血和心肌梗死。

心血管不良反应尤其是心律失常，大多与原先存在的心血管疾病及应用有心脏毒性的药物有关。原先并无心脏病证据的患者偶见报道一过性可逆性心肌病变。

具有临床意义的实验室检查异常，最常见于每天剂量超过 10 mIU 时，包括粒细胞和白细胞减少,血红蛋白和血小板减少,以及碱性磷酸酶、乳酸脱氢酶、血清肌酐、血尿素氮和促甲状腺素升高。在某些非肝炎患者可异常地发生血清谷丙转氨酶/天门冬氨酸氨基转移酶(SGPT/SGOT)增高,这种情况亦见于清除病毒 DNA 聚合酶的某些慢性乙肝患者。

本品单独使用或与利巴韦林合用时,可能发生的罕见不良反应为再生障碍性贫血。

小儿慢性乙肝患者所发生的不良反应与成人患者类似。最常见的不良反应为流感样症状和胃肠道障碍(如呕吐和腹痛)。同样,有报道中性粒细胞减少和血小板减少。正如对这一年龄组可预见的,出现易怒较常见。不良反应均未达危及生命的严重程度,主要是中度和轻重度反应,减药或停药后可消除。

使用本品的儿童及青少年(1~17 岁)可发现暂时性的生长延缓,停药后可恢复。

儿童患者的实验室检查异常情况与成人患者相似。

(七)注意事项

1.实验室检查

所有患者在使用本品前和用药期间应定期进行血常规检查和血液生化检查(全血细胞计数和分类、血小板计数、电解质、转氨酶包括血清谷丙转氨酶、血清胆红素和清蛋白、血清蛋白及血清肌酐)。在用药前促甲状腺素释放激素水平必须在正常值内。在用药期间,任何发生甲状腺功能障碍症状的任何患者应评定其甲状腺功能。

对于肝炎患者,建议在给药第 1、2、4、8、12、16 周进行检查,以后每隔 1 个月检查 1 次直至治疗结束。如果在用药期间谷丙转氨酶升高(≥基础水平的 2 倍),可继续使用本品,除非发现肝功能不全的症状或体征。在谷丙转氨酶升高期间,应每隔 2 周检查 1 次肝功能,包括凝血酶原时间、谷丙转氨酶、碱性磷酸酶、清蛋白和胆红素水平。

对于恶性黑色素瘤患者,在治疗的诱导期间,应每周检查 1 次肝功能和白细胞计数及其分类,在治疗的维持期间,应每月检查 1 次。

本品含稳定剂间-甲苯酚,某些患者对此可发生变态反应。在用本品治疗时,很少见有急性、严重的变态反应(如荨麻疹、血管神经性水肿、支气管痉挛、过敏性休克)。如果发生以上任一反应,应停药并立即给予适当医治。一过性皮疹不需终止给药。

对于虚弱患者如肺部疾病(慢性阻塞性肺病)或有酮症酸中毒倾向的糖尿病患者应慎用本品。对凝血障碍患者(如血栓性静脉炎、肺栓塞)或严重骨髓抑制患者亦应慎用。

本品与某些化疗药物联合应用时可导致毒性(严重程度和持续时间)增加的危险,某些结果可能导致危及生命甚至致死。报道最多的可危及生命或致死性的不良反应包括黏膜炎、腹泻、中性粒细胞减少、肾功能不全及电解质紊乱。由于联合用药可有致毒性增加的危险,故需慎重调整本品和合用化疗药物的剂量。虽然在用干扰素时常报道伴有流感样综合征的发热,但应排除其他可导致持续发热的病因。

2.禁忌证

下列患者不应使用本品:有肝脏失代偿症状的慢性肝炎患者,自身免疫性肝炎或有自身免疫病史的患者,以及用过免疫抑制药接受移植的患者。因本品可使这些患者的肝病恶化。

偶见致死性肝脏毒性反应,故对于使用本品期间发生肝功能异常的患者应严密监测,如果症状和体征有所发展,则应停药。

对于肝脏代偿失调的患者不应使用本品。对于肝脏合成功能减退的乙肝患者(如清蛋白减少或凝血酶原时间延长),但仍符合用药标准的患者,如果在用药期间转氨酶突然升高,则发生临床肝脏失代偿的危险性增加(见实验室检查项)。在考虑对这些患者是否使用本品治疗时,必须充分权衡其临床效益及其潜在的危险性。

有初步资料表明,使用α干扰素可提高排异反应的发生率(肝和肾移植)。

由于某些患者在使用本品时可见与失水有关的低血压,故用药患者应保持充足的水分摄入,必要时补液。

曾有充血性心力衰竭病史、心肌梗死和/或心律失常,或有与艾滋病有关的卡波氏肉瘤的患者,如需使用本品治疗,应严密监护。与艾滋病相关的卡波氏肉瘤患者,在使用本品时,罕见一过性可逆的心肌病变报道。对于原有心脏病史和/或晚期癌症的患者,在用药前和用药期间应作心电图检查。罕见发生心律失常(主要是室上性),并可能与其原有心脏疾病或治疗前用过的心脏毒性药物有关。常规疗法往往有效,但可能需考虑调整剂量或停用本品。

肺浸润、局限性肺炎和肺炎偶见于用α干扰素包括本品治疗的患者,甚至危及生命。发病机制尚未明确。对于有发热、咳嗽、呼吸困难或其他呼吸系统症状的患者应作胸部X线检查。如果胸部X光检查显示肺浸润或存在肺功能受损的证据,则应严密监护,必要时停药。虽然上述情况往往见于用α干扰素治疗的慢性丙肝患者,但亦见报道发生于用α干扰素治疗的肿瘤患者。立即停用α干扰素并用皮质激素治疗拟可使肺部不良反应消失。此外,有报道当α干扰素与中药小柴胡汤联合使用时,上述症状更易发生。

对于原有精神疾病特别是抑郁症或曾有严重精神病史患者,不应使用本品。

如果发现严重中枢神经系统反应尤其是抑郁症,则应停用本品。某些患者可发生抑郁、意识模糊和其他的精神状态改变等反应。偶见自杀想法或企图自杀。上述不良反应发生于使用本品推荐剂量或较高剂量的患者。老年患者药物剂量较大时,甚至可见较为明显的感觉迟钝和昏迷。虽然这些不良反应一般是可逆的,但少数患者需历时3周才能恢复。使用大剂量本品可发生癫痫发作,但这种情况十分罕见。

由于使用α干扰素的患者偶见眼科异常,如患者偶见视网膜出血、棉絮状渗出点、视网膜动脉或静脉栓塞(见不良反应),所有患者应在用药前作眼科检查。如果患者有眼科主诉,包括视觉模糊或视野改变,应立即作眼科检查。由于上述眼科主诉有可能与其他状态并存,对于一些可能发生视网膜病变的患者,如糖尿病和高血压患者在使用本品时,建议作定期眼科检查。

对于甲状腺功能障碍患者,只有当通过治疗使促甲状腺素保持在正常范围内时,才可开始或继续使用本品。停用本品并不能逆转用药期间发生的甲状腺功能障碍。

据报道,本品可加重原有的牛皮癣病变,故对于牛皮癣患者只有在利大于弊时可采用本品。

对与艾滋病有关的卡波氏肉瘤患者,当出现快速进行性内脏病变时不应使用本品。除了齐多夫定,尚无安全性资料说明本品可与逆转录酶抑制药联合使用。本品与齐多夫定合用时,中性粒细胞减少症的发生率较单用齐多夫定时为高。尚未知本品与其他治疗艾滋病的药品合用的疗效。

在使用各种α干扰素期间,有报道产生不同的自体抗体。在使用干扰素治疗期间,自身免疫病的临床表现更易发生在有自身免疫病倾向的患者。

在公司监测的临床试验中,对接受本品的患者血清样本进行干扰素中和因子的测定。干扰素中和因子为中和干扰素抗病毒活性的抗体。在全身给药时,癌症患者出现中和作用的临床发生率约为3%,慢性肝炎患者为6.2%,因中和抗体滴度低,治疗应答率未下降。几乎所有患者的中和抗体检出滴度均低,尚未发现与临床降低或自身免疫现象有关。

慢性乙肝儿童患者在用本品(1次6 mIU/m², 每周3次)治疗时约9%检出血清干扰素中和抗体。检出滴度较低，未见血清抗干扰素中和活性影响本品的安全性或疗效。

孕妇及哺乳期妇女用药：在对恒河中的研究中表明，应用本品剂量为肌内或皮下注射推荐剂量（2 mIU/m²）的 90～180 倍时有堕胎作用。虽然各剂量组（7.5 mIU/kg、15 mIU/kg 和 30 mIU/kg）均出现流产，但与对照组相比，仅在中剂量和高剂量组（相当于肌内或皮下注射推荐量 2 mIU/m² 的 90～180 倍时）具有统计学意义。已知高剂量的其他类型的干扰素 α 或 β 可使恒河猴产生剂量相关的排卵停止和流产。目前尚未对孕妇进行充分及严格对照的临床研究，只有确实认为本品潜在临床利益大于对胎儿潜在危险性，孕妇才可以使用本品。孕妇不能进行本品膀胱内给药。

目前尚不清楚本品是否可以从人乳汁中分泌。由于本品对哺乳期婴儿产生不良反应，因此，应考虑本品对授乳母亲的重要性，决定停止哺乳或停止用药。

若本品与利巴韦林合用治疗慢性丙肝，请参阅利巴韦林使用说明书。

3.儿童用药

对于 1 岁以上的慢性活动性乙肝患儿，高达 10 mIU/m² 的剂量是安全的。

（八）药物相互作用

应用对乙酰氨基酚可成功地缓解应用本品所致的发热和头痛症状。

推荐的对乙酰氨基酚剂量为 1 次 0.5～1 g，在使用本品前 30 min 服用。对乙酰氨基酚的最大剂量为 1 次 1 g，每天 4 次。

本品与麻醉药、催眠药或镇静药合用时应谨慎。

尚未有充分数据可评价本品与其他药品之间的相互作用。本品在与其他潜在的骨髓抑制药联合应用时应谨慎。

本品与齐多夫定合用时，可协同增强对白细胞的不良反应，同时接受这两种药物的患者，产生剂量依赖性中性粒细胞减少症的发生率高于单用齐多夫定。

五、重组人干扰素 α-2a

（一）理化性质

本品主要成分：重组人干扰素 α-2a。主要赋形剂为醋酸铵、氯化钠、苯甲醇、吐温 80、醋酸、氢氧化钠和注射用水。

（二）药理作用

本品具有天然 α 干扰素的多种活性，其抗病毒作用是通过在细胞内诱发抗病毒状态和调节免疫系统的效应，从而达到中和病毒或清除受病毒感染的细胞。本品抗肿瘤机制尚不明确，但能使人类肿瘤细胞 DNA、RNA 和蛋白合成减少，并能抑制某些人类肿瘤细胞的体外增殖和在裸鼠体内的生长。

本品在动物（猴子、狗及老鼠）的药代动力学与人类相似。

1.吸收

肌内注射或皮下注射本品后的吸收剂量显示分数＞80％，肌内注射 3.6×10^7 IU 本品后，平均达峰时间 3.8 h 的血药峰浓度峰值范围为 1 500～2 580 $\mu g/mL$（平均 2 020 $\mu g/mL$）。皮下注射 3.6×10^7 IU 本品后，平均达峰时间 7.3 h 的血药峰浓度峰值范围为 1 250～2 320 $\mu g/mL$（平均 1 730 $\mu g/mL$）。

2.分布

本品人体药代动力学在 $(0.3～19.8) \times 10^7$ IU 的剂量范围内，呈线形表现，在健康人中静脉

滴注本品 3.6×10^7 IU 后,稳态分布量为 $0.22 \sim 0.75$ L/kg(平均 0.4 L/kg)。健康志愿者和患有转移性癌症患者的血清 α-2a 干扰素浓度反映出个体的差异。

3.特殊临床情况的药代动力学

以单剂量 α-2a 干扰素给转移性癌症患者和慢性乙型肝炎患者肌内注射后的药代动力学表现与健康志愿者相同。单剂量本品高达 19.8×10^7 IU,血药浓度与剂量成比例增加。在以每天 2 次、每天 1 次或每周 3 次等方案用至 28 d 的时间里,α-2a 干扰素的分布或清除情况无变化。以本品肌内注射(每天 1 次或多次)给某些转移性癌症患者至 24 d 后,其血药峰浓度比单剂量用药者高 $2 \sim 4$ 倍,但经研究了多个不同的剂量方案后,显示多剂量用药不改变其分布及清除参数。

4.代谢及清除

肾脏分解代谢为本品的主要清除途径,而胆汁分泌与肝脏代谢的清除是次要途径。在健康人静脉滴注 α-2a 干扰素后,α-2a 干扰素呈现 $3.7 \sim 8.5$ h(平均 5.1 h)的消除半衰期。总体清除率为 $2.14 \sim 3.62$ mL/(min·kg)[平均为 2.79 mL/(min·kg)]。

(三)临床应用

适合治疗伴有乙型肝炎病毒-DNA、DNA 多聚酶阳性或 HBeAg 阳性等病毒复制标志的成年慢性活动性乙型肝炎患者;也适合治疗伴有 HCV 抗体阳性和谷丙转氨酶增高,但不伴有肝功能代偿失调(Child 分类 A 级)的成年慢性丙型肝炎(非甲、非乙型肝炎)患者。

(四)用法与用量

1.推荐剂量

尚未定出治疗慢性活动性乙型肝炎的最佳治疗方案。通常以 4.5×10^6 IU,每周 3 次,皮下注射,共用 6 个月。如用药 1 个月后病毒复制标志或 HBeAg 无下降,则可逐渐加大剂量,并可进一步将剂量调整至患者能够耐受的水平,如治疗 $3 \sim 4$ 个月后没有改善,则应考虑停止治疗。

2.儿童

已证明对患有慢性乙型肝炎的儿童以每平方米体表面积 1×10^7 IU 进行治疗是安全的,但其治疗效果尚未定论。

3.警告

本品对慢性乙型肝炎合并感染人类免疫缺陷病毒的患者的疗效尚无定论。

4.慢性丙型肝炎(非甲、非乙型肝炎)

适合治疗 HCV 抗体阳性、谷丙转氨酶增高和不伴肝脏失代偿(Child 分类 A 级)的成年慢性丙型肝炎(非甲、非乙型肝炎)患者。但没有临床和组织学方面长期好转的依据。

5.起始剂量

以 1 次 6×10^6 IU 为起始剂量,每周 3 次,皮下或肌内注射 3 个月作为诱导治疗。

6.维持剂量

血清谷丙转氨酶正常的患者需要再以 1 次 3×10^6 IU,每周 3 次,注射 3 个月作为完全缓解的巩固治疗。患者血清谷丙转氨酶不正常者必须停止以本品治疗。

(五)不良反应

以下的有关不良反应的资料来自对各种癌症患者和治疗后复发的患者、病程晚期的患者及慢性乙型肝炎和慢性丙型肝炎患者。

1.一般症状

大部分患者会出现感冒样症状,如乏力、发热、寒战、食欲减退、肌痛、头痛、关节病和出汗等。这些急性不良反应可通过合用对乙酰氨基酚而使之减轻或消除,也可随着继续用药或调整剂量而减轻(虽然继续治疗可引起嗜睡、虚弱和乏力)。

2.胃肠道

约 2/3 癌症患者主诉厌食,1/2 主诉恶心和呕吐、味觉改变、口干、体质量减轻等,腹泻和轻度到中度腹痛则少见。便秘、腹胀、肠蠕动增强、胃灼热很少见,消化性溃疡复发及非威胁生命的胃肠道出血也有个别报道。

3.肝功能改变

肝功能改变特别是表现在谷丙转氨酶增高,也伴有碱性磷酸酶、乳酸脱氢酶及胆红素增高,但一般来说不需要调整剂量。偶尔有导致肝炎的报道。对乙型肝炎患者来说,转氨酶的改变表明患者临床状况的改善。

4.中枢神经系统

头昏、眩晕、视力障碍、智力降低、记忆力下降、抑郁、嗜睡、精神错乱、行为障碍,焦虑、神经过敏及失眠不太常见,自杀行为、严重嗜睡、惊厥、昏迷、脑血管不良反应、短暂的阳痿及缺血性视网膜病变极少见。

5.外周神经系统

感觉异常、麻木、神经病变、瘙痒及震颤等偶有发生。

6.心血管及呼吸系统

在大约 1/5 的癌症患者中见到诸如短暂低血压、高血压、水肿、发绀、心律失常、心悸和胸痛等异常情况,咳嗽及轻度呼吸困难极少见。也有报道极少数病例发生肺水肿、肺炎、充血性心力衰竭、心跳呼吸骤停及心肌梗死等。乙型肝炎患者中极少发生心血管方面的问题。

7.皮肤黏膜及附件

反复发作性口唇疱疹、皮疹、瘙痒、皮肤黏膜干燥、流涕和鼻液溢偶有报道。约 1/5 患者伴有轻至中度脱发,但中止用药后即可恢复。

8.泌尿系统

肾功能降低极为少见,极少报道有肾衰竭病例,主要发生在有肾病和/或伴有危险因素的肾中毒性症状的癌症患者。电解质紊乱有所发生,一般与厌食和脱水有关。异常情况包括原发性蛋白尿、尿沉淀中细胞计数增加等。偶见血尿素氮、血肌酐及尿酸增高。

9.造血系统

占 1/3～1/2 患者发生短暂白细胞减少,但极少需要减少用药剂量。非骨髓抑制性患者中血小板减少较为少见。血红蛋白及血细胞比容偶有降低,骨髓抑制性患者中血小板减少及血红蛋白降低等较为多见。严重造血系统之异常改变通常在停用本品 7～10 d 后即可恢复至治疗前水平。

10.其他

约有 1/2 患者发生不严重的低血钙,无临床意义。极少数患者用本品有血糖升高,注射部位的局部反应也有发生。在以大大超过临床推荐剂量的本品用于恒河猴时,可引起月经周期紊乱,包括月经期延长等。但在人类尚无类似的发现。

11.抗干扰素抗体

在使用后,某些患者可能会产生抗蛋白的中和性抗体。无论是天然的还是重组的干扰素,其抗体皆可能在一定比例的患者中发现。某些临床情况下(癌症、系统性红斑狼疮、带状疱疹),从未接受过外源性干扰素的患者也可能自行产生对抗人类白细胞干扰素的抗体。在临床试验中,使用储存于 25 ℃的本品后,发现大约 1/5 的患者产生对抗本品的中和性抗体。但尚未发现这类抗体影响患者对本品的治疗反应的任何临床证据。在丙型肝炎患者中看到一些疗效良好的还在接受治疗的患者产生了抗体后,其失去疗效的时间比不产生这种抗体者要早些。未再发现抗本品抗体的其他临床影响。

临床试验中,还没有资料证明使用目前市场上销售的储存于 4 ℃的本品冻干粉和注射液后会产生中和性抗体。在鼠模型试验中,显示本品冻干粉储存于 25 ℃一定时间后,本品的免疫性会相应增加,但目前推荐储存于 4 ℃的本品制剂则无以上改变。

(六)注意事项

本品必须在经验丰富的医师指导下使用,只有具备良好的诊断和治疗设施才可能进行恰当的治疗及合理地处理其合并症。

不仅要告诉患者治疗的益处,也应告诉患者可能的不良反应。如有轻到中度肾脏、肝脏或骨髓功能低下时,需要密切监测这些功能,建议对所有接受治疗的患者定期进行仔细的神经、精神监测。有极少的接受本品治疗的患者发生自杀行为,这样的患者应停止治疗。

以本品治疗已有严重骨髓抑制患者时,应极为谨慎,因为本品有骨髓抑制作用,使白细胞,特别是粒细胞、血小板减少,其次是血红蛋白的降低,从而增加感染及出血的危险性。重要的是应在以本品治疗之前及治疗中的适当时期对这些项目进行密切监测,并定期进行全血细胞计数检查。

由于干扰素能增强免疫功能,所以接受移植(如肾或骨髓移植等)的患者,其免疫抑制治疗的作用可能会被变弱。

银屑病的复发与加重极少与重组人干扰素 α-2a 的使用相关。

极少有患者使用本品后出现高血糖。有症状的患者应经常检查和随访血糖,糖尿病患者需要调整抗糖尿病治疗方案。

极少数患者使用 α-干扰素后有严重的肝功能障碍和肝衰竭。

报道以 α-干扰素治疗时,出现不同的自身抗体。进行干扰素治疗期间,自身免疫病的临床表现多见于有发展为自身免疫病倾向的受试者。接受本品治疗的患者极少出现自身免疫现象(如脉管炎、关节炎、溶血性贫血、甲状腺功能障碍和系统性红斑狼疮)。

使用本品的男性与女性患者必须采取有效避孕措施。赋形剂苯甲醇可以通过胎盘,因此在生产或剖宫产以前给予本品注射液可能对早产儿有毒副作用的危险。

对驾驶车辆和操作机器能力的影响:使用本品时,因剂量大小、用药时间长短及个体敏感等不同情况,可能会影响其反应速度,从而使诸如驾车、操作机器等能力减退。

孕妇及哺乳期妇女用药:本品对孕妇来说,只有当其对母体的益处大于对胎儿的潜在危险时,方可使用。虽然动物试验并未提示本品有导致畸胎作用,但尚不能排除其对人类胚胎的伤害性。在以大大超过临床剂量的本品用于妊娠早期到中期恒河猴时,观察到本品有堕胎作用。尚不明确是否本品能分泌于人乳汁中,故应根据本品对母体的重要程度决定是否中止哺乳或中止用药。

儿童用药:由于本品对儿童的安全及疗效尚未定论,故不推荐儿童使用。本品注射液含有苯甲醇,因此不推荐使用于新生儿及 2 岁以下儿童。

老年患者用药:对有心脏病、癌症晚期的老年患者,在接受本制剂治疗前及治疗期间应做心电图检查,根据需要作剂量调整或停止用药。

(七)药物相互作用

重组人干扰素 α-2a 可能会通过降低肝内微粒体 CYP450 的活性影响氧化代谢过程。虽然临床相关的情况尚不清楚,但在与其他药物合并使用时,必须考虑到这一因素。有报告证实,开始使用本品后,体内茶碱的清除率降低。在以前或近期服用过的药物所产生的神经毒性、血液毒性及心脏毒性,都会由于使用本品而使毒性增加。在与具有中枢作用的药物合并使用时,会产生相互作用。

六、聚乙二醇干扰素 α-2b

(一)理化性质

用于配制注射液的本品冻干粉至少每支含 50 μg、80 μg、100 μg、120 μg、150 μg 的聚乙二醇干扰素 α-2b,它是重组人干扰素 α-2b 与单甲氧基聚乙二醇的一种共轭物。用提供的溶剂可配制成每支 0.5 mL 的注射液。

本品冻干粉中含有磷酸氢二钠、磷酸二氢钠、蔗糖及聚山梨醇酯 80 等作为赋形剂。溶剂为灭菌注射用水。

(二)药理作用

根据体内与体外研究表明,聚乙二醇干扰素 α-2b 的生物活性来自其组成成分重组人干扰素 α-2b。

干扰素在细胞表面通过与特异性细胞膜受体结合而发挥其细胞活性。对其他干扰素的研究表明,干扰素具有种属特异性。在某些灵长类,如恒河猴,在给予人 I 型干扰素后,具有药效学响应。

干扰素一旦与细胞膜结合后,可启动一系列复杂的细胞内过程,包括某些酶的诱导。据认为这一过程至少是干扰素细胞应答的部分原因,包括在感染了病毒的细胞内抑制病毒复制、抑制细胞增殖及增强巨噬细胞吞噬活动、增加淋巴细胞对靶细胞的特异性细胞毒性等一系列免疫调控活动。所有这些过程均产生了干扰素的治疗效应。

重组人干扰素 α-2b 无论是在体内还是体外,均抑制病毒复制。尽管抗病毒作用的确切机制尚不清楚,它可能与宿主细胞代谢的改变有关。此作用可抑制病毒复制,或者在病毒复制时子代病毒粒子不能离开细胞。

1.药动学

聚乙二醇干扰素 α-2b 是具有聚乙二醇改良特征的一种干扰素 α-2b 衍生物,主要由单聚乙二醇化的重组人干扰素 α-2b 所组成。聚乙二醇干扰素 α-2b 的血浆半衰期较干扰素 α-2b 为长。聚乙二醇干扰素 α-2b 的血药浓度峰值和曲线下面积测量呈剂量相关性增加。皮下给药之后,最大血清浓度(血药浓度峰值)出现在用药后 15~44 h,并可维持达 48~72 h。平均表观分布容积为 0.99 L/kg。多次用药后可出现免疫反应性干扰素累积。

聚乙二醇干扰素 α-2b 的平均消除半衰期约 40 h,表观清除率为 22.0 mL/(h·kg)。虽然人体有关干扰素的机制尚未被完全阐明。但肾脏清除率可能占聚乙二醇干扰素 α-2b 表观清除率

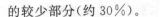

的较少部分(约 30%)。

2.干扰素中和抗体

在临床试验中,对接受本品治疗者的血清标本进行了干扰素中和因子测定。干扰素中和因子是中和干扰素抗病毒活性的抗体。在接受 0.5 μg/kg 本品治疗的患者中,中和因子的临床检出率为 1.1%,接受 1.5 μg/kg 本品治疗的患者中,中和因子的临床检出率为 2%~3%。

3.特殊人群

(1)肾功能损害的患者:肾脏清除率占聚乙二醇干扰素 α-2b 总清除率的 30%。在对肾功能障碍患者的单剂量研究(1.0 μg/kg)中,血药浓度峰值、曲线下面积和半衰期的增加与肾功能障碍程度有关。

基于这些资料,不推荐根据肌酐清除率来调整用药剂量。但因干扰素药代动力学的明显个体变异性,推荐在使用本品期间对患者进行密切监测。严重肾衰竭或肌酐清除率<50 mL/min 的患者不能使用本品。

(2)肝功能损害的患者:在严重肝功能障碍的患者,本品的药代动力学尚未被评价。因此此类患者不能使用本品。

(3)年龄≥65 岁的老年人:药代动力学特征不受年龄影响。但对于年轻的患者在使用本品前要进行肾功能的测定。

(4)18 岁以下的患者:18 岁以下的患者的特殊药代动力学评价尚未进行。本品仅适用于年龄≥18 岁的慢性丙型肝炎患者的治疗。

(三)临床应用

本品适用于慢性丙型肝炎的治疗。患者年龄须在 18 岁或以上,并患有代偿性肝脏疾病。现认为慢性丙型肝炎的理想治疗是应用本品和利巴韦林合用。

(四)用法与用量

1.单用本品疗法

(1)对于 0.5 μg/kg 规格注册的国家:建议剂量为 0.5 μg/kg,每周 1 次,皮下注射,至少 1 年。治疗应在有丙型肝炎治疗经验的医师指导下开始。治疗期为连续 1 年。本品应在每周的同一天注射。患者可在医师同意后自行注射。当自行用药时,建议患者 1 次给药时应更换注射部位。在用药 6 个月后 HCV-RNA 未消失的患者,应停止治疗。

(2)对于 0.5 μg/kg 规格未注册的国家:建议剂量为 0.5 μg/kg 或 1.0 μg/kg,每周 1 次,皮下注射,至少 6 个月。剂量选择应依预期效果及安全性而定。治疗应在有丙型肝炎治疗经验的医师指导下开始。在用药 6 个月后 HCV-RNA 消失的患者,应再继续治疗 6 个月,即治疗 1 年。当自行用药时,建议患者 1 次给药时应更换注射部位。对用药 6 个月后 HCV-RNA 仍未消失的患者,应停用本品治疗。

2.联合治疗

本品与利巴韦林合用时,本品剂量可达 1.5 μg/kg,每周 1 次,皮下注射。与本品合用时,利巴韦林的剂量是根据患者的体质量计算的。利巴韦林胶囊的量每天分 2 次口服,进餐时服用(早和晚)。

3.疗程

根据临床试验的结果,建议患者治疗的疗程≥6 个月。在临床试验中,接受 1 年治疗的患者,当治疗 6 个月后,没有病毒学反应的患者(丙型肝炎病毒 RNA 水平低于最低检测限)不再可能成为持续的病毒学应答者(治疗终止后 6 个月,丙型肝炎病毒 RNA 水平低于最低检测限)。

(1)基因型-1:患者接受 6 个月治疗后,检查为丙型肝炎病毒 RNA 阴性,需要外加 6 个月疗程(即共计 1 年)。

(2)基因型-非 1:患者接受 6 个月治疗后,检查为丙型肝炎病毒 RNA 阴性,根据其他的预后因素(例如年龄＞40 岁、男性、桥接纤维化)的患者来决定是否延长疗程至 1 年。

(3)患者接受 12 周治疗后,如果表现有病毒学应答,需要再继续 9 个月疗程(即共计 1 年)。

4.剂量的调整

若治疗期间出现严重不良反应和实验室指标进行性异常,建议适当调整剂量直至不良反应消失。

5.特殊人群

(1)肾功能损害的患者:严重肾功能不全或肌酐清除率≤50 mL/min 的患者,不能使用本品。建议所有患者在使用本品前都进行肾功能检测。对肾功能有中度损害的患者应密切监测,如需使用本品,本品用药剂量应予减少。如果血清肌酐上升至＞2.0 mg/dL 时则应停药。

(2)肝功能损害的患者:对严重肝功能障碍患者用本品治疗的安全性和效果尚未被评价,因此对此类患者不要应用本品。

(3)年龄≥65 岁的老年人:对于年龄≥65 岁的老年人用本品治疗后,药代动力学特征不受年龄影响。尽管如此,对于年轻患者在使用本品治疗前必须检查肾功能。

(4)18 岁以下的患者:18 岁以下的患者的安全性和有效性评价尚未进行。本品不适用于年龄＜18 岁的儿童和青少年。

(五)不良反应

(1)单独用药多数不良反应为轻度或中度,治疗不受影响。据报道,多数患者可出现头痛和肌肉痛。①最为常见(≥10%的患者)的不良反应:注射部位疼痛、炎症、疲乏感、寒战、发热、压抑感、关节痛、恶心、脱发、骨骼肌疼痛、易激动、流感样症状、失眠、腹泻、腹痛、虚弱、咽炎、体质量下降、厌食、焦虑、注意力障碍、头晕及注射部位反应等。②常见(≥2%的患者)的不良反应:瘙痒、皮肤干燥、不适感、出汗增加、身体右上象限痛、中性粒细胞减少、白细胞减少、贫血、皮疹、呕吐、口干、情绪不稳、精神紧张、呼吸困难、病毒感染、嗜睡、甲状腺功能失调、胸痛、消化不良、面红、感觉异常、咳嗽、激动不安、副鼻窦炎、张力过强、感觉过敏、视物模糊、意识障碍、胃肠胀气、性欲减退、皮肤红斑、眼痛、情感淡漠、感觉减退、稀粪、结膜炎、鼻充血、便秘、眩晕、月经过多、月经失调。③精神方面的症状并不常见,危及生命的精神症状极少发生。这些反应包括自杀、企图自杀、自杀构想和幻觉。④在接受 0.5 μg/kg 或 1.0 μg/kg 本品治疗的患者中,粒细胞减少发生率分别为 4%及 7%,血小板减少发生率分别为 1%及 3%。

(2)联合用药本品与利巴韦林联合用药时,除了以上单独用药所出现的不良反应,以下不良反应也曾有报告。①常见不良反应(5%～10%):心动过速、鼻炎和味觉异常。②常见不良反应(2%～5%):低血压、晕厥、高血压、泪腺失调、震颤、牙龈出血、舌炎、胃炎、胃溃疡、听力下降或丧失、耳鸣、心悸、口渴、攻击性行为、真菌感染、前列腺炎、中耳炎、支气管炎、呼吸异常、鼻出血、湿疹、发质异常、光敏感性反应和淋巴结病。③罕见不良反应:包括痉挛、胰腺炎、高脂血症、心律不齐、糖尿病和外周神经病变。

(3)干扰素 α-2b 与利巴韦林合用罕见出现再生障碍性贫血。

(4)其他不良反应报告。本品单独使用或与利巴韦林联用时可能会出现以下不良反应:与

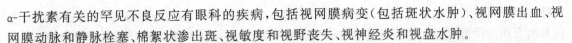

α-干扰素有关的罕见不良反应有眼科的疾病,包括视网膜病变(包括斑状水肿)、视网膜出血、视网膜动脉和静脉栓塞、棉絮状渗出斑、视敏度和视野丧失、视神经炎和视盘水肿。

(5)本品上市后罕见报道有以下不良反应:心肌缺血、心肌梗死、肉状瘤病或肉状瘤病恶化、多形性红斑、斯-约综合征、中毒性表皮坏死和注射部位坏死。

(六)注意事项

1.精神及中枢神经系统方面

在本品治疗期间罕有报告严重的中枢神经系统反应,尤其是压抑感、自杀构想、企图自杀和自杀。其他中枢系统不良反应如攻击性行为、意识障碍及其他精神状态改变在 α-干扰素治疗中也有报道。如果患者出现精神的或中枢神经系统问题(包括抑郁)时,由于这些问题的潜在严重性,建议对患者进行密切监测。若症状持续存在或加重,需停用本品。

2.心血管方面

与应用干扰素 α 一样,对有充血性心力衰竭史、心肌梗死和/或既往或目前有心律失常者,应用本品治疗时需要密切监测。建议对既往存在心脏异常的患者,在治疗开始前及治疗期间做心电图检查。心律失常(主要是室上性的)通常对常规治疗有效,但可能需要停用本品。

3.急性过敏

急性变态反应(如荨麻疹、血管性水肿、支气管痉挛、过敏)在干扰素 α-2b 治疗期间罕见报告。若用本品期间出现这种反应,要立即停药并开始用适当药物治疗。一过性皮疹并不需中止用药。

4.肝功能

在有肝功能失代偿体征(如凝血时间延长)的患者要中止本品治疗。

5.肾功能

肾功能不全的患者应密切监测其毒性征兆和症状。慢性肾衰竭或肌酐清除率<50 mL/min的患者不应使用本品。

6.发热

尽管使用干扰素期间发热可能与常见的流感样综合征有关,但必须排除持续性发热的其他原因。

7.脱水

由于某些患者在使用 α-干扰素时可见与脱水有关的低血压,故用药患者应保持充足的水分,必要时补液。

8.肺部改变

肺浸润、局限性肺炎和肺炎偶见于用 α-干扰素包括本品治疗的患者,甚至危及生命。对于有发热、咳嗽、呼吸困难或其他呼吸系统症状的患者应做胸部 X 线检查。如果胸部 X 线检查显示肺浸润或存在肺功能受损的证据,则应严密监护,必要时停药。立即停药并用皮质激素治疗拟可使肺部不良反应消失。

9.自身免疫病

在使用各种 α-干扰素期间,有报道产生不同的自身抗体。在使用干扰素治疗期间,自身免疫病的临床表现更易发生在有自身免疫病倾向的患者。

10.眼部变化

已偶有报告,在用 α-干扰素治疗后出现眼科异常,包括视网膜出血、棉絮状渗出斑、视网膜动脉或静脉阻塞。所有患者应进行基本的眼科检查。对主诉视力下降或视野缺损的患者必须进行及时全面的眼部检查。由于这些眼部异常也可同时发生在其他疾病时,因此建议对糖尿病或高血压患者进行定期的视觉检查。如果患者在治疗期间出现新的眼部异常或原有症状加重,建议停用本品。

11.甲状腺改变

用干扰素-α治疗慢性丙型肝炎的患者极少出现甲状腺异常,即甲状腺功能低下或甲状腺功能亢进。在治疗期间,如果患者出现甲状腺功能紊乱的症状时,需测定促甲状腺素(促甲状腺素释放激素)水平。对于甲状腺功能障碍患者,只有当通过治疗使促甲状腺素(促甲状腺素释放激素)保持在正常范围内时,才可继续使用本品。

12.代谢紊乱

曾报告出现高脂血症和严重的高脂血症。因此建议监测血脂水平。

13.其他方面

有报道干扰素 α 可加重既往存在的牛皮癣和肉状瘤病,因此建议对于牛皮癣和肉状瘤病患者仅在效益大于潜在风险时才考虑应用本品。

14.实验室检查

所有应用本品的患者在治疗前检查血常规、血液生化学及甲状腺功能。下列基线指标可作为临床用药开始的指标:血小板≥$100×10^9$/L(100 000/mm³)、中性粒细胞计数≥$1.5×10^9$/L(1 500/mm³)、促甲状腺激素水平必须在正常范围内。一般在治疗期的第 2 周和第 4 周进行实验室检查,随后根据临床需要定期监测。

15.对驾驶和机械操作能力的影响

在本品治疗期间出现疲劳感、嗜睡或意识障碍的患者应告诫其避免驾驶或操作机器。

16.孕妇及哺乳期妇女用药

(1)单独用药:对灵长类的研究表明,干扰素 α-2b 是一种堕胎药。本品也可能具有这种效应。由于没有妊娠妇女应用本品的资料,建议不要在妊娠期间使用本品。建议育龄妇女在使用本品治疗期间应采取有效的避孕措施。尚不清楚该药品中的成分能否经乳汁分泌,因此,应考虑药品对哺乳期妇女的重要程度以决定停药还是停止哺乳。

(2)联合用药:①妊娠期间不能使用本品和利巴韦林。尽管使用人类推荐剂量 1/20 的剂量,仍有足够的研究证实利巴韦林对所有动物种系有明显潜在的致畸和/或胚胎毒性。在头、上颌、眼、下颚、骨骼和胃肠道都曾发现畸形。畸形的发生率和严重程度随利巴韦林剂量的增加而增加。胎儿和后代的生存率下降。②女性患者:妊娠妇女不能服用利巴韦林胶囊。女性患者要特别注意避免妊娠。未获得妊娠反应阴性结果之前不能开始本品与利巴韦林的联合治疗。育龄妇女及其配偶在治疗期间及随后 6 个月的随访期必须采取有效的避孕措施,在此期间应每月进行妊娠检查。如果患者在治疗期间及随后 6 个月的随访期内妊娠,则必须警告患者利巴韦林对胎儿有致畸作用。③男性患者及其配偶:男性患者服用利巴韦林期间应避免其配偶妊娠。利巴韦林可在细胞内蓄积而且清除缓慢。在动物研究中,利巴韦林在低于临床剂量的情况下可使精子发生改变。现在还不清楚是否是含有利巴韦林的精子作用于受精卵而导致致畸作用。男性患者及其育龄配偶在治疗期间及随后 6 个月的随访期必须采取有效的避孕措施。建议育龄妇女在治疗期间采取有效的避孕时可使用本品和利巴韦林联合治疗。④哺乳期:尚不清楚该药品中的成分能否经乳汁分泌。由于对育儿潜在的不良反应,建议治疗开始前停止哺乳。

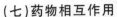

(七)药物相互作用

在多剂量药代动力学研究中未发现本品与利巴韦林之间的药代动力学相互作用。

单剂量本品的药代动力学相互作用的研究结果表明,它对 CYP450 及肝 CYP3A4 或 N-乙酰转移酶的活性无影响。此外,有文献报道当 CYP1A2 底物与其他干扰素一起使用时,清除率降低 50%。因此当本品与和 CYP1A2 代谢相关的药物一起使用时要注意。

七、聚乙二醇干扰素 α-2a

(一)理化性质

本品为透明无色至淡黄色液体。

(二)药理作用

1.作用机制

聚乙二醇干扰素 α-2a(以下称本品)是聚乙二醇与重组干扰素 α-2a(以下称普通干扰素)结合形成的长效干扰素。干扰素可与细胞表面的特异性 α 受体结合,触发细胞内复杂的信号传递途径并激活基因转录,调节多种生物效应,包括抑制感染细胞内的病毒复制,抑制细胞增殖,并具有免疫调节作用。本品具有非聚乙二醇结合的 α-干扰素(普通干扰素)的体外抗病毒和抗增殖活性。

2.药效学

本品的药效学特点与天然的或普通的人 α-干扰素相似,而药代动力学差别很大。40kD 的聚乙二醇部分的结构直接影响临床药理学特点,因为聚乙二醇部分的大小和支链结构决定了药物的吸收、分布和消除特点。

健康人单次皮下注射本品 180 μg 后 3～6 h,抗病毒活性指标即血清 2,5-寡腺苷酸合成酶活性迅速升高。本品所诱导的 2,5-寡腺苷酸合成酶血清活性可维持 1 周以上,且比单次皮下注射 3 mIU 或 18 mIU 普通干扰素的活性高。与年轻人相比,62 岁以上的老年人单次皮下注射本品 180 μg,所产生的血清 2,5-寡腺苷酸合成酶活性强度和持续时间降低大约 25%。

对明显肾功能不全的患者(肌酐清除率为 20～40 mL/min),单次皮下注射本品 90 μg 后对 2,5-寡腺苷酸合成酶活性的反应弱于肌酐清除率在 40～100 mL/min 的患者,尽管两组的药物暴露量(曲线下面积和血药浓度峰值)类似。

慢性丙型肝炎患者接受本品 180 μg 治疗会出现双相的 HCV-RNA 滴度下降。在表现为持续病毒应答的患者及一些无持续病毒应答的患者中,第一相出现在开始用药后 24～36 h。第二相出现在接下来的 4～16 周内。与普通 α-干扰素相比,本品 180 μg 治疗增加了病毒清除和提高了治疗的病毒应答率。

3.药代动力学

(1)吸收:在健康受试者人群中,180 μg 单次皮下注射后,血清浓度可在 3～6 h 内检测到。在 24 h 内,可达到血清浓度峰值的 80%。注射后 72～96 h 可测到血清峰浓度血药浓度峰值 (14±2.5)ng/mL。本品的绝对生物利用度是 61%～84%,与普通干扰素 α-2a 相似。

(2)分布:本品静脉注射后的稳态分布容积为 8～14 L,表明本品主要分布在血液和细胞外液中。在大鼠的物料平衡、组织学分布和全身放射自显影试验中,显示本品除了血液浓度较高外,还分布在肝脏、肾脏和骨髓中。

(3)代谢:本品的代谢机制尚未完全阐明。大鼠试验显示本品主要在肝脏中代谢,代谢物主要通过肾脏排出体外。

(4)清除:男性对本品的系统清除率较内源性干扰素-α低约100倍。静脉给药后,终末半衰期是60~80 h,而干扰素-α一般仅3~4 h。皮下注射给药后,其终末半衰期更长(50~130 h)。皮下注射后的半衰期可能不仅反映该化合物的清除相,而且还反映了吸收相延长。

在健康人群和慢性乙型或丙型肝炎患者中每周给药1次,血清中本品浓度与剂量成比例增长。

在慢性乙型或丙型肝炎患者中,每周给药1次,连续6~8周后,本品血清浓度可达单次给药的2~3倍。但8周后无进一步增长。使用48周后的峰谷比为1.5~2.0。本品的血清浓度能够维持1周(168 h)。

4.特殊人群的药代动力学

(1)肾功能不全患者:对23例肌酐清除率在高于100 mL/min(肾功能正常)到20 mL/min(严重肾功能不全)的患者的研究显示,本品的药代动力学与肌酐清除率无显著相关。肾功能受损对本品药代动力学影响很小,因此肾功能不全患者无须调整剂量。

(2)对进行血液透析的终末期肾病患者,本品的清除率降低了25%~40%,首剂135 μg剂量产生的暴露量与肾功能正常患者180 μg剂量产生的暴露量类似。

(3)性别差异:本品单次皮下注射的药代动力学特点在健康男性和女性中相似。

(4)老年患者:62岁以上的老年受试者在给予单次皮下注射180 μg后对本品的吸收较年轻受试者延迟,但仍呈持续吸收。两者达峰时间分别为115 h和82 h;曲线下面积轻度增加,分别为1 663ng/(h·mL)和1 295ng/(h·mL);但峰浓度相似(分别为9.1 ng/mL和10.3 ng/mL)。根据药物利用度、药效学应答和药物耐受性特点,老年患者不需要降低剂量。

(5)无肝硬化和肝硬化患者:本品在健康受试者中和在慢性乙型或丙型肝炎患者中的药代动力学特点均类似。丙型肝炎代偿期肝硬化患者和无肝硬化患者的血浆浓度和药代动力学参数具有可比性。目前尚无用于肝功能失代偿患者的资料。

5.注射部位

本品皮下注射部位应限于腹部和大腿。研究表明与注射腹部和大腿相比,注射在上肢时本品的生物利用度下降。

(三)毒理学

由于人干扰素具有种属特异性,仅对本品进行了有限的毒性实验。本品的毒性研究是在干扰素α-2a的基础上进行的。

生殖毒性:动物试验提示,与其他干扰素相同,雌猴给予聚乙二醇干扰素α-2a后出现月经周期延长,并伴随17β-雌二醇和黄体激素峰的减低和延迟。停药后,月经恢复正常。雄猴给予干扰素α-2a 25×10⁶ IU/(kg·d),连续5个月,未见其对生育力的影响。恒河猴给予干扰素α-2a后,流产率显著升高,未见畸胎,有统计学意义。虽然后代中未发现有致畸性,但对人类致畸的可能性不能排除。

本品与利巴韦林联合用于猴子,未引起两药单独使用以外的不良反应。主要治疗相关的变化是可逆的轻度至中度贫血,其严重程度高于每个药物单独使用。

(四)临床应用

1.慢性乙型肝炎

本品适用于治疗成人慢性乙型肝炎。患者不能处于肝病失代偿期,慢性乙型肝炎必须经过

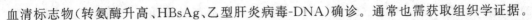

血清标志物(转氨酶升高、HBsAg、乙型肝炎病毒-DNA)确诊。通常也需获取组织学证据。

2.慢性丙型肝炎

本品适用于治疗之前未接受过治疗的慢性丙型肝炎成年患者。患者必须无肝脏失代偿表现,慢性丙型肝炎须经血清标志物确诊(抗 HCV 抗体和 HCV-RNA)。通常诊断要经组织学确诊。治疗本病时本品最好与利巴韦林联合使用。在对利巴韦林不耐受或禁忌时可以采用本品单药治疗。尚未对转氨酶正常的患者进行本品单药治疗的研究。

(五)用法与用量

本品需由有经验的治疗慢性乙型和丙型肝炎的内科医师开始治疗。与利巴韦林联合使用时请同时参阅利巴韦林的说明书。

1.慢性乙型肝炎

用于慢性乙型肝炎患者时本品的推荐剂量为 1 次 180 μg,每周 1 次,共 48 周,腹部或大腿皮下注射。其他剂量和疗程尚未进行充分的研究。

2.慢性丙型肝炎

本品单药或与利巴韦林联合应用时的推荐剂量为 1 次 180μg,每周 1 次,腹部或大腿皮下注射。联合治疗时同时口服利巴韦林。

与本品联合治疗的利巴韦林的剂量取决于病毒的基因型:基因型 2 或 3 型剂量为每天口服 800 mg;基因型 1 型剂量为根据体质量每天口服 1 000～1 200 mg。利巴韦林应在进餐时服用。

慢性丙型肝炎的治疗疗程:与利巴韦林联合治疗慢性丙型肝炎的疗程决定于病毒基因型。HCV 基因型 1 型不论病毒载量如何均应治疗 48 周;HCV 基因型 2 或 3 型不论病毒载量如何应治疗 24 周。

丙型肝炎患者联合治疗的推荐剂量和疗程。①基因型 1 型:本品每周剂量为 180 μg,利巴韦林剂量(<75 kg)为每天 1 000 mg、(≥75 kg)为每天 1 200 mg,疗程 48 周。②基因型 2 或 3 型:本品每周剂量为 180 μg,利巴韦林剂量为每天 800 mg,疗程 24 周。③通常 HCV 基因型 4 型感染的患者治疗困难,有限的研究数据(n＝66)中所用剂量与 HCV 基因型 1 型的治疗剂量一致。因为目前缺乏可用的数据,所以 HCV 基因型 5 或 6 型的治疗也考虑使用同样的剂量。

不论病毒基因型如何,本品单药治疗的推荐疗程为 48 周。

12 周后丙型肝炎病毒应答的预测:本品单药或与利巴韦林联合治疗 12 周内未出现病毒应答的 HCV 基因型 1 型患者应考虑终止治疗。

HCV 基因型 2 或 3 型 96 例患者中 93 例在 12 周内出现病毒应答。因此 HCV 基因型 2 或 3 型患者不论 12 周时病毒应答与否都应治疗 24 周。

本品治疗 12 周尚未出现早期病毒应答的患者继续治疗时,很少能获得持续的病毒应答(<5%)。

3.发生不良反应时的剂量调整

(1)剂量调整的原则:对于由于中度和重度不良反应(包括临床表现和/或实验室指标异常)必须调整剂量的患者,初始一般减至 135 μg,但有些病例需要将剂量减至 90 μg 或 45 μg。随着不良反应的减轻,可以考虑逐渐增加或恢复到初始剂量。

(2)当中性粒细胞计数<0.75×10^9/L(750/mm³)时,应考虑减量;当中性粒细胞计数<0.5×10^9/L(500/mm³)时,应考虑暂时停药,直到中性粒细胞计数恢复到>1×10^9/L(1 000/mm³)时,可再恢复治疗。重新治疗开始应使用 90 μg,并应监测中性粒细胞计数。

（3）当血小板计数＜50×10^9/L（50 000/mm^3）时，应将本品剂量减低至 90 μg；当血小板计数＜25×10^9/L（25 000/mm^3）时，应考虑停药。

（4）在丙型肝炎患者治疗中出现与治疗相关的贫血时特别推荐采取下列步骤处理：患者无明显心血管疾病，出现血红蛋白＜100 g/L 和≥85 g/L，或当患者心血管疾病稳定，在治疗期间的任意 4 周内血红蛋白下降≥20 g/L 时，利巴韦林应减量至每天 600 mg（早 200 mg、晚 400 mg）。不推荐恢复至最初的用药剂量。出现下列情况时利巴韦林应暂停使用：患者无明显心血管疾病，血红蛋白确实下降至 85 g/L 以下，或者患者心血管疾病稳定，在减量治疗 4 周后血红蛋白仍持续低于 120 g/L。当恢复正常值后可重新开始使用利巴韦林每天 600 mg，经主治医师决定可以进一步增加到每天 800 mg，但不推荐恢复至最初的剂量。

如果对利巴韦林不耐受，可以继续本品单药治疗。当本品和利巴韦林联合使用时，请参阅利巴韦林发生不良反应时剂量调整的说明书。

4.肝脏功能

慢性肝炎患者肝功能经常出现波动。与其他 α-干扰素相同，使用本品治疗后，也会发生谷丙转氨酶升高，包括病毒应答改善的患者。当丙型肝炎患者出现谷丙转氨酶持续升高时，应考虑将剂量减至 135 μg。减量后，如谷丙转氨酶仍持续升高，或发生胆红素升高或肝功能失代偿时，应考虑停药。

慢性乙型肝炎患者常见到谷丙转氨酶一过性升高，峰值超过正常上限的 10 倍。出现峰值提示发生了免疫清除（血清转换）。在峰值后继续治疗时应考虑增加肝功能监测次数。如果本品剂量减小或暂时停止了治疗，当谷丙转氨酶水平正常后可以继续恢复常规治疗。

5.特殊人群

（1）18 岁以下患者：尚无该人群本品的安全性和有效性资料。

（2）肾功能不全患者：对肌酐清除率＞20 mL/min 的患者不需调整剂量。但当本品和利巴韦林联合使用时应仔细参阅利巴韦林的说明书。

（3）对终末期肾功能进行血液透析的患者，清除率下降 25％～45％，135 μg 剂量下的暴露量与肾功能正常患者 180 μg 剂量下的暴露量相似。

（4）肝功能不全患者：尚无本品用于严重肝功能不全患者的研究，禁止将本品用于此类患者。建议本品用于这些患者时需小心，应密切监测，出现不良反应时本品应减量。

（六）不良反应

本品的不良反应的频率和严重性与普通干扰素 α-2a 相似。只是与其相比，本品的血液学不良反应更常见。

1.慢性乙型肝炎

本品治疗慢性乙型肝炎 48 周和随访 24 周的临床试验中，安全性方面与慢性丙型肝炎相似，但是报告的不良事件频率，特别是抑郁，在慢性乙型肝炎中明显要少。报告有不良事件的患者在本品治疗组为 88％，而拉米夫定对照组为 53％。严重不良事件的比例在本品治疗组为 6％，而拉米夫定组为 4％。因为不良事件或实验室指标异常 5％的患者停止了本品治疗，而因为安全性因素停止拉米夫定治疗的不到 1％。肝硬化患者退出治疗的比例在两组总体人群中类似。与拉米夫定合用对本品的安全性无影响。

2.慢性丙型肝炎

当本品与利巴韦林联合使用时，对谷丙转氨酶水平正常的 HCV 感染患者的安全性指标与

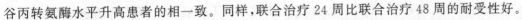

谷丙转氨酶水平升高患者的相一致。同样,联合治疗 24 周比联合治疗 48 周的耐受性好。

对慢性丙型肝炎患者派罗欣与利巴韦林联合治疗不同方案的安全性如下。

(1)与利巴韦林联合治疗(派罗欣 180 μg＋利巴韦林 800 mg,共 24 周):严重不良事件的发生率为 3％,因不良事件提前退出者有 4％,因实验室值异常提前退出者有 1％,利巴韦林剂量调整者为 19％。

(2)与利巴韦林联合治疗(派罗欣 180 μg＋利巴韦林 1 000 mg 或 1 200 mg,共 48 周):严重不良事件的发生率为 11％,因不良事件提前退出者有 10％,因实验室值异常提前退出者有 3％,利巴韦林剂量调整者为 39％。

本品与利巴韦林联合治疗慢性丙型肝炎和本品单药治疗慢性乙型或丙型肝炎中报道的(发生频率≥2％但＜10％)不良反应如下。①血液和淋巴系统异常:淋巴结肿大、贫血和血小板减少。②内分泌系统异常:甲状腺功能减退和甲状腺功能亢进。③精神和神经系统异常:记忆力障碍、味觉改变、感觉异常、感觉迟钝、震颤、情感障碍、情绪改变、神经过敏、攻击意识、性欲减退、阳痿。④眼部异常:视物模糊、眼干、眼部炎症、眼痛。⑤心脏异常:心悸。⑥呼吸、胸部和纵隔异常:上呼吸道感染、咽痛、鼻炎、鼻咽炎、鼻窦充血、肺充血、胸部紧缩感、劳累性呼吸困难、鼻出血。⑦胃肠道异常:胃炎、腹胀、口干、口腔溃疡、牙龈出血、牙龈炎、唇炎、便秘。⑧皮肤和皮下组织异常:皮肤疾病、皮疹、湿疹、牛皮癣、荨麻疹、光变态反应、多汗、盗汗。⑨骨骼肌、结缔组织和骨骼异常:骨痛、背痛、颈部疼痛、肌肉痉挛、肌肉无力、骨骼肌疼痛。⑩全身异常和注射局部反应:流感样疾病、不适、嗜睡、寒战、潮热、虚弱、单纯疱疹、胸痛。

与其他干扰素相同,临床试验中本品与利巴韦林联合或本品单药治疗观察到的罕见或孤立的不良事件包括下呼吸道感染、注射部位坏死、皮肤感染、外耳炎、心内膜炎、抑郁、自杀企图、药物过量、肝功能障碍、脂肪肝、胆管炎、肝癌、消化道溃疡、胃肠道出血、可逆性胰腺反应(包括淀粉酶和脂肪酶升高,伴或不伴腹痛)、心律失常、心房颤动、心包炎、眩晕、自身免疫现象(包括特发性血小板减少性紫癜、甲状腺炎、牛皮癣、类风湿关节炎、系统性红斑狼疮)、肌痛、骨痛、肌炎、外周神经病、结节病、致死性间质性肺炎、肺栓塞、角膜溃疡、视网膜病变、视神经病变、视力丧失、昏迷和脑出血。

肾功能不全的患者单次皮下注射本品的耐受性和不良反应与健康人群相似,发生率仅稍有升高。试验中记录的不良事件和实验室异常与干扰素治疗的预期情况相符。

与其他干扰素一样,本品治疗中可检测到实验室指标异常,包括谷丙转氨酶升高、电解质紊乱(低钾血症、低钙血症、低磷血症)、高血糖、低血糖和甘油三酯水平升高。

因谷丙转氨酶升高导致剂量调整或停止治疗在使用本品 180 μg 和利巴韦林 1 000 mg 或 1 200 mg 联合治疗 48 周的患者中为 2％(11/887),本品单药治疗患者为 1.7％(14/827)。

与其他干扰素一样,本品治疗患者中观察到血液学指标下降。大多数情况下剂量调整后可获得改善,停药后 4～8 周内恢复到治疗前水平。

在多数情况下,推荐剂量的本品与利巴韦林联合治疗或本品单药治疗引起的中性粒细胞减少和血小板减少是轻度的。在使用本品 180 μg 和利巴韦林 1 000 mg 或 1 200 mg 联合治疗 48 周的患者中中度中性粒细胞减少(0.5～0.749)$\times 10^9$/L 和重度中性粒细胞减少(＜0.5$\times 10^9$/L)的发生率分别为 24％(216/887)和 5％(41/887)。

3.抗干扰素抗体

本品治疗的慢性丙型肝炎患者中抗干扰素的中和性抗体的发生率为 1％～5％。在参加Ⅱ期临床研究的慢性乙型肝炎患者中,13%(6/46)产生了中和性抗干扰素抗体,所有均为接受 180 μg 本品治疗的患者。但是,中和性抗体的出现并不影响本品治疗的疗效或者安全性。

4.甲状腺功能

使用本品治疗有可能导致甲状腺功能检查指标的显著异常并需要临床干预治疗。使用本品与利巴韦林联合治疗观察到的发生率为 4.9%,与其他干扰素类似。

(七)注意事项

1.精神症状和中枢神经系统

使用干扰素治疗,包括使用本品,有可能出现严重的精神方面的不良反应。不论以往是否有精神疾病,使用者都有可能出现抑郁、自杀心态和自杀企图。有抑郁史的患者应慎用本品。医师应对所有出现抑郁征象的患者进行监控。在使用本品治疗前,医师应告知患者有可能出现抑郁,患者应随时向医师报告抑郁的任何症状,不要延误。严重时需停药,并给予精神治疗干预。

2.心血管系统

心血管事件如高血压、室上性心律失常、胸痛和心肌梗死,与 α-干扰素治疗有关。

因为心脏疾病可能被利巴韦林诱导的贫血而加重,本品和利巴韦林应慎用于有严重或不稳定心脏病的患者。患者在治疗前应进行相关检查,治疗中进行适当监测。如果出现心血管情况的恶化应暂停或终止利巴韦林的治疗。

推荐有心脏疾病的患者在开始本品治疗前进行心电图检查。

3.肝功能

如果患者在治疗中出现了肝功能失代偿,应考虑停止本品的治疗并密切监测患者。与其他干扰素一样,在使用本品治疗过程中也能观察到谷丙转氨酶升高,包括出现病毒应答的患者。如果在减低了本品剂量后,谷丙转氨酶仍有进行性和与临床相关的升高或伴胆红素升高,则应停药。

与慢性丙型肝炎不同,慢性乙型肝炎患者在治疗中出现病情加重并不少见,病情的加重表现为一过性血清谷丙转氨酶水平大幅度升高。在本品治疗乙型肝炎病毒感染的临床试验中,转氨酶水平的突然升高常伴随其他肝功能指标轻微改变,而无肝功能失代偿的表现。在转氨酶升高到正常上限 10 倍以上的患者中大约 50% 减量或暂停使用本品,直到转氨酶水平下降,余下的治疗维持不变。建议加大对此类患者肝功能的监测频率。

4.过敏

严重的急性变态反应(包括荨麻疹、血管神经性水肿、支气管痉挛和过敏性休克)在 α-干扰素治疗中很少见到。如果出现此类反应,应停药,并立即给予适当的治疗。一过性皮疹不需要中断治疗。

5.自身免疫病

已有使用 α-干扰素治疗导致自身免疫病加重的报道。对伴有自身免疫病的患者应慎用本品。

6.血液系统

中性粒细胞计数<$1.5×10^9$/L(1 500/mm³)和血小板计数<$75×10^9$/L(75 000/mm³)或血红蛋白<100 g/L(贫血)的患者要慎用。推荐治疗前和治疗中定期检测血液学指标。

7.发热

由于使用干扰素导致的流感样症状所伴有的发热是非常常见的,但在使用本品治疗过程中,应排除其他原因导致的发热,尤其是有中性粒细胞减少的患者。

8.眼部改变

已有个别报道α-干扰素治疗后出现眼科疾病,如视网膜出血、棉絮状渗出点、视盘水肿、视神经病变、视网膜动脉或静脉阻塞,而且可能导致视力丧失。建议本品治疗前进行眼部检查,在本品治疗中患者如出现视力下降或视野缺失,必须进行普通眼科检查。因为这些眼部表现也可见于其他情况,有糖尿病或高血压的患者在本品治疗中要定期进行眼部检查。出现新的眼科疾病或原有眼科疾病加重的患者应停止本品治疗。

9.肺部改变

与其他α-干扰素一样,已有用药期间出现肺部异常的报道,包括呼吸困难、肺浸润、肺炎、局限性肺炎。如果出现持续的或原因不明的肺浸润或肺功能异常,应停用。

10.其他

α-干扰素治疗中观察到个别病例可出现新发牛皮癣或者牛皮癣加重。牛皮癣患者应慎用本品,如果使用中出现牛皮癣或者牛皮癣恶化征象,应考虑停药。

11.移植

对肝脏移植的患者应用本品的安全性和有效性尚未研究。

12.HCV与人类免疫缺陷病毒混合感染患者

患者合并感染人类免疫缺陷病毒并接受高活性的高效抗逆转录病毒治疗时可增加乳酸酸中毒的危险性。因此在高效抗逆转录病毒治疗同时给予本品和利巴韦林时要谨慎。

合并感染并有晚期肝硬化的患者接受高效抗逆转录病毒治疗的同时给予利巴韦林和干扰素(包括本品)联合治疗时出现肝脏失代偿的危险性增加并可能导致死亡。

尚无这些患者使用干扰素单药治疗的安全性资料。

13.转氨酶正常的慢性丙型肝炎患者

本品对转氨酶正常患者的疗效判断基于对持续血清学应答替代标志物(治疗24周后,HCV-RNA<50 IU/mL)的评价。对这类患者治疗的益处必须根据个体进行评价,必须考虑到治疗引起生活水平的下降和风险。

14.实验室检查

在使用本品治疗前,建议所有患者进行血常规检查和生化检查。下列指标是开始治疗前要达到的基础值:血小板计数$\geqslant 90 \times 10^9$/L(90 000/mm³),中性粒细胞计数$\geqslant 1.5 \times 10^9$/L(1 500/mm³),促甲状腺素释放激素和甲状腺素在正常范围内或甲状腺功能可以完全控制。

在开始治疗以后,患者应在2周后进行血常规检查,在4周后进行生化检查。治疗期间应定期(至少每隔4周)进行上述检查。

在本品的临床研究中,白细胞计数和中性粒细胞计数减少一般发生在开始本品治疗的2周内,此后的白细胞和中性粒细胞计数进一步下降较少见。

在临床研究中,减量或停药后,中性粒细胞计数的减少是可逆的。

本品有可能导致血小板减少,但在治疗结束后的随访期内可恢复到治疗前水平。在一些情况下有必要进行剂量调整。

在临床试验中,使用本品180 μg与利巴韦林1 000 mg或1 200 mg治疗48周和使用本品180 μg与利巴韦林800 mg治疗24周的患者中分别有13%和3%的患者出现贫血(血红蛋白<100 g/L)。血红蛋白下降幅度最大一般出现在开始利巴韦林治疗4周内。

15.对驾驶和操作机械的影响

尚未对驾驶和操作机械的影响进行研究。但使用时应考虑本品的不良反应。对使用本品出现轻微头晕、意识模糊、嗜睡和疲劳的患者,应注意不要驾驶交通工具和操作机械。

16.孕妇及哺乳期妇女用药

尚无本品用于妊娠妇女的资料。动物试验显示本品有生殖毒性,对人类的潜在危险性未知。妊娠期禁止使用本品。使用本品治疗期间患者应采取有效避孕措施。

利巴韦林对所有动物种属均引起明显的致畸作用和胚胎毒性,利巴韦林禁用于妊娠妇女或其性伴侣处于妊娠期的男性。利巴韦林治疗的女性患者和男性患者的性伴侣要特别注意避免妊娠。

任何避孕措施都可能失败,因此在治疗期间和治疗结束后 6 月内育龄妇女和她们的性伴侣均应同时采取 2 种有效的避孕措施至关重要。

与利巴韦林联合治疗时,请同时参阅利巴韦林的说明书(特别是"禁忌""注意事项"及"孕妇及哺乳期妇女用药")。

目前尚不清楚本品及其赋形剂是否经人乳汁分泌,因此要根据药物治疗对母亲的重要性来决定停止哺乳还是停止治疗。

17.儿童用药

尚未对 18 岁以下患者用药进行充分研究。另外,因为本品注射溶液中含苯甲醇,所以不能用于新生儿和婴幼儿。

18.老年患者用药

根据药代动力学、药效学和临床耐受性及安全性资料,老年患者无须调整剂量。

(八)药物相互作用

在健康男性中皮下注射本品 1 次 180 μg,每周 1 次,共 4 周后,未见对异喹胍和甲苯磺丁脲等药物的药代动力学有影响,因此本品与细胞色素 P4503A4、2C9、2C19 和 2D6 等同工酶的体内代谢活性无关。

在同一研究中,发现茶碱的曲线下面积(表示细胞色素 P4501A2 活性的指标)出现了 25% 的升高,表明本品可中度抑制细胞色素 P4501A2 的活性。如果同时使用本品和茶碱,应监测茶碱血清浓度并适当调整茶碱用量。茶碱和本品的最大相互作用估计出现在本品治疗 4 周以后。

已发现干扰素可以增加之前使用或合并使用药物的神经毒性、血液毒性和心脏毒性。本品也不能排除会产生类似的相互作用。

Ⅲ期临床试验中药代动力学结果表明用于慢性乙型肝炎时本品和拉米夫定无相互作用,用于慢性丙型肝炎时本品和利巴韦林无相互作用。

(王　丽)

第七章

泌尿科常用药物

第一节 利 尿 药

利尿药是作用于肾脏,增加电解质和水的排泄,使尿量增多的药物。临床主要用于治疗各种原因引起的水肿,也用于非水肿性疾病如高血压、高血钙、尿崩症等的治疗。利尿药根据作用部位及利尿作用强度分为三类:①高效能利尿药,主要作用于髓袢升支粗段髓质部和皮质部,包括呋塞米、依他尼酸、布美他尼等。②中效能利尿药,主要作用于髓袢升支粗段皮质部和远曲小管近端,包括噻嗪类(如氢氯噻嗪)、氯噻酮等。③低效能利尿药,主要作用于远曲小管和集合管,如螺内酯、氨苯蝶啶、阿米洛利等。

一、利尿药作用的生理学基础

尿液的生成是通过肾小球滤过、肾小管和集合管的重吸收及分泌而实现的,利尿药通过作用于肾小管不同部位而产生利尿作用(图 7-1)。

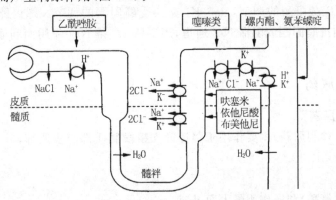

图 7-1 肾小管各段功能和利尿药作用部位

(一)肾小球滤过

正常成人每天经肾小球滤过产生的原尿达 180 L,但每天排出的尿量只有 1~2 L,这说明原尿中 99% 的水和钠在肾小管和集合管中被重吸收。故单纯增加肾小球滤过率的药物,利尿作用不理想。

207

（二）肾小管的重吸收

原尿经过近曲小管、髓袢、远曲小管及集合管的过程中，99％的水、钠被重吸收。如果肾小管和集合管的上皮细胞对 Na^+ 和水的重吸收功能受到抑制，排出的钠和尿量就会明显增加。常用利尿药大多数都是通过抑制肾小管水和电解质的重吸收而产生排钠利尿作用。

1.近曲小管

此段重吸收 Na^+ 量占原尿 Na^+ 量的60％～65％，主要通过 H^+-Na^+ 交换机制，H^+ 由肾小管细胞分泌到管液中，并将管液中 Na^+ 交换到细胞内。H^+ 来自肾小管细胞内 CO_2 和 H_2O 在碳酸酐酶的催化下生成的 H_2CO_3，乙酰唑胺可通过抑制碳酸酐酶的活性，使 H^+ 生成减少，H^+-Na^+ 交换减少，使肾小管腔内 Na^+ 和 HCO_3^- 增多，Na^+ 带出水分而产生利尿作用，但由于利尿作用较弱，又可引起代谢性酸中毒，现已少用。

2.髓袢升支粗段

髓袢升支粗段髓质和皮质部，该段功能与利尿药作用关系密切，原尿中20％～30％的 Na^+ 在此段被重吸收，是高效利尿药作用的重要部位。髓袢升支粗段上皮细胞的管腔膜有 Na^+-K^+-2Cl^- 共同转运载体将 NaCl 主动重吸收，但不伴有水的重吸收，是形成髓质高渗透、尿液浓缩机制的重要条件。当原尿流经该段时，由于此段对水不通透，随着 NaCl 的再吸收原尿渗透压逐渐减低，此为肾脏对尿液的稀释功能。而转运到髓质间液中的 NaCl 在逆流倍增机制作用下，与尿素一起共同形成髓质高渗区。当尿液流经集合管时，在抗利尿激素调节下，大量的水被重吸收，这是肾脏对尿液的浓缩功能。呋塞米等药抑制髓袢升支粗段髓质和皮质部 Na^+-K^+-2Cl^- 共同转运系统的功能减少 NaCl 重吸收，一方面降低了肾脏的稀释功能，另一方面由于髓质高渗区不能形成而降低了肾脏的浓缩功能，排出大量的稀释尿，引起强大利尿作用，故为高效能利尿药。

3.远曲小管与集合管

远曲小管近端重吸收原尿中 10％的 Na^+，由位于管腔膜的 Na^+-K^+-2Cl^- 共同转运系统介导，噻嗪类利尿药抑制该段 Na^+-K^+-2Cl^- 共同转运系统，可产生中度利尿作用。

远曲小管远端和集合管重吸收原尿 5％的 Na^+，重吸收方式为 Na^+-H^+ 交换与 Na^+-K^+ 交换，Na^+-H^+ 交换受碳酸酐酶的调节，Na^+-K^+ 交换受醛固酮的调节。螺内酯、氨苯蝶啶等药作用于此部位，通过拮抗醛固酮或阻滞 Na^+ 通道，产生留 K^+ 排 Na^+ 作用而利尿，所以它们又称留钾利尿药。

二、常用的利尿药

（一）高效能利尿药

高效能利尿药（袢利尿药）主要作用于髓袢升支粗段髓质部与皮质部，最大排钠能力为肾小球滤过 Na^+ 量的20％以上。

1.呋塞米

呋塞米（呋喃苯氨酸）利尿作用强大而迅速。

（1）体内过程：口服易吸收，20～30 min 起效，2 h 达高峰，维持6～8 h；静脉注射后2～10 min起效，30 min血药浓度达高峰，维持2～4 h。主要原形从肾脏近曲小管分泌排泄。半衰期为30～70 min，肾功能不全的患者半衰期为 10 h。

（2）药理作用：本品能抑制髓袢升支粗段髓质部和皮质部的 Na^+-K^+-2Cl^- 共同转运系统，从而抑制 NaCl 重吸收，同时影响肾脏对尿液的稀释和浓缩功能，利尿作用强而迅速。用药后尿量明显增加,Na^+、K^+、Cl^-量排出增多,也增加 Mg^{2+} 和 Ca^{2+} 排出。由于 Na^+ 重吸收减少,使到达远曲小管尿液中的 Na^+ 浓度升高,促进 Na^+-K^+ 交换,K^+ 排出增加。由于排 Cl^- 量大于排 Na^+ 量,故可引起低氯性碱血症。此外,呋塞米还可抑制血管内 PG 分解酶,使 PGE_2 含量增加,能扩张小动脉,降低肾血管阻力,增加肾血流量,改善肾皮质内血流分布。

(3)临床用途。①严重水肿:可用于心、肝、肾性水肿的治疗,主要用于对其他利尿药无效的严重水肿。②肺水肿和脑水肿:对于肺水肿患者,可通过强大的利尿作用,迅速降低血容量,使回心血量减少,左心室充盈压降低,同时扩张小动脉,降低外周阻力,减轻左心室后负荷,迅速消除由左心衰竭所引起的肺水肿。对于脑水肿,由于排出大量低渗尿液,血液浓缩,血浆渗透压增高,也有助于消除脑水肿、降低颅内压。③肾衰竭:在急性肾衰竭的早期,本品产生强大的利尿作用,冲洗阻塞的肾小管,防止肾小管萎缩、坏死;同时能扩张肾血管,增加肾血流量。大剂量用于治疗慢性肾功能不全,可使尿量增加,水肿减轻。④加速毒物排泄:大量输液配合并使用呋塞米,产生强大利尿作用,加速毒物排泄,用于主要经肾排泄的药物、食物等中毒的抢救。⑤其他:高钙血症、高钾血症、心功能不全及高血压危象等的辅助治疗。

(4)不良反应与用药护理。①水与电解质紊乱:表现为低血容量、低血钠、低血钾、低氯性碱血症,长期使用还可发生低血镁。低血钾易诱发强心苷中毒,对肝硬化患者低血钾易诱发肝性脑病,所以应注意补充钾盐或与留钾利尿药合用以防低血钾。当低血钾、低血镁同时存在时,应注意纠正低血镁,否则单纯补钾不易纠正低血钾。②耳毒性:可引起与剂量有关的可逆性听力下降,表现为眩晕、耳鸣、听力下降或暂时性耳聋。肾功能不良及大剂量快速注射时更易发生。本品静脉注射要慢,并避免与氨基糖苷类抗生素合用。③胃肠道反应:表现为恶心、呕吐、腹痛、腹泻、胃肠道出血等,宜餐后服用。④高尿酸血症:由于可抑制尿酸的排泄,故长期应用可导致高尿酸血症而诱发痛风,痛风患者慎用。⑤变态反应:磺胺类药物有交叉变态反应,可见皮疹、剥脱性皮炎、嗜酸性粒细胞增多等,偶可致间质性肾炎。长期应用可引起高血糖、高血脂。对磺胺类过敏者禁用,糖尿病、高脂血症、冠心病患者及孕妇慎用。

(5)药物相互作用:顺铂或氨基糖苷类抗生素与呋塞米合用,易引起耳聋;呋塞米与头孢菌素类(头孢噻啶、头孢噻吩、头孢乙腈)合用,降低头孢菌素的肾清除率,血浓度升高,加重头孢菌素对肾脏的损害;与吲哚美辛合用,可减弱呋塞米的排钠利尿和舒张血管平滑肌的作用;阿司匹林、丙磺舒可减弱呋塞米的利尿作用。

2.布美他尼与依他尼酸

本品作用和应用与呋塞米相似,特点是起效快,作用强,不良反应少,耳毒性低,用于顽固性水肿和急性肺水肿,对急慢性肾衰竭尤为适宜,对用呋塞米无效的病例仍有效;依他尼酸又名利尿酸,化学结构与呋塞米不同,但利尿作用与机制与呋塞米相似,特点是利尿作用比呋塞米弱,不良反应较严重,耳毒性发生率高,临床应用受到限制。

(二)中效能利尿药

中效能利尿药主要作用于髓袢升支粗段皮质部和远曲小管近端,最大排钠能力为肾小球滤过 Na^+ 量的 $5\%\sim10\%$。

噻嗪类是临床广泛应用的一类口服利尿药和降压药,本类药物结构相似,在肾小管的作用部位及作用机制相同,主要区别是作用强度、起效快慢及维持时间各不相同,包括氢氯噻嗪和环戊噻嗪等。氯噻酮为非噻嗪类结构药物,但药理作用与噻嗪类相似。

氢氯噻嗪的用途、不良反应及用药护理如下。

(1)作用与用途：①利尿作用，作用部位在髓袢升支粗段皮质部和远曲小管近端。抑制该段 Na^+-K^+-$2Cl^-$ 共同转运系统，从而抑制氯化钠的重吸收，降低肾脏对尿液的稀释功能而不影响浓缩功能，故利尿效能较呋塞米弱。尿中除含有较多的 Cl^-、Na^+ 外，K^+ 的排出也增加。本品利尿作用温和，可用于消除各型水肿，其中对轻、中度心性水肿疗效较好。②抗利尿作用：氢氯噻嗪可明显减少尿崩症患者的口渴感和尿量。其作用机制尚未阐明，临床上主要用于肾性尿崩症及用加压素无效的垂体性尿崩症。③降血压：为治疗高血压病的基础药物之一，多与其他降压药物合用。

(2)不良反应与用药护理：①电解质紊乱，长期应用可致低血钾、低血钠、低血镁、低氯性碱中毒等。其中低血钾症最常见，表现为恶心、呕吐、腹泻、肌无力等。为避免发生低钾血症应注意：给药宜从小剂量开始，视情况逐渐增加剂量，宜间歇给药，以减少电解质紊乱的发生；长期应用要适当补充钾盐或合用留钾利尿药，与强心苷类药物合用时要特别注意补钾，以免诱发强心苷的心脏毒性；用药期间让患者多食含钾丰富的食物。低血钠多见于低钠饮食、大量饮水、心功能不全、肝硬化及肾病综合征伴有严重水肿者服用噻嗪类利尿药时易发生。②代谢障碍与剂量有关，长期应用可引起高尿酸血症、高血糖、高血脂，肾功能减退患者血尿素氮升高，痛风患者、糖尿病、高脂血症患者慎用，肾功能不全的患者禁用。③变态反应可见皮疹、血小板减少、溶血性贫血、急性胰腺炎、光敏性皮炎等。与磺胺类药有交叉变态反应。

(三)低效能利尿药

低效能利尿药主要作用于远曲小管和集合管，最大排钠能力为肾小球滤过 Na^+ 量的 5% 以下。

本类药物抑制该段 Na^+ 的重吸收、减少 K^+ 的分泌，具有留钾排钠的作用。但利尿作用弱，单用效果差，常与排钾利尿合用，以增强疗效，减少 K^+、Mg^{2+} 的排出。

1.螺内酯

螺内酯是人工合成的甾体化合物，化学结构与醛固酮相似。口服易吸收，服药 1 d 起效，2～3 d 作用达高峰，停药 2～3 d 后仍有利尿作用。

(1)作用与用途：螺内酯化学结构与醛固酮相似，在远曲小管末端和集合管与醛固酮竞争醛固酮受体，拮抗醛固酮而发挥排 Na^+ 留 K^+ 利尿作用。特点是利尿作用弱、起效慢、维持时间久。用于与醛固酮升高有关的顽固性水肿，如肝硬化腹水或肾病综合征患者。由于利尿作用弱，常与噻嗪类或高效利尿药合用，以提高疗效，减少血钾紊乱。

(2)不良反应与用药护理。①高钾血症：久用可引起高血钾，尤其在肾衰竭时更易发生。严重肝肾功能不全及高血钾者禁用。②性激素样作用：久用可致男性乳房发育、女性多毛症、月经周期紊乱、性功能障碍等，停药后可自行消失。③中枢神经系统反应：少数人出现头痛、嗜睡、步态不稳及精神错乱等。④胃肠道反应：恶心、呕吐、腹痛、腹泻及胃溃疡出血等。口服给药，以餐后服用为宜。胃溃疡患者禁用。

2.氨苯蝶啶和阿米洛利

氨苯蝶啶和阿米洛利两者化学结构不同，但作用机制相同，均为远曲小管和集合管 Na^+ 通道阻滞药。

(1)作用与用途：两者作用于远曲小管和集合管，阻断 Na^+ 的再吸收和 K^+ 的分泌，使 Na^+-K^+ 交换减少，从而产生留 K^+ 排 Na^+ 的利尿作用。该作用与醛固酮无关。常与中效或强效利尿药合用治疗各种顽固性水肿,如心力衰竭、肝硬化和肾炎等引起的水肿。

(2)不良反应与用药护理:不良反应较少,长期服用可致高钾血症,严重肝、肾功能不全及高钾血症倾向者禁用。此外,氨苯蝶啶还可抑制二氢叶酸还原酶,干扰叶酸代谢,肝硬化患者服用此药引起巨幼红细胞性贫血。偶可引起变态反应,应予注意。

(孙金良)

第二节 脱 水 药

脱水药是指能迅速提高血浆渗透压而使组织脱水的药物,由于具有渗透性利尿作用,又称渗透性利尿药。多数脱水药的特点:在体内不被代谢或代谢较慢。静脉注射后不易透过血管壁进入组织,易经肾小球滤过,不易被肾小管重吸收。在血浆、肾小球滤过液和肾小管腔液中形成高渗透压,吸收组织水分,产生脱水和利尿作用。临床常用的药物有甘露醇、山梨醇、高渗葡萄糖。

一、甘露醇

甘露醇为己六醇,临床用其 20％的高渗水溶液。

(一)作用

1.脱水作用

静脉滴注 20％的高渗水溶液,甘露醇不易从毛细血管渗入组织,能迅速提高血浆渗透压,使组织间液水分向血浆转移,产生组织脱水作用;甘露醇不易进入脑或眼前房角等有屏障的特殊组织,故静脉滴注甘露醇高渗溶液,使这些组织特别容易脱水,有效降低颅内压和眼内压。

2.利尿作用

静脉滴注后,一方面因增加血容量,使肾血流量和肾小球滤过增加;另一方面,甘露醇从肾小球滤过后使肾小管腔内维持高渗透压,阻止水和电解质的重吸收,故能利尿。静脉滴注甘露醇高渗溶液后约10 min起效,2～3 h 达高峰,持续 6～8 h,其最大排 Na^+ 能力为滤过 Na^+ 量的 15％左右,明显增加尿量,同时也增加 K^+、Cl^-、HCO_3^-、Mg^{2+} 等电解质的排出。

3.导泻作用

口服不吸收,刺激肠壁,使肠蠕动加快,可清洁肠道,排除体内废物。

(二)临床应用

(1)治疗脑水肿:临床多用甘露醇作为治疗急性脑水肿的首选脱水药物。

(2)青光眼:静脉滴注甘露醇可降低青光眼患者的眼内压。青光眼术前使用以降低眼内压,也可作为急性青光眼的应急治疗。

(3)防治急性肾衰竭:甘露醇可增加肾血流量,提高肾小球的滤过率;同时,通过渗透性利尿可维持足够尿流量,使肾小管充盈,稀释肾小管内有害物质,有效防止肾小管萎缩坏死。用于休克、创伤、严重感染、溶血和药物中毒等各种原因引起的急性少尿,以防治急性肾衰竭。

(4)用于肠道外科手术、纤维结肠镜检查、下消化道钡剂灌肠造影前的肠道清洁准备。

(5)其他:治疗大面积烧伤引起的水肿及促进体内毒物的排泄等。

（三）不良反应和用药监护

（1）静脉注射过快可引起头痛、头晕、视力模糊。静脉注射切勿漏出血管外，否则可引起局部组织肿胀，严重则可导致组织坏死。护士应注意观察，一旦发生，应及时更换输液部位，并进行热敷。

（2）因血容量突然增加，加重心脏负荷，心功能减退或心力衰竭者禁用。

（3）颅内有活动性出血者禁用，以免因颅内压迅速下降而加重出血。

（4）气温较低时，易析出结晶，可用热水浴（80 ℃）加温，振摇溶解后使用。

二、山梨醇

山梨醇是甘露醇的同分异构体，其作用、临床应用、不良反应与甘露醇相似。山梨醇进入体内后，部分经肝脏转化为果糖而失去高渗作用，故作用弱于甘露醇。常用 25% 水溶液，治疗脑水肿、青光眼及心肾功能正常的水肿、少尿患者。局部刺激性较大，可能导致高乳酸血症。

三、高渗葡萄糖

临床常用其 50% 的高渗溶液，静脉注射时也可产生高渗性利尿和脱水作用。但因葡萄糖在体内易被代谢，作用弱且持续时间较短。单独用于脑水肿时可有反跳现象，一般与甘露醇交替使用。

四、利尿药与脱水药常用剂量

（一）呋塞米

片剂：20 mg。口服，每次 20 mg，每天 1～2 次。从小剂量开始，可增加到每天 120 mg。间歇给药，服药1～3 d，停药 2～4 d。注射剂：20 mg：2 mL。每次 20 mg，每天 1 次或隔天 1 次，肌内注射或稀释后缓慢静脉滴注。

（二）布美他尼

片剂：1 mg。口服，每次 1 mg，每天 1～3 次，可逐渐增加剂量到每天 10 mg。注射剂：0.5 mg，剂量同口服。

（三）依他尼酸

片剂：25 mg。口服，每次 25 mg，每天 1～3 次。

（四）氢氯噻嗪

片剂：10 mg、25 mg。口服，成人每次 25～50 mg，每天 1～3 次，可增加到每天 100 mg。小儿按每天1～2 mg/kg体质量，每天 2 次。

（五）苄氟噻嗪

片剂：2.5 mg、5 mg、10 mg。口服，每次 2.5～10 mg，每天 1～2 次，酌情调整剂量。

（六）环戊噻嗪

片剂：0.25 mg、0.5 mg。口服，每次 0.25～0.5 mg，每天 2 次。

（七）氯噻酮

片剂：25 mg、50 mg、100 mg。口服，从小剂量开始，每次 25～100 mg，每天 1 次，酌情调整剂量。

（八）美托拉宗

片剂：2.5 mg、5 mg、10 mg。口服，每次 5～10 mg，每天 1 次，可酌情增加剂量。

（九）螺内酯

片剂：20 mg。口服，每次 20～40 mg，每天 2～3 次。

（十）氨苯蝶啶

片剂：50 mg。口服，每次 25～50 mg，每天 2～3 次，最大剂量不超过每天 300 mg，小儿每天不超过 6 mg/kg 体质量。

（十一）阿米洛利

片剂：5 mg。口服，从小剂量开始，每次 2.5～5 mg，每天 1 次。可增加到每天 20 mg。

（十二）甘露醇

注射剂：10 g：50 mL；20 g：100 mL；50 g：250 mL。每次 1～2 g/kg 体质量，快速静脉滴注，必要时 4～6 小时重复使用。

（十三）山梨醇

注射剂：25 g：100 mL；62.5 g：250 mL。每次 1～2 g/kg 体质量，快速静脉滴注，必要时 6～12 h 重复注射。

（十四）葡萄糖

注射剂：10 g：20 mL；25 g：50 mL；50 g：100 mL。每次 40～60 mL（20～30 g），静脉注射。

（孙金良）

第三节　泌尿科其他用药

一、加压素

（一）剂型规格

鞣酸盐注射剂：5 mL：0.1 g；1 mL：20 U。

（二）用法用量

深部肌内注射。尿崩症：开始一次 0.1～0.2 mL，以后逐渐增加至一次 0.3～1 mL，隔 1～3 d 注射 1 次；儿童：视病情而定。腹胀：一次 5～10 U，间隔 3～4 h 可重复。腹部 X 线摄影：一次 5 U，摄影前 2 h 和 30 min 各注射 1 次。肺或食管静脉破裂出血：一次 10 U，加入 5% 葡萄糖注射液中缓慢静脉注射，约 15 min 注完。对持续或反复呕血或咯血者，可用 10～400 U，加入 5% 葡萄糖注射液 500 mL 中连续 24 h 缓慢静脉滴注。

（三）作用用途

加压素为神经垂体所分泌的激素，是由 9 个氨基酸组成的多肽。其氨基酸的组成种属间略有差别，人和牛的加压素第 8 位是精氨酸，称为精氨酸加压素。而猪的加压素第 8 位是赖氨酸，称为赖氨酸加压素。本品直接作用肾脏，促进远端肾小管和集合管对水的重吸收，起抗利尿作用，并可使周围血管收缩，导致血压升高、心律减慢，还可引起小肠、胆囊和膀胱平滑肌收缩。本品几乎无催产作用。口服后其有效成分易被胰淀粉酶破坏,故本品一般不口服。肌内注射后吸收良好,经 3～5 min 后开始生效,能维持 20～30 min。静脉注射作用更快,但维持时间更短。需要时可用静脉注射,为了延长作用时间,制成鞣酸加压素油制注射液,做深部肌内注射,其作用特点是吸收慢,维持时间长,可减少患者频繁注射的麻烦。一次注射 0.3 mL,可维持 2～6 d,注射 1 mL 可维持 10 d 左右。或以粉剂制成鼻吸入剂,作用同垂体后叶粉鼻吸入剂,但作用时间较长,可持续 6～12 h。本品进入人体的有效成分大部分经肝、肾迅速破坏失活,以代谢物及原形药物从尿排出。在血浆中的半衰期很短,文献报道不一,为 5～15 min。加压素对尿崩症有良好疗效,可使尿量迅速减少和口渴减轻。用于诊断和治疗由于缺乏抗利尿激素而引起的尿崩症、肺或食管静脉破裂出血、手术后腹部膨胀及排除腹部气影,也用于其他药物效果不佳的腹部肌肉松弛。

(四)不良反应

本品大剂量可引起明显的不良反应,如脸色苍白、恶心、皮疹、痉挛、盗汗、胸闷、腹泻、肠绞痛、嗳气等。对于妇女可引起子宫痉挛。此外,还可引起高钠血症、水潴留,以及变态反应,如荨麻疹、发热、支气管痉挛、神经性皮炎及休克。严重时可引起冠脉收缩、高血压、胸痛、心肌缺血或梗死等。

(五)注意事项

(1)注射前须将安瓿握于手中片刻传温,并充分摇匀,做深部肌内注射。

(2)剂量应随病情和患者耐受量高低酌情给予,耐受量低的患者不可多用,以免产生不良反应;耐受量高者,可注射一次 1 mL。

(3)高血压、冠心病、心力衰竭及孕妇禁用。

(4)有血管病变者应避免使用本药。

(5)有哮喘或其他过敏性疾病、癫痫、偏头痛等患者慎用。

(6)本品对注射局部有刺激,易出现血栓,故应注意更换注射部位。

(7)食管静脉破裂出血开始静脉滴注时,须同时每间隔 30 min 舌下含硝酸甘油片,连续 6 h,以防冠状动脉不良反应发生。

(8)注射时喝 1～2 杯水可减轻不良反应。

(9)避光保存于阴凉处。

二、去氨加压素

(一)剂型规格、用法用量

片剂:0.1 mg,0.2 mg,口服。中枢性尿崩症:开始一次 0.1～0.2 mg,每天 3 次,再根据疗效调整剂量,每天总量 0.2～1.2 mg;儿童一次 0.1 mg,每天 3 次。夜间遗尿症:首剂 0.2 mg,睡前服用,如疗效不显著可增至 0.4 mg,连续用药 3 个月后停药至少 1 周,以便评估是否需要继续治疗。注射剂 1 mL:4 μg,静脉注射。中枢性尿崩症:一次 1～4 μg(0.25～1 mL),每天 1～2 次;儿童:一岁以上一次 0.4～1 μg(0.1～0.25 mL),一岁以下每天 0.2～0.4 μg(0.05～0.1 mL),每天 1～2 次。肌内或皮下注射:肾尿液浓缩功能测验,一次 4 μg;儿童:一岁以上一次 1～2 μg(0.25～0.5 mL),一岁以下一次 0.4 μg(0.1 mL),婴儿可鼻腔给药。上述两种给药途径均在 1 h 内,尽量排空尿液。用药后 8 h 应收集 2 次尿样,分析尿渗透压。出血及手术前预防出血:一次 0.3 μg/kg,用 0.9%氯化钠注射液稀释至 50～100 mL,在 15～30 min 内做静脉输液,必要时可按起始剂量间隔 6～12 h 重复给药 1～2 次；若再多次重复此剂量，效果将会降低。鼻喷雾剂 2.5 mL：0.1 mg（每喷 10 μg）；滴鼻剂 2.5 mL：0.25 mg。中枢性尿崩症：鼻腔给药，每天 20～40 μg，儿童 10～20 μg，分 1～3 次用。夜间遗尿症：鼻腔给药，有效剂量 10～40 μg，先从 20 μg 开始，睡前给药，治疗期间限制饮水并注意观察。肾尿液浓缩功能试验：鼻腔给药，一次 40 μg，1 岁以上儿童一次 10～20 μg。

（二）作用用途

去氨加压素是在加压素 V2 受体高亲和力同系物的研究中开发出来的，其化学结构与人体自然产生的激素精氨酸加压素相类似，但因有两处改变，故显著增强了抗利尿作用，而对平滑肌的作用却很弱，因此避免了引起升高血压的不良反应。另外，使用本品高剂量，即按 0.3 μg/kg 静脉或皮下注射，可增加血浆内促凝血因子 Ⅷ 的活性 2～4 倍，也可增加血中血管性血友病抗原因子（vWF：Ag），与此同时释放出纤维蛋白溶酶原激活质（t-PA），故可用于控制或预防某些疾病在小手术时的出血或药物诱发的出血。本品按 0.3 μg/kg 剂量注射后，平均值约为 600 pg/mL 的最高血浆浓度约在 1 h 出现。半衰期为 3～4 h。对多数患者口服或注射本品，其抗利尿作用可维持 8～12 h，凝血效应大约亦维持 8～12 h。临床用于：①中枢性尿崩症及颅外伤或手术所致的暂时性尿崩症，用本品后可减少尿排出，增加尿渗透性，减低血浆渗透压，减少尿频和夜尿。本品一般对肾原性尿崩症无效；②治疗 5 岁以上患有夜间遗尿症的患者；③肾尿液浓缩功能试验：有助于对肾功能的鉴别，对于诊断不同部位的尿道感染尤其有效；④对于轻度血友病及 Ⅰ 型血管性血友病患者，在进行小型外科手术时可控制出血或预防出血；⑤对于因尿毒症、肝硬化及先天的或用药物诱发的血小板功能障碍而引起的出血时间过长和不明原因的出血，用本品可使出血时间缩短或恢复正常。

（三）不良反应

（1）少部分患者出现头痛、恶心、胃痛、变态反应、水潴留及低钠血症。

（2）高剂量时可引起短暂的血压降低、反射性心跳快速及面部潮红、眩晕、疲乏等。

（3）注射给药时，可致注射部位疼痛、肿胀。

（四）注意事项

（1）习惯性或精神性烦渴症、不稳定型心绞痛、心功能不全、ⅡB 型血管性血友病、对防腐剂过敏患者等禁用。

（2）对婴幼儿及老年人、体液或电解质平衡紊乱、易产生颅内压增高的患者及孕妇应谨慎使用本品，防止体液蓄积。

（3）1 岁以下婴儿必须在医院监护下实行肾浓缩功能试验。

（4）用药期间需要监测患者的尿量、渗透压和体质量，对有些病例还需测试血浆渗透压。

（5）用于止血，对需要服用利尿药的患者，必须采取适当的措施，防止体液积蓄过多。

（6）在治疗遗尿症时，用药前 1 h 至用药后 8 h 内需限制饮水量。当用于诊断检查时，用药前 1 h 至用药后 8 h 内饮水量不得超过 500 mL。

（7）超量给药会增加水潴留和低钠血症的危险，治疗低钠血症时的用药应视具体病情而定。对无症状的低钠血症患者，除停用去氨加压素外，还应限制饮水量。对有症状的患者，可根据症状输入等渗或高渗氯化钠液，当体液潴留症状严重时（抽搐或神志不清），需加服呋塞米。

（8）鼻腔用药后，鼻黏膜若出现瘢痕、水肿或其他病变时，应停用鼻腔给药法。

（9）吲哚美辛会加重患者对本品的反应，但不会影响其反应持续时间。

（10）一些可释放抗利尿激素的药物，如三环类抗抑郁药、氯丙嗪、卡马西平等，可增加抗利尿作用并有引起体液潴留的危险。

三、奥昔布宁

（一）剂型规格、用法用量

片剂（盐酸盐）：5 mg。口服，一次 2.5～5 mg，每天 2～4 次；儿童：5 岁以上一次 2.5 mg，每天 2 次。

（二）作用用途

本品为解痉药，具有较强的抗胆碱能作用和平滑肌解痉作用。本品直接作用于平滑肌，能选择性作用于膀胱逼尿肌，恢复逼尿肌正常功能，减少膀胱不自主收缩，减轻尿急、尿频的痛苦。同时也可增加膀胱的容量，延长两次排尿间隔时间，减少排尿次数。本品抗痉挛作用为阿托品的 4～6 倍，而不良反应只为阿托品的 1/5。本品用药后 30 min 起效，作用持续约 6 h。药物由尿排泄。用于各种尿急、尿频、尿失禁、遗尿等，对膀胱炎、尿道炎、尿路感染引起的尿频症状最为适用。

（三）不良反应

可出现抗胆碱类药物的不良反应，但程度较轻。偶见口干、脸面潮红、少汗、视力模糊、心悸、嗜睡、头晕、恶心、呕吐、便秘等，但服药 2～3 周后可望减轻或自行消失。

（四）注意事项

（1）心、肾功能不全，青光眼，胃、十二指肠梗阻，胃肠道出血，肠张力减弱，溃疡性结肠炎，重症肌无力，阻塞性尿道疾病等患者禁用。

（2）孕妇及 5 岁以下小儿慎用。

四、依立雄胺

（一）剂型规格、用法用量

片剂：5 mg。口服，一次 5 mg，每天 2 次，早晚各 1 次（饭前饭后均可），疗程为 4 个月，或遵医嘱。

（二）作用用途

本品为甾体-5α 还原酶 Ⅱ 型的选择性抑制药，其作用机制是通过抑制睾酮转化为双氢睾酮而降低前列腺体内双氢睾酮的含量，导致增生的前列腺体萎缩。口服后吸收迅速，15 min 即可自血清中检出，3～4 h 达峰值，平均蛋白结合率 97％，分布容积约为0.5 L/kg。连续给药（每天 2 次）至第 6 天血药浓度达稳态，主要通过消化道排泄，半衰期为 7.5 h。适用于治疗良性前列腺增生症，改善因腺体良性增生的有关症状。

（三）不良反应

不良反应可见轻微恶心、食欲减退、头昏、失眠、性欲下降、射精量下降等，其发生率约为 3.7％。

（四）注意事项

（1）服用本品可导致血清 PSA 值下降，而干扰对前列腺癌的诊断。在使用血清 PSA 指标检测前列腺癌时，医师应充分考虑此影响因素。

（2）妇女、儿童及对本品过敏者禁用。

（孙金良）

第八章

内分泌科常用药物

第一节　肾上腺皮质激素类药

肾上腺皮质激素是肾上腺皮质所分泌激素的总称,分 3 类:①盐皮质激素,由球状带分泌,有醛固酮等;②糖皮质激素,由束状带分泌,有氢化可的松和可的松等;③性激素,由网状带分泌。临床上以糖皮质激素应用广泛。

一、糖皮质激素

糖皮质激素(GCS)作用广泛而复杂,且随剂量不同而异。生理情况下所分泌的糖皮质激素主要影响物质代谢过程,超生理剂量的糖皮质激素还具有抗炎、抗免疫等药理作用。临床常用药物有氢化可的松、可的松、泼尼松、地塞米松等。

(一)药物作用

1.对代谢的影响

(1)糖代谢:糖皮质激素能增加肝糖原、肌糖原含量并升高血糖。

(2)蛋白质代谢:糖皮质激素能促进蛋白质分解,抑制蛋白质的合成。长期应用可导致肌肉消瘦、皮肤变薄、骨质疏松和伤口愈合延缓等。

(3)脂肪代谢:糖皮质激素能促进脂肪分解,抑制其合成,同时可使机体脂肪重新分布,即四肢脂肪向面部、胸、背及臀部分布,形成满月脸和向心性肥胖。

(4)水和电解质代谢:糖皮质激素有较弱的盐皮质激素的作用;同时也影响水的平衡,有弱的利尿效应。

2.抗炎作用

糖皮质激素有强大的抗炎作用,能对抗物理、化学、生物等各种原因所致的炎症。在炎症早期,可降低毛细血管通透性,减少渗出及水肿、抑制白细胞功能,减少炎症递质释放,从而改善红、肿、热、痛等症状;在炎症晚期,通过抑制毛细血管和成纤维细胞的增生,延缓肉芽组织生成,从而防止炎症所致的粘连及瘢痕形成,减轻后遗症。但也应注意,炎症是机体的一种防御机制,因此,糖皮质激素在发挥抗炎效应时,也降低机体的防御功能。目前有关糖皮质激素抗炎机制认为是糖皮质激素通过作用于靶细胞质内的糖皮质激素受体,最终影响了参与炎症的一些基因转录而产生抗炎效应。

3.抗免疫与抗过敏作用

糖皮质激素对免疫过程的诸多环节均有抑制作用。不仅可抑制巨噬细胞对抗原的呈递过程,而且还不同程度地抑制细胞免疫(小剂量)和体液免疫(大剂量)。此外,糖皮质激素能减少过敏介质的产生,因而可以改善过敏症状。

4.抗休克

大剂量的糖皮质激素是临床上治疗各种严重休克的重要药物,特别是中毒性休克的治疗。其抗休克与下列因素有关。

(1)扩张痉挛收缩的血管和加强心脏收缩。

(2)抑制炎症反应,减轻炎症所致的组织损伤,同时也改善休克时微循环障碍。

(3)稳定溶酶体膜,减少心肌抑制因子的形成。

(4)提高机体对细菌内毒素的耐受力。

5.其他作用

(1)血液与造血系统:糖皮质激素能刺激骨髓造血功能,使红细胞、血红蛋白、中性粒细胞及血小板数量增加,淋巴细胞减少,淋巴组织萎缩。

(2)中枢神经系统:能提高中枢神经系统的兴奋性,易引起欣快、激动、失眠等反应,偶可诱发精神失常。大剂量对儿童能致惊厥。

(3)骨骼系统:长期服用糖皮质激素类药物可出现骨质疏松,易致骨折。

(4)消化系统:糖皮质激素能使胃酸和胃蛋白酶分泌增多,促进消化,但也可诱发或加重溃疡病。

(二)临床用途

1.严重感染或炎症后遗症

(1)治疗严重急性感染:主要用于严重中毒性感染,如中毒性肺炎、中毒性菌痢、暴发型流行性脑膜炎及败血症等,此时应在服用有效的抗菌药物前提下,辅助应用糖皮质激素治疗。针对病毒性感染一般不用激素,因用后可降低机体的防御能力致使感染扩散。

(2)预防某些炎症后遗症:如结核性脑膜炎、心包炎、风湿性心瓣膜炎等,早期应用皮质激素可防止炎症后期粘连或瘢痕形成。对虹膜炎、角膜炎、视网膜炎和视神经炎等非特异性眼炎,应用后也可迅速消炎止痛、防止角膜混浊和瘢痕粘连的发生。

2.自身免疫病及过敏性疾病

(1)自身免疫病:如风湿热、风湿性及类风湿关节炎、全身性红斑狼疮样综合征、肾病综合征等应用皮质激素后可缓解症状。一般采用综合疗法,不宜单用,以免引起不良反应。异体器官移植手术后所产生的排异反应也可应用皮质激素。

(2)过敏性疾病:如荨麻疹、血清热、血管神经性水肿、变应性鼻炎、支气管哮喘和过敏性休克等,也可应用皮质激素辅助治疗。

3.各种休克

在针对休克病因治疗的同时,早期应用足量皮质激素有利于患者度过危险期。如感染中毒性休克时,应在有效的抗菌药物治疗下,以及早、短时间突击使用大剂量皮质激素,见效后即停药。

4.血液病

主要用于儿童急性淋巴细胞性白血病,此外也可用于再生障碍性贫血、粒细胞碱少症、血小

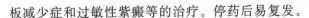

板减少症和过敏性紫癜等的治疗。停药后易复发。

5.替代疗法

用于急性、慢性肾上腺皮质功能减退症(包括肾上腺危象)、脑垂体前叶功能减退及肾上腺次全切除术后作为替代疗法。

6.局部应用

对一般性皮肤病如接触性皮炎、湿疹、牛皮癣等都有一定疗效。也可用于肌肉或关节劳损的治疗。

(三)不良反应

1.长期大量应用引起的不良反应

(1)类肾上腺皮质功能亢进:因物质代谢和水盐代谢紊乱所致,如满月脸、水牛背、向心性肥胖、皮肤变薄、痤疮、多毛、水肿、低血钾、高血压、糖尿病等。停药后可自行消退,必要时采取对症治疗,如应用降压药、降糖药、氯化钾、低盐、低糖、高蛋白饮食等。

(2)诱发或加重感染:因糖皮质激素抑制机体防御功能所致。长期应用常可诱发感染或使体内潜在病灶扩散,特别是在原有疾病已使抵抗力降低的情况下,如肾病综合征者更易产生。此外,糖皮质激素还可使原来静止的结核病灶扩散、恶化,故结核病患者必要时应并用抗结核药。

(3)消化系统并发症:使胃酸、胃蛋白酶分泌增加,抑制胃黏液分泌,降低胃肠黏膜的抵抗力,故可诱发或加剧胃十二指肠溃疡,甚至造成消化道出血或穿孔。对少数患者可诱发胰腺炎或脂肪肝。

(4)心血管系统并发症:长期应用可引起高血压和动脉粥样硬化。

(5)骨质疏松、肌肉萎缩、伤口愈合迟缓等与激素促进蛋白质分解,抑制其合成及增加钙、磷排泄有关。骨质疏松多见于儿童、老人和绝经妇女,严重者可导致自发性骨折。此外,因糖皮质激素还可抑制生长素分泌和造成负氮平衡,影响生长发育。偶可引起畸胎。

(6)其他:精神失常。有精神病或癫痫病史者禁用或慎用。

2.停药反应

(1)长期应用减量过快或突然停药时,可引起肾上腺皮质萎缩和功能不全。停药后也有少数患者遇到严重应激情况,例如感染、创伤、手术时可发生恶心、呕吐、乏力、低血压、休克等肾上腺危象,需及时抢救。

(2)反跳现象:因患者对激素产生了依赖性或病情尚未完全控制,突然停药或减量过快可致原病复发或恶化。常需加大剂量再行治疗,待症状缓解后再逐渐减量、停药。

(四)禁忌证

严重精神病和癫痫,活动性消化性溃疡病,骨折,创伤修复期,肾上腺皮质功能亢进症,严重高血压,糖尿病,孕妇,抗菌药不能控制的感染(如水痘、真菌感染)等都是糖皮质激素的禁忌证。

(五)用法及疗程

1.大剂量突击疗法

用于严重中毒性感染及各种休克。氢化可的松首次剂量可静脉滴注 200~300 mg,1 d 量可达 1 g 以上,疗程不超过 3 d。

2.一般剂量长期疗法

用于结缔组织病、肾病综合征、顽固性支气管哮喘等。一般开始时用泼尼松口服 10~20 mg 或相应剂量的其他皮质激素制剂,每天 3 次,产生效应后,逐渐减量至最小维持量,持续数月。

3.小剂量替代疗法

用于垂体前叶功能减退、艾迪生病及肾上腺皮质次全切除术后。一般维持量,可的松每天 $12.5 \sim 25$ mg。

4.隔天疗法

皮质激素的分泌具有昼夜节律性,每天上午 $8 \sim 10$ 时为分泌高潮,午夜 12 时为低潮。临床用药可随这种节律进行,即将 1 d 或 2 d 的总药量在隔天早晨 1 次给予,此时正值激素正常分泌高峰,对肾上腺皮质功能的抑制较小。

二、皮质激素抑制药

皮质激素抑制剂可代替外科的肾上腺皮质切除术,临床常用的有美替拉酮。美替拉酮又名甲吡酮,为 11β-羟化酶抑制剂,能抑制氢化可的松产生,但通过反馈性地促进促肾上腺皮质激素分泌导致 11-去氧皮质酮和 11-去氧氢化可的松代偿性增加,故尿中 17-羟类固醇排泄也相应增加。临床用于治疗肾上腺皮质肿瘤和产生促肾上腺皮质激素的肿瘤所引起的氢化可的松过多症和皮质癌。不良反应较少,偶可引起眩晕、消化道反应、高血压等。

三、肾上腺皮质激素类药的用药监护

(一)用药监测

用药期间要注意监测心率、血压、体温、体质量、电解质和液体出入量等指标,长期治疗的患者应定期进行特殊检查,包括血糖、尿糖、视力、眼内压、脊柱、胸部 X 线拍片等,定期检查大便潜血,注意观察大便颜色,有无咖啡或柏油状,定期检查尿中 17-羟类固醇,以排除皮质醇增多症。

(二)用药护理

(1)要严格把握激素的使用,必须按医嘱规定时间、剂量用药,不可任意停药和滥用激素。

(2)糖皮质激素不能做皮下注射,亦不能在感染的关节腔内注射给药。肌内注射应采取深部注射,并经常更换部位,注意观察有无局部感染和肌肉萎缩的现象。

(3)长期服用激素使身体对外界刺激的生理反应敏感性降低,有任何疼痛、出血、恶心、厌食的症状,都应与医师联系。

(4)长期用药的患者可能出现神经系统的症状和体征,如兴奋和失眠。应合理地安排给药时间,创造良好的环境,保证患者的休息和睡眠。

(5)患者的饮食应保持低钠、低糖、高钾、高蛋白、高纤维素及含钾丰富的水果及蔬菜,有肾功能不全、造瘘管的患者,饮食要注意水、钠的平衡。

(6)因长期用药出现的皮质醇增多症,即满月脸、肥胖、色素沉着、多毛,妇女月经失调等,随着药物的递减和停药会逐渐消失,告诉患者不必为之多虑。

(7)药物长期作用可引起缺钙、骨质疏松而导致自发性骨折。要提醒患者不要做超出医师允许的重体力劳动或剧烈运动,若有低钙的症状出现,如肌肉无力、痉挛等,要及时告诉医师。

(8)糖皮质激素可减弱机体防御疾病能力、诱发或加重感染。对长期用药者,应注意个人卫生,防止感染,房间要定时通风和消毒空气,保持适宜的温度、湿度,并减少探视。

(张 蕊)

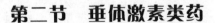

第二节　垂体激素类药

临床上常用的垂体激素类药物主要以基因重组人生长激素为代表。本品以基因工程技术由哺乳动物细胞产生,与天然人生长激素相同。

一、其他名称

思真,Somatotrophin。

二、性状

本品为白色或类白色粉末。

三、药理学

本品具有与人生长激素同等的作用,即能促进骨骼、内脏和全身生长,促进蛋白质合成,影响脂肪和矿物质代谢,在人体生长发育中起着关键性作用。肌内注射 3 h 后达到平均峰浓度,皮下注射后约 80% 被吸收,4～6 h 后达峰浓度,$t_{1/2}$ 约为 4 h,两种给药途径的 AUC 十分接近。在肝、肾代谢,通过胆汁排泄。

四、适应证

主要用于内源性生长激素分泌不足所致的生长障碍,性腺发育不全所致的生长障碍(特纳综合征)。此外,尚可用于治疗伴恶病质的艾滋病、短肠综合征等疾病。

五、用法和用量

人生长激素的国际标准,rDNA 来源的人生长激素的定义是每 1 安瓿内含有 1.95 mg 蛋白质,每 1 mg 含有活性成分 3 U。1 mg 无水的生长激素 USP 约等于 3 USP 生长激素单位。商品化的制剂在每 1 mg 含有的单位数量上会有所不同,不同的制造商在评价生长激素值时有所差异,因此给药剂量必须个体化,采用肌内注射或皮下注射。①内源性生长激素分泌不足所致的生长障碍:一般用量为每周 4 mg(12 U)/m²,或每周 0.2 mg(0.6 U)/kg,分 3 次肌内注射,皮下注射分 6 次或 7 次给药,最好晚上给药。②性腺发育不全所致的生长障碍:每周 6 mg(18 U)/m²,或每周 0.2～0.23 mg(0.6～0.7 U)/kg,治疗的第二年剂量可增至 8 mg(24 U)/m²,或每周 0.27～0.33 mg(0.8～1 U)/kg,分 7 次单剂量于晚上皮下注射给药。

六、不良反应

偶可引起注射部位疼痛、麻木、发红和肿胀等。

七、禁忌证

任何有进展迹象的潜在性脑肿瘤患者、妊娠期妇女和哺乳期妇女均禁用。不得用于骨骺已闭合的儿童患者。

八、注意

(1)糖尿病为相对禁忌证,给糖尿病患者应用时应进行严格的医学及实验室监控。

(2)脑肿瘤引起的垂体侏儒病患者、心脏或肾脏病患者慎用。

(3)使用前,需对脑垂体功能做详细检查,准确诊断后才能应用。

(4)应临用时配制,用注射用水或含苯甲醇的生理盐水溶解,轻轻摇动,切勿振荡,以免变性。

九、药物相互作用

大剂量糖皮质激素可能会抑制本品的作用。

十、制剂

注射用粉针:每瓶 1.33 mg(4 U);3.33 mg(10 U)。

十一、储法

避光于 2 ℃～8 ℃保存。以生理盐水溶解后应立即使用,未用完的药液应弃去。以含苯甲醇的生理盐水溶解的药液可于 2 ℃～8 ℃下保存 14 d。

(张　蕊)

第三节　甲状腺激素及抗甲状腺药

一、甲状腺激素

甲状腺激素为碘化酪氨酸的衍生物,包括甲状腺素(T_4)和三碘甲状腺原氨酸(T_3)。

(一)甲状腺激素的合成、储存、分泌与调节

1.合成

甲状腺激素的合成是在甲状腺球蛋白(TG)上进行的,其过程如下。

(1)甲状腺细胞摄取血液中的碘化物。

(2)碘化物在过氧化物酶的作用下被氧化成活性碘。活性碘与 TG 上的酪氨酸残基结合,生成一碘酪氨酸(MIT)和二碘酪氨酸(DIT)。

(3)在过氧化物酶作用下,一分子 MIT 和一分子 DIT 耦联生成 T_3,二分子 DIT 耦联成 T_4。

2.储存

合成的 T_3、T_4 储存于甲状腺滤泡腔内。

3.分泌

TG 在蛋白水解酶作用下分解为 T_3、T_4 进入血液。

4.调节

垂体前叶分泌的促甲状腺激素可促进 T_3,T_4 合成、释放。然而,当血液中 T_3、T_4 水平增加可反馈性抑制垂体前叶分泌促甲状腺激素进而抑制合成 T_3、T_4。此外,碘也可调节甲状腺激素合成,缺碘时可增强摄碘能力,T_3、T_4合成及释放增多。

(二)药物作用

1.维持生长发育

甲状腺激素分泌不足或过量都可引起疾病。婴幼儿甲状腺功能不足时,躯体与智力发育均受影响,可致呆小病(克汀病);成人甲状腺功能不全时,可致黏液性水肿。

2.促进代谢

促进物质氧化,增加氧耗,提高基础代谢率,使产热增多。甲状腺功能亢进时有怕热、多汗等症状。

3.增加交感神经系统敏感性

甲状腺激素可增强心脏对儿茶酚胺的敏感性,甲状腺功能亢进时出现震颤、神经过敏、急躁、心率加快等现象。

甲状腺激素可通过胎盘和进入乳汁,妊娠和哺乳期妇女应注意。

(三)临床用途

主要用于甲状腺功能低下的替代补充疗法。

1.呆小病

应尽早用药,发育仍可恢复正常。若治疗过晚,则智力仍然低下。

2.黏液性水肿

一般服用甲状腺片,从小量开始,逐渐增大至足量。剂量不宜过大,以免增加心脏负担而加重心脏疾病。

3.单纯性甲状腺肿

其治疗取决于病因。由于缺碘所致者应补碘。临床上无明显发病原因者可给予适量甲状腺激素,以补充内源性激素的不足,并可抑制甲状腺激素过多分泌,以缓解甲状腺组织代偿性增生肥大。

(四)不良反应

过量可引起甲状腺功能亢进的临床表现,在老人和心脏病患者中,可发生心绞痛和心肌梗死,宜用 β 受体阻滞药对抗,并应停用甲状腺激素。

二、抗甲状腺药

甲状腺功能亢进简称甲亢,是多种原因所致的以甲状腺激素分泌过多引发代谢紊乱为特征的一种综合征。抗甲状腺药是一类能干扰甲状腺合成和释放,消除甲状腺功能症状的药物。目前常用的抗甲状腺药物有硫脲类、碘化物、放射性碘及 β 受体阻滞药。

(一)硫脲类

硫脲类是常用的抗甲状腺药物,可分为两类:①硫氧嘧啶类,如甲硫氧嘧啶、丙硫氧嘧啶;②咪唑类,如甲巯咪唑。

1.药物作用

(1)抑制甲状腺激素合成。该类药物本身作为过氧化物酶的底物而被碘化,使氧化碘不能结合到甲状腺球蛋白上,从而抑制甲状腺激素的生物合成。硫脲类药物对已合成的甲状腺激素无效,须待已合成的激素被消耗后才能完全生效。一般用药 2～3 周甲状腺功能亢进症状开始减轻,1～3个月基础代谢率才恢复正常。

(2)丙硫氧嘧啶还能抑制外周组织的T_4转化为T_3,能迅速控制血清中生物活性较强的T_3水平,故在重症甲状腺功能亢进、甲状腺危象时该药可列为首选。

(3)此外,硫脲类药物尚有免疫抑制作用,能使血液中甲状腺刺激性免疫球蛋白下降,对病因也有一定的治疗作用。

2.临床用途

(1)内科药物治疗:适用于轻症和不宜手术或^{131}I治疗者,如儿童、青少年及术后复发而不适于^{131}I治疗者可用。

(2)手术前准备:甲状腺功能亢进术前服用硫脲类药物,可使甲状腺功能恢复或接近正常,从而可减少患者在麻醉手术时出现甲状腺危象。

(3)甲状腺危象的治疗:甲状腺功能亢进患者在感染、手术等诱因下,可使甲状腺激素大量释放,患者出现高热、虚脱、心力衰竭、电解质紊乱等现象,称甲状腺危象。此时除主要应用大剂量碘剂和采取其他措施外,大剂量硫脲类可抑制甲状腺激素的合成,并且可阻断外周组织的T_4转化为T_3。

3.不良反应

变态反应较常见,如出现瘙痒、药疹等,多数不需停药即可消失。严重不良反应有粒细胞缺乏症。一般发生在治疗后的2～3个月,故应定期检查血常规,若用药后出现咽痛或发热,立即停药则可恢复。此外,本类药物长期应用后可出现甲状腺肿。因药物可进入乳汁及通过胎盘,孕妇慎用,哺乳期妇女禁用;甲状腺癌患者禁用。

(二)碘和碘化物

碘和碘化物是治疗甲状腺病最古老的药物。常用的有碘化钾、碘化钠和复方碘溶液等。

1.药物作用

不同剂量的碘化物对甲状腺功能可产生不同的作用。小剂量的碘是合成甲状腺素的原料,可用于治疗单纯性甲状腺肿。大剂量碘产生抗甲状腺作用,可能与抑制蛋白水解酶,减少T_3、T_4释放有关,作用快而强,用药1～2d起效,10～15d达最大效应。此外还可抑制促甲状腺激素所致的腺体增生。

2.临床用途

大剂量碘的应用只限于以下情况:①甲状腺功能亢进术前准备,一般在术前2周给予复方碘溶液以使甲状腺组织缩小、血管减少、组织变硬,以利于手术进行;②甲状腺危象的治疗,将碘化物加到10%葡萄糖注射液中静脉滴注,可有效地控制症状,但要注意同时配合服用硫脲类药物。

3.不良反应

(1)急性反应:可于用药后立即或几小时后发生,主要表现为血管神经性水肿,严重出现喉头水肿而窒息。

(2)慢性碘中毒:一般为黏膜刺激症状,表现为口腔及咽喉灼烧感、唾液分泌增多等。

(3)甲状腺功能紊乱:长期服用碘化物可诱发甲状腺功能亢进。碘还可进入乳汁并通过胎盘引起新生儿甲状腺肿,故孕妇及哺乳期妇女应慎用。

(三)放射性碘

临床应用的放射性碘是^{131}I,其半衰期为8d。

1.药物作用

^{131}I可被甲状腺摄取,产生β射线(占99％)和γ射线(占1％)。由于β射线在组织内的射程≤2 mm,因此其辐射作用限于甲状腺内,只破坏甲状腺组织,而很少破坏周围组织,故适宜剂量^{131}I,可获得类似手术切除效果。

2.临床用途

(1)甲状腺功能亢进的治疗:^{131}I用于治疗不宜手术、手术后复发及对抗甲状腺药物过敏或无效者。一般用药后1个月见效,3～4个月后甲状腺功能恢复正常。

(2)甲状腺功能检查:^{131}I释放的γ射线可在体表测到,可用于检查甲状腺功能。甲状腺功能亢进时,摄碘率高,摄碘高峰时间前移。反之,摄碘率低,摄碘高峰时间后延。

3.不良反应

主要为甲状腺功能低下,故应严格掌握剂量和密切观察,一旦发生甲状腺功能低下症状,应及时停药,并补充甲状腺激素。

(四)用药监测与护理

1.用药监测

用药期间,应定期监测患者心率、血压及甲状腺功能(T_3、T_4水平)。每次用药前应测脉搏和血压,当脉搏超过100次/分钟,或有节律不齐等异常改变时,应报告医师。

2.用药护理

(1)甲状腺素类药物的用药护理。①甲状腺功能低下的患者很多伴有心血管方面的疾病,如心收缩力减弱、心功能不全等,此类患者对甲状腺素颇为敏感,应从小剂量开始用药。②给药后应严密观察患者有无心血管方面的不良反应,尤其是老年人或心脏病的患者,若心率超过100次/分钟,应暂停给药,及时通知医师。③对患有糖尿病的患者应用甲状腺素时,可能会使血糖的水平难以控制,故要密切监测血糖。④甲状腺素药物可增强抗凝药的作用,要观察患者有无不正常的出血和紫癜等。如有异常,要及时提醒医师,以便及时调整抗凝药的剂量。⑤鼓励患者多进食黄豆、花生、萝卜类、菠菜、桃、梨、草莓等可促进甲状腺素分泌的食物,有利于疾病的治疗。

(2)抗甲状腺药物的用药护理。①因甲状腺功能亢进患者代谢率快,疲乏,烦躁,难以入眠,故要尽量减少噪声和外界刺激,保证患者的休息。②硫脲类药物应用时应定期检查血常规及肝功能,如出现明显白细胞减少或肝炎症状时,应立即报告医师。③服药期间若发现怀孕,应及时通知医师,中止或调整药物剂量,避免对隐瞒造成不必要的损害。④患者饮食应遵循多食多餐的原则,以防止体质量下降,保证摄入足够的维生素、矿物质、蛋白质,以满足身体代谢的需求,但应避免咖啡、茶、可乐类的饮料。

(3)碘剂的用药护理。①碘剂应饭后服,并要用大量的水送下,也可将碘剂溶在果汁或牛奶里,用吸管服用可改善口感,并减少刺激。②碘剂为光敏物质,应放在棕色瓶内避光保存,碘剂具有一定的毒性和刺激性,要存放在安全的地方。③观察患者有无变态反应,如发生应先停药,立即报告医师做相应处理。④对碘剂过敏引起的皮肤瘙痒,可用碳酸钠溶液泡澡,降低室内温度等方式缓解。⑤学会观察患者碘中毒的症状,如口腔溃疡,唾液分泌过多,齿龈肿痛,巩膜发红,眼睑水肿等。

(4)放射性碘剂的用药护理。①对接受放射性碘剂治疗的患者,要详细解释用药的目的、可能的不良反应等,消除患者和家人对放射性碘剂的担忧。②要密切观察患者有无变态反应,治疗时做好救治准备,特别对有过敏体质的患者。③患者应保护体液平衡,以避免放射性碘在体内蓄积,引起对机体的损害。④在家接受放射性碘治疗患者,应教育患者熟悉甲状腺功能亢进及低下的症状与体征,告之在治疗的第1周,应避免接触儿童或与他人同睡一室;对其排泄物应进行专门存放和管理等。

(张　蕊)

第九章

风湿免疫科常用药物

第一节　抗变态反应药

变态反应是机体对异物抗原产生的不正常免疫反应,常导致生理功能紊乱或组织损伤。一般的变态反应分为四型,即Ⅰ型(速发型)、Ⅱ型(细胞毒型)、Ⅲ型(免疫复合物型)和Ⅳ型(迟发型)。目前对各型变态反应性疾病尚缺乏专一有效药物。抗变态反应治疗的主要目的,是纠正免疫失调和抑制变态反应性炎症反应。

目前,抗变态反应药通常包括三大类:抗组胺药、过敏活性物质阻释药和组胺脱敏剂。

一、抗组胺药

(一)苯海拉明

1.剂型规格

片剂:12.5 mg,25 mg,50 mg。注射剂:1 mL:20 mg。

2.适应证

用于皮肤黏膜的过敏,如荨麻疹、变应性鼻炎、皮肤瘙痒症、药疹,对虫咬症和接触性皮炎也有效。急性变态反应,如输血或血浆所致的急性变态反应。预防和治疗晕动病。曾用于辅助治疗帕金森病和锥体外系症状。镇静作用,术前给药。牙科麻醉。

3.用法用量

可口服、肌内注射及局部外用。但不能皮下注射,因有刺激性。①口服:每天 3～4 次,饭后服,每次 25 mg。②肌内注射:每次 20 mg,每天 1～2 次,极量为 1 次 0.1 g,每天 0.3 g。

4.注意事项

(1)服药期间不得驾驶机、车、船,从事高空作业、机械作业及操作精密仪器。

(2)肾功能障碍患者,本品在体内半衰期延长,因此,应在医师指导下使用。

(3)如服用过量或出现严重不良反应,应立即就医。

(4)本品性状发生改变时禁止使用。

(5)请将本品放在儿童不能接触的地方。

(6)如正在使用其他药品,使用本品前请咨询医师或药师。

(7)老年人、孕妇及哺乳期妇女慎用。

（8）过敏体质者慎用。

5.不良反应

（1）常见头晕、头昏、恶心、呕吐、食欲缺乏及嗜睡。

（2）偶见皮疹、粒细胞减少。

6.禁忌证

对本品及其他酒精胺类药物高度过敏者禁用。新生儿、早产儿禁用。重症肌无力者、闭角型青光眼、前列腺肥大患者禁用。幽门十二指肠梗阻、消化性溃疡所致的幽门狭窄、膀胱颈狭窄、甲状腺功能亢进、心血管病、高血压、下呼吸道感染（如支气管炎、气管炎、肺炎）及哮喘患者不宜使用。

7.药物相互作用

（1）本品可短暂影响巴比妥类药的吸收。

（2）与对氨基水杨酸钠同用，可降低后者血药浓度。

（3）可增强中枢抑制药的作用，应避免合用。

（4）单胺氧化酶抑制剂能增强本品的抗胆碱作用，使不良反应增加。

（5）大剂量可降低肝素的抗凝作用。

（6）可拮抗肾上腺素能神经阻滞剂的作用。

（二）茶苯海明

1.剂型规格

片剂：25 mg，50 mg。

2.适应证

用于防治晕动病，如晕车、晕船、晕机所致的恶心、呕吐。对妊娠、梅尼埃病、放射线治疗等引起的恶心、呕吐、眩晕也有一定效果。

3.用法用量

口服。预防晕动病：一次 50 mg，于乘机、车、船前 0.5～1 h 服，必要时可重复一次。抗过敏：成人一次 50 mg，每天 2～3 次；小儿 1～6 岁，一次 12.5～25 mg，每天 2～3 次；7～12 岁，一次 25～50 mg，每天 2～3 次。

4.注意事项

（1）可与食物、果汁或牛奶同服，以减少对胃的刺激。服药期间不得驾驶机、车、船，从事高空作业、机械作业及操作精密仪器。

（2）服用本品期间不得饮酒或含有酒精的饮料。不得与其他中枢神经抑制药（如一些镇静安眠药）及三环类抗抑郁药同服。

（3）如服用过量或出现严重不良反应，应立即就医。

（4）本品性状发生改变时禁止使用。

（5）请将本品放在儿童不能接触的地方。

（6）儿童必须在成人监护下使用。

（7）如正在使用其他药品，使用本品前请咨询医师或药师。

（8）老年人慎用。

（9）过敏体质者慎用。

5.不良反应

(1)大剂量服用可产生嗜睡、头晕,偶有药疹发生。

(2)长期使用可能引起造血系统的疾病。

6.禁忌证

新生儿、早产儿禁用。对本品及辅料、苯海拉明、茶碱过敏者禁用。

7.药物相互作用

(1)对酒精、中枢抑制药、三环类抗抑郁药的药效有促进作用。

(2)能短暂地影响巴比妥类和磺胺醋酰钠等的吸收。

(3)与对氨基水杨酸钠同用时,后者的血药浓度降低。

(三)马来酸氯苯那敏

1.剂型规格

片剂:4 mg。注射剂:1 mL∶10 mg;2 mL∶20 mg。

2.适应证

本品适用于皮肤过敏症:荨麻疹、湿疹、皮炎、药疹、皮肤瘙痒症、神经性皮炎、虫咬症、日光性皮炎。也可用于变应性鼻炎、血管舒缩性鼻炎、药物及食物过敏。

3.用法用量

成人:①口服,一次 4～8 mg,每天 3 次;②肌内注射,一次 5～20 mg。

4.注意事项

(1)老年患者酌减量。

(2)可与食物、水或牛奶同服,以减少对胃刺激。

(3)婴幼儿、孕妇、闭角型青光眼、膀胱颈部或幽门十二指肠梗阻、消化性溃疡致幽门狭窄者、心血管疾病患者及肝功能不良者慎用。

(4)孕妇及哺乳期妇女慎用。

5.不良反应

(1)有嗜睡、疲劳、口干、咽干、咽痛,少见有皮肤瘀斑及出血倾向、胸闷、心悸。

(2)少数患者出现药疹。

(3)个别患者有烦躁、失眠等中枢兴奋症状,甚至可能诱发癫痫。

6.禁忌证

新生儿、早产儿、癫痫患者、接受单胺氧化酶抑制剂治疗者禁用。

7.药物相互作用

(1)与中枢神经抑制药并用,可加强本品的中枢抑制作用。

(2)可增强金刚烷胺、氟哌啶醇、抗胆碱药、三环类抗抑郁药、吩噻嗪类及拟交感神经药的药效。

(3)与奎尼丁合用,可增强本品抗胆碱作用。

(4)能增加氯喹的吸收和药效。

(5)可抑制代谢苯妥英的肝微粒体酶,合用可引起苯妥英的蓄积中毒。

(6)本品不宜与阿托品、哌替啶等药合用,亦不宜与氨茶碱作混合注射。

(7)可拮抗普萘洛尔的作用。

(四)盐酸异丙嗪

1.剂型规格

片剂:12.5 mg,25 mg。注射剂:2 mL:50 mg。

2.适应证

(1)皮肤黏膜的过敏:适用于长期的、季节性的变应性鼻炎,血管运动性鼻炎,过敏性结膜炎,荨麻疹,血管神经性水肿,对血液或血浆制品的变态反应,皮肤划痕症。

(2)晕动病:防治晕车、晕船、晕飞机。

(3)用于麻醉和手术前后的辅助治疗,包括镇静、催眠、镇痛、止吐。

(4)用于防治放射病性或药源性恶心、呕吐。

3.用法用量

口服:抗过敏,一次 6.25~12.5 mg,每天 1~3 次;防晕动病,旅行前 1 h 服 12.5 mg,必要时 1 d 内可重复 1~2 次,儿童剂量减半;用于恶心、呕吐,一次 12.5 mg,必要时每 4~6 h 1 次;用于镇静、安眠,一次 12.5 mg,睡前服,1~5 岁儿童 6.25 mg,6~10 岁儿童 6.25~12.5 mg。肌内注射:一次 25~50 mg,必要时 2~4 h 重复。

4.注意事项

(1)孕妇在临产前 1~2 周应停用此药。

(2)老年人慎用。

(3)闭角型青光眼及前列腺肥大者慎用。

5.不良反应

异丙嗪属吩噻嗪类衍生物,小剂量时无明显不良反应,但大量和长时间应用时可出现吩噻嗪类常见的不良反应。①较常见的有嗜睡,较少见的有视力模糊或色盲(轻度)、头晕目眩、口鼻咽干燥、耳鸣、皮疹、胃痛或胃部不适感、反应迟钝(儿童多见)、晕倒感(低血压)、恶心或呕吐(进行外科手术和/或并用其他药物时),甚至出现黄疸。②增加皮肤对光的敏感性,多噩梦,易兴奋,易激动,幻觉,中毒性谵妄,儿童易发生锥体外系反应。上述反应发生率不高。③心血管的不良反应很少见,可见血压增高,偶见血压轻度降低。血白细胞减少、粒细胞减少症及再生不良性贫血则属少见。

6.禁忌证

新生儿、早产儿禁用。对本品及辅料、吩噻嗪过敏者禁用。

7.药物相互作用

(1)对诊断的干扰:葡萄糖耐量试验中可显示葡萄糖耐量增加。可干扰尿妊娠免疫试验,结果呈假阳性或假阴性。

(2)酒精或其他中枢神经抑制剂,特别是麻醉药、巴比妥类、单胺氧化酶抑制剂或三环类抗抑郁药与本品同用时,可增加异丙嗪和/或这些药物的效应,用量要另行调整。

(3)抗胆碱类药物,尤其是阿托品类和异丙嗪同用时,后者的抗毒蕈碱样效应增加。

(4)溴苄铵、胍乙啶等降压药与异丙嗪同用时,前者的降压效应增强。肾上腺素与异丙嗪同用时肾上腺素的 α 作用可被阻断,使 β 作用占优势。

(5)顺铂、巴龙霉素及其他氨基糖苷类抗生素、水杨酸制剂和万古霉素等耳毒性药与异丙嗪同用时,其耳毒性症状可被掩盖。

(6)不宜与氨茶碱混合注射。

8.药物过量

药物过量时表现:手脚动作笨拙或行动古怪,严重时困倦或面色潮红、发热,气急或呼吸困难,心率加快(抗毒蕈碱 M 受体效应),肌肉痉挛,尤其好发于颈部和背部的肌肉。坐卧不宁,步履艰难,头面部肌肉痉挛性抽动或双手震颤(后者属锥体外系的效应)。防治措施:解救时可对症注射地西泮(安定)和毒扁豆碱;必要时给予吸氧和静脉输液。

(五)氯雷他定

1.剂型规格

片剂:10 mg。糖浆剂:10 mL∶10 mg。

2.适应证

用于缓解变应性鼻炎有关的症状,如喷嚏、流涕、鼻痒、鼻塞及眼部痒及灼烧感。口服药物后,鼻和眼部症状及体征得以迅速缓解。亦适用于缓解慢性荨麻疹、瘙痒性皮肤病及其他过敏性皮肤病的症状及体征。

3.用法用量

口服:①成人及 12 岁以上儿童一次 10 mg,每天 1 次。②2～12 岁儿童,体质量>30 kg,一次 10 mg,每天 1 次;体质量≤30 kg,一次 5 mg,每天 1 次。

4.注意事项

(1)肝功能不全的患者应减低剂量。

(2)老年患者不减量。

(3)妊娠期及哺乳期妇女慎用。

(4)2 岁以下儿童服用的安全性及疗效尚未确定,故使用应谨慎。

5.不良反应

在每天 10 mg 的推荐剂量下,本品未见明显的镇静作用。常见不良反应有乏力、头痛、嗜睡、口干、胃肠道不适包括恶心、胃炎及皮疹等。罕见不良反应有脱发、变态反应、肝功能异常、心动过速及心悸等。

6.禁忌证

对本品及辅料过敏者禁用。

7.药物相互作用

(1)同时服用酮康唑、大环内酯类抗生素、西咪替丁、茶碱等药物,会提高氯雷他定在血浆中的浓度,应慎用。其他已知能抑制肝脏代谢的药物,在未明确与氯雷他定相互作用前应谨慎合用。

(2)如与其他药物同时使用可能会发生药物相互作用,详情请咨询医师或药师。

8.药物过量

药物过量时表现:成年人过量服用本品(40～180 mg)可发生嗜睡、心律失常、头痛。防治措施:①一旦发生以上症状,立即给予对症和支持疗法;②治疗措施包括催吐,随后给予药用炭吸附未被吸收的药物,如果催吐不成功,则用生理盐水洗胃,进行导泻以稀释肠道内的药物浓度;③血透不能清除氯雷他定,还未确定腹膜透析能否清除本品。

(六)特非那定

1.剂型规格

片剂:60 mg。

2.适应证

(1)变应性鼻炎。

(2)荨麻疹。

(3)各种过敏性瘙痒性皮肤疾病。

3.用法用量

(1)成人及 12 岁以上儿童:口服,一次 30～60 mg,每天 2 次。

(2)6～12 岁儿童,一次 30 mg,每天 2 次,或遵医嘱。

4.注意事项

(1)本品必须在医师处方下方可使用,与其他药物合用时须征得医师同意。

(2)因本品有潜在的心脏不良反应,不可盲目加大剂量。

(3)有心脏病及电解质异常(如低钙、低钾、低镁)及甲状腺功能低下的患者慎用。

(4)服用某些抗心律失常药及精神类药物的患者慎用。

(5)司机及机器操作者慎用。

(6)孕妇及哺乳期妇女慎用。

5.不良反应

(1)心血管系统:根据国外文献报道罕见有下列不良反应发生。如 QT 间期延长、尖端扭转性室性心动过速、心室颤动及其他室性心律失常、心脏停搏、低血压、心房扑动、昏厥、眩晕等,以上反应多数由于超剂量服用及药物相互作用引起。

(2)胃肠系统:如胃部不适,恶心、呕吐、食欲增加、大便习惯改变。

(3)其他:如口干、鼻干、咽干、咽痛、咳嗽、皮肤潮红、瘙痒、皮疹、头痛、头晕、疲乏等。

6.禁忌证

对本品及辅料过敏者禁用。

7.药物相互作用

(1)本品不能与各种抗心律失常药物同用,以免引起心律失常。

(2)酮康唑和伊曲康唑可抑制本品代谢,使药物在体内蓄积而引起尖端扭转型心律失常。其他咪唑类药物如咪康唑、氟康唑及甲硝唑、克拉霉素等也有类似作用,严重时可致死亡。

8.药物过量

药物过量时表现:一般症状轻微,如头痛、恶心、精神错乱等,严重者曾见室性心律失常。防治措施:①心脏监测至少 24 h;②采取常规措施消除吸收的药物;③血透不能有效清除血液中的酸性代谢产物;④急性期后对症和支持治疗。

(七)盐酸非索非那定

1.剂型规格

片(胶囊)剂:60 mg。

2.适应证

(1)用于变应性鼻炎、过敏性结膜炎。

(2)慢性特发性荨麻疹。

3.用法用量

一次 60 mg,每天 2 次,或 120 mg 每天 1 次。

4.注意事项

肝功能不全者不需减量,肾功能不全者剂量需减半。

5.不良反应

主要不良反应是头痛、消化不良、疲乏、恶心及咽部刺激感等。

6.禁忌证

对本品及辅料、特非那定过敏者禁用。

7.药物相互作用

本品与红霉素或酮康唑合并使用时,会使非索非那定的血药浓度增加2~3倍,但对红霉素和酮康唑的药动学没有影响。

8.药物过量

药物过量时表现:有报道在超剂量使用本品时出现头昏眼花、困倦和口干。防治措施:①当发生药物过量时,应考虑采取标准治疗措施去除未吸收的活性物质;②建议进行对症及支持治疗;③血液透析不能有效地清除血液中的非索非那定。

二、过敏活性物质阻释药

以赛庚啶为例。

(一)剂型规格

片剂:2 mg。

(二)适应证

(1)用于荨麻疹、血管性水肿、变应性鼻炎、过敏性结膜炎、其他过敏性瘙痒性皮肤病。

(2)曾用于皮质醇增多症、肢端肥大症等的辅助治疗,目前已较少应用。

(3)国外有报道可作为食欲刺激剂,用于神经性厌食。

(三)用法用量

口服:①成人,一次2~4 mg,每天2~3次;②儿童,6岁以下每次剂量不超过1 mg,6岁以上同成人。

(四)注意事项

(1)服药期间不得驾驶机、车、船,从事高空作业、机械作业及操作精密仪器。

(2)服用本品期间不得饮酒或含有酒精的饮料。

(3)儿童用量请咨询医师或药师。

(4)如服用过量或出现严重不良反应,应立即就医。

(5)本品性状发生改变时禁止使用。

(6)请将本品放在儿童不能接触的地方。

(7)儿童必须在成人监护下使用。

(8)如正在使用其他药品,使用本品前请咨询医师或药师。

(9)过敏体质者慎用。

(10)老年人及2岁以下小儿慎用。

(五)不良反应

嗜睡、口干、乏力、头晕、恶心等。

（六）禁忌证

（1）孕妇、哺乳期妇女禁用。

（2）青光眼、尿潴留和幽门梗阻患者禁用。

（3）对本品过敏者禁用。

（七）药物相互作用

（1）不宜与酒精合用，可增加其镇静作用。

（2）不宜与中枢神经系统抑制药合用。

（3）与吩噻嗪药物（如氯丙嗪等）合用可增加室性心律失常的危险性，严重者可致尖端扭转型心律失常。

（4）如与其他药物同时使用可能会发生药物相互作用，详情请咨询医师或药师。

三、组胺脱敏剂

以磷酸组胺为例。

（一）剂型规格

注射剂：1 mL：1 mg；1 mL：0.5 mg；5 mL：0.2 mg。

（二）适应证

（1）主要用于胃液分泌功能的检查，以鉴别恶性贫血的绝对胃酸缺乏和胃癌的相对缺乏。

（2）用于麻风病的辅助诊断。

（3）组胺脱敏。

（三）用法用量

（1）空腹时皮内注射，一次 0.25～0.5 mg。每隔 10 min 抽 1 次胃液化验。

（2）用 1：1 000 的磷酸组胺做皮内注射，一次 0.25～0.5 mg，观察有无完整的三联反应，用于麻风病的辅助诊断。

（3）组胺脱敏维持量：皮下注射，每周两次，每次 0.5 mL。

（四）注意事项

本品注射可能发生变态反应，发生后可用肾上腺素解救。

（五）不良反应

过量注射后可能出现面色潮红、心率加快、血压下降、支气管收缩、呼吸困难、头痛、视觉障碍、呕吐和腹泻等不良反应，还可能出现过敏性休克。

（六）禁忌证

禁用于孕妇、支气管哮喘及有过敏史的患者。

（何玉蓉）

第二节　抗风湿药

抗风湿药为一组具有不同作用机制的药物，其共同特点是不具有即刻的抗炎和缓解疼痛作用，但长期使用后可改善病情和延缓疾病进展，主要用于类风湿关节炎和脊柱关节炎的治疗。根据 2012 年美国风湿病学会（ACR）的推荐意见，目前类风湿关节炎治疗中推荐的抗风湿药物（DMARDs）包括甲氨蝶呤（MTX）、来氟米特（LEF）、柳氮磺胺吡啶（SSZ）、米诺环素和羟氯喹（HCQ）。此外，在国内患者中雷公藤多苷亦有较多应用。在某些情况下常需联合 DMARDs 治疗。

一、甲氨蝶呤（Methotrexate，MTX）

（一）作用特点

本药为二氢叶酸还原酶抑制剂，通过阻断二氢叶酸向四氢叶酸转化，从而使 DNA 和 RNA 的合成受阻，发挥抗细胞增殖作用。该药为治疗自身免疫病特别是类风湿关节炎和特发性炎性肌病的重要药物。

（二）剂型规格

片剂：2.5 mg×100 片。

（三）适应证

在非肿瘤相关疾病中，该药可用于银屑病、类风湿关节炎、急性多关节型幼年特发性关节炎、特发性炎性肌病的治疗。

（四）禁忌证

以下情况应禁用本品：①对该药过敏者禁用；②孕妇及哺乳期妇女禁用；③肝功能明显不全、血细胞减少患者禁用。

（五）不良反应

不良反应有：①胃肠道症状如恶心、呕吐、食欲下降；②肝功能损害；③骨髓抑制；④口腔黏膜溃疡；⑤对胎儿有致畸作用；⑥罕见情况下会导致肺间质纤维化。

（六）用法

7.5～25 mg（每周 0.3 mg/kg），每周 1 次口服，建议在服用 MTX 24 h 后给予叶酸口服每周 2.5～5 mg，以减少 MTX 相关不良反应。

（七）点评

本药在治疗关节炎或炎性肌病时，多采用每周 1 次给药，每天应用可导致明显的骨髓抑制和毒性作用。

二、来氟米特（Leflunomide，LEF）

（一）作用特点

本药为异噁唑类衍生物，抑制二氢乳清酸脱氢酶的活性，从而影响活化淋巴细胞的嘧啶合成，并发挥其抗炎作用。

（二）剂型规格

片剂：10 mg×16 片；10 mg×10 片。

（三）适应证

主要用于类风湿关节炎及其他自身免疫病的治疗。

（四）禁忌证

（1）对本品及其代谢产物过敏者及严重肝脏损害患者禁用。

（2）孕妇、哺乳期妇女禁用。

（五）不良反应

不良反应有：①腹泻、肝功能损害；②高血压；③皮疹；④对胎儿有致畸作用。

（六）用法

类风湿关节炎等关节炎 10～20 mg，每天 1 次口服。狼疮肾炎、系统性血管炎等每天 30～50 mg，分 1～2 次口服。

（七）点评

由于来氟米特的代谢产物在体内通过肝肠循环能存在数年，因此对于口服来氟米特的育龄期女性，在妊娠前应口服考来烯胺清除其代谢产物。

三、柳氮磺胺吡啶（Sulfasalazine，SSZ）

（一）作用特点

本药为 5-氨基水杨酸与磺胺吡啶的偶氮化合物。该药可通过抑制花生四烯酸级联反应，抑制中性粒细胞移动和活化，抑制 T 细胞增殖、NK 细胞活性和 B 细胞活化，并阻断多种细胞因子如白细胞介素-1、白细胞介素-6、肿瘤坏死因子等起到抗炎作用。

（二）剂型规格

片剂：0.25 g×60 片。

（三）适应证

主要用于类风湿关节炎、脊柱关节炎、幼年特发性关节炎及炎症性肠病（主要为溃疡性结肠炎）的治疗。

（四）禁忌证

以下情况应禁用本品：①对磺胺及水杨酸盐过敏者；②肠梗阻或泌尿系统梗阻患者；③急性间歇性卟啉症患者。

（五）不良反应

以下情况应禁用本品：①胃肠道症状，例如恶心、上腹不适；②肝功能损害；③头晕、头痛；④血白细胞减少；⑤皮疹。

（六）用法

建议起始剂量为 0.5 g/d 口服，可逐周增加 0.5 g/d，在关节炎中最大剂量为 3 g/d，在炎症性肠病患者中最大可用至 6 g/d。

（七）点评

服用本品期间应多饮水，以防结晶尿的发生，必要时服用碱化尿液药物。

四、羟氯喹（Hydroxychloroquine，HCQ）

（一）作用特点

本药最早属于抗疟类药物，通过改变细胞内酸性微环境，抑制促炎因子如白细胞介素-1、白细胞介素-6 和 IFN-7 的生成，减少淋巴细胞增殖，干扰 NK 细胞的功能，抑制花生四烯酸级联反应等方面来起到抗炎和免疫调节作用。

（二）剂型规格

片剂：0.1 g×14 片；0.2 g×10 片。

（三）适应证

主要用于类风湿关节炎的联合治疗,盘状红斑狼疮和系统性红斑狼疮的治疗。

（四）禁忌证

以下情况应禁用:①对该药及任何 4-氨基喹啉化合物过敏患者禁用;②对任何 4-氨基喹啉化合物治疗可引起的视网膜或视野改变的患者禁用;③儿童患者禁止长期使用。

（五）不良反应

不良反应有:①视网膜病变;②皮疹;③头痛、失眠、耳鸣、耳聋。

（六）用法

建议剂量为每次 0.2 g,每天 2 次口服。

（七）点评

为避免眼毒性,建议羟氯喹的剂量≤6.5 mg/(kg·d)。该药可用于系统性红斑狼疮患者孕期的维持治疗。

五、雷公藤多苷(Tripterygium Glycosides)

（一）作用特点

该药为雷公藤的水-三氯甲烷提取物,去除某些毒性后,保留了较强的抗炎和免疫抑制作用,对细胞免疫具有较明显的抑制作用,能作用于免疫应答感应阶段的 T 细胞、巨噬细胞和自然杀伤细胞,抑制它们的功能,对体液免疫也有一定的抑制作用。

（二）剂型规格

片剂:10 mg×100 片。

（三）适应证

主要用于类风湿关节炎及其他自身免疫病的治疗。

（四）禁忌证

以下情况应禁用:①严重肝功能不全及血细胞减少患者禁用;②孕妇及哺乳期妇女禁用。

（五）不良反应

不良反应有:①胃肠道反应,肝功能受损;②血白细胞减少;③月经失调,精子数量减少及活力下降。

（六）用法

每天 1.0～1.5 mg/(kg·d),分 3 次,餐后服用。常用剂量 20 mg,每天 3 次。

（七）点评

雷公藤多苷由于性腺抑制不良反应明显,通常不作为首选药物,有生育要求的男女患者应避免长期应用(通常不超过 3 个月)。

鉴于药物制剂和纯化工艺不同,不同厂家的雷公藤多苷疗效和不良反应存在差别。

（何玉蓉）

第三节 抗毒血清及免疫球蛋白药

将生物毒素(包括微生物、疫苗、类毒素、其他生物毒素)接种于动物体,使之免疫,产生抗体或特异的免疫球蛋白,分离而用于被动免疫,防治各种疾病。健康人血浆分离的丙种球蛋白也用于增强免疫目的,也在此一并介绍。

一、精制白喉抗毒素

本品系用白喉类毒素免疫马血浆所制得的抗毒素球蛋白制剂。用于治疗和预防白喉。

(一)应用

(1)出现症状者,以及早注射抗毒素治疗者。未经类毒素免疫或免疫史不清者,如为密切接触,可注射抗毒素紧急预防。也应同时注射类毒素,以获得永久免疫。

(2)皮下注射上臂三角肌处,同时注射类毒素时部位应分开。肌内注射应在三角肌中部或臀大肌外上。经皮下注射无异常者方可静脉注射。静脉注射应缓慢,开始每分钟不超过 1 mL,后每分钟不超过 4 mL,1 次静脉注射不超过 40 mL,儿童不超过 0.8 mL/kg。亦可稀释后静脉滴注,静脉滴注前液体宜与体温相近。

(3)用量:预防,皮下或肌内注射 1 000~2 000 单位/次。

(二)注意

(1)本品有液体及冻干两种。

(2)注射前必须详细记录。

(3)注射用具及部位必须严密消毒。

(4)注射前必须先做过敏试验(皮试液为 0.1 mL 抗毒素加生理盐水 0.9 mL),试验阳性者可做脱敏注射(将本品稀释 10 倍后,小量分数次皮下注射)。

二、精制破伤风抗毒素

本品系用破伤风类毒素免疫马血浆所制得的抗毒素球蛋白制剂。用于治疗及预防破伤风。

(一)应用

皮下注射在上臂三角肌处,同时注射类毒素时,注射部位需分开。肌内注射应在上臂三角肌或臀大肌外上。皮下、肌内注射无异常者方可静脉注射。静脉注射应缓慢,开始不超过 1 mL/min。以后不超过 4 mL/min,静脉注射 1 次不超过 40 mL,儿童不超过 0.8 mL/kg,亦可稀释后静脉滴注。

1.用量

预防:皮下或肌内注射 1 500~3 000 单位/次,儿童与成人相同。伤势重者加 1~2 倍。经 5~6 d 还可重复。

2.治疗

第 1 次肌内或静脉注射 50 000~200 000 U,儿童与成人同,以后视病情而定,伤口周围可注射抗毒素。初生儿 24 h 内肌内或静脉注射 20 000~100 000 U。

(二)注意

均参见精制白喉抗毒素。

三、精制肉毒抗毒素

本品系用含 A、B、E 三型肉毒杆菌抗毒素的免疫马血浆所制得的球蛋白制剂,用于治疗及预防肉毒杆菌中毒。

（一）应用

凡已出现肉毒杆菌中毒症状者,应尽快使用本品治疗。对可疑中毒者亦应尽快用本品预防。本品分为 A、B、E 三型,中毒型未确定前可同时用 3 型。

1.用量

预防:皮下或肌内注射 1 000～2 000 单位(1 个型)/次,情况紧急可酌情静脉注射。

2.治疗

肌内注射或静脉滴注,第 1 次注射 10 000～20 000 U(1 个型),以后视病情可每 12 h 注射 1 次,病情好转后减量或延长间隔时间。其他参见精制白喉抗毒素。

（二）注意

参见精制白喉抗毒素。

四、精制气性坏疽抗毒素

本品为气性坏疽免疫马血浆并按一定的抗毒素单位比例混合而成的球蛋白制剂。用于预防及治疗气性坏疽。

（一）应用

严重外伤有发病危险时用本品预防,一旦病症出现,应及时用大量本品治疗。

1.用量

预防:皮下或肌内注射 1 万单位/次(混合品),紧急时可酌增,亦可静脉注射,感染危险未消除时,可每隔 5～6 d 反复注射。

2.治疗

第 1 天静脉注射 3 万～5 万单位(混合品),同时注射适量于伤口周围健康组织,以后视病情间隔 4～6 h、6～12 h 反复注射。好转后酌情减量或延长间隔时间。其他参见精制白喉抗毒素。

（二）注意

参见精制白喉抗毒素。

五、精制抗蛇毒血清

本品是用蛇毒免疫马血浆所制成的球蛋白制剂。供治疗蛇咬伤之用。其中蝮蛇抗血清对竹叶青和烙铁头咬伤亦有效。

（一）应用

(1)常用静脉注射,也可肌内或皮下注射。

(2)用量:一般抗蝮蛇血清用 6 000 单位/次;抗五步蛇血清用 8 000 单位/次;银环蛇用 10 000 单位/次,上述用量可中和一条蛇毒,视病情可酌增减。

(3)儿童与成人同,不得减少。

(4)注射前先做过敏试验,阴性者方可注全量。

过敏试验法:取 0.1 mL 本品加 1.9 mL 生理盐水(稀释 20 倍),前臂掌侧皮内注射 0.1 mL,经 20～30 min 判定。可疑阳性者,可预先注射氯苯那敏 10 mg(儿童酌减),15 min 再注本品。阳性者则采用脱敏注射法。

脱敏注射法:用生理盐水将抗血清稀释 20 倍,分次皮下注射,每次观察 20～30 min,第 1 次注射 0.4 mL,如无反应,酌情增量,3 次以上无反应,即可静脉、肌内或皮下注射。注射前使制品接近体温,注射应慢,开始不超过 1 mL/min,以后不超过 4 mL/min。注射时反应异常,应立即停止。

(二)注意

(1)遇有血清反应,立即肌内注射氯苯那敏。必要时,应用地塞米松 5 mg(或氢化可的松 100 mg 或氢化可的松琥珀酸钠 135 mg)加入 25%～50%葡萄糖液 20～40 mL 中静脉注射。亦可稀释后静脉滴注。

(2)不管是否毒蛇咬伤,伤口有污染者,应同时注射破伤风抗毒素 1 500～3 000 U。

六、精制抗炭疽血清

本品系由炭疽杆菌抗原免疫的马血浆制成的球蛋白制剂。用于炭疽病的治疗和预防。

(一)应用

(1)使用对象为炭疽病或有炭疽感染危险者。

(2)预防可皮下或肌内注射。治疗可根据病情肌内注射或静脉滴注。

(3)用量:预防用 1 次 20 mL。治疗应早期给予大剂量,第 1 天可注射 20～30 mL,以后医师可根据病情给维持量。

(二)注意

(1)每次注射均应有患者及药品的详细记录。

(2)用药前应先做过敏试验(用生理盐水 0.9 mL 加本品 0.1 mL 稀释 10 倍做皮试液)。皮内注射 0.05 mL,观察 30 min。阳性者行脱敏注射法。将 10 倍稀释液,按 0.2 mL、0.4 mL、0.8 mL 三次注入,每次间隔 30 min,如无反应,再注射其余量。

七、精制抗狂犬病血清

本品是由狂犬病固定毒免疫的马血浆所制成。仅用于配合狂犬病疫苗对被疯动物严重咬伤如头、脸、颈部或多部位咬伤者进行预防注射。

(一)应用

(1)使用对象为被疯动物咬伤者,应于 48 h 内及早注射,可减少发病率。已有狂犬病者注射本品无效。

(2)先将伤口冲洗干净,在受伤部位浸润注射,余下血清可肌内注射(头部咬伤可肌内注射于颈背部)。

(3)按 40 单位/千克体质量注入,严重者可按 80～100 单位/千克,在 1～2 d 内分别注射,注完后(或同时)注射狂犬疫苗。

(二)注意

(1)本品有液体及冻干两种。

(2)其他参见精制抗炭疽血清项下。本品的脱敏注射法:10 倍稀释液按 1 mL、2 mL、4 mL 注射后观察 3 次,每次间隔 20～30 min,无反应再注射其余全量。

八、人血丙种球蛋白

本品是由经健康人血浆中分离提取的免疫球蛋白制剂(主要为 IgG)。

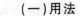

(一)用法

本品只限肌内注射,不得用于静脉输注。冻干制剂可用灭菌注射用水溶解,一切操作均按消毒手续进行。预防麻疹:可在与麻疹患者接触 7 d 内按每千克体质量注射 0.05～0.15 mL,或 5 岁以内儿童一次性注射 1.5～3 mL,6 岁以上儿童最大量不得超过 6 mL。1 次注射的预防效果通常为 2～4 周。预防传染性肝炎:按每千克体质量注射 0.05～0.1 mL,或儿童每次注射 1.5～3 mL,成人每次注射 3 mL。1 次注射,预防效果通常为 1 个月左右。

(二)注意

(1)本品应为透明或微带乳光液体,有时有微量沉淀,但可摇散。如有摇不散之沉淀、异物、安瓿裂纹、过期均不可使用。

(2)安瓿启开后,应 1 次注射完毕,不得分次使用。

(3)人胎盘丙种球蛋白与本品相同。

九、乙型肝炎免疫球蛋白

本品是用经乙型肝炎疫苗免疫健康人后,采集的高效价血浆或血清分离提取制备的免疫球蛋白制剂。主要用于乙型肝炎的预防。

(一)应用

(1)只限于肌内注射,不得用于静脉输注。

(2)冻干制剂用灭菌注射用水溶解,根据标示单位数加入溶剂,使成 100 单位/mL 液。

(3)乙型肝炎预防:1 次肌内注射 100 单位,儿童与成人同量,必要时可间隔 3～4 周再注射 1 次。

(4)母婴阻断:婴儿出生 24 h 注射 100 单位,隔 1 个月、2 个月及 6 个月分别注射乙型肝炎疫苗 30 μg 或按医嘱。

(二)注意

液体制剂久贮后可能有微量沉淀,但可摇散。如有摇不散的沉淀或异物则不可用。

十、破伤风免疫球蛋白

本品是由乙型肝炎疫苗免疫后再经破伤风类毒素免疫的健康献血员中采集效价高的血浆或血清制成。主要是预防和治疗破伤风,尤其适用于对 TAT 有变态反应者。

(一)应用

(1)只限臀部肌内注射,不需皮试,不得做静脉注射。

(2)冻干制剂用灭菌注射用水溶解。

(3)预防:儿童、成人 1 次用量均为 250 单位。创面污染严重者可加倍。

(4)治疗:3 000～6 000 U。同时可使用破伤风类毒素进行自动免疫,但注射部位和用具应分开。

(二)注意

有摇不散的沉淀或异物时,不可用。

十一、冻干铜绿假单胞菌免疫人血浆

本品是由乙型肝炎疫苗免疫后再经多价铜绿假单胞菌免疫献血员采集的,用枸橼酸钠抗凝的、2～3 份不同血型血浆混合后冻干制成,含有高效价特异抗体。主要用于铜绿假单胞菌易感者的预防和铜绿假单胞菌感染的治疗,如烧伤、创伤、手术后及呼吸道、尿路等铜绿假单胞菌感染的预防及治疗。亦可做冻干健康人血浆使用。

（一）应用

按瓶签规定的容量以 30 ℃～37 ℃的 0.1％枸橼酸溶液溶解,并以带滤网的无菌、无热源的输液器静脉输注,用量由医师酌定,一般成人每次 200 mL;儿童减半,间隔 1～3 d,输注 6 次为 1 个疗程。

（二）注意

(1)有破损或异常时不可用。

(2)溶解温度为 10 ℃～30 ℃,温度不可过低。

(3)应在 3 h 内输注完毕,剩余不得再用。

(4)特殊情况下也可用注射用水或 5％葡萄糖液溶解,但其 pH 在 9 左右,故大量输注易引起碱中毒,必须慎重。

(5)本品不得用含钙盐的溶液溶解。

（何玉蓉）

第十章

血液科常用药物

第一节 止 血 药

一、亚硫酸氢钠甲萘醌

(一)别名

维生素 K_3。

(二)作用与特点

维生素 K 为肝脏合成凝血酶原(因子Ⅱ)的必需物质,还参与因子Ⅶ、Ⅸ、Ⅹ的合成。缺乏维生素 K 可致上述凝血因子合成障碍,影响凝血过程而引起出血。此时给予维生素 K 可达到止血作用。本品尚具镇痛作用。本品为水溶性,其吸收不依赖于胆汁。口服可直接吸收,也可肌内注射。吸收后随脂蛋白转运,在肝内被利用。肌内注射后 $8\sim24$ h 起效,但需数天才能使凝血酶原恢复至正常水平。

(三)适应证

止血;预防长期口服广谱抗生素类药物引起的维生素 K 缺乏症;胆石症、胆管蛔虫症引起的胆绞痛;大剂量用于解救杀鼠药"敌鼠钠"中毒。

(四)用法与用量

1.止血

肌内注射,每次 $2\sim4$ mg,每天 $4\sim8$ mg。

2.防止新生儿出血

可在产前一周给孕妇肌内注射,每天 $2\sim4$ mg。

3.口服

每次 $2\sim4$ mg,每天 $6\sim20$ mg。

4.胆绞痛

肌内注射,每次 $8\sim16$ mg。

(五)不良反应与注意事项

可致恶心、呕吐等胃肠道反应及肝损害。较大剂量可致新生儿、早产儿溶血性贫血、高胆红素血症及黄疸。在红细胞 6-磷酸脱氢酶缺乏症患者可诱发急性溶血性贫血。肝硬化或晚期肝病患者出血,使用本品无效。本品不宜长期大量应用。

(六)制剂与规格

注射液:2 mg/mL,4 mg/2 mL。片剂:2 mg。

(七)医保类型及剂型

甲类:注射剂。

二、甲萘氢醌

(一)别名

维生素 K_4,乙酰甲萘醌。

(二)作用与特点

本品为化学合成的维生素,不论有无胆汁分泌,口服吸收均良好。主要参与肝脏凝血因子 Ⅱ、Ⅶ、Ⅸ、Ⅹ 的合成,催化这些凝血因子谷氨酸残基的 γ-羧化过程,使其具有生理活性产生止血作用。

(三)适应证

主要用于维生素 K 缺乏所致的出血;阻塞性黄疸、胆瘘、慢性腹泻等维生素 K 吸收或利用障碍者;长期口服广谱抗生素及新生儿出血;服用过量香豆素类抗凝剂和水杨酸类所致的出血。

(四)用法与用量

口服:每次 2～4 mg,每天 6～12 mg,每天 3 次。

(五)制剂与规格

片剂:2 mg,4 mg。

(六)医保类型及剂型

甲类:口服常释剂。

三、氨甲苯酸

(一)别名

止血芳酸,对羧基苄胺,抗血纤溶芳酸。

(二)作用与特点

本品具有抗纤维蛋白溶解作用,其作用机制与氨基己酸相同,但其作用较之强 4～5 倍。口服易吸收,生物利用度为 70%。服后 3 h 血药浓度达峰值,静脉注射后,有效血浓度可维持3～5 h。经肾排泄,$t_{1/2}$ 为 60 min。毒性较低,不易生成血栓。

(三)适应证

适用于纤维蛋白溶解过程亢进所致的出血,如肺、肝、胰、前列腺、甲状腺、肾上腺等手术时的异常出血,妇产科和产后出血及肺结核咯血或痰中带血、血尿、前列腺肥大出血、上消化道出血等,对一般慢性渗血效果较显著,但对癌症出血及创伤出血无止血作用。此外,尚可用于链激酶或尿激酶过量引起的出血。

(四)用法与用量

1.静脉注射

每次 0.1～0.3 g,用 5%葡萄糖注射液或 0.9%氯化钠注射液 10～20 mL 稀释后缓慢注射,每天最大用量 0.6 g;儿童每次 0.1 g。

2.口服

每次 0.25～0.5 g,每天 3 次,每天最大量为 2 g。

（五）不良反应与注意事项

用量过大可促进血栓形成。对有血栓形成倾向或有血栓栓塞病史者禁用或慎用。一般不单独用于弥散性血管内凝血所继发的纤溶性出血,必要时,在肝素化的基础上应用以防止血栓的进一步形成。可致继发性肾盂和输尿管凝血,故血友病患者发生血尿时或肾功能不全者慎用。

（六）制剂与规格

注射液：0.05 g/5 mL,0.1 g/10 mL。片剂：0.125 g,0.25 g。

（七）医保类型及剂型

甲类：口服常释剂。

四、酚磺乙胺

（一）别名

止血敏,止血定,羟苯磺乙胺。

（二）作用与特点

能增加血液中血小板数量,增强其聚集性和黏附性,促使血小板释放凝血活性物质,缩短凝血时间,加速血块收缩。尚可增强毛细血管抵抗力,降低毛细血管通透性,减少血液渗出。止血作用迅速,静脉注射后 1 h 作用达峰值,作用维持 4～6 h。口服也易吸收。

（三）适应证

适用于预防和治疗外科手术出血过多,血小板减少性紫癜或过敏性紫癜及其他原因引起的出血,如脑出血、胃肠道出血、尿道出血、眼底出血、皮肤出血等。

（四）用法与用量

1.预防手术出血

术前 15～30 min 静脉注射或肌内注射,每次 0.25～0.5 g,必要时 2 h 后再注射 0.25 g,每天 0.5～1.5 g。

2.治疗出血

成人口服,每次 0.5～1 g,每天 3 次;儿童每次 10 mg/kg,每天 3 次;肌内注射或静脉注射,也可与 5% 葡萄糖溶液或生理盐水混合静脉滴注,每次 0.25～0.75 g,每天 2～3 次。

（五）不良反应与注意事项

本品毒性低,但有报道静脉注射时可发生休克。

（六）制剂与规格

注射液：0.25 g/2 mL,0.5 g/5 mL,1 g/5 mL。片剂：0.25 g,0.5 g。

（七）医保类型及剂型

乙类：注射剂。

五、抑肽酶

（一）别名

赫泰林。

(二)作用与特点

本品是一种广谱丝氨酸蛋白酶抑制药,它不仅与人胰蛋白酶、纤溶酶、血浆、组织激肽释放酶等游离酶形成可逆的酶抑制药复合物,而且可与已结合酶(如纤溶酶-链激酶复合物)相结合。抑肽酶轻微抑制人多形核细胞的中性溶酶体酶、弹性蛋白酶和组织蛋白酶G,阻止胰腺在休克缺血时产生高毒性肽物质(心肌抑制因子)。本品静脉注射后,原形药物迅速分布于整个细胞外相,从而也使血药浓度速度降低($t_{1/2}$ 为 23 min)。本品在肾脏被溶酶体代谢成较短的肽或氨基酸,代谢物无生物活性。健康志愿者注射本品后48 h内,尿中以代谢物形式排出 25%~40%。

(三)适应证

治疗和预防需要抑制蛋白水解酶(如胰蛋白酶、纤维蛋白溶解酶及血浆和组织中的血管舒缓素)的疾病。创伤后和手术出现的高纤维蛋白溶解亢进性出血,如体外循环心脏直视手术以后及妇产科手术及手术后肠粘连的预防。

(四)用法与用量

1.产科出血

开始给 $1×10^6$ U,然后 $2×10^7$ U/h,静脉输注,至出血停止。

2.体外循环心内直视手术

成人每次 $3×10^6$ U,儿童每次$(1.5~2)×10^6$ U,在体外循环前,全量加入预充液中。

(五)不良反应与注意事项

对过敏体质的患者,推荐提前静脉给予 H_1 受体和 H_2 受体拮抗药。高剂量本品的体外循环患者,推荐全血凝固时间保持在 750 s 以上。妊娠和哺乳期妇女慎用。

(六)药物相互作用

本品对血栓溶解剂有剂量依赖性的抑制作用。勿与其他药物配伍,尤其应避免与 β-内酰胺类抗生素合用。

(七)制剂与规格

冻干粉剂:28 U,56 U,278 U。

六、凝血酶

(一)作用与特点

本品是从猪血提取、精制而得的凝血酶无菌制剂。能直接作用于血液中的纤维蛋白原,促使转变为纤维蛋白,加速血液的凝固,达到止血目的。本品还有促进上皮细胞的有丝分裂而加速创伤愈合的作用。

(二)适应证

可用于通常结扎止血困难的小血管、毛细血管及实质性脏器出血的止血。用于外伤、手术、口腔、耳鼻喉、泌尿、妇产科及消化道等部位的止血。

(三)用法与用量

1.局部止血

用灭菌生理盐水溶解成含凝血酶 50~250 U/mL,喷雾或灌注于创面;或以吸收性明胶海绵、纱条黏附本品后贴敷于创面;也可直接撒布本品至创面。

2.消化道止血

以溶液(10～100 U/mL)口服或灌注,每1～6 h 1次。根据出血部位和程度,可适当增减浓度及用药次数。

(四)不良反应与注意事项

本品严禁做血管内、肌内或皮下注射,否则可导致血栓、局部坏死,而危及生命。如果出现变态反应时,应立即停药。使用时要避免加温、酸、碱或重金属盐类,否则可使本品活力下降而失效。

(五)制剂与规格

冻干粉剂:每瓶为 500 U、1 000 U、4 000 U、8 000 U。

(六)医保类型及剂型

甲类:外用冻干粉。

七、三甘氨酰基赖氨酸升压素

(一)别名

可利新。

(二)作用与特点

本品是激素原,到达血液中后,它的三甘氨酰基会被体内酶切除而缓慢地释出血管升压素。它是一个可随着血液循环,并能以稳定速率释放出血管升压素的贮藏库。适当剂量可降低门静脉血压,但不会像血管升压素那样,对动脉血压产生明显的影响,同时也不会增加纤维蛋白的溶解作用。

(三)适应证

食管静脉曲张出血。

(四)用法与用量

初始剂量为 2 mg,缓慢静脉注射(超过 1 min),同时监测血压及心率。维持量 1～2 mg,每4 小时静脉给药,延续 24～36 h,直至出血得到控制。

(五)不良反应与注意事项

本品的增压与抗利尿作用虽然较赖氨酸升压素及精氨酸升压素低,但高血压病、心脏功能紊乱或肾功能不全者仍应慎用。孕妇不宜使用。

(六)制剂与规格

注射粉剂:1 mg。

八、硫酸鱼精蛋白

(一)别名

鱼精蛋白。

(二)作用与特点

本品能与肝素结合,使之失去抗凝血能力。

(三)适应证

用于肝素过量引起的出血,也可用于自发性出血,如咯血等。

(四)用法与用量

1.抗肝素过量

静脉注射,用量应与肝素相当,每次不超过 50 mg。

2.抗自发性出血

静脉滴注,每天 5~8 mg/kg 体质量,分 2 次,间隔 6 h。每次以生理盐水 300~500 mL 稀释。连用不宜超过 3 d。

(五)不良反应与注意事项

个别患者可发生变态反应,表现为荨麻疹、血管神经性水肿等,对鱼过敏者禁用。本品注射宜缓慢。使用不可过量,清洗和消毒注射用器时勿用浓碱性物质。

(六)制剂与规格

注射液:50 mg/5 mL,100 mg/10 mL。

(七)医保类型及剂型

甲类:注射剂。

(高梅华)

第二节　血浆及血容量扩充药

血容量扩充药是一类高分子化合物,能迅速提高血浆胶体渗透压而扩充血容量。临床主要用于大量失血或失血浆引起的血容量降低、休克等的抢救。临床常用药物为不同分子量的右旋糖酐、人血白蛋白等。

右旋糖酐为葡萄糖的聚合物,按相对分子量大小可分为中分子右旋糖酐(右旋糖酐-70,分子量约 70000)、右旋糖酐-40(右旋糖酐-40,分子量约 40000)、小分子右旋糖酐(右旋糖酐-10,分子量约 10000)三种。

一、作用

(一)扩充血容量

右旋糖酐分子量较大,静脉滴注后不易渗出血管,提高血浆胶体渗透压,导致组织中水分大量进入血管内而产生扩充血容量作用。分子量越大扩容作用越强、维持时间越长。右旋糖酐-70维持 12 h,右旋糖酐-10 维持约 3 h。

(二)阻止红细胞和血小板聚集

右旋糖酐还能抑制红细胞和血小板聚集,并使血浆稀释,从而产生抗凝血和改善微循环作用。分子量越小则该作用越强。

(三)渗透性利尿

右旋糖酐经肾排泄时提高肾小管内渗透压,水分重吸收减少,产生渗透性利尿作用。分子量越小作用越强。

二、临床应用

(一)防治低血容量性休克

临床主要应用右旋糖酐-70 和右旋糖酐-40 抢救急性失血、创伤和烧伤引起的低血容量休克。

(二)防治血栓性疾病

右旋糖酐-40 和右旋糖酐-10 可用于防治弥散性血管内凝血和血栓形成性疾病,如脑血栓形成、心肌梗死、血栓闭塞性脉管炎等。

(三)防治急性肾衰竭

应用其渗透性利尿作用,临床上用于防治急性肾衰竭。

三、不良反应和用药监护

(一)变态反应

少数患者用药后出现变态反应,严重者可导致过敏性休克。故首次用药应严密观察 5～10 min,发现症状,立即停药,及时抢救。

(二)凝血障碍

连续应用时,制剂中的少量大分子右旋糖酐可致凝血障碍和出血。

(三)其他

血小板减少症、出血性疾病和充血性心力衰竭患者禁用,肝、肾功能不良者慎用。

四、制剂和用法

(一)右旋糖酐-70

注射剂:6％溶液,100 mL,250 mL,500 mL(有含 5％葡萄糖或含 0.9％氯化钠两种)。每次 500 mL,静脉滴注,每分钟 20～40 mL,1 d 最大量 1 000～1 500 mL。

(二)右旋糖酐-40

注射剂:6％溶液,100 mL,250 mL,500 mL(有含 5％葡萄糖或含 0.9％氯化钠两种)。每次 250～500 mL,静脉滴注,1 d 不超过 1 000 mL。

(三)右旋糖酐-10

注射剂:30 g/500 mL,50 g/500 mL(有含 5％葡萄糖或含 0.9％氯化钠两种)。每次 100～1 000 mL,静脉滴注。

（高梅华）

第三节 升白细胞药

一、重组人粒细胞集落刺激因子

(一)别名

津恤力,惠尔血,赛格力,格拉诺赛特,吉赛欣。

（二）作用与特点

本品为利用基因重组技术生产的人粒细胞集落刺激因子。与天然产品相比，生物活性在体内外基本一致。粒细胞集落刺激因子是调节骨髓中粒系造血的主要细胞因子之一，可选择性地作用于粒系造血细胞、促进其增殖、分化，并可增加粒系终末分化细胞，即外周血中性粒细胞的数目与功能。

（三）适应证

适用于癌症化疗等原因导致的中性粒细胞减少症。

（四）用法与用量

化疗药物给药结束后 24～48 h 起皮下或静脉注射本品，每天 1 次。用量和用药时间可根据患者化疗的强度和中性粒细胞下降的程度决定。

（五）不良反应与注意事项

不良反应均较轻微，易于耐受，主要包括骨和/或肌肉酸痛及乏力，个别患者可见皮疹、发热、流涕或寒战等类感冒症状。本品应在化疗药物结束后 24～48 h 开始使用，不宜在化疗前或化疗过程中使用。使用本品过程中应每周监测血常规 2 次，特别是中性粒细胞数变化情况。髓性细胞系统的恶性增生者（急性粒细胞性白血病等）慎用。对本品或同类制药及对大肠埃希菌表达的其他制剂有过敏史者禁用。

（六）制剂与规格

注射剂：75 μg/0.5 mL，300 μg/mL。

（七）医保类型及剂型

乙类：注射剂。

二、低分子肽/氨基酸/矿物质

（一）别名

益康升血肽。

（二）作用与特点

本品含由氨基酸组成的低分子肽及人体必需的游离氨基酸和微量元素组成，为天然细胞调节剂，可增强细胞免疫功能；促进骨髓造血功能，升高白细胞；增强体质。

（三）适应证

自身免疫功能降低或失调引起的疾病。各种肿瘤患者因化疗、放疗引起的白细胞减少。肝硬化、脾功能亢进引起的白细胞减少及不明原因的白细胞减少症。血常规降低症。妇科、皮肤科某些慢性炎症、溃疡和手术后粘连。

（四）用法与用量

每次 2～4 mL，每天肌内注射 1 次，10 d 为 1 个疗程，每疗程之间间隔 1 周。

（五）制剂与规格

注射液：2 mL。

三、肌苷

（一）作用与特点

本品能直接透过细胞膜进入人体细胞，参与能量代谢及蛋白质合成，可刺激体内产生抗体，提高肠道对铁的吸收,活化肝功能,加速肝细胞的修复。

(二)适应证

用于各种原因所致的白细胞减少、血小板减少、急慢性肝炎、肝性脑病、冠心病、心肌梗死等。

(三)用法与用量

1.口服

每次 200～600 mg,每天 3 次。

2.肌内注射或静脉滴注

成人每次 200～600 mg,儿童每次 100～200 mg,每天 1～2 次。

(四)不良反应与注意事项

不能和氯霉素、双嘧达莫、硫喷妥钠等注射剂配伍使用。

(五)制剂与规格

片剂:200 mg。注射液:100 mg/2 mL,200 mg/5 mL。

(六)医保类型及剂型

甲类:注射剂。乙类:口服常释剂。

(高梅华)

第四节 抗贫血药

一、右旋糖酐铁

(一)作用与特点

本品为可溶性供注射用铁剂,作用同硫酸亚铁。

(二)适应证

适用于不能耐受口服铁剂的缺铁性贫血患者或需要迅速纠正缺铁者。

(三)用法与用量

每天 25 mg,深部肌内注射。

(四)不良反应与注意事项

严重肝肾功能损害、尿路感染无尿者、早期妊娠及患有急性感染者禁用。肌内注射可致局部疼痛、潮红、头痛、头昏、肌肉酸痛、腹泻、呼吸困难、心动过速等。静脉注射不可溢出静脉。须冷藏。久置可有沉淀。

(五)制剂与规格

注射液:50 mg/2 mL,100 mg/4 mL。

(六)医保类型及剂型

甲类:注射剂。

二、多糖铁复合物

(一)别名

力蜚能。

(二)作用与特点

本品作用与硫酸亚铁相同,由于是有机复合物,不含游离离子,对胃肠黏膜无刺激性,可连续给药。

(三)适应证

主治慢性失血所致的缺铁性贫血,如月经过多、痔出血、子宫肌瘤出血等。也可用于营养不良、妊娠末期、儿童发育期等引起的缺铁性贫血。

(四)用法与用量

口服,成人每次 0.15~0.3 g,每天 1 次。6~12 岁按成人量的 1/2,6 岁以下按 1/4 量应用。

(五)不良反应与注意事项

本品不良反应较少,有的患者有恶心、呕吐、腹泻或胃灼热感,但一般不影响治疗。婴儿铁过量时,多数的新生儿易发生大肠埃希菌感染。

(六)药物相互作用

维生素 C、枸橼酸、氨基酸、糖和酒精等能促进铁的吸收;磷酸盐及其他过渡元素,茶叶和含鞣质较多的中药等不利于铁的吸收。四环素、土霉素、青霉胺等可与铁剂形成不溶性络合物,而影响吸收。

(七)制剂与规格

胶囊剂:每粒含铁元素 150 mg。

三、硫酸亚铁

(一)别名

硫酸低铁。

(二)作用与特点

铁是人体所必需的元素,是红细胞合成血红素必不可少的物质,缺铁时血红素生成减少,可致低色素小细胞性贫血。铁盐以 Fe^{2+} 形式在十二指肠和空肠上段吸收,进入血液循环后,Fe^{2+} 被氧化为 Fe^{3+},再与转铁蛋白结合成血浆铁,转运到肝、脾、骨髓等贮铁组织中去,与这些组织中的去铁蛋白结合成铁蛋白而贮存。缺铁性贫血时,铁的吸收和转运增加,可从正常的 10% 增至 20%~30%。铁的排泄是以肠道、皮肤等含铁细胞的脱落为主要途径,少量经尿、胆汁、汗、乳汁排泄。

(三)适应证

主要用于慢性失血(月经过多、慢性消化道出血、子宫肌瘤出血、钩虫病失血等)、营养不良、妊娠、儿童发育期等引起的缺铁性贫血。

(四)用法与用量

口服,成人每次 0.3 g,每天 3 次,饭后服用。小儿每次 0.1~0.3 g,每天 3 次。缓释片:口服,每次 0.45 g,每天 2 次。

(五)不良反应与注意事项

对胃肠道黏膜有刺激性,宜饭后服用。铁与肠道内硫化氢结合,生成硫化铁,使硫化氢减少,减少了对肠蠕动的刺激作用,可致便秘,并排黑便。血红蛋白沉着症、含铁血黄素沉着症及不缺铁的其他贫血、肝、肾功能严重损害、对铁剂过敏者禁用。酒精中毒、肝炎、急性感染、肠道炎症、胰腺炎及消化性溃疡慎用。大量口服可致急性中毒。治疗期间需做血红蛋白测定、网织红细胞计数、血清铁蛋白及血清铁测定。

(六)药物相互作用

稀盐酸可促进 Fe^{3+} 转变为 Fe^{2+},有助于铁剂吸收,对胃酸缺乏患者尤适用;维生素 C 为还原性物质,能防止 Fe^{2+} 氧化而利于吸收。钙剂、磷酸盐类、抗酸药和浓茶均可使铁盐沉淀,妨碍其吸收;铁剂与四环素类可形成络合物,互相妨碍吸收。

(七)制剂与规格

片剂:0.3 g。缓释片:0.25 g。

(八)医保类型及剂型

甲类:口服常释剂、缓释控释剂。

四、叶酸

(一)别名

维生素 M,维生素 B_9。

(二)作用与特点

本品是由蝶啶、对氨基苯甲酸和谷氨酸组成的一种 B 族维生素,为细胞生长和分裂所必需的物质,在体内被叶酸还原酶及二氢叶酸还原酶还原为四氢叶酸。后者与多种一碳单位结合成四氢叶酸类辅酶,传递一碳单位,参与体内核酸和氨基酸的合成,并与维生素 B_{12} 共同促进红细胞的生长和成熟。口服后主要在近端空肠吸收,服后数分钟即出现于血液中。贫血患者吸收速度较正常人快。在肝中贮存量为全身总量的 $1/3 \sim 1/2$。$t_{1/2}$ 约为 40 min,治疗量的 90% 自尿中排出。

(三)适应证

用于各种巨幼红细胞性贫血,尤适用于由于营养不良或婴儿期、妊娠期叶酸需要量增加所致的巨幼红细胞贫血。

(四)用法与用量

1.口服

成人每次 $5 \sim 10$ mg,每天 $5 \sim 30$ mg;儿童每次 5 mg,每天 3 次。

2.肌内注射

每次 $10 \sim 20$ mg。

(五)不良反应与注意事项

不良反应较少,罕见变态反应,长期服用可出现厌食、恶心、腹胀等。静脉注射较易致不良反应,故不宜采用。

(六)药物相互作用

大剂量叶酸能拮抗苯巴比妥、苯妥英钠和扑米酮的抗癫痫作用,并使敏感儿童的发作次数增多。维生素 B_1、维生素 B_2、维生素 C 不能与本品注射剂混合。

（七）制剂与规格

片剂：5 mg。注射液：15 mg/mL。

（八）医保类型及剂型

甲类：口服常释剂。乙类：注射剂。

五、重组人红细胞生成素

（一）别名

佳林豪。

（二）作用与特点

重组人红细胞生成素是应用基因工程技术从含有人红细胞生成素基因的中国仓鼠卵巢细胞培养液中提取得到的，具有与正常人体内存在的天然红细胞生成素相同的生理功能，可促进骨髓红系祖细胞的分化和增生。

（三）适应证

肾功能不全所致贫血，包括透析及非透析患者。

（四）用法与用量

本品可皮下注射或静脉注射，每周分 2～3 次给药。给药剂量需依据患者贫血程度、年龄及其他相关因素调整。

（五）不良反应与注意事项

本品耐受性良好，不良反应多较轻微。可引起过敏性反应、心脑血管系统、血液系统、肝脏及胃肠道不良反应。用药期间应定期检查血细胞比容，如发现过度的红细胞生长，应调整剂量或采取暂时停药等适当处理。应用本品若发生高钾血症，应停药至回复正常水平为止。高龄者，心肌梗死、肺梗死、脑梗死患者，有药物过敏史及有过敏倾向的患者慎用。治疗期间如果患者血清铁蛋白低于 100 ng/mL，或转铁蛋白饱和度低于 20％，应每天补充铁剂。高血压失控患者，对哺乳动物细胞衍生物过敏及对人血白蛋白过敏者禁用。

（六）药物相互作用

铁、叶酸或维生素 B_{12} 不足会降低本品疗效，严重铝过多也会影响疗效。

（七）制剂与规格

注射液：2 000 U，3 000 U，4 000 U，5 000 U。

（八）医保类型及剂型

乙类：注射剂。

六、甲酰四氢叶酸钙

（一）别名

立可林。

（二）作用与特点

本品即亚叶酸钙盐，亚叶酸是四氢叶酸的甲酰衍生物，它是叶酸的代谢物及其活性型。

（三）适应证

巨幼红细胞贫血，如因斯泼卢病、营养缺乏、妊娠、肝病及吸收不良综合征而致者，以及婴儿的巨幼红细胞贫血。

（四）用法与用量

巨幼红细胞性贫血：肌内注射剂量不应超过 1 mg/d。口服给药成人剂量是 10～20 mg/d。

（五）不良反应与注意事项

偶见变态反应，发热也曾见于注射给药之后。忌用于治疗维生素 B_{12} 缺乏所致的恶性贫血或其他巨幼红细胞贫血。

（六）制剂与规格

片剂：15 mg。注射液：15 mg，100 mg，300 mg。注射粉剂：3 mg，5 mg。

七、重组人促红细胞生成素

（一）别名

罗可曼。

（二）适应证

因慢性肾衰竭而透析，以及慢性肾功能不全尚不需要透析的患者的贫血。

（三）用法与用量

1.治疗

可皮下注射及静脉注射，最高剂量不可超过每周 720 U（3×240）/kg。

2.维持

首先把治疗剂量减 1/2，然后每周或每 2 周调整剂量，并维持血细胞比容在 35％以下。

3.疗程

一般用于长期治疗，但如有需要，可随时终止疗程。

（四）不良反应与注意事项

可引起高血压，透析系统凝血。在妊娠和哺乳期不主张使用本品。控制不良的高血压患者和对本品过敏者禁用。

（五）制剂与规格

冻干粉剂：2 000 U。

八、蛋白琥珀酸铁

（一）别名

菲普利。

（二）作用与特点

蛋白琥珀酸铁中的铁与乳剂琥珀酸蛋白结合，形成铁、蛋白结合物，可治疗各种缺铁性贫血症。所含的铁受蛋白膜的保护而不同胃液中盐酸和胃蛋白酶发生反应，因此，该制剂不会造成胃黏膜损伤，而这种损伤在使用大多数铁盐药品（尤其是亚铁形成）时经常出现。本品中的铁在十二指肠内开始释放，特别应在空肠中释放，并且使蛋白膜为胰蛋白酶所消化。这样的铁非常有利于机体的生理吸收，却又不会形成太高的吸收峰。事实上，它呈现一种恒定的吸收趋势，在机体的各个部位逐渐达到吸收与贮存的最佳平稳状态。

（三）适应证

绝对和相对缺铁性贫血。

（四）用法与用量

成人每天 $1\sim2$ 瓶（相当于 Fe^{3+} $40\sim80$ mg），分 2 次在饭前口服。儿童每天按 1.5 mL/kg［相当于 Fe^{3+} 4 mg/(kg·d)］，分 2 次于饭前口服。

（五）不良反应与注意事项

用药过量时易发生胃肠功能紊乱（如腹泻、恶心、呕吐、上腹部疼痛），在减量或停药后可消失。含铁血黄素沉着、血色素沉着、再生障碍性贫血、溶血性贫血、铁利用障碍性贫血、慢性胰腺炎和肝硬化患者禁用。

（六）药物相互作用

铁衍生物可影响四环素类药品的吸收，应避免与其同时服用。

（七）制剂与规格

口服液：15 mL。

（高梅华）

第五节　抗血小板药

一、硫酸氯吡格雷

（一）别名

泰嘉。

（二）作用与特点

本品为血小板聚集抑制药，能选择性地抑制 ADP 与血小板受体的结合，随后抑制激活 ADP 与糖蛋白 ADPⅡb/Ⅲa 复合物，从而抑制血小板的聚集。本品也可抑制非 ADP 引起的血小板聚集，不影响磷酸二酯酶的活性。本品口服易吸收，氯吡格雷在肝脏被广泛代谢，代谢物没有抗血小板聚集作用，本品及代谢物 50% 由尿排泄，46% 由粪便排泄。

（三）适应证

预防和治疗因血小板高聚状态引起的心、脑及其他动脉的循环障碍疾病。临床上适用于有过近期发作的缺血性脑卒中、心肌梗死和患有外周动脉疾病的患者，可减少动脉粥样硬化性疾病发生（缺血性脑卒中、心肌梗死和血管疾病所致死亡）。预防和纠正慢性血液透析导致的血小板功能异常。降低血管手术后闭塞的发生率。

（四）用法与用量

每天 1 次，每次 50 mg，口服。

（五）不良反应与注意事项

偶见胃肠道反应，皮疹，皮肤黏膜出血。罕见白细胞减少和粒细胞缺乏。使用本品的患者需要进行手术时、肝脏损伤、有出血倾向患者慎用。如急需逆转本品的药理作用可进行血小板输注。对本品成分过敏者，近期有活动性出血者（如消化性溃疡或颅内出血）禁用。

（六）药物相互作用

本品增加阿司匹林对胶原引起的血小板聚集的抑制效果。本品与肝素无相互作用，但合并用药时应慎用。健康志愿者同时服用本品和非甾体抗炎药萘普生,胃肠潜血损失增加,故本品与这类药物合用时应慎用。

(七)制剂与规格
片剂:25 mg。

(八)医保类型及剂型
乙类:口服常释剂。

二、阿司匹林

(一)别名
乙酰水杨酸。

(二)作用与特点
本品原为解热、镇痛抗炎药。后发现它还有抗血小板活性。其抗血小板作用机制在于使血小板的环氧化酶乙酰化,从而抑制了环过氧化物的形成,TXA2 的生成也减少。另外,它还可使血小板膜蛋白乙酰化,并抑制血小板膜酶,这也有助于抑制血小板功能。口服本品 0.3~0.6 g 后对环氧酶的抑制作用达 24 h 之久,抑制血小板的聚集作用可长达 2~7 d。但因为循环中的血小板每天约有 10% 更新,而且它们不受前 1 d 服用的阿司匹林的影响,所以仍需每天服用。长期服用,未见血小板有耐受现象。

(三)适应证
用于预防心脑血管疾病的发作及人工心脏瓣膜、动脉瘘或其他手术后的血栓形成。

(四)用法与用量
预防短暂性脑缺血和中风:每天口服量 0.08~0.325 g。在预防瓣膜性心脏病发生全身性动脉栓塞方面,单独应用阿司匹林无效,但与双嘧达莫合用,可加强小剂量双嘧达莫的效果。

(五)不良反应与注意事项
恶心、呕吐、上腹部不适或疼痛等胃肠道反应;可逆性耳鸣、听力下降等中枢神经症状;过敏反应;肝、肾功能损害。孕妇及哺乳期妇女尽量避免使用。

(六)制剂与规格
肠溶片:25 mg,40 mg,100 mg。片剂:25 mg,50 mg,100 mg。胶囊剂:100 mg。

(七)医保类型及剂型
甲类:口服常释剂。

三、双嘧达莫

(一)别名
双嘧哌胺醇。

(二)作用与特点
本品具有抗血栓形成及扩张冠脉作用。它可抑制血小板的第 1 相聚集和第 2 相聚集。高浓度时可抑制血小板的释放反应。它只有在人体内存在 PGI_2 时才有效,当 PGI_2 缺乏或应用了过大剂量的阿司匹林则无效。具有抗血栓形成作用。对出血时间无影响。口服后吸收迅速,$t_{1/2}$ 为 2~3 h。

（三）适应证

用于血栓栓塞性疾病及缺血性心脏病。

（四）用法与用量

单独应用疗效不及与阿司匹林合用者。单独应用时，每天口服 3 次，每次 25～100 mg；与阿司匹林合用时其剂量可减少至每天 100～200 mg。

（五）不良反应与注意事项

可有头痛、眩晕、恶心、腹泻等。长期大量应用可致出血倾向。心肌梗死、低血压患者慎用。

（六）制剂与规格

片剂：25 mg。

（七）医保类型及剂型

甲类：口服常释剂。乙类：注射剂。

四、西洛他唑

（一）作用与特点

本品可明显抑制各种致聚剂引起的血小板聚集，并可解聚。其作用机制在于抑制磷酸二酯酶，使血小板内 cAMP 浓度上升。具有抗血栓作用。此外，它也可舒张末梢血管。口服后 3～4 h 血药浓度达峰值，血浆蛋白结合率为 95％。

（二）适应证

用于治疗慢性动脉闭塞性溃疡、疼痛及冷感等局部性疾病。

（三）用法与用量

口服：每天 2 次，每次 100 mg。

（四）不良反应与注意事项

可有皮疹、瘙痒、心悸、头痛、失眠、困倦、皮下出血、恶心、呕吐、食欲缺乏等不良反应。有出血倾向、肝功能严重障碍者禁用。

（五）制剂与规格

片剂：50 mg，100 mg。

（高梅华）

第六节　抗凝血药及溶栓药

一、肝素

（一）作用与特点

肝素在体内外均有抗凝血作用，可延长凝血时间、凝血酶原时间和凝血酶时间。现认为肝素通过激活抗凝血酶Ⅲ而发挥抗凝血作用。此外，肝素在体内还有降血脂作用，这是由于它能活化和释放脂蛋白酯酶，使甘油三酯和低密度脂蛋白水解之故。本品口服无效，须注射给药。静脉注射后均匀分布于血浆，并迅即发挥最大抗凝效果，作用维持 3～4 h。本品血浆蛋白结合率为

80％。在肝脏代谢,经肾排出。$t_{1/2}$为 1 h,可随剂量增加而延长。

(二)适应证

防治血栓形成和栓塞,如深部静脉血栓、心肌梗死、肺栓塞、血栓性静脉炎及术后血栓形成等。治疗各种原因引起的弥散性血管内凝血,但蛇咬伤所致的弥散性血管内凝血除外。早期应用可防止纤维蛋白原和其他凝血因子的消耗。另外,还可用于体内外抗凝血,如心导管检查、心脏手术体外循环、血液透析等。

(三)用法与用量

静脉滴注:成人首剂 5 000 U 加到浓度为 5％～10％葡萄糖溶液或 0.9％氯化钠注射液 100 mL中,在 30～60 min 内滴完;需要时可每隔 4～6 h 重复静脉滴注 1 次,每次 5 000 U,总量可达 25 000 U/d;用于体外循环时,375 U/kg,体外循环超过 1 h 者,每千克体质量增加 125 U。静脉注射或深部肌内注射(或皮下注射):每次 5 000～10 000 U。

(四)不良反应与注意事项

用药过量可致自发性出血,表现为黏膜出血(血尿,消化道出血)、关节积血和伤口出血等,发现自发性出血应即停药。偶有变态反应,如哮喘、荨麻疹、结膜炎和发热等。长期用药可致脱发和短暂的可逆性秃头症、骨质疏松和自发性骨折。尚见短暂的血小板减少症。对肝素过敏,有出血倾向及凝血机制障碍者,患血小板减少症、血友病、消化性溃疡、严重肝肾功能不全、严重高血压、颅内出血、细菌性心内膜炎、活动性结核、先兆流产或产后、内脏肿瘤、外伤及手术后均禁用肝素。妊娠妇女只在有明确适应证时,方可用肝素。

(五)制剂与规格

注射液:1 000 U/2 mL,5 000 U/2 mL,12 500 U/2 mL。

(六)医保类型及剂型

甲类:注射剂。

二、肝素钙

(一)作用与特点

本品为氨基葡聚糖硫酸钙。与肝素相似。由于本品是以钙盐的形式在体内发挥作用,经皮下注射后,在血液循环中缓慢扩散,不会减少细胞间毛细血管的钙胶质,也不改变血管通透性,克服了肝素皮下注射易导致出血的不良反应。

(二)适应证

适用于预防和治疗血栓-栓塞性疾病及血栓形成。本品具有较明显的抗醛固酮活性,故亦适于人工肾、人工肝和体外循环使用。

(三)用法与用量

用于血栓-栓塞意外:皮下注射首次 0.01 mL/kg,5～7 h 后以 APTT 检测剂量是否合适,12 h 1 次,每次注射后 5～7 h 进行新的检查,连续 3～4 d。用于内科预防:皮下注射首剂 0.005 mL/kg,注射后 5～7 h 以 APTT 调整合适剂量,每次 0.2 mL,每天 2～3 次,或每次 0.3 mL,每天 2 次。用于外科预防:皮下注射术前 0.2 mL,术后每 12 h 0.2 mL,至少持续 10 d。

(四)不良反应与注意事项

经皮下注射,可能在注射部位引起局部小血肿、固定结节,数天后可自行消失。长期用药会引起出血、骨质疏松、血小板减少等。肝、肾功能不全,重度高血压,消化道溃疡及易出血的其他一切器质性病变,视网膜血管病患者,孕妇,服用影响凝血功能药物者及老年人慎用。凝血因子缺乏、重度血管通透性病变、急性出血、流产、脑及骨髓术后、急性细菌性心内膜炎患者、对肝素过敏者禁用。勿做肌内注射。

(五)药物相互作用

与非甾体抗炎药、抗血小板聚集剂、葡聚糖、维生素 K 类药拮抗药合用时,本品的抗凝血作用增强。

(六)制剂与规格

注射液:2 500 U(0.3 mL)。

(七)医保类型及剂型

甲类:注射剂。

三、尿激酶

(一)作用与特点

本品是从健康人尿中提取的一种蛋白水解酶,可直接使纤维蛋白溶酶原转变为纤维蛋白溶酶,可溶解血栓。对新鲜血栓效果较好。$t_{1/2}$ 为 15 min。

(二)适应证

用于急性心肌梗死、肺栓塞、脑血管栓塞、周围动脉或静脉栓塞、视网膜动脉或静脉栓塞等,也可用于眼部炎症、外伤性组织水肿、血肿等。

(三)用法与用量

急性心肌梗死:一次(5～15)$\times 10^5$ U,用葡萄糖或生理盐水稀释后静脉滴注,或(2～10)$\times 10^5$ U稀释后冠状动脉内灌注。

(四)不良反应与注意事项

主要不良反应是出血,在使用过程中应测定凝血情况,如发现出血倾向,立即停药,并给予抗纤维蛋白溶酶药。严重高血压、肝病及有出血倾向者应慎用,低纤维蛋白原血症及出血性体质者禁用。

(五)制剂与规格

注射剂:每支 0.1×10^5 U,0.5×10^5 U,1×10^5 U,2×10^5 U,2.5×10^5 U,5×10^5 U,25×10^5 U。

(六)医保类型及剂型

甲类:注射剂。

四、华法林

(一)别名

苄丙酮香豆素。

(二)作用与特点

本品为香豆素类口服抗凝血药,化学结构与维生素 K 相似。其抗凝血作用的机制是竞争性拮抗维生素 K 的作用,此作用只发生在体内,故在体外无效。本品对已合成的凝血因子无对抗作用,在体内需待已合成的凝血因子耗竭后,才能发挥作用,故用药早期可与肝素并用。本品口服易吸收,生物利用度达 100%,血浆蛋白结合率为 99.4%,$t_{1/2}$ 为 40～50 min。可通过胎盘,并经乳汁分泌。经肝脏代谢成无活性的代谢产物,由尿和粪便排泄。口服后 12～24 h,出现抗凝血作用,1～3 d 作用达峰值,持续 2～5 d。静脉注射和口服效果相同。

(三)适应证

临床用于血栓栓塞性疾病,防止血栓的形成及发展;减少手术后的静脉血栓发生率,并可作为心肌梗死的辅助用药。

(四)用法与用量

口服:成人第 1 天 5～20 mg,次日起每天 2.5～7.5 mg。

(五)不良反应与注意事项

主要不良反应为出血,用药期间应定时测定凝血酶原时间或凝血酶原活性。手术后 3 d 内、妊娠期、哺乳期、有出血倾向的患者、严重肝肾疾病、活动性消化性溃疡、脑或脊髓及眼科手术患者禁用。恶病质、衰弱、发热、慢性酒精中毒、活动性肺结核、充血性心力衰竭、中毒、高血压、亚急性细菌性心内膜炎、月经过多、先兆流产患者慎用。

(六)药物相互作用

氯贝丁酯可增强本品抗凝血作用。阿司匹林、保泰松、羟基保泰松、水合氯醛、双硫仑、依那尼酸、奎尼丁、甲苯磺丁脲等可使本品作用增强。转氨酶诱导剂能加速本品代谢,减弱其抗凝血作用。肝药酶抑制药抑制本品代谢,使血药浓度增高,半衰期延长。广谱抗生素使本品抗凝作用增强。维生素 K、利福平、氯噻酮、螺内酯、考来烯胺可减弱本品的抗凝作用。

(七)制剂与规格

片剂:2.5 mg,5 mg。

(八)医保类型及剂型

甲类:口服常释剂。

五、组织型纤维蛋白溶酶原激活剂

(一)别名

栓体舒注射液。

(二)作用与特点

本品是一种糖蛋白,可激活纤溶酶原转为纤溶酶,为一种纤维蛋白特异性溶栓剂。本品对纤维蛋白亲和性很高,对凝血系统各组分的系统性作用较微,不会增加全身出血的倾向。本品不具有抗原性,可重复给药。本品静脉注射后迅速自血中消除,用药 5 min 后,总药量的 50％自血中消除。主要在肝脏代谢。

(三)适应证

用于急性心肌梗死和肺梗塞的溶栓治疗。

(四)用法与用量

1.静脉注射

将本品 50 mg 溶于灭菌注射用水中,使溶液浓度为 1 mg/mL,静脉注射。

2.静脉滴注

将本品 100 mg 溶于注射用生理盐水 500 mL 中,前 2 min 先注入本品 10 mg,随后 60 min 内静脉滴注 50 mg,最后将余下的 40 mg 在 2 h 内静脉滴注完。

(五)不良反应与注意事项

本品较少不良反应,可见注射部位出血。出血性疾病,近期内有严重内出血,脑出血或 2 个月内曾进行过颅脑手术者,10 d内发生严重创伤或做过大手术者,未能控制的严重高血压病,细菌性心内膜炎、急性胰腺炎、食管静脉曲张、主动脉瘤、妊娠期及产后 2 周与 70 岁以上患者应慎用。曾口服抗凝剂者用本品出血的危险性增加。用药期间应监测心电图。本品不能与其他药配伍静脉滴注。

(六)制剂与规格

注射剂:50 mg。

六、藻酸双酯钠

(一)作用与特点

藻酸双酯钠是以海藻提取物为基础原料,经引入有效基团而得的多糖类化合物,属类肝素药。它能阻抗红细胞之间及红细胞与血管壁之间的黏附,有降血黏度,改善微循环的作用;能使凝血酶失活,抑制血小板聚集,有抗凝血作用;能使血清总胆固醇、甘油三酯、低密度脂蛋白含量降低,升高高密度脂蛋白含量,具有降血脂作用。

(二)适应证

缺血性心脑血管疾病(如脑血栓、脑栓塞、冠心病)和高脂血症。

(三)用法与用量

注射剂仅供静脉滴注。1～3 mg/(kg•d),宜自小剂量开始。成人每天 1 次,每次 50～150 mg,最多不超过 200 mg。

(四)不良反应与注意事项

如剂量过大或滴速过快,少数患者可能出现头痛、恶心、心悸、口舌麻木、肢体疼痛。不良反应严重者应立即停药。过敏体质者慎用。有出血性疾病或有出血倾向者,严重肝肾功能不全者禁用。

(五)药物相互作用

如有脑水肿,可与脱水剂甘露醇并用,但不宜与高电解质输液并用,与右旋糖酐-40 输液要慎用。

(六)制剂与规格

片剂:50 mg。注射液:100 mg/2 mL,50 mg/mL。

七、低分子量肝素

(一)别名

法安明,依诺肝素,栓复欣,吉派啉。

(二)作用与特点

低分子量肝素为低分子量的硫酸氨基葡聚糖,是从猪肠黏膜制备的肝素通过可控制的亚硝酸解聚作用而生产的。低分子量肝素加强抑制凝血因子 Xa 的能力,相对大于延长凝血时间的能力。低分子量肝素对血小板功能和血小板黏附性的影响比普通肝素小,因而对初级阶段止血只有很小的作用。$t_{1/2}$ 为 2 h,生物利用度为 90%;药动学基本上是非剂量依赖性的。

(三)适应证

急性深静脉血栓的治疗。急性肾衰竭或慢性肾功能不全者进行血液透析和血液过滤期间防止体外循环系统中发生凝血。不稳定型冠心病,如不稳定型心绞痛和非 Q 波形心肌梗死。预防与手术有关的血栓形成。

(四)用法与用量

1.急性深静脉血栓的治疗

皮下注射每天 200 U/kg,分 1 次或 2 次注射。每天总量不超过 18 000 U。

2.血液透析和血液过滤期间预防凝血

慢性肾衰竭,无已知的出血危险患者,给予的剂量通常使血浆浓度保持在 0.5～1 U 抗-Xa/mL 的范围内;急性肾衰竭,有高度出血危险患者,血浆浓度应保持在 0.2～0.4 U 抗-Xa/mL 的范围内。

3.不稳定型冠心病

皮下注射 120 U/kg,每天 2 次,最大剂量 12 h 为 10 000 U。至少治疗 6 d,可根据病情酌情延长用药时间,推荐同时使用低剂量阿司匹林。

4.预防与手术有关的血栓形成

治疗须持续到患者可活动为止,一般需 5～7 d 或更长。

(五)不良反应与注意事项

在大剂量时,可能引起出血,常见报道的不良反应是注射部位皮下血肿。罕见血小板减少症、皮肤坏死、变态反应和出血。对于血小板减少症和血小板缺陷、严重肝及肾功能不全、未控制的高血压、高血压性或糖尿病性视网膜病及已知对肝素和/或低分子量肝素过敏者慎用。对本品过敏,急性胃十二指肠溃疡和脑出血,严重凝血疾病,脓毒性心内膜炎,中枢神经系统、眼及耳受伤或手术,用肝素时体外血小板聚集试验结果阳性的血小板减少症患者及治疗急性深静脉血栓形成时伴用局部麻醉者禁用。

(六)药物相互作用

同时应用对止血有影响的药物,例如阿司匹林、非甾体抗炎药、维生素 K 拮抗药及葡聚糖,可能加强本品的抗凝作用。

(七)制剂与规格

注射液:2 500 U/0.2 mL,5 000 U/0.2 mL,10 000 U/0.2 mL。

(八)医保类型及剂型

乙类:注射剂。

(高梅华)

第十一章

感染科常用药物

第一节 抗 病 毒 药

病毒是病原微生物中最小的一种,体积微小,结构简单,其核心是核酸,外壳是蛋白质,不具有细胞结构。大多数病毒缺乏酶系统,不能独立自营生活,必须依靠宿主的酶系统才能使其本身繁殖(复制),具有遗传性和变异性。病毒的种类繁多,约 60% 流行性传染病是由病毒感染引起的,常见的有流行性感冒、普通感冒、麻疹、腮腺炎、小儿麻痹症、传染性肝炎和疱疹性角膜炎等。20 世纪 80 年代,医学家发现的人免疫缺陷病毒(HIV)所致艾滋病是危害性极大、死亡率很高的传染病。此外,病毒与肿瘤、某些心脏病、先天性畸形等也有一定关系。

抗病毒药在某种意义上说只是病毒抑制剂,不能直接杀灭病毒和破坏病毒体,否则也会损伤宿主细胞。抗病毒药的作用在于抑制病毒的繁殖,使宿主免疫系统抵御病毒侵袭,修复被破坏的组织,或者缓和病情使之不出现临床症状。目前,抗病毒药物研究的重点主要是针对人免疫缺陷病毒、疱疹病毒、流感病毒、乙肝病毒、丙肝病毒、呼吸道病毒和胃肠道病毒的抑制作用,增强机体抵御病毒感染的免疫调节剂和预防疫苗等。

抗病毒药物的分类主要是按结构、抗病毒谱和作用分类。抗病毒药物按结构可分为:核苷类药物、三环胺类、焦磷酸类、蛋白酶抑制剂、反义寡核苷酸及其他类药物。按作用(抗病毒谱)可分为:广谱抗病毒药物、抗反转录酶病毒药物、抗巨细胞病毒药物、抗疱疹病毒药物、抗流感及呼吸道病毒药物及抗肝炎病毒药物等。其中,抗人类免疫缺陷病毒药物有核苷类反转录酶抑制剂、非核苷类反转录酶抑制剂、蛋白酶抑制剂、细胞进入抑制剂及免疫调节药;抗肝炎病毒药物包括生物类药物、核苷类药物和免疫调节药几个方面。抗流感病毒药物有 M_2 离子通道蛋白抑制剂及神经氨酸酶抑制剂。另外,有一些中草药,如金银花、板蓝根、大青叶、连翘、菊花、薄荷、芙蓉叶、白芍、黄连、黄芩、牛蒡子、丁香叶、大黄和茵陈等对某些病毒有抑制作用,对病毒引起的上呼吸道感染有治疗作用。

一、阿昔洛韦

本品为化学合成的一种抗病毒药,其钠盐供注射用。

其他名称:无环鸟苷、克毒星、Acyciovir 和 ZOVIRAX。

ATC 编码:J05AB01。

(一)性状

本品为白色结晶性粉末,微溶于水(2.5 mg/mL)。其钠盐易溶于水(<1:100),5%溶液的pH 为 11,pH 降低时可析出沉淀。在体内转化为三磷酸化合物,干扰单纯疱疹病毒 DNA 聚合酶的作用,抑制病毒 DNA 的复制。对细胞的 α-DNA 聚合酶也有抑制作用,但程度较轻。

(二)药理学

口服吸收率低(约 15%)。按 5 mg/kg 和 10 mg/kg 静脉滴注 1 h 后,平均稳态血浆药物浓度分别为 9.8 μg/mL 和 20.7 μg/mL,经 7 h 后谷浓度分别为 0.7 μg/mL 和 2.3 μg/mL。1 岁以上儿童,用量为 250 mg/m^2 者其血浆药物浓度变化与成人 5 mg/kg 用量者相近,而用量为 500 mg/m^2 者与成人 10 mg/kg 用量者相近。新生儿(3 月龄以下),每 8 小时静脉滴注 10 mg/kg,每次滴注持续 1 h,其稳态峰浓度为 13.8 μg/mL,而谷浓度则为 2.3 μg/mL。脑脊液中药物浓度可达血浆浓度的 50%。大部分体内药物以原形自尿排泄,尿中尚有占总量 14% 的代谢物。部分药物随粪排出。正常人的 $t_{1/2}$ 为 2.5 h;肌酐清除率每分钟 15~50 mL/1.73 m^2 者 $t_{1/2}$ 为 3.5 h,无尿者可延长到 19.5 h。

(三)适应证

用于防治单纯疱疹病毒 HSV$_1$ 和 HSV$_2$ 的皮肤或黏膜感染,还可用于带状疱疹病毒感染。

(四)用法和用量

口服:1 次 200 mg,每 4 小时 1 次或每天 1 g,分次给予。疗程根据病情不同,短则几天,长者可达半年。肾功能不全者酌情减量。

静脉滴注:1 次用量 5 mg/kg,加入输液中,滴注时间为 1 h,每 8 小时 1 次,连续 7 d。12 岁以下儿童 1 次按 250 mg/m^2 用量给予。急性或慢性肾功能不全者不宜用本品静脉滴注,因为滴速过快时可引起肾衰竭。

国内治疗乙型肝炎的用法为 1 次滴注 7.5 mg/kg,每天 2 次,溶于适量输液,维持滴注时间约 2 h,连续应用 10~30 d。

治疗生殖器疱疹,1 次 0.2 g,每天 4 次,连用 5~10 d。

(五)不良反应

不良反应有一时性血清肌酐升高、皮疹和荨麻疹,尚有出血,红细胞、白细胞和血小板计数减少,出汗、血尿、低血压、头痛和恶心等。肝功能异常、黄疸和肝炎等。静脉给药者可见静脉炎。阿昔洛韦可引起急性肾衰竭。肾损害患者接受阿昔洛韦治疗时,可造成死亡。

(六)禁忌证

对本品过敏者禁用。

(七)注意

(1)肝、肾功能不全者,脱水者、精神异常者慎用。

(2)对疱疹病毒性脑炎及新生儿疱疹的疗效尚未能肯定。

(3)注射给药,只能缓慢滴注(持续 1~2 h),不可快速推注,不可用于肌内注射和皮下注射。

(4)应用阿昔洛韦治疗,应摄入充足的水,防止药物沉积于肾小管内。

(八)药物相互作用

(1)与膦甲酸钠联用,能增强本药对 HSV 感染的抑制作用。

(2)与更昔洛韦、膦甲酸钠和干扰素合用,具有协同或相加作用。

(3)与齐多夫定合用,可引起肾毒性,表现为深度昏迷和疲劳。

(4)并用丙磺舒可使本品的排泄减慢,半衰期延长,体内药物量蓄积。

(5)与肾毒性药物合用可加重肾毒性,特别是肾功能不全者更易发生。

(九)制剂

胶囊剂:每粒 200 mg。注射用阿昔洛韦(冻干制剂):每瓶 500 mg(标示量,含钠盐 549 mg,折合纯品 500 mg)。滴眼液:0.1%。眼膏:3%。霜膏剂:5%。

(十)贮法

密闭,干燥凉暗处保存。

二、更昔洛韦

其他名称:丙氧鸟苷、丽科伟,赛美维。

ATC 编码:J05AB06。

(一)性状

本品为白色至类白色结晶性粉末,水中溶解度为 2.6 mg/mL。其钠盐溶解度>50 mg/mL,溶液呈强碱性。

(二)药理学

本品进入细胞后由病毒的激酶诱导生成三磷酸化物,竞争性抑制病毒的 DNA 聚合酶而终止病毒 DNA 链增长。

口服生物利用度约为 5%,食后服用可增至 6%~9%。日剂量 3 g(3 次分服),24 h 的 AUC 为(15.4±4.3)(μg·h)/mL;C_{max} 为(1.18±0.36)μg/mL。5 mg/kg 静脉滴注 1 h,即时 AUC 达 22.1(μg·h)/mL;C_{max} 达 8.27 μg/mL。体内稳态分布容积为(0.74±0.15)L/kg,脑脊液浓度为血浆浓度的 24%~70%。口服标记药物有 86%±3% 在粪便中和 5% 在尿液中回收。$t_{1/2}$:静脉滴注3.5±0.9 h;口服给药 4.8±0.9 h;肾功能不全者半衰期明显延长。

(三)适应证

用于巨细胞病毒感染的治疗和预防,也可适用于单纯疱疹病毒感染。

(四)用法和用量

诱导治疗:静脉滴注 5 mg/kg(历时至少 1 h),每 12 h 1 次,连用 14~21 d(预防用药则为 7~14 d)。

维持治疗:静脉滴注,5 mg/kg,每天 1 次,每周用药 7 d;或 6 mg/kg,每天 1 次,每周用药 5 d。口服,每次 1 g,每天 3 次,与食物同服,可根据病情选择用其中之一。

输液配制:将 500 mg 药物(钠盐),加 10 mL 注射用水振摇使其溶解,液体应澄明无色,此溶液在室温时稳定 12 h,切勿冷藏。进一步可用 0.9%氯化钠、5%葡萄糖、林格或乳酸钠林格等输液稀释至含药量低于 10 mg/mL,供静脉滴注 1 h。主要不良反应是血常规变化,表现为白细胞下降(粒细胞减少)、血小板数减少,用药全程每周测血常规 1 次。其他不良反应尚有发热、腹痛、腹泻、恶心、呕吐、厌食、稀便、瘙痒、出汗、视觉变化和继发感染等。

(五)不良反应

对本药和阿昔洛韦过敏者禁用。严重中性粒细胞或血小板计数减少者禁用。

(六)禁忌证

(1)儿童、妊娠期妇女及哺乳期妇女使用应权衡利弊。

(2)不可肌内注射,不能快速给药或静脉推注。

（3）用药期间定期监测血常规。

（七）药物相互作用

（1）与齐多夫定或去羟肌苷联合应用，本品 AUC 减少而上述两药的 AUC 则增大。

（2）与丙磺舒联用，本品的肾清除量明显减少。

（3）本品不宜与亚胺培南/西司他汀联用。与有可能抑制骨髓的药物联用可增大本品的毒性。

（八）制剂

胶囊剂：每粒 250 mg。注射剂（冻干粉针）：每瓶 500 mg。

（九）贮法

避光、密闭、干燥处保存。

三、伐昔洛韦

其他名称：万乃洛韦、明竹欣。

ATC 编码：J05AB11。

（一）性状

本品为白色或类白色粉末，水中溶解度为 174 mg/mL（25 ℃）。

（二）药理学

本品为阿昔洛韦与 L-缬氨酸所成的酯，口服后迅速吸收并在体内几乎完全水解释出阿昔洛韦而起抗单纯疱疹病毒 HSV_1 和 HSV_2 和水痘-带状疱疹病毒（VZV）的作用。口服本品 1 g 在体内的生物利用度以阿昔洛韦计为 54.5%±9.1%。其吸收不受食物影响。健康者口服 1 g，C_{max} 为（5.65±2.37）μg/mL、AUC 为（19.52±6.04）(μg·h)/mL。本品在体内的蛋白结合率为 13.5%～17.9%，在体内不蓄积，其标记化合物经 96 h 在尿液和粪便中分别回收 45.60% 和 47.12%。$t_{1/2}$ 为 2.5～3.3 h。

（三）适应证

本品主要应用于治疗带状疱疹，也用于治疗 HSV_1 和 HSV_2 感染。

（四）用法和用量

口服，成人，每天 0.6 g，分 2 次服，疗程 7～10 d。

（五）不良反应

不良反应与阿昔洛韦类同，但较轻。

（六）禁忌证

对本药和阿昔洛韦过敏者、妊娠期妇女禁用。

（七）注意

（1）儿童慎用，2 岁以下儿童不宜用本品。

（2）脱水、免疫缺陷者慎用。

（3）服药期间宜多饮水，防止阿昔洛韦在肾小管内沉淀。

（八）制剂

片剂：每片 200 mg；300 mg。

（九）贮法

密封，干燥处保存。

四、泛昔洛韦

其他名称:凡乐、罗汀、诺克和 Famvir。

ATC 编码:J05AB09。

(一)性状

本品为白色薄膜衣片,除去薄膜衣片后显白色。

(二)药理学

本品在体内迅速转化为有抗病毒活性的化合物喷昔洛韦,后者对Ⅰ型单纯疱疹病毒(HSV_1),Ⅱ型单纯疱疹病毒(HSV_2)及水痘带状疱疹病毒(VZV)有抑制作用。在细胞培养研究中,喷昔洛韦对下述病毒的抑制作用强弱次序为 HSV-1、HSV-2 和 VZV。口服在肠壁吸收后迅速去乙酰化和氧化为有活性的喷昔洛韦。生物利用度为 75%~77%。口服本品 0.5 g 后,得到的喷昔洛韦的峰浓度(C_{max})为 3.3 mg/L,达峰时间为 0.9 h,AUC 为 8.6(mg·h)/L,血消除半衰期($t_{1/2}$)为 2.3 h。喷昔洛韦的血浆蛋白结合率小于 20%。全血/血浆分配比率接近于 1。本品口服后在体内经由醛类氧化酶催化为喷昔洛韦而发生作用,失去活性的代谢物有 6-去氧喷昔洛韦、单乙酰喷昔洛韦和 6-去氧乙酰喷昔洛韦等,每种都少于服用量的 0.5%,血或尿中几乎检测不到泛昔洛韦,主要以喷昔洛韦和 6-去氧喷昔洛韦形式经肾脏排出。

(三)适应证

用于治疗带状疱疹和原发性生殖器疱疹。

(四)用法和用量

口服,成人 1 次 0.25 g,每 8 小时 1 次。治疗带状疱疹的疗程为 7 d,治疗原发性生殖器疱疹的疗程为 5 天。

(五)不良反应

常见不良反应是头痛和恶心,神经系统有头晕、失眠、嗜睡和感觉异常等。消化系统常见腹泻、腹痛、消化不良、厌食、呕吐、便秘和胀气等。全身反应有疲劳、疼痛、发热和寒战等。其他反应有皮疹、皮肤瘙痒、鼻窦炎和咽炎等。

(六)禁忌证

对本品及喷昔洛韦过敏者禁用。

(七)注意

(1)妊娠期妇女、哺乳期妇女一般不推荐使用本品。儿童使用泛昔洛韦的安全性与疗效尚待确定。

(2)肾功能不全患者应注意调整用法与用量。

(3)食物对生物利用度无明显影响。

(八)药物相互作用

(1)本品与丙磺舒或其他由肾小管主动排泄的药物合用时,可能导致血浆中喷昔洛韦浓度升高。

(2)与其他由醛类氧化酶催化代谢的药物可能发生相互作用。

(九)制剂

片剂:每片 125 mg;250 mg;500 mg。

（十）贮法

避光密封，干燥处保存。

五、奥司他韦

其他名称：奥塞米韦、达菲、特敏福和 TAMIFLU。

ATC 编码：J05AH02。

（一）药理学

本品在体内转化为对流感病毒神经氨酸酶具有抑制作用的代谢物，有效地抑制病毒颗粒释放，阻抑甲、乙型流感病毒的传播。

口服后在体内大部分转化为有效活性物，可进入气管、肺泡、鼻黏膜及中耳等部位，并由尿液排泄，少于 20％的药物由粪便排泄。$t_{1/2}$ 为 6～10 h。

（二）适应证

用于成人和 1 岁及 1 岁以上儿童的甲型和乙型流感治疗（磷酸奥司他韦能够有效治疗甲型和乙型流感，但是乙型流感的临床应用数据尚不多）。用于成人和 13 岁及 13 岁以上青少年的甲型和乙型流感的预防。

（三）用法和用量

成人推荐量，每次 75 mg，每天 2 次，共 5 d。

肾功能不全者：肌酐清除率＜30 mL/min 者每天 75 mg，共 5 d；肌酐清除率＜10 mL/min 者尚无研究资料，应用应十分慎重。

（四）不良反应

主要不良反应有呕吐、恶心、失眠、头痛和腹痛，尚有腹泻、头晕、疲乏、鼻塞、咽痛和咳嗽。偶见血尿、嗜酸性粒细胞增多、白细胞计数降低、皮炎、皮疹及血管性水肿等。

（五）禁忌证

对本药过敏者禁用。

（六）注意

（1）妊娠期妇女和哺乳期妇女应用的安全尚未肯定，一般不推荐应用。儿童用量未确定。

（2）在使用该药物治疗期间，应对患者的自我伤害和谵妄事件等异常行为进行密切监测。

（3）1 岁以下儿童使用奥司他韦的效益要大于风险。流感大流行期间，1 岁以下儿童使用奥司他韦的推荐剂量为 2～3 mg/kg。

（七）药物相互作用

在使用减毒活流感疫苗两周内不应服用本品，在服用磷酸奥司他韦后 48 h 内不应使用减毒活流感疫苗。

（八）制剂

胶囊剂：每粒 75 mg（以游离碱计）。

六、扎那米韦

其他名称：依乐韦、乐感清和 Relenza。

ATC 编码：J05AH01。

（一）性状

本品为白色或灰白色粉末，20 ℃时水中的溶解度约为 18 mg/mL。

（二）药理学

扎那米韦是一种唾液酸衍生物，能抑制流感病毒的神经氨酸苷酶，影响病毒颗粒的聚集和释放。该药能有效抑制 A 型和 B 型流感病毒的复制。

口腔吸入本品 10 mg 后，1～2 h 内 4%～17% 的药物被全身吸收，药物峰浓度范围 17～142 ng/mL，药时曲线下面积为 111～1364(ng·h)/mL。本品的血浆蛋白结合率低于 10%。药物以原形在 24 h 内由肾排出，尚未检测到其代谢物。血清半衰期为 2.5～5.1 h 不等。总消除率为 2.5～10.9 L/h。

（三）适应证

用于治疗流感病毒感染及季节性预防社区内 A 和 B 型流感。

（四）用法和用量

成年和 12 岁以上的青少年，每天 2 次，间隔约 12 h。每天 10 mg，分 2 次吸入，一次 5 mg，经口吸入给药。连用 5 d。随后数天 2 次的服药时间应尽可能保持一致，剂量间隔 12 h。季节性预防社区内 A 和 B 型流感：成人 10 mg，每天 1 次，连用 28 d，在流感暴发 5 d 内开始治疗。

（五）不良反应

鼻部症状、头痛、头晕、胃肠功能紊乱、咳嗽、感染、皮疹和支气管炎。罕见变态反应，心律不齐、支气管痉挛、呼吸困难、面部水肿、惊厥和昏厥。过敏样反应包括口咽部水肿、严重皮疹和变态反应。如果发生或怀疑发生变态反应，应停用扎那米韦，并采取相应的治疗。

（六）禁忌证

对本药过敏者禁用。

（七）注意

(1)妊娠期妇女和哺乳妇女慎用。儿童用量未确定。

(2)慢性呼吸系统疾病患者用药后发生支气管痉挛的风险较高。哮喘/慢性阻塞性肺疾病患者应给予速效性支气管扩张剂。避免用于严重哮喘患者。在使用本药前先吸入支气管扩张剂。如果出现支气管痉挛或呼吸功能减退，应停药。

(3)有报道使用神经氨酸酶抑制剂(包括扎那米韦)的流感患者因发生谵妄和异常行为导致伤害，应密切监测。

（八）药物相互作用

吸入本药前 2 周内及后 48 h 内不要接种减毒活流感疫苗。

（九）制剂

扎那米韦吸入粉雾剂：每个泡囊含扎那米韦(5 mg)和乳糖(20 mg)的混合粉末。

（十）贮法

密闭，室温，干燥处保存。

七、阿巴卡韦

其他名称：硫酸阿波卡韦和 ZIAGEN。

ATC 编码：J05AF06。

（一）性状

常用其硫酸盐，为白色至类白色固体。溶解度约 77 mg/mL（23 ℃）。

（二）药理学

本品为核苷酸类抗反转录酶药物。在细胞内转化为有活性的三磷酸化合物而抑制反转录酶，对抗底物 dGTP，并掺入病毒 DNA，而使病毒的延长终止。

口服吸收迅速，片剂的绝对生物利用度约83％。口服 300 mg，每天 2 次时，其血浆血药峰浓度为（3.0±0.89）μg/mL。食物对药物吸收影响不大。血浆蛋白结合率约50％。表观分布容积为 0.86 L/kg。主要分布于血管外部位。主要由醇脱氢酶代谢为无活性的羧基化合物。对 P450 无抑制作用。大部分由尿、少量由粪（16％）排泄。$t_{1/2}$ 为 1.5～2 h。静脉注射后的消除率为每小时 0.8 L/kg。

（三）适应证

本品常与其他药物联合用于艾滋病治疗。

（四）用法和用量

与其他抗反转录酶药物合用。成人：一次 300 mg，每天 2 次。3 月龄至 16 岁儿童：1 次 8 mg/kg，每天 2 次。

（五）不良反应

不良反应可见变态反应，为多器官全身反应，表现为发热、皮肤瘙痒、乏力、恶心、呕吐、腹泻、腹痛或不适、昏睡、肌痛、关节痛、水肿、气短和感觉异常等，尚可检出淋巴结病，黏膜溃疡或皮疹。实验室检查可有氨基转移酶、肌酸磷酸激酶、肌酐升高和淋巴细胞减少。严重者也可伴有肝衰竭、肾衰竭和低血压，甚至死亡。

（六）禁忌证

对本药过敏者禁用。中、重度肝功能损害及终末期肾病患者避免使用。

（七）注意

（1）65 岁以上老年患者慎用。

（2）妊娠期妇女和哺乳期妇女需权衡利弊。

（八）药物相互作用

（1）与乙醇同用可致本品的 AUC 增加 41％、$t_{1/2}$ 延长 26％。

（2）与利巴韦林合用，可致乳酸性酸中毒。

（3）与大多数抗 HIV 药有协同作用。

（九）制剂

片剂：300 mg（以盐基计）。口服液：20 mg/mL。

八、阿糖腺苷

本品为嘌呤核苷，可自链霉菌 Streptomyces antibioticus 的培养液中提取或合成制备。国外产品为本品的混悬液，国内产品为本品的单磷酸酯溶液。

其他名称：Vira-A。

ATC 编码：J05AB03。

（一）性状

本品为白色结晶状粉末，极微溶解于水（0.45 mg/mL，25 ℃）。本品单磷酸酯的溶解度为100 mg/mL。

(二)药理学

静脉滴注后,在体内迅速去氨成为阿拉伯糖次黄嘌呤,并迅速分布进入一些组织中。按10 mg/kg剂量缓慢静脉滴注给药,阿拉伯糖次黄嘌呤的血浆峰值为3~6 μg/mL,阿糖腺苷则为0.2~0.4 μg/mL。阿拉伯糖次黄嘌呤可透过脑膜,脑脊液与血浆中的浓度比为1:3。每天用量的41%~53%,主要以阿拉伯糖次黄嘌呤的形式自尿排泄,母体化合物只有1%~3%。肾功能不全者,阿拉伯糖次黄嘌呤在体内蓄积,其血浆浓度可为正常人的几倍。阿拉伯糖次黄嘌呤的平均$t_{1/2}$为3.3 h。

(三)适应证

有抗单纯疱疹病毒HSV_1和HSV_2作用,用以治疗单纯疱疹病毒性脑炎,也用于治疗免疫抑制患者的带状疱疹和水痘感染。但对巨细胞病毒则无效。本品的单磷酸酯有抑制乙肝病毒复制的作用。

(四)用法和用量

单纯疱疹病毒性脑炎:每天量为15 mg/kg,按200 mg药物、500 mL输液(预热至35 ℃~40 ℃)的比率配液,作连续静脉滴注,疗程为10 d。

带状疱疹:10 mg/kg,连用5 d,用法同上。

(五)不良反应

消化道反应,如恶心、呕吐、厌食和腹泻等较常见。中枢系统反应,如震颤、眩晕、幻觉、共济失调和精神变态等,偶见。尚有氨基转移酶升高、血胆红素升高、血红蛋白含量降低、血细胞比容下降和白细胞计数减少等反应。用量超过规定时,出现的反应较严重。

(六)禁忌证

对本品过敏者、妊娠期妇女及哺乳期妇女禁用。

(七)注意

(1)肝、肾功能不全者慎用。

(2)大量液体伴随本品进入体内,应注意水、电解质平衡。

(3)配得的输液不可冷藏以免析出结晶。

(4)本品不可静脉推注或快速滴注。美国已禁用本药的注射制剂。

(八)药物相互作用

(1)别嘌醇有黄嘌呤氧化酶抑制作用,使阿拉伯糖次黄嘌呤的消除减慢而蓄积,可致较严重的神经系统毒性反应。

(2)与干扰素合用,可加重不良反应。

(九)制剂

注射液(混悬液):200 mg(1 mL);1 000 mg(5 mL)。加入输液中滴注用。

注射用单磷酸阿糖腺苷:每瓶200 mg。

九、利巴韦林

其他名称:三氮唑核苷、病毒唑。

ATC编码:J05AB04。

(一)性状

本品为白色结晶性粉末,无臭,无味,溶于水(142 mg/mL),微溶于乙醇、氯仿和乙醚等。

(二)药理学

本品为一种强的单磷酸肌苷(IMP)脱氢酶抑制剂,抑制 IMP,从而阻碍病毒核酸的合成。具广谱抗病毒性能,对多种病毒如呼吸道合胞病毒、流感病毒和单纯疱疹病毒等有抑制作用。对流感(由流感病毒 A 和 B 引起)、腺病毒肺炎、甲型肝炎、疱疹和麻疹等有防治作用,但临床评价不一。国内临床已证实,对流行性出血热有效,对早期患者疗效明显,有降低病死率、减轻肾损害、降低出血倾向、改善全身症状等作用。

(三)适应证

用于呼吸道合胞病毒引起的病毒性肺炎与支气管炎,皮肤疱疹病毒感染。

(四)用法和用量

1.口服

每天 0.8~1 g,分 3~4 次服用。肌内注射或静脉滴注:每天 10~15 mg/kg,分 2 次。静脉滴注宜缓慢。

用于早期出血热,每天 1 g,加入输液 500~1 000 mL 中静脉滴注,连续应用 3~5 d。

2.滴鼻

用于防治流感,用 0.5% 溶液(以等渗氯化钠溶液配制),每小时 1 次。

3.滴眼

治疗疱疹感染,浓度 0.1%,每天数次。

(五)不良反应

最主要的毒性是溶血性贫血,大剂量应用(包括滴鼻在内)可致心脏损害,对有呼吸道疾病者(慢性阻塞性肺病或哮喘者)可致呼吸困难、胸痛等。全身不良反应有疲倦、头痛、虚弱、乏力、胸痛、发热、寒战和流感症状等;神经系统症状有眩晕;消化系统症状有食欲减退,胃部不适、恶心、呕吐、轻度腹泻、便秘和消化不良等;肌肉骨骼系统症状有肌肉痛、关节痛;精神系统症状有失眠、情绪化、易激惹、抑郁、注意力障碍和神经质等;呼吸系统症状有呼吸困难、鼻炎等;皮肤附件系统出现脱发、皮疹和瘙痒等。另外,还观察到味觉异常、听力异常表现。

(六)禁忌证

对本品过敏者、妊娠期妇女禁用。禁用于有自身免疫性肝炎患者。

(七)注意

(1)活动性结核患者、严重或不稳定型心脏病不宜使用。

(2)严重贫血患者、肝肾功能异常者慎用。

(八)药物相互作用

(1)利巴韦林可抑制齐多夫定转变成活性型的磷酸齐多夫定,同用时有拮抗作用。

(2)与核苷类似物、去羟肌苷合用,可引发致命或非致命的乳酸性酸中毒。

(九)制剂

片剂:每片 50 mg;100 mg。颗粒剂:每袋 50 mg;100 mg。注射液:100 mg(1 mL);250 mg(2 mL)。

(十)贮法

避光、密闭保存。

十、齐多夫定

本品为 3'-叠氮-3'-去氧胸腺嘧啶,由人工合成制造。

其他名称:叠氮胸苷、Azidothymidine 和 AZT。

ATC 编码:J05AF01。

(一)性状

本品为白色或类白色结晶性粉末,无臭。

(二)药理学

其与病毒的 DNA 聚合酶结合,中止 DNA 链的增长,从而阻抑病毒的复制。对人的 α-DNA 聚合酶的影响小而不抑制人体细胞增殖。

口服吸收迅速。服用胶囊,经过首关代谢,生物利用度为 52%～75%。应用 2.5 mg/kg 静脉滴注 1 h 或口服 5 mg/kg 后,血药浓度可达 4～6 μmol/L(1.1～1.6 mg/L);给药后 4 h,脑脊液浓度可达血浆浓度的 50%～60%。V_d＝1.6 L/kg,蛋白结合率 34%～38%。本品主要在肝脏内葡萄糖醛酸化为非活性物 GAZT。口服 $t_{1/2}$ 为 1 h,静脉滴注 $t_{1/2}$ 为 1.1 h。约有 14% 药物通过肾小球滤过和肾小管主动渗透排泄入尿;代谢物有 74% 也由尿排出。

(三)适应证

用于治疗获得性免疫缺陷综合征(AIDS)。患者有并发症(卡氏肺孢子虫病或其他感染)时尚需应用对症的其他药物联合治疗。

(四)用法和用量

成人常用量:1 次 200 mg,每 4 小时 1 次,按时间给药。有贫血的患者:可按 1 次 100 mg 给药。

(五)不良反应

有骨髓抑制作用,可引起意外感染、疾病痊愈延缓和牙龈出血等。可改变味觉,引起唇、舌肿胀和口腔溃疡。遇有发生喉痛、发热、寒战、皮肤灰白色、不正常出血、异常疲倦和衰弱等情况。肝功能不全者易引起毒性反应。

(六)禁忌证

对本品过敏者、中性粒细胞计数小于 $0.75×10^9$/L 或血红蛋白含量小于 75 g/L 者禁用。

(七)注意

(1)骨髓抑制患者、有肝病危险因素者、肌病及肌炎患者长期使用本药时应慎用。

(2)在用药期间要进行定期血液检查。嘱咐患者在使用牙刷、牙签时要防止出血。叶酸和维生素 B_{12} 缺乏者更易引起血常规变化。

(3)进食高脂食物,可降低本药的口服生物利用度。

(八)药物相互作用

(1)对乙酰氨基酚、阿司匹林、苯二氮䓬类、西咪替丁、保泰松、吗啡和磺胺药等都抑制本品的葡萄糖醛酸化,而降低消除率,应避免联用。

(2)与阿昔洛韦(无环鸟苷)联用可引起神经系统毒性,如昏睡、疲劳等。

(3)丙磺舒抑制本品的葡萄糖醛酸化,并减少肾排泄,可引起中毒危险。

(九)制剂

胶囊剂:每粒 100 mg。

十一、拉米夫定

其他名称:贺普丁、雷米夫定。

ATC 编码:J05AF05。

(一)性状

本品为白色或类白色结晶,20 ℃时水中溶解度约 7%。

(二)药理学

本品可选择性地抑制 HBV 复制。其作用方式通过在肝细胞内转化为活性的拉米夫定三磷酸酯,竞争性地抑制 HBV-DNA 聚合酶,同时终止 DNA 链的延长,从而抑制病毒 DNA 的复制。

口服吸收迅速,1 h 血浆药物峰浓度可达 1.1～1.5 μg/mL,绝对生物利用度为 80%～85%,食物可延缓本品的吸收,但不影响生物利用度。体内分布广泛,V_d 为 1.3～1.5 L/kg,血浆蛋白结合率为 35%～50%,可通过血-脑屏障进入脑脊液。口服后 24 h 内,约 90% 以原形经肾排泄,5%～10% 被代谢为反式亚砜代谢产物并从尿中排出。消除半衰期为 5～7 h,肾功能不全可影响本品的消除,肌酐清除率小于 30 mL/min 时应慎用。

(三)适应证

用于乙型肝炎病毒所致的慢性乙型肝炎,与其他抗反转录病毒药联用于治疗人类免疫缺陷病毒感染。

(四)用法和用量

成人:慢性乙型肝炎,每天 1 次,100 mg 口服;HIV 感染,推荐剂量一次 150 mg,每天 2 次,或 1 次 300 mg,每天 1 次。

(五)不良反应

常见的不良反应有上呼吸道感染样症状、头痛、恶心、身体不适、腹痛和腹泻、贫血、纯红细胞再生障碍及血小板计数减少。可出现重症肝炎、高血糖及关节痛、肌痛和皮肤变态反应等。

(六)禁忌证

对拉米夫定过敏者及妊娠期妇女禁用。

(七)注意

(1)哺乳期妇女慎用,严重肝大、乳酸性酸中毒者慎用。

(2)尚无针对 16 岁以下患者的疗效和安全性资料。

(3)肌酐清除率<30 mL/min 的患者不宜使用。

(4)用药期间应定期做肝、肾功能检查及全血细胞计数。

(八)药物相互作用

(1)与齐多夫定合用,可使后者血药浓度增加 13%,血药峰浓度升高约 28%,但生物利用度无显著变化。

(2)不宜与扎西他滨合用,由于本药可抑制扎西他滨在细胞内的磷酸化。

(九)制剂

片剂:每片 100 mg;150 mg。

(十)贮法

避光、密闭,在 30 ℃以下干燥处保存。

(赵盼盼)

第二节 抗 真 菌 药

本节主要介绍治疗系统性真菌感染的药物,有多烯类(两性霉素 B 及其衍生物)、三唑类(如氟康唑、伊曲康唑和伏立康唑等)、嘧啶类(如氟胞嘧啶)及棘白菌素类(如卡泊芬净、米卡芬净)等。

多烯类:是临床上应用最早的抗真菌药物,主要是两性霉素 B 及其类似物。其机制为通过与敏感真菌细胞膜上的固醇相结合,损伤细胞膜的通透性,导致细胞内重要物质,如钾离子、核苷酸和氨基酸等外漏,破坏细胞的正常代谢从而抑制其生长。该类药物的优点为抗真菌谱广、抗菌活性强,缺点为不良反应大,包括肾毒性、肝毒性及输液相关毒性等。剂型改造后脂质体包埋的两性霉素 B 通过肝脏摄取,缓慢释放入血液,避免了直接造成器官损害。目前,临床上应用的两性霉素 B 脂质复合体、两性霉素 B 胆固醇复合体和两性霉素 B 脂质体。因分子大小、包埋颗粒等的不同,药物的药代动力学与生物活性有所不同。其中两性霉素 B 脂质体的直径小,药代动力学参数好,肝肾毒性小。

吡咯类:包括咪唑类和三唑类。本类药物作用机制为影响麦角甾醇合成,使真菌细胞膜合成受阻,影响真菌细胞膜的稳定性,导致真菌细胞破裂而死亡。其抗菌谱和抗菌活性差异较大,部分有抗曲霉菌活性。咪唑类包括酮康唑、克霉唑、咪康唑和益康唑等,因毒性较大,目前多为浅表真菌感染或皮肤黏膜念珠菌感染的局部用药。三唑类包括氟康唑、伊曲康唑和伏立康唑,均可用于治疗深部真菌感染。该类药物对肝肾功能有一定影响,部分患者可能会有视觉改变,表现为视敏度、视力范围或色觉异常。另外,该类药物通过肝脏 P450 酶系统代谢,可能影响其他药物(如抗排异药物)的代谢,用于移植患者时应注意监测抗排异药物的血药浓度。另一方面,其血药浓度也容易受到其他药物的影响。

氟胞嘧啶(5-FC):是目前临床比较常用的作用于核酸合成的抗真菌药物,其作用机制涉及干扰嘧啶的代谢、RNA 和 DNA 的合成及蛋白质的合成等。临床上很少单独使用 5-FC,多与氟康唑和两性霉素 B 等合并使用。真菌对 5-FC 的天然耐药多是由于胞嘧啶脱氨酶或鸟苷磷酸核糖基转移酶的缺失引起。对 5-FC 耐药株曲霉菌属最常见,其次为新型隐球菌和念珠菌。

棘白菌素类:是较新的一类抗真菌药,系 1,3-β-D-葡聚糖合成酶的非竞争性抑制剂。通过抑制1,3-β-D-葡聚糖的合成,从而破坏真菌细胞壁的完整性,导致真菌细胞壁的通透性改变、渗透压消失,最终使真菌细胞溶解。这种独特的干扰真菌细胞壁合成的作用机制,决定了该类药物对很多耐唑类药物的真菌具有良好的抗菌活性,对高等生物无影响,而且具有低毒高效的临床效果。另外,该类药物与唑类无交叉耐药,并同其他抗真菌药有协同作用和增效作用。

对抗真菌药物进行比较,就抗菌谱而言,两性霉素 B 及其脂质体的抗菌谱最广。氟康唑对平滑念珠菌、光滑念珠菌及克柔念珠菌疗效差,对曲霉和接合菌无抗菌活性。伊曲康唑和伏立康唑对念珠菌的抗菌活性优于氟康唑,对氟康唑耐药的念珠菌也有较强的抗菌活性,二者均有抗曲霉活性,但对接合菌感染均无效。而卡泊芬净对隐球菌、镰刀霉菌等疗效较差外,对其他临床常见真菌均有较好的抗菌作用。就安全性而言,卡泊芬净、伏立康唑和伊曲康唑与两性霉素 B 比较,毒性降低,尤以卡泊芬净最为明显。从药物之间的相互作用看,两性霉素 B 和卡泊芬净的代谢与细胞色素 P450 酶无关,对其他药物的代谢影响不大。而唑类药物则相反,对其他药物的代谢有影响。就耐药性来说,多烯类药物和棘白菌素 B 衍生物产生耐药菌较少见,而真菌对唑类药物的耐药,特别是对氟康唑的耐药,最常出现于 HIV 患者口腔黏膜白念珠菌感染长时间使用氟康唑的治疗后。近年来由于氟康唑的选择性压力,其他种类的念珠菌如光滑念珠菌和克柔念珠菌及新型隐球菌也出现耐药菌株。

一、两性霉素 B

两性霉素 B 系由链霉菌 Streptomyces nodosus 的培养液中提炼制得,国内由 Streptomyces lushanensis sp.产生,是一种多烯类抗真菌抗生素。

其他名称:两性霉素和 FUNGIZONE。

ATC 编码:J02AA01。

(一)性状

本品为黄色或橙黄色粉末,无臭或几乎无臭,无味;有引湿性,在日光下易破坏失效。在二甲亚砜中溶解,在二甲基甲酰胺中微溶,在甲醇中极微溶解,在水、无水乙醇、氯仿或乙醚中不溶。其注射剂添加有一定量的脱氧胆酸钠(起增溶作用),可溶于水形成胶体溶液,但遇无机盐溶液则析出沉淀。

(二)药理学

本品为抗深部真菌感染药。本品与真菌细胞膜上的甾醇结合,损伤膜的通透性,导致真菌细胞内钾离子、核苷酸、氨基酸等外漏,破坏正常代谢而起抑菌作用。

(三)适应证

用于隐球菌、球孢子菌、荚膜组织胞浆菌、芽生菌、孢子丝菌、念珠菌、毛霉和曲菌等引起的内脏或全身感染。

(四)用法和用量

临用前,加灭菌注射用水适量使溶解(不可用氯化钠注射液溶解与稀释),再加入 5% 葡萄糖注射液(pH>4.2)中,浓度每 1 mL 不超过 1 mg。

1.注射用两性霉素 B 静脉滴注

开始用小剂量 1~2 mg,逐日递增到每天 1 mg/kg。每天给药 1 次,滴注速度通常为 1~1.5 mL/min。疗程总量:白念珠菌感染约 1 g,隐球菌脑膜炎约 3 g。

2.两性霉素 B 脂质复合体

成人及小儿推荐剂量为每天 5 mg/kg,静脉滴注液浓度为1 mg/mL。小儿和心血管疾病患者可为 2 mg/mL,每天 1 次,滴注速度每小时 2.5 mg/kg,时间超过 2 h 应再次摇匀。

3.两性霉素 B 脂质体

系统真菌感染每天 3~5 mg/kg;HIV 感染的脑隐球菌脑膜炎,每天 6 mg/kg;中性粒细胞减少症发热时的经验治疗,每天 3 mg/kg;内脏利什曼原虫病的治疗,免疫功能正常者,第 1~5 天,每天 3 mg/kg,于第 14 天和第 21 天各再加 1 剂。免疫功能不正常者第 1~5 天,每天 4 mg/kg,第 10、17、21、31 和 38 天各再给 1 剂。均为静脉滴注,每天静脉滴注 1 次,每次滴注时间约 2 h,耐受良好者可缩短为 1 h,药液需通过输液管内滤膜后方可给予。

4.两性霉素 B 胆固醇复合体(ABCD)

成人和儿童均为每天 3~4 mg/kg,每天 1 次静脉滴注。先用灭菌注射用水溶解,再加 5%

葡萄糖液稀释至 0.6 mg/mL,以每小时 1 mg/kg 速度滴注。首次,给药前先以本品小剂量 5 mg/10 mL 静脉滴注 30 min 以上,滴完后观察 30 min。若患者适应,则可正式给药滴注2 h;若表现不耐受,则应延长给药时间,每次 2 h 以上。

5.鞘内注射

对隐球菌脑膜炎,除静脉滴注外尚需鞘内给药。每次从 0.05～0.1 mg 开始,逐渐递增至 0.5～1 mg(浓度为 0.1～0.25 mg/mL)。溶于注射用水 0.5～1 mL 中,按鞘内注射法常规操作,共约30 次,必要时可酌加地塞米松注射液,以减轻反应。

6.雾化吸入

适用于肺及支气管感染病例。每天量为 5～10 mg,溶于注射用水 100～200 mL 中,分4 次用。

7.局部病灶注射

浓度为 1～3 mg/mL,3～7 d 用 1 次,必要时可加普鲁卡因注射液少量;对真菌性脓胸和关节炎,可局部抽脓后注入药 5～10 mg,每周 1～3 次。

8.局部外用

浓度为 2.5～5 mg/mL。

9.腔道用药

栓剂 25 mg。

10.眼部用药

眼药水 0.25%;眼药膏 1%。

11.口服

对肠道真菌感染,每天为 0.5～2 g,分 2～4 次服。

(五)不良反应

毒性较大,可有发热、寒战、头痛、食欲缺乏、恶心和呕吐等反应,静脉用药可引起血栓性静脉炎,鞘内注射可引起背部及下肢疼痛。对肾脏有损害作用,可致蛋白尿、管型尿,定期检查发现尿素氮＞20 mg 或肌酐＞3 mg 时,应采取措施,停药或降低剂量。尚有血白细胞数下降、贫血和血压下降或升高、肝损害、复视、周围神经炎及皮疹等反应。使用期间可出现心率加快,甚至心室颤动,多与注入药液浓度过高、速度过快和用量过大,以及患者低血钾有关。

(六)禁忌证

对本药过敏者、严重肝病患者禁用。

(七)注意

(1)肝肾功能不全者慎用。

(2)用药期间应监测肝肾功能、血常规及血钾。

(3)出现低钾血症,应高度重视,及时补钾。

(4)使用期间,应用抗组胺药可减轻某些反应。皮质激素也有减轻反应的作用,但只限在反应较严重时用,勿作常规使用。

(5)静脉滴注如漏出血管外,可引起局部炎症,可用 5% 葡萄糖注射液抽吸冲洗,也可加少量肝素注射液于冲洗液中。

(八)药物相互作用

(1)与氟胞嘧啶合用,两药药效增强,但氟胞嘧啶的毒性增强。

(2)与肾上腺皮质激素合用时,可能加重两性霉素 B 诱发的低钾血症。

(3)与其他肾毒性药物合用,如氨基糖苷类、抗肿瘤药、万古霉素等,可加重肾毒性。

(九)制剂

注射用两性霉素 B(脱氧胆酸钠复合物):每支 5 mg;25 mg;50 mg。

(十)贮法

15 ℃以下,严格避光。配成的药液也必须注意避光。

二、伊曲康唑

其他名称:依他康唑、斯皮仁诺和美扶。

ATC 编码:J02AA01。

(一)药理学

本品是具有三唑环的合成唑类抗真菌药。对深部真菌与浅表真菌都有抗菌作用。三唑环的结构使本品对人细胞色素 P450 的亲和力降低,而对真菌细胞色素 P_{450} 仍保持强亲和力。本品口服吸收良好,饭后服用吸收较好,由于脂溶性强,在体内某些脏器,如肺、肾及上皮组织中浓度较高,但由于蛋白结合率很高,所以很少透过脑膜,在支气管分泌物中浓度也较低。

(二)适应证

主要应用于深部真菌所引起的系统感染,如芽生菌病、组织胞浆菌病、类球孢子菌病、着色真菌病、孢子丝菌病和球孢子菌病等,也可用于念珠菌病和曲菌病。

(三)用法和用量

一般为每天 100～200 mg,顿服,1 个疗程为 3 个月,个别情况下疗程延长到 6 个月。

短程间歇疗法:1 次 200 mg,每天 2 次,连服 7 d 为 1 个疗程,停药 21 d,开始第 2 疗程,指甲癣服 2 个疗程,趾甲癣服 3 个疗程,治愈率分别为 97%和 69.4%。

(四)不良反应

本品对转氨酶的影响较酮康唑为轻,但仍应警惕发生肝损害,已发现肝衰竭死亡病例。有恶心及其他胃肠道反应,还可出现低钾血症和水肿。本品有一定的心脏毒性,已发现充血性心力衰竭多例且有死亡者。

(五)禁忌证

对本药过敏者、室性心功能不全者禁用。

(六)注意

(1)肝、肾功能不全者,心脏病患者应慎用。

(2)儿童、妊娠期妇女及哺乳期妇女使用应权衡利弊。

(七)药物相互作用

(1)酶诱导药物如卡马西平、利福平和苯妥英等可明显降低本品的血药浓度,相反酶抑制剂如克拉霉素、红霉素能增加伊曲康唑的血药浓度。而降低胃酸的药物可能会减少伊曲康唑的吸收。

(2)与环孢素、阿司咪唑和特非那定有相互作用。同服时应减少剂量。

(3)本品可干扰地高辛和华法林正常代谢使消除减慢,同服时应减少剂量。

(八)制剂

片剂:每片 100 mg;200 mg。注射液:25 mL:250 mg。

（九）贮法

避光、密闭，25 ℃以下室温保存。

三、氟康唑

其他名称：大扶康、三维康和 DIFLUCAN。

ATC 编码：J02AC01。

（一）性状

本品为白色结晶状粉末，微溶于水或盐水中，溶于乙醇和丙酮，略溶于氯仿和异丙醇，易溶于甲醇，极微溶于甲苯。

（二）药理学

本品为氟代三唑类抗真菌药。本品高度选择抑制真菌的细胞色素 P_{450}，使真菌细胞损失正常的甾醇，而 14α-甲基甾醇则在真菌细胞中蓄积，起抑菌作用。对新型隐球菌、白念珠菌及其他念珠菌、黄曲菌、烟曲菌、皮炎芽生菌、粗球孢子菌和荚膜组织胞浆菌等有抗菌作用。

本品口服吸收 90%，空腹服药，1～2 h 血药达峰、$t_{1/2}$ 约 30（20～50）小时。志愿者空腹口服 400 mg，平均峰浓度为 6.72 μg/mL，剂量在 50～400 mg，血药浓度和 AUC 值均与剂量成正比。每天口服本品1 次，5～10 d 血药浓度达坪。第 1 天倍量服用，则在第 2 天即接近达坪。V_d 约与全身水量接近（40 L）。血浆蛋白结合率低（11%～12%）。单剂量或多剂量服药，14 d 时药物可进入所有体液、组织中，尿液及皮肤中药物浓度为血浆浓度的 10 倍；水疱皮肤中为2 倍；唾液、痰、水疱液和指甲中与血浆浓度接近，脑脊液中浓度低于血浆，为 0.5～0.9 倍。80%药物以原形自尿排泄，11%以代谢物出现于尿中，肾功能不全者药物清除率明显降低。3 h 透析可使血药浓度降低 50%。

（三）适应证

应用于敏感菌所致的各种真菌感染，如隐球菌性脑膜炎、复发性口咽念珠菌病等。

（四）用法和用量

1.念珠菌性口咽炎或食管炎

第 1 天口服 200 mg，以后每天服 100 mg，疗程 2～3 周（症状消失仍需用药），以免复发。

2.念珠菌系统感染

第 1 天 400 mg，以后每天 200 mg，疗程 4 周或症状消失后再用 2 周。

3.隐球菌性脑膜炎

第 1 天 400 mg，以后每天 200 mg，如患者反应正常也可用每天 1 次400 mg，至脑脊液细菌培养阴性后 10～12 周。

4.肾功能不全者减少用量

肌酐清除率＞50 mL/min 者用正常量；肌酐清除率为 21～50 mL/min者，用 1/2 量；肌酐清除率为 11～20 mL/min 者，用 1/4 量。

5.注射给药的用量与口服量相同

静脉滴注速度约为 200 mg/h。可加入葡萄糖液、生理氯化钠液、乳酸钠林格液中滴注。

（五）不良反应

偶见剥脱性皮炎（常伴随肝功能损害发生）。较常见的不良反应有：恶心（3.7%）、头痛（1.9%）、皮疹（1.8%）、呕吐（1.7%）、腹痛（1.7%）、腹泻（1.5%）及味觉异常。其他不良反应包括

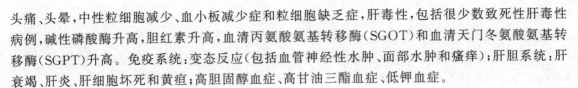

头痛、头晕,中性粒细胞减少、血小板减少症和粒细胞缺乏症,肝毒性,包括很少数致死性肝毒性病例,碱性磷酸酶升高,胆红素升高,血清丙氨酸氨基转移酶(SGOT)和血清天门冬氨酸氨基转移酶(SGPT)升高。免疫系统:变态反应(包括血管神经性水肿、面部水肿和瘙痒);肝胆系统:肝衰竭、肝炎、肝细胞坏死和黄疸;高胆固醇血症、高甘油三酯血症、低钾血症。

(六)禁忌证

对本药或其他吡咯类药过敏者禁用。

(七)注意

(1)本品对胚胎的危害性尚未肯定,给妊娠期妇女用药前应慎重考虑本品的利弊。哺乳期妇女慎用。

(2)本品的肝毒性虽较咪唑类抗真菌药为小,但也须慎重,特别对肝脏功能不健全者更应小心。遇有肝功能变化要及时停药或处理。

(3)用药期间应监测肝肾功能。

(八)药物相互作用

(1)与华法林合用可延长凝血酶原时间。

(2)本品可抑制口服降糖药的代谢。

(3)使苯妥英的血药浓度升高。

(4)肾移植后使用环孢素者,联用本品可使环孢素血药浓度升高。

(5)利福平可加速本品的消除。

(九)制剂

片剂(胶囊):每片(粒)50 mg;100 mg;150 mg 或 200 mg。注射剂:每瓶 200 mg/100 mL。

(十)贮法

避光、密闭,干燥处保存。

四、伏立康唑

其他名称:活力康唑、威凡、Vfend 和 VRC。

ATC 编码:J02AC03。

(一)药理学

本品为三唑类抗真菌药,通过抑制对真菌细胞色素 P_{450} 有依赖的羊毛甾醇 14α-去甲基化酶,进而抑制真菌细胞膜麦角甾醇的生物合成,使真菌细胞膜的结构和功能丧失,最终导致真菌死亡。对分枝霉杆菌、链孢霉菌属及所有曲霉菌均有杀菌活性,对耐氟康唑的克柔念珠菌、光滑念珠菌和白念珠菌等也有抗菌作用。

口服后吸收迅速,达峰时间为 1~2 h,生物利用度为 96%,食物影响其吸收。本品消除半衰期为 6 h,经肝脏细胞色素 P_{450} 酶代谢,代谢产物经尿液排出,尿中原形药物低于 5%。

(二)适应证

用于治疗侵入性曲霉病,以及对氟康唑耐药的严重进行性念珠菌病感染及由足放线病菌属和镰刀菌属引起的严重真菌感染。主要用于进行性、致命危险的免疫系统受损的 2 岁以上患者。

(三)用法和用量

1.负荷剂量

第 1 天静脉注射每次 6 mg/kg,每 12 h 1 次;口服,体质量大于 40 kg 者每次 400 mg,小于

40 kg者 200 mg,均为每 12 h 1 次。

2.维持剂量

第 2 天起静脉注射每次 4 mg/kg,每天 2 次;口服,体质量大于 40 kg 者每次200 mg,小于 40 kg 者 100 mg,均为每 12 h 1 次。

3.治疗口咽、食管白念珠菌病

口服,每次 200 mg,每天 2 次;静脉注射,每次 3～6 mg/kg,每 12 h 1 次。

(四)不良反应

最为常见的不良事件为视觉障碍、发热、皮疹、恶心、呕吐、腹泻、头痛、败血症、周围性水肿、腹痛及呼吸功能紊乱。与治疗有关的,导致停药的最常见不良事件包括肝功能试验值增高、皮疹和视觉障碍。

(五)禁忌证

已知对伏立康唑或任何一种赋形剂有过敏史者、妊娠和哺乳期妇女禁用。

(六)注意

(1)肝肾功能不全者慎用。12 岁以下儿童不推荐使用。

(2)对驾驶和操作机器者,本品可能会引起一过性的、可逆性的视觉改变,包括视物模糊、视觉改变、视觉增强和/或畏光。

(3)本品使用时先用 19 mL 注射用水溶解,溶解后的浓度为 10 mg/mL。本品仅供单次使用,未用完的溶液应当弃去。只有清澈的、没有颗粒的溶液才能使用。稀释后的溶液:2 ℃～8 ℃保存,不超过 24 h。

(4)伏立康唑片剂应在餐后或餐前至少 1 h 服用。

(七)药物相互作用

(1)西罗莫司与伏立康唑合用时,前者的血浓度可能显著增高。

(2)利福平、卡马西平和苯巴比妥等酶促药,可降低本品的血药浓度。

(3)本品抑制细胞色素 P_{450} 同工酶 CYP2C19、CYP2C9 和 CYP3A4 的活性,可使特非那定、阿司咪唑、奎尼丁、麦角碱类、环孢素、他克莫司、华法林和他汀类降血脂药等血药浓度升高,从而导致 Q-T 间期延长,并且偶见尖端扭转性室性心动过速。应禁止合用。

(八)制剂

片剂:每片 50 mg;200 mg。注射用伏立康唑:每支 200 mg。

(九)贮法

密闭,阴凉干燥处保存。

五、氟胞嘧啶

其他名称:Fluorocytosin 和 5-FC。

ATC 编码:J02AX01。

(一)性状

本品为白色结晶性粉末,无臭,溶于水,溶解度为 12 mg/mL(1.2%)(20 ℃)。干燥品极稳定,水溶液在 pH 6～8 时也较稳定,在低温时可析出结晶。在酸或碱液中则迅速分解,可检出含有脱氨化合物5-氟尿嘧啶。

(二)药理学

抗真菌药,对念珠菌、隐球菌,以及地丝菌有良好的抑制作用,对部分曲菌,以及引起皮肤真菌病的分枝孢子菌、瓶真菌等也有作用。对其他真菌和细菌都无作用。口服吸收良好,3~4 h血药浓度达到高峰,血中半衰期为 8~12 h,可透过血-脑屏障。

(三)适应证

用于念珠菌和隐球菌感染,单用效果不如两性霉素 B,可与两性霉素 B 合用以增疗效(协同作用)。

(四)用法和用量

1.口服

每天 4~6 g,分 4 次服,疗程自数周至数月。

2.静脉注射

每天 50~150 mg/kg,分 2~3 次。单用本品时真菌易产生耐药性,宜与两性霉素 B 合用。

(五)不良反应

不良反应:氨基转移酶和碱性磷酸酶值升高、胃肠道症状、血白细胞数减少、贫血、血小板数减少、肾损害、头痛、视力减退、幻觉、听力下降、运动障碍、血清钾和钙磷值下降,以及变态反应(如皮疹)等。

(六)禁忌证

对本药过敏者、严重肾功能不全和严重肝脏疾病患者禁用。

(七)注意

(1)骨髓抑制、有血液系统疾病者及肝肾功能损害者慎用。

(2)因脑脊液中药物浓度较高,故无须鞘内注射给药。

(3)如单次服药量较大,可间隔 15 min 分次服用,以减少恶心、呕吐等不良反应。

(八)药物相互作用

(1)与两性霉素 B 联用有协同作用,应注意毒性反应。

(2)与其他骨髓抑制药合用,可增加造血系统的不良反应。

(3)与阿糖胞苷联用有拮抗作用。

(九)制剂

片剂:每片 250 mg;500 mg。注射液:2.5 g(250 mL)。

(十)贮法

避光、密闭,阴凉处保存。

六、特比萘芬

其他名称:兰美舒、疗霉舒、丁克和 Lamisil。

ATC 编码:D01AE15,D01BA02。

(一)性状

本品为白色或几乎白色粉末,微溶于水,易溶于无水乙醇和甲醇,微溶于丙酮。本品为烯丙胺类抗真菌药,抑制真菌细胞麦角甾醇合成过程中的鲨烯环氧化酶,并使鲨烯在细胞中蓄积而起杀菌作用。人体细胞对本品的敏感性为真菌的万分之一。

（二）药理学

本品有广谱抗真菌作用，对皮肤真菌有杀菌作用，对白念珠菌则起抑菌作用。

本品口服吸收约 70%。口服 250 mg，2 h 血药浓度达峰值 0.97 $\mu g/mL$。在剂量 50～750 mg 范围内血药浓度呈正比递升。吸收 $t_{1/2}$ 为 0.8～1.1 h，分布 $t_{1/2}$ 为 4.6 h，$t_{1/2\beta}$ 为 16～17 h。在体内与血浆蛋白高度结合，分布容积 V_d 约 950 L，在皮肤角质层与指甲内有较高浓度，并持续一段时间。在体内代谢后由尿排泄，肝、肾功能不全者药物的血药浓度升高。

（三）适应证

用于浅表真菌引起的皮肤、指甲感染，如毛癣菌、狗小孢子菌和絮状表皮癣菌等引起的体癣、股癣、足癣、甲癣及皮肤白念珠菌感染。

（四）用法和用量

1.口服

每天 1 次 250 mg，足癣、体癣和股癣服用 1 周；皮肤念珠菌病 1～2 周；指甲癣 4～6 周；趾甲癣 12 周（口服对花斑癣无效）。

2.外用（1%霜剂）

用于体癣、股癣、皮肤念珠菌病和花斑癣等，每天涂抹 1～2 次，疗程不定（1～2 周）。

（五）不良反应

不良反应有消化道反应（腹胀、食欲缺乏、恶心、轻度腹痛和腹泻等）和皮肤反应（皮疹），偶见味觉改变。本品对细胞色素 P_{450} 酶抑制较轻，但仍有一定的肝毒性，已发现肝损害病例，其症状是胆汁淤积，在停药后恢复缓慢。

（六）禁忌证

对本药过敏者、严重肾功能不全者禁用。

（七）注意

（1）肝功能不全者和肾功能不全者慎用。2 岁以下儿童、妊娠期妇女使用要权衡利弊。

（2）进食高脂食物可使本药的生物利用度增加约 40%。

（3）如出现皮肤变态反应、味觉改变，应停止用药。

（八）药物相互作用

（1）本品可抑制由细胞色素 P_{450} 同工酶 CYP2D6 介导的代谢反应，可导致如三环类抗抑郁药、β 受体阻滞剂及选择性 5-羟色胺再吸收抑制剂等主要通过该酶代谢的药物的血药浓度改变。

（2）利福平加速本品代谢。西咪替丁抑制本品代谢。

（九）制剂

片剂：每片 125 mg 或 250 mg。霜剂 1%。

（十）贮法

避光、密封保存。

七、美帕曲星

美帕曲星系由链霉菌 S.aureofaciens 所产生的多烯类抗生素帕曲星，经甲基化，得美帕曲星。口服片的制品有两种：一种是与十二烷基硫酸钠组成复合片；另一种是不含十二烷基硫酸钠的片剂。

其他名称：克霉灵、甲帕霉素和 Montricin。

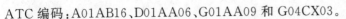

ATC 编码：A01AB16、D01AA06、G01AA09 和 G04CX03。

(一)药理学

为抗深部真菌药，对白念珠菌有较强的抑制作用，其作用类似两性霉素 B，与真菌细胞膜的甾醇结构结合而破坏膜的通透性。本品对滴虫有抑制作用。

本品中的十二烷基硫酸钠为助吸收剂，使美帕曲星口服后迅速被小肠吸收，服药期间美帕曲星的血浓度远高于其 MIC。本品在肾脏中分布浓度最高，且由尿液排泄，在肝脏及肺中较低。未吸收的药物主要从粪便排泄，停药后 30 h 即从体内消除，无蓄积现象。

(二)适应证

用于白念珠菌阴道炎和肠道念珠菌病，也可用于阴道或肠道滴虫病。本品在肠道内与甾醇类物质结合成不吸收的物质，可用于治疗良性前列腺肿大。

(三)用法和用量

阴道或肠道念珠菌感染或滴虫病（用含十二烷基硫酸钠的复合片）：1 次 10×10^4 U（2 片），每 12 h 1 次，连用 3 d 为 1 个疗程。对于复杂性病例，疗程可酌情延长。宜食后服用。

治疗前列腺肿大或肠道念珠菌病、滴虫病（用不含十二烷基硫酸钠的片剂）：每天 1 次，每次 10×10^4 U。

(四)不良反应

主要有胃肠道反应，如胃部灼烧感、消化不良、恶心、腹泻、肠胀气和便秘等不良反应。

(五)禁忌证

对本品过敏者禁用。妊娠期妇女，尤其是妊娠初 3 个月内不宜应用。

(六)注意

饭后服用减少胃肠道不良反应。

(七)制剂

肠溶片：每片 5×10^4 U。阴道片：每片 2.5×10^4 U。乳膏：供黏膜用。

八、阿莫罗芬

其他名称：盐酸阿莫罗芬、罗噻尼尔、罗每乐、Loceryl 和 Pekiron。

ATC 编码：D01AE16。

(一)药理学

本品为吗啉类局部抗真菌药，通过干扰真菌细胞膜麦角固醇的合成而导致真菌死亡。对皮肤癣菌、念珠菌、隐球菌、皮炎芽生菌、荚膜组织胞浆菌和申克孢子丝菌等有抗菌活性。

局部用乳膏剂可在甲板上形成一层非水溶性薄膜，并在 24 h 内穿入甲板达到远高于最低抑菌浓度的浓度，能维持 1 周时间。局部用药后有 $4\% \sim 10\%$ 被吸收入血，血药浓度小于 0.5 ng/mL。吸收后的药物主要由尿排出，少量从粪便排出。

(二)适应证

用于治疗皮肤及黏膜浅表真菌感染，如体癣、手癣、足癣、甲真菌病及阴道白念珠菌病等。

(三)用法和用量

1.甲真菌病

挫光病甲后将搽剂均匀涂抹于患处，每周 1～2 次。指甲感染一般连续用药 6 个月，趾甲感染，持续用药 9～12 个月。

2.皮肤浅表真菌感染

用 0.25％乳膏局部涂抹,每天 1 次,至临床症状消失后继续治疗 3～5 d。

3.阴道念珠菌病

先用温开水或 0.02％高锰酸钾无菌溶液冲洗阴道或坐浴,再将一枚栓剂置入阴道深处。

(四)不良反应

不良反应轻微,仅见一过性局部瘙痒、轻微灼烧感,个别有变态反应。

(五)禁忌证

对本品过敏者、妊娠期妇女及准备怀孕的妇女禁用。

(六)注意

(1)局部用药后,吸收极少。

(2)阿莫罗芬有较强的体外抗真菌作用,全身用药却没有活性,仅用于浅表局部感染。

(七)制剂

搽剂:每瓶 125 mg(2.5 mL)。乳膏剂:每支 0.25％(5 g)。栓剂:每枚 25 mg;50 mg。

(八)贮法

密闭,置阴凉干燥处。

九、醋酸卡泊芬净

醋酸卡泊芬净是一种由 Glarea lozoyensis 发酵产物合成而来的半合成脂肽(棘白菌素,Echinocandin)化合物。

其他名称:科赛斯、Cancidas 和 GRIVULFIN。

ATC 编码:J02AX04。

(一)性状

本品为白色或类白色冻干块状物。辅料:蔗糖,甘露醇,冰醋酸和氢氧化钠(少量用于调节 pH)。

(二)药理学

卡泊芬净是一种 β(1,3)-D-葡聚糖合成抑制剂,可特异性抑制真菌细胞壁的组成成分 β(1,3)-D-葡聚糖的合成,从而破坏真菌结构,使之溶解。由于哺乳动物细胞不产生 β(1,3)-D-葡聚糖,因此卡泊芬净对患者不产生类似两性霉素 B 样的细胞毒性。此外,卡泊芬净不是 CYP_{450} 酶抑制剂,因此不会与经 CYP3A4 途径代谢的药物产生相互作用。本品对许多种致病性曲霉菌属和念珠菌属真菌具有抗菌活性。

单剂量卡泊芬净经 1 h 静脉输注后,其血浆浓度下降呈多相性。输注后立即出现一个短时间的 α 相,接着出现一个半衰期为 9～11 h 的 β 相。另外,还会出现 1 个半衰期为 27 h 的 γ 相。大约 75％放射性标记剂量的药物得到回收;其中,有 41％在尿中,34％在粪便中。卡泊芬净在给药后的最初 30 个小时内,很少有排出或生物转化。蛋白结合率大约为 97％。通过水解和 N-乙酰化作用卡泊芬净被缓慢代谢。有少量卡泊芬净以原形从尿中排出(大约为给药剂量的1.4％)。原形药的肾脏消除率低。

(三)适应证

用于治疗对其他治疗无效或不能耐受的侵袭性曲霉菌病;对疑似真菌感染的粒细胞缺乏伴发热患者的经验治疗;口咽及食管念珠菌病。侵袭性念珠菌病,包括中性粒细胞减少症及非中性

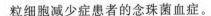

粒细胞减少症患者的念珠菌血症。

（四）用法和用量

第 1 天给予单次 70 mg 负荷剂量，随后每天给予 50 mg 的剂量。本品约需要 1 h 的时间经静脉缓慢地输注给药。疗程取决于患者疾病的严重程度、被抑制的免疫功能恢复情况及对治疗的临床反应。对于治疗无临床反应而对本品耐受性良好的患者可以考虑将每天剂量加大到 70 mg。

（五）不良反应

不良反应常见有皮疹、面部肿胀、瘙痒、温暖感或支气管痉挛。罕见的肝脏功能失调；心血管：肿胀和外周水肿；实验室异常：高钙血症、低清蛋白、低钾、低镁血症、白细胞数减少、嗜酸性粒细胞数增多、血小板数减少、中性粒细胞数减少、尿中红细胞数增多、部分凝血激酶时间延长、血清总蛋白降低、尿蛋白增多、凝血酶原时间延长、低钠、尿中白细胞增多及低钙。

（六）禁忌证

对本品中任何成分过敏的患者禁用。

（七）注意

（1）肝功能不全者、骨髓移植患者、肾功能不全者、妊娠期妇女和哺乳期妇女慎用。

（2）不推荐 18 岁以下的患者使用。

（3）本药配制后应立即使用。

（4）与右旋葡萄糖溶液存在配伍禁忌。除生理盐水和林格溶液外，不得将本品与任何其他药物混合或同时输注。

（八）药物相互作用

（1）环孢霉素能使卡泊芬净的 AUC 增加大约 35%。AUC 增加可能是由于肝脏减少了对卡泊芬净的摄取所致。本品不会使环孢霉素的血浆浓度升高。但与环孢霉素同时使用时，会出现转氨酶谷丙转氨酶和天门冬氨酸氨基转移酶水平的一过性升高。

（2）本品与药物消除诱导剂如依非韦伦、奈韦拉平、利福平、地塞米松、苯妥英或卡马西平同时使用时，可能使卡泊芬净的浓度下降。应考虑给予本品每天 70 mg 的剂量。

（3）本品能使他克莫司的 12 h 血药浓度下降 26%。两种合用建议对他克莫司的血浓度进行标准的检测，同时适当地调整他克莫司的剂量。

（九）制剂

注射用醋酸卡泊芬净：50 mg；70 mg（以卡泊芬净计）。

（十）贮法

密闭的瓶装冻干粉末应于 2 ℃～8 ℃储存。

十、阿尼芬净

其他名称：Eraxis、VER-002 和 LY303366。

ATC 编码：J02AX06。

（一）药理学

阿尼芬净是第三代棘白菌素类的半合成抗真菌药，是棘白菌素 B 的衍生物。通过抑制 β-(1,3)-D-葡聚糖合成酶，从而导致真菌细胞壁破损和细胞死亡。临床前研究证实具有强大的体内外抗真菌活性，且不存在交叉耐药性。对绝大部分的念珠菌和真菌有强大的抗菌活性，包括氟康唑耐药的念珠菌、双态性真菌和霉菌感染。

口服生物利用度仅 $2\%\sim7\%$。静脉输注后,血药浓度即达峰值(C_{max}),吸收半衰期低于 $1\ h$,消除半衰期约 $24\ h$。静脉给药后迅速广泛地分布于全身组织中,表观分布容积可达到与体液相当。阿尼芬净在健康受试者体内的分布容积为 $33\ L(30\sim50\ L)$,C_{max} 和药时曲线下面积呈剂量依赖性。血浆清除率为 $1\ L/h$,呈剂量依赖性。蛋白结合率为 84%。约 10% 的原形药经粪便排泄,小于 1% 的药物经尿排泄。

(二)适应证

用于治疗食管念珠菌感染,念珠菌性败血症,念珠菌引起的腹腔脓肿及念珠菌性腹膜炎。

(三)用法和用量

静脉给药:食管性念珠菌病,第 1 天 100 mg,随后每天 50 mg 疗程至少 14 d,且至少持续至症状消失后 7 d。念珠菌性败血症等,第 1 天 200 mg,随后每天 100 mg,疗程持续至最后 1 次阴性培养后至少 14 d。

(四)不良反应

常见恶心、呕吐、γ-谷氨酰胺转移酶升高、低钾血症和头痛,尚有皮疹、荨麻疹、面红、瘙痒、呼吸困难及低血压。阿尼芬净对血液系统、血生化和心电图中的 Q-T 间期没有影响。

(五)禁忌证

对本品或其他棘白菌素类药物过敏者禁用。

(六)注意

(1)中、重度肝功能不全者慎用。

(2)妊娠期妇女、哺乳期妇女用药应权衡利弊。

(3)输注速率不宜超过 1.1 mg/min,避免不良反应发生。

(七)药物相互作用

(1)与环孢素合用,可使本药的血药浓度提高,无须调整阿尼芬净的剂量。

(2)阿尼芬净和伏立康唑合并用药,药动学参数均未见改变。阿尼芬净和不同消除机制的两性霉素 B 脂质体联合应用,彼此的药动学参数也没有统计学意义上的差别。

(八)制剂

注射用阿尼芬净:每瓶 50 mg;100 mg。

（赵盼盼）

第三节 抗 结 核 药

抗结核病药(tuberculostatics)根据其作用特点分为如下两类。

对结核分枝杆菌有杀灭作用的药物:链霉素、阿米卡星、异烟肼、利福平、吡嗪酰胺、环丙沙星和左氧氟沙星等。阿米卡星对结核分枝杆菌有较强抗菌活性,与链霉素无交叉耐药,对链霉素耐药者可用阿米卡星代替。异烟肼是抗结核病的老药,耐药率高。吡嗪酰胺对处于酸性环境中生长缓慢的结核分枝杆菌作用最强,并可渗入吞噬细胞和结核分枝杆菌体内,延缓结核分枝杆菌产生耐药性。第三代氟喹诺酮类药物中有不少具有较强的抗结核分枝杆菌活性,对非结核分枝杆菌(鸟胞分枝杆菌复合群除外)亦有作用,氟喹诺酮类药物可渗入巨噬细胞,能较好地发挥细胞内杀菌作用。由于结核分枝杆菌对氟喹诺酮产生自发突变率很低,与其他抗结核药之间无交叉耐药性,这类药物已成为耐药结核病的主要选用对象。

对结核分枝杆菌有抑制作用的药物:乙胺丁醇、对氨基水杨酸钠等均为抑菌剂,与其他抗结核药联用有协同作用且可延缓耐药菌株的产生。

抗结核药物复合制剂一般是两药或三药复合,有杀菌剂与抑菌剂、杀菌剂与增效剂等多种形式。部分复合制剂的药效仅仅是单药累加效应,目的是提高患者的依从性;另一部分则不仅提高了依从性,也起到了增进药物疗效的作用。帕司烟肼是以特殊方法将 INH 与 PAS 分子化学结合,较同剂量 INH 的效果高 5 倍,亦明显高于以物理方式混合的 INH 加 PAS,而且毒性低、耐受性良好、容易服用、耐药发生率低。用于耐药结核病和轻型儿童结核病。

结核病化学治疗的原则:①早期用药,药物易渗入,对药物的敏感性高,用药效果好;②联合用药,3~4 种药物联合应用,可增强疗效、减轻毒性和耐药性产生,至少联合用药 2~3 种杀菌剂或未曾用过的敏感抗结核药;③规律用药,严格遵照化疗方案所规定的品种、剂量、给药次数及间隔时间,以保持稳定有效的血药浓度;④用药疗程足够,用药疗程应维持 6~8 个月,并定期复查,防止复发和耐药;⑤注意用法,抗结核病药物在短时间内达到最高有效浓度比长时间维持低浓度疗效好,因此,可采用每天总量或多日总量 1 次给药的方法;⑥用药期间定期检查肝、肾功能,及时调整药物或剂量。

一、异烟肼

其他名称:雷米封、INH 和 RIMIFON。

ATC 编码:J04AC01。

(一)性状

本品为无色结晶,或白色至类白色结晶性粉末;无臭,味微甜后苦;遇光渐变质。在水中易溶,在乙醇中微溶,在乙醚中极微溶解。其 5% 水溶液的 pH 为 6~8。pK_a=1.8、3.5、10.8。

(二)药理学

对结核分枝杆菌有良好的抗菌作用,疗效较好,用量较小,毒性相对较低,易为患者所接受。异烟肼的口服吸收率为 90%;服后 1~2 h 血清药物浓度可达峰;V_d 为(0.61±0.11)L/kg,蛋白结合率甚低。本品在体内主要通过乙酰化,同时有部分水解而代谢。由于遗传差异,人群可分为快乙酰化者与慢乙酰化者。他们的半衰期有显著差异,快乙酰化者的平均 $t_{1/2}$ 为 1.1 h。慢乙酰化者则为 3 h。本品易通过血-脑屏障。

(三)适应证

主要用于各型肺结核的进展期、血行播散期和吸收好转期,尚可用于结核性脑膜炎和其他肺外结核等。本品常需和其他抗结核病药联合应用,以增强疗效和克服耐药菌。此外,对痢疾、百日咳和睑腺炎等也有一定疗效。

(四)用法和用量

1.口服

成人 1 次 0.3 g,1 次顿服;对急性血行播散性肺结核或结核性脑膜炎,1 次 0.2~0.3 g,每天 3 次。

2.静脉注射或静脉滴注

对较重度浸润结核,肺外活动结核等,1 次 0.3～0.6 g,加 5％葡萄糖注射液或等渗氯化钠注射液 20～40 mL,缓慢推注;或加入输液 250～500 mL 中静脉滴注。

3.百日咳

每天按 10～15 mg/kg,分为 3 次服。

4.睑腺炎

每天按 4～10 mg/kg,分为 3 次服。

5.局部

胸腔内注射治疗局灶性结核等,一次 50～200 mg。

(五)不良反应

不良反应有胃肠道症状(如食欲缺乏、恶心、呕吐、腹痛和便秘等);血液系统症状(贫血、白细胞数量减少和嗜酸性粒细胞数量增多,引起血痰、咯血、鼻出血和眼底出血等);肝损害;过敏(皮疹或其他);内分泌失调(男子女性化乳房、泌乳、月经不调和阳痿等);中枢症状(头痛、失眠、疲倦、记忆力减退、精神兴奋、易怒、欣快感、反射亢进、幻觉、抽搐、排尿困难和昏迷等);周围神经炎(表现为肌肉痉挛、四肢感觉异常、视神经炎和视神经萎缩等)。上述反应大多在大剂量或长期应用时发生。慢乙酰化者较易引起血液系统、内分泌系统和神经精神系统的反应,而快乙酰化者则较易引起肝脏损害。

(六)禁忌证

对本品过敏者、肝功能不全者、精神病患者和癫痫患者禁用。

(七)注意

(1)肝功能不全者、有精神病和癫痫病史者、妊娠期妇女慎用。

(2)维生素 B_6 可防治神经系统反应的发生,每天用量 10～20 mg,分 1～2 次服,但不应作为一种常规来普遍应用。遇异烟肼急性中毒时,大剂量维生素 B_6 可对抗,并需进行其他对症治疗。

(3)每天 300 mg 1 次顿服或按 1 周 2 次,1 次 0.6～0.8 g 的给药方法可提高疗效并减少不良反应的发生率。

(4)用药期间注意检查肝功能。

(八)药物相互作用

(1)可加强香豆素类抗凝血药、某些抗癫痫药、降压药、抗胆碱药和三环抗抑郁药等的作用,合用时须注意。

(2)与利福平合用,有协同抗结核分枝杆菌作用,肝毒性可能增强。

(3)阿司匹林乙酰化作用较强,可使异烟肼部分乙酰化,减少吸收和排泄,疗效降低。

(4)抗酸药尤其是氢氧化铝可抑制本品的吸收,不宜同服。

(九)制剂

片剂:每片 0.05 g;0.1 g;0.3 g。注射液:每支 0.1 g(2 mL)。

(十)贮法

遮光、密封保存。

二、对氨基水杨酸钠

其他名称:对氨柳酸钠、Sodium Para-aminosalicylate 和 PAS-Na。

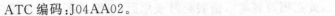

ATC 编码:J04AA02。

（一）性状

本品为白色或类白色结晶或结晶性粉末;无臭,味甜带咸。在水中易溶,在乙醇中略溶,在乙醚中不溶,其 2% 水溶液的 pH 为 6.5～8.5。游离酸 pK_a 为 1.8($-NH_2$)和 3.6($-COOH$)。本品水溶液不稳定,遇热可分解,遇光迅速变色。

（二）药理学

本品对结核菌的对氨基苯甲酸合成起抑制作用,因而可抑制其生长。口服吸收良好,V_d 为 0.23 L/kg。约有 50% 药物在体内乙酰化,80% 药物(包括代谢物)由尿排出。肾功能不全时应注意。$t_{1/2}$ 为0.5～1.5 h。

（三）适应证

本品很少单独应用,常配合异烟肼、链霉素等应用,以增强疗效并避免细菌产生耐药性,也可用于甲状腺功能亢进症。对于甲亢合并结核患者较适用,在用碘剂无效而影响手术时,可短期服本品为手术创造条件。本品尚有较强的降血脂作用。

（四）用法和用量

1.口服

每次 2～3 g,每天 8～12 g,饭后服。小儿每天 200～300 mg/kg,分 4 次服。

2.静脉滴注

每天4～12 g(先从小剂量开始),以等渗氯化钠注射液或 5% 葡萄糖液溶解后,配成 3%～4% 浓度滴注。小儿每天 200～300 mg/kg。

3.胸腔内注射

每次 10%～20% 溶液 10～20 mL(用等渗氯化钠注射液溶解)。

4.甲亢手术前

每天 8～12 g,分 4 次服,同时服用维生素 C 和 B 族维生素。服药时间不可过长,以防毒性反应出现。

（五）不良反应

恶心、呕吐、食欲缺乏、腹泻和腹痛较多见,饭后服或与碳酸氢钠同服可减轻症状。偶见皮疹、剥脱性皮炎、药物热、结晶尿、蛋白尿和白细胞数减少,男性性欲减低、皮肤干燥、颈前部肿胀和体质量加重(甲状腺肿,黏液水肿);眼或皮肤黄染、肝损害(黄疸、肝炎);背痛、苍白(溶血性贫血);发热、头痛、咽痛和乏力等。

（六）禁忌证

对本品及其他水杨酸类药过敏者禁用。

(1)肝肾功能减退者、充血性心力衰竭、胃溃疡和葡萄糖-6-磷酸脱氢酶缺乏症患者慎用。

(2)氨基水杨酸类可由乳汁中排泄,哺乳期妇女须权衡利弊后选用。

(3)进餐、餐后服用减少对胃的刺激。

(4)静脉滴注一般用于结核性脑膜炎等严重病例,应在避光下(在滴瓶外面用黑纸包上)在 5 h 内滴完,变色后不可再用。

（七）药物相互作用

(1)忌与水杨酸类同服,以免胃肠道反应加重及导致胃溃疡。肠溶片可减轻胃肠道反应。

(2)能干扰利福平的吸收,故与之同用时,两者给药时间最好间隔 6～8 h。

（3）本品可增强抗凝药的作用，因此在用对氨基水杨酸类时或用后，口服抗凝药的剂量应适当调整。

（4）与乙硫异烟胺合用时可增加不良反应。

（八）制剂

片剂：每片 0.5 g。注射用对氨基水杨酸钠：每瓶 2 g；4 g；6 g。

（九）贮法

遮光，密封保存。

三、利福平

其他名称：甲哌利福霉素、RIFAMPIN 和 RFP。
ATC 编码：J04AB02。

（一）性状

本品为鲜红或暗红色结晶性粉末；无臭，无味。在氯仿中易溶，在甲醇中溶解，在水中几乎不溶。其 1% 水混悬液的 pH 为 4～6.5。本品遇光易变质，水溶液易氧化损失效价。

（二）药理学

对结核分枝杆菌和其他分枝杆菌（包括麻风杆菌等），在宿主细胞内、外均有明显的杀菌作用。对脑膜炎球菌、流感嗜血杆菌、金黄色葡萄球菌、表皮链球菌和肺炎军团菌等也有一定的抗菌作用。对某些病毒、衣原体也有效。

口服吸收可达 90%～95%，于 1～2 h 血药浓度达峰。本品易渗入机体组织、体液（包括脑脊液）中。口服常用剂量后，有效浓度约可维持 6 h。V_d 约为 1.6 L/kg。在肝中代谢，主要代谢物仍具有抗菌活性。体内药物多自胆汁中排泄，约 1/3 药物由尿排泄，尿中药物浓度可达治疗水平。$t_{1/2}$ 为 2～5 h。本品有酶促作用，反复用药后，药物代谢（包括首关效应）加强，约在 2 星期后 $t_{1/2}$ 可缩短为 2 h。

（三）适应证

主要应用于肺结核和其他结核病，也可用于麻风病的治疗。此外，也可考虑用于耐甲氧西林金黄色葡萄球菌所致的感染。抗结核治疗时应与其他抗结核药联合应用。

（四）用法和用量

1.肺结核及其他结核病

成人，口服 1 次 0.45～0.6 g，每天 1 次，于早饭前服，疗程半年左右；1～12 岁儿童 1 次量为 10 mg/kg，每天 2 次；新生儿 1 次 5 mg/kg，每天 2 次。

2.其他感染

每天量 0.6～1 g，分 2～3 次给予，饭前 1 h 服用。

3.沙眼及结膜炎

用 0.1% 滴眼剂，每天 4～6 次。治疗沙眼的疗程为 6 周。

（五）不良反应

可致恶心、呕吐、食欲缺乏、腹泻、胃痛和腹胀等胃肠道反应，还可致血白细胞数减少、血小板数减少、嗜酸性粒细胞数增多、肝功能受损、脱发、头痛、疲倦、蛋白尿、血尿、肌病、心律失常和低血钙等反应。还可引起多种变态反应，如药物热、皮疹、急性肾衰竭、胰腺炎、剥脱性皮炎和休克等，在某些情况下尚可发生溶血性贫血。

(六)禁忌证

对本品过敏者、严重肝功能不全者、胆管阻塞者和妊娠早期妇女禁用。

(七)注意

(1)肝功能不全者、婴儿和 3 个月以上妊娠期妇女慎用。

(2)用药期间应检查肝功能。

(3)服药后尿、唾液和汗液等排泄物均可显橘红色。

(4)食物可阻碍本品吸收,宜空腹服药。

(八)药物相互作用

(1)与异烟肼联合使用,对结核分枝杆菌有协同的抗菌作用。但肝毒性也加强,应加以注意。与对氨基水杨酸钠合用也可加强肝毒性。

(2)与乙胺丁醇合用有加强视力损害的可能。

(3)有酶促作用,可使双香豆素类抗凝血药、口服降糖药、洋地黄类、皮质激素和氨苯砜等药物加速代谢而降效。长期服用本品,可降低口服避孕药的作用而导致避孕失败。

(九)制剂

片(胶囊)剂:每片(粒)0.15 g;0.3 g;0.45 g;0.6 g。口服混悬液:20 mg/mL。复方制剂:RIMACTAZIDE(含利福平及异烟肼);RIMATAZIDE+Z(含利福平、异烟肼及吡嗪酰胺)。

(十)贮法

密封,在干燥阴暗处保存。

四、利福喷汀

本品为半合成的利福霉素类抗生素。

其他名称:环戊哌利福霉素、环戊去甲利福平、明佳欣和利福喷汀。

ATC 编码:J04AB05。

(一)性状

本品为砖红色或暗红色结晶性粉末,无臭,无味,在氯仿或甲醇中易溶,乙醇或丙酮中略溶,乙醚或水中几乎不溶。

(二)药理学

抗菌谱性质与利福平相同,对结核分枝杆菌、麻风杆菌、金黄色葡萄球菌、某些病毒、衣原体等微生物有抗菌作用,其抗结核分枝杆菌的作用比利福平强 2～10 倍。

空腹一次服本品(细晶)400 mg,血药峰浓度约为 16.8 μg/mL;在 4～12 h 可保持15.35～16.89 μg/mL;48 h 尚有 5.4 μg/mL。尿药浓度,在 12～24 h 为 16.52～37.98 μg/mL。体内分布,以肺、肝和肾脏中较多,在骨组织和脑组织中也有相当浓度。本品主要以原形及代谢物形式自粪便排泄。$t_{1/2}$平均为 18 h。

(三)适应证

主要用于治疗结核病(常与其他抗结核药联合应用)。

(四)用法和用量

1 次 600 mg,每周只用 1 次(其作用约相当于利福平 600 mg,每天 1 次)。必要时可按上量,每周 2 次。

(五)不良反应

本品不良反应比利福平轻微,少数病例可出现血白细胞、血小板数减少;丙氨酸氨基转移酶升高;皮疹、头昏和失眠等。胃肠道反应较少。与其他利福霉素有交叉变态反应。

(六)禁忌证

对本品过敏者、肝功能严重不全、黄疸患者及妊娠期妇女禁用。

(七)注意

(1)酒精中毒、肝功能损害者慎用。

(2)必须空腹给药,饱食后服药或并用制酸药,则其生物利用度明显降低。

(3)本品粗晶的生物利用度低(仅为细晶的 1/4～1/3)。

(4)服用本品后,大小便、唾液、痰液和泪液等可呈橙红色。

(八)药物相互作用

(1)服药期间饮酒,可导致肝毒性增加。

(2)对氨基水杨酸盐可影响本品的吸收,导致其血药浓度减低,如必须联合应用时,两者服用间隔至少 6 h。

(3)苯巴比妥类药可能会影响本品的吸收,不宜与本品同时服用。

(4)本品与口服抗凝药同时应用时会降低后者的抗凝效果。

(5)本品与异烟肼合用可致肝毒性发生危险增加,尤其是原有肝功能损害者和异烟肼快乙酰化患者。

(6)本品与乙硫异烟胺合用可加重其不良反应。

(九)制剂

片(胶囊)剂:每片(粒)150 mg;300 mg。

(十)贮法

密封、避光干燥处保存。

五、利福霉素钠

本品是从地中海链霉菌产生的利福霉素 B 经转化而得的一种半合成利福霉素类抗生素。

其他名称:利福霉素 SV。

ATC 编码:J04AB03。

(一)性状

本品为砖红色粉末,几乎无臭,味微苦。溶解于水,易溶于无水乙醇、甲醇和丙酮中,溶于氯仿,几不溶于乙醚。5%水溶液的 pH 为 6.5～7.5。本品遇光易分解变色。

(二)药理学

对金黄色葡萄球菌(包括耐青霉素和耐新青霉素株)、结核分枝杆菌有较强的抗菌作用。对常见革兰阴性菌的作用弱。口服吸收差。注射后体内分布以肝脏和胆汁内为最高,在肾、肺、心、脾中也可达治疗浓度。与其他类抗生素或抗结核药之间未发现交叉耐药性。

(三)适应证

用于不能口服用药的结核患者和耐甲氧西林金葡菌感染,以及难治性军团菌病。

(四)用法和用量

肌内注射:成人 1 次 250 mg,每 8～12 h 1 次。静脉注射(缓慢注射):1 次 500 mg,每天

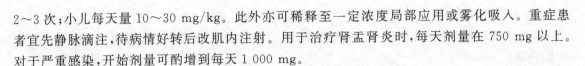

2～3次;小儿每天量 10～30 mg/kg。此外亦可稀释至一定浓度局部应用或雾化吸入。重症患者宜先静脉滴注,待病情好转后改肌内注射。用于治疗肾盂肾炎时,每天剂量在 750 mg 以上。对于严重感染,开始剂量可酌增到每天 1 000 mg。

(五)不良反应

本品的不良反应参见利福平。肌内注射可引起局部疼痛,有时可引起硬结、肿块。静脉注射后可出现巩膜或皮肤黄染。本品偶引起耳鸣、听力下降。

(六)禁忌证

对本品过敏者、有肝病或肝损害者禁用。

(七)注意

(1)妊娠期妇女及哺乳期妇女慎用。

(2)肝功能不全、胆管梗阻、慢性酒精中毒者应用本品应适当减量。

(3)本品不宜与其他药物混合使用,以免药物析出。

(4)用药期间应监测肝功能。用药后患者尿液呈红色,属于正常现象。

(5)静脉滴注速度宜缓慢,每次静脉滴注时间应在 1～2 h。

(八)药物相互作用

(1)与 β-内酰胺类抗生素合用对金黄色葡萄球菌(包括耐甲氧西林金黄色葡萄球菌)、铜绿假单胞菌具有协同作用。

(2)与氨基糖苷类抗生素合用时具协同作用。

(九)制剂

注射用利福霉素钠:每瓶 250 mg。注射液:每支 0.25 g(5 mL)(供静脉滴注用);0.125 g(2 mL)(供肌内注射用)。

(十)贮法

遮光,保存于阴暗干燥处。

六、链霉素

本品由灰色链霉菌所产生。

其他名称:硫酸链霉素。

ATC 编码:J01GA01。

(一)性状

常用其硫酸盐,为白色或类白色粉末;无臭或几乎无臭,味略苦;有引湿性。在水中易溶,在乙醇或氯仿中不溶。其 20% 水溶液的 pH 为 4.5～7。水溶液较稳定;遇强酸、强碱、脲或其他羰基化合物、半胱氨酸或其他巯基化合物易灭活。

(二)药理学

对布氏杆菌、土拉伦杆菌、鼠疫杆菌、小螺菌、肉芽肿荚膜杆菌、结核分枝杆菌等有良好的抗菌作用。虽然一些肠道需氧革兰阴性杆菌,如沙门菌、痢疾杆菌、克雷伯杆菌、大肠埃希菌、肠杆菌属等也包括在本品的抗菌谱中,但由于耐药菌株广泛存在而不能应用于这些微生物感染疾病。

肌内注射 0.5 g 或 1 g 后,30 min 血药浓度达高峰,分别为 15～20 μg/mL 或 30～40 μg/mL。有效血药浓度约可维持 12 h。本品的蛋白结合率约为 35%,是氨基糖苷类中最高者。注射后 24 h 内,有30%～90%的药物自尿中原形排出。本品的半衰期随年龄而延长,青年

人 $t_{1/2}$ 为 2～3 h,40 岁以上者可延长到 9 h 或更高。无尿者的 $t_{1/2}$ 为 50～100 h。

本品可渗入腹腔和胸腔积液、结核性脓腔,透过胎盘进入羊水和胎儿循环中,但不易透过血-脑屏障。

(三)适应证

主要用于结核分枝杆菌感染,也用于布氏杆菌病、鼠疫及其他敏感菌所致的感染。

(四)用法和用量

口服不吸收,只对肠道感染有效,现已少用。系统治疗需肌内注射,一般应用 1 次 0.5 g,每天 2 次,或 1 次 0.75 g,每天 1 次,1～2 周为 1 个疗程。用于结核病,每天剂量为 0.75～1 g,1 次或分成 2 次肌内注射。儿童一般每天 15～25 mg/kg,分 2 次给予;结核病治疗则每天 20 mg/kg,隔天用药。新生儿每天 10～20 mg/kg。

用于治疗结核病时,常与异烟肼或其他抗结核药联合应用,以避免耐药菌株的产生。

(五)不良反应

血尿、排尿次数减少或尿量减少、食欲减退、口渴等肾毒性症状,少数可产生血液中尿素氮及肌酐值增高。影响前庭功能时可有步履不稳、眩晕等症状;影响听神经出现听力减退、耳鸣、耳部饱满感。部分患者可出现面部或四肢麻木、针刺感等周围神经炎症状。偶可发生视力减退(视神经炎),嗜睡、软弱无力、呼吸困难等神经肌肉阻滞症状。偶可出现皮疹、瘙痒、红肿及过敏性休克。少数患者停药后仍可发生听力减退、耳鸣、耳部饱满感等耳毒性症状。

(六)禁忌证

对链霉素或其他氨基糖苷类过敏的患者禁用。

(七)注意

(1)肾功能损害、第 8 对脑神经损害、重症肌无力或帕金森病及失水患者应慎用。儿童应慎用,尤其是早产儿和新生儿。

(2)用前应做皮肤试验,与其他氨基糖苷类交叉过敏。本品皮试的阳性率低,与临床上发生变态反应的符合率也不高,不应过于信赖。

(3)用药期间应定期检查肾功能和听力。

(4)引起过敏性出血性紫癜,应立即停药,并给予大量维生素 C 治疗。

(八)药物相互作用

(1)与青霉素类药联用对草绿色链球菌、肠球菌有协同抗菌作用,但不能置于同一容器中,易发生配伍禁忌。

(2)具有肾毒性及耳毒性药物均不宜与本品合用或先后应用,如其他氨基糖苷类、卷曲霉素、顺铂、依他尼酸、呋塞米或万古霉素(或去甲万古霉素)、头孢噻吩或头孢唑林、多黏菌素类等。

(九)制剂

注射用硫酸链霉素:每瓶 0.75 g;1 g;2 g;5 g。

(十)贮法

密闭,干燥处保存。

七、乙胺丁醇

ATC 编码:J04AK02。

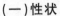

（一）性状

常用其盐酸盐，为白色结晶性粉末，无臭或几乎无臭，略有引湿性。在水中极易溶解，在乙醇中略溶，在氯仿中极微溶解，在乙醚中几乎不溶。水溶液呈右旋性，对热较稳定。

（二）药理学

对结核分枝杆菌和其他分枝杆菌有较强的抑制作用。口服吸收约 80%，血药浓度达峰时间 2～4 h，蛋白结合率约 40%，在体内仅有 10% 左右的药物代谢成为非活性物，主要经肾排泄。与其他抗结核药间无交叉耐药性。但结核分枝杆菌对本品也可缓慢产生耐药性。

（三）适应证

本品为二线抗结核药，可用于经其他抗结核药治疗无效的病例，应与其他抗结核药联合应用。以增强疗效并延缓细菌耐药性的产生。

（四）用法和用量

1.结核初治

每天 15 mg/kg，顿服；或每周 3 次，每次 25～30 mg/kg（不超过 2.5 g）；或每周2次，每次 50 mg/kg（不超过 2.5 g）。

2.结核复治

每次 25 mg/kg，每天 1 次顿服，连续 60 d，继而按每次 15 mg/kg，每天 1 次顿服。

3.非结核分枝杆菌感染

按每次 15～25 mg/kg，每天 1 次顿服。

（五）不良反应

不良反应多见视物模糊、眼痛、红绿色盲或视力减退、视野缩小（视神经炎每天按体质量剂量 25 mg/kg 以上时易发生），视力变化可为单侧或双侧。少见畏寒、关节肿痛（尤其大趾、踝、膝关节）、病变关节表面皮肤发热拉紧感（急性痛风、高尿酸血症）。罕见皮疹、发热、关节痛等变态反应；或麻木，针刺感、烧灼痛或手足软弱无力（周围神经炎）。

（六）禁忌证

对本药过敏者、酒精中毒者、糖尿病已发生眼底病变者、乳幼儿禁用。

（七）注意

（1）痛风、视神经炎、老年人及肾功能减退者慎用。13 岁以下儿童尚缺乏应用经验需慎用。

（2）服用本品可使血尿酸浓度测定值增高，干扰检测结果，易引起痛风发作。

（3）治疗期间应检查眼部，视野、视力、红绿鉴别力等，在用药前、疗程中每天检查一次，尤其是疗程长，每天剂量超过 15 mg/kg 的患者。

（4）单用时细菌可迅速产生耐药性，必须与其他抗结核药联合应用。本品用于曾接受抗结核药的患者时，应至少与一种以上药物合用。

（5）肾功能减退的患者应用时需减量。

（八）药物相互作用

（1）与乙硫异烟胺合用可增加不良反应。

（2）与氢氧化铝同用能减少本品的吸收。

（3）与神经毒性药物合用可增加本品神经毒性，如视神经炎或周围神经炎。

（九）制剂

片剂：每片 0.25 g。

八、乙硫异烟胺

其他名称：硫异烟胺，Amidazine。

ATC 编码：J04AD03。

亮黄色结晶性粉末，微有硫化物臭和二氧化硫味。几乎不溶于水，溶于乙醇（1：30）。水混悬液接近中性，遇光变色。

(一)性状

对结核分枝杆菌有抑菌作用，抗菌活性仅为异烟肼的十分之一。

(二)药理学

本品口服易吸收，体内分布广，可渗入全身体液（包括脑脊液），在体内全部代谢为无效物。对渗出性及浸润性干酪病变疗效较好。

(三)适应证

单独应用少，常与其他抗结核病药联合应用以增强疗效和避免病菌产生耐药性。

(四)用法和用量

每天量 0.5～0.8 g，一次服用或分次服（以一次服效果为好），必要时也可从小剂量（0.3 g/d）开始。

(五)不良反应

服药后有恶心、呕吐、腹痛、腹泻、厌食、胃部不适等症状，多于服药 2～3 周后发生，如不能耐受，可酌减剂量或暂停服药，待症状消失后继续服用。少数患者有糙皮病症状、精神抑郁、视力下降和头痛、末梢神经炎、经期紊乱、男子乳房女性化、脱发、关节痛、皮疹、痤疮等。20%～30%患者可对肝功能有影响，引起氨基转移酶升高，并可发生黄疸，大剂量可引起直立性低血压。

(六)禁忌证

对本品过敏者、妊娠期妇女和 12 岁以下儿童禁用。

(1)糖尿病、严重肝功能减退时慎用。肝功能减退的患者应用本品时宜减量。

(2)用药期间每月应测肝功能一次。

(3)对诊断的干扰，可使丙氨酸氨基转移酶、门冬氨酸氨基转移酶测定值增高。

(七)注意

(1)如合用碳酸氢钠，或服肠溶片，可减轻反应。在发生呕吐时，可同时使用止吐药物。

(2)与环丝氨酸同服可使中枢神经系统反应发生率增加，尤其是全身抽搐症状。应当适当调整剂量，并严密监察中枢神经系统毒性症状。

(3)本品与其他抗结核药合用可能加重其不良反应。

(4)本品为维生素 B_6 拮抗剂，可增加其肾脏排泄。因此，接受乙硫异烟胺治疗的患者，维生素 B_6 的需要量可能增加。

(八)制剂

肠溶片：每片 0.1 g。

九、丙硫异烟胺

其他名称：2-丙基硫代异烟酰胺。

ATC 编码：J04AD01。

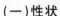

（一）性状

本品为黄色结晶性粉末，特臭。在甲醇、乙醇或丙酮中溶解，乙醚中微溶，水中几乎不溶。熔点为139 ℃～143 ℃。

（二）药理学

本品对结核分枝杆菌的作用取决于感染部位的药物浓度，低浓度时仅具有抑菌作用，高浓度具有杀菌作用。抑制结核分枝杆菌分枝菌酸的合成。丙硫异烟胺与乙硫异烟胺有部分交叉耐药现象。

口服迅速吸收（80%以上），广泛分布于全身组织体液中，在各种组织中和脑脊液内浓度与同期血药浓度接近。丙硫异烟胺可穿过胎盘屏障。蛋白结合率约10%。服药后1～3 h血药浓度可达峰值，有效血药浓度可持续6 h，$t_{1/2}$约3 h。主要在肝内代谢。经肾排泄，1%为原形，5%为有活性代谢物，其余均为无活性代谢产物。

（三）适应证

本品仅对分枝杆菌有效，与其他抗结核药联合用于结核病经一线药物（如链霉素、异烟肼、利福平和乙胺丁醇）治疗无效者。

（四）用法和用量

口服，成人常用量，与其他抗结核药合用，一次250 mg，每天2～3次。小儿常用量，与其他抗结核药合用，一次按体质量口服4～5 mg/kg，每天3次。

（五）不良反应

可引起胃肠道反应，如恶心、呕吐、食欲缺乏、腹胀、腹泻。个别病例有抑郁、视力障碍、头痛、周围神经炎、关节痛、皮疹、痤疮。可引起肝损害、转氨酶升高、黄疸，应定期查肝功能。个别病例可引起糖尿病、急性风湿痛。妇女可有月经失调、男性乳房增大，大剂量可有直立性低血压。也可引起精神症状。

（六）禁忌证

对本品过敏者、对异烟肼、吡嗪酰胺、烟酸或其他化学结构相近的药物过敏者、妊娠期妇女及哺乳期妇女和12岁以下儿童禁用。

（七）注意

(1)糖尿病、严重肝功能减退者慎用。

(2)用药期间应定期测肝功能，出现视力减退或其他视神经炎症状时应立即进行眼部检查。

(3)对诊断的干扰，可使丙氨酸氨基转移酶、门冬氨酸氨基转移酶测定值增高。

（八）制剂

丙硫异烟胺肠溶片：每片0.1 g。

（九）贮法

避光、密封保存。

十、吡嗪酰胺

其他名称：氨甲酰基吡嗪、吡嗪甲酰胺、异烟酰胺。

ATC编码：J04AK01。

（一）性状

本品为白色或类白色结晶性粉末，无臭或几乎无臭，味微苦。本品在水中略溶，在乙醇中极微溶解。熔点为 188 ℃～192 ℃。

(二)药理学

本品只对结核分枝杆菌有杀灭作用,对其他细菌无抗菌活性。其抗结核分枝杆菌作用的强弱与环境的 pH 密切相关,pH 5～5.5 时,抗菌活性最强。pH 7 时抗菌作用明显减弱。本品与其他抗结核药物间无交叉耐药性,单独应用极易产生耐药性。作用机制可能是通过渗入到含结核分枝杆菌的巨噬细胞内,转化为吡嗪酸而发挥抗菌作用。

口服吸收迅速,口服 1 g,2 h 后血药峰浓度可达 45 mg/L,15 h 后尚有 10 mg/L 左右,顿服后的血药浓度较分次服用可维持较长时间。本品口服后广泛分布至全身组织中,易透过血-脑屏障,在肝、肺、脑脊液中的药物浓度与同期血药浓度相近。本品主要在肝内代谢,服药后24 h内由尿排出 4%～14% 的原形药。本品的血浆蛋白结合率为 50%,半衰期约 9 h。

(三)适应证

本品与其他抗结核药联合用于经一线抗结核药(如链霉素、异烟肼、利福平及乙胺丁醇)治疗无效的结核病。本品仅对分枝杆菌有效。

(四)用法和用量

口服。成人常用量:与其他抗结核药联合,每 6 小时按体质量 5～8.75 mg/kg,或每 8 小时按体质量 6.7～11.7 mg/kg给予,最高每天 3 g。治疗异烟肼耐药菌感染时可增加至每天60 mg/kg。

(五)不良反应

可引起食欲减退、发热、异常乏力或软弱、眼或皮肤黄染(肝毒性)。少见畏寒、关节肿痛(尤其大趾、踝、膝关节)或病变关节皮肤拉紧发热(急性痛风性关节痛)。用药期间血尿酸增高,可引起急性痛风发作,须进行血清尿酸测定。变态反应如发热和皮疹,宜停药抗过敏治疗,个别患者对光敏感,皮肤暴露部位呈鲜红棕色,停药后可恢复。偶见贫血、诱发溃疡病发作、排尿困难等。不良反应发生与剂量、疗程有关。

(六)禁忌证

对本品过敏者、妊娠期妇女和 12 岁以下儿童禁用。

(七)注意

(1)糖尿病、痛风或严重肝功能减退者慎用。

(2)用药期间定期检查肝功能。

(3)对诊断的干扰,可使丙氨酸氨基转移酶、门冬氨酸氨基转移酶测定值增高。

(八)药物相互作用

(1)与别嘌醇、秋水仙碱、丙磺舒合用,吡嗪酰胺可增加血尿酸浓度从而降低上述药物对痛风的疗效。合用时应调整剂量以便控制高尿酸血症和痛风。

(2)与乙硫异烟胺合用时可增强不良反应。与异烟肼、利福平合用有协同作用,并可延缓耐药性的产生。

(九)制剂

吡嗪酰胺肠溶片:每片 0.25 g;0.5 g。

（赵盼盼）

第十二章

皮肤科常用药物

第一节　维生素类药

一、维生素 A

维生素 A 存在于动物的肝脏、蛋类、乳类和肉类中,胡萝卜中的 β-胡萝卜素在人体内转化为维生素 A 发挥作用。

(一)作用机制

维生素 A 具有促进生长、维持上皮组织正常功能的作用,并参与视紫红质的合成。在维生素 A 缺乏时,可致生长停止、骨骼发育不良、皮肤粗糙、干燥、角膜软化、夜盲症等症状。

(二)用法与用量

口服或肌内注射 1×10^5 U/d,分 2～3 次。

(三)适应证

过去维生素 A 在皮肤病中的应用较广泛,除了在蟾皮病中可使用以外,还可用于角化性皮肤病、银屑病、扁平苔藓、毛发红糠疹等疾病中。由于治疗上述疾病,必须大量维生素 A 方可有效,会出现不良反应及中毒症状。因此维 A 酸类药物的出现,使维生素 A 在皮肤科中的使用较以前少,主要用于治疗蟾皮病,其他的适应证逐渐被维 A 酸所取代。但目前外用维生素 A 也被重新应用。

(四)不良反应

长期大剂量可致维生素 A 过多症,严重时可有中毒的症状发生,表现为食欲缺乏、皮肤瘙痒、毛发干枯、脱发、容易激动、骨痛、颅内压增高。但停药 1～2 周后可消失。成人 1 次剂量超过 10×10^5 U,小儿 1 次剂量超过 3×10^5 U,即可致急性中毒。成人和儿童若连续每天服用 1×10^5 U,超过 6 个月,可致慢性中毒。孕妇的用量每天不超过 6 000 U。

二、维生素 C

维生素 C 在新鲜蔬菜和水果中含量较丰富。其活化形式是 L-抗坏血酸,它是一种水溶性的维生素,在人体内不能合成,

(一)作用机制

其在人体的新陈代谢中发挥重要作用。维生素 C 参与氨基酸代谢、神经递质的合成、胶原蛋白和组织细胞间质的合成,降低毛细血管的通透性,加速血液的凝固,刺激凝血的功能,参与解毒的功能,且有抗组胺的作用及抑制致癌物质生成的作用,还可通过抑制多巴的氧化,达到减少黑色素的作用。

维生素 C 通过清除氧自由基和重生维生素 E 两个途径发挥抗氧化作用,维生素 C 可作为一个前氧化物,使一些金属离子和维生素 E 免受氧化。

(二)用法与用量

100～200 mg,每天 3 次,静脉滴注,每次 1～5 g,置入 5%～10% 葡萄糖溶液中。

(三)适应证

1.主要适应证

维生素 C 缺乏病、血管性皮肤病(包括色素性紫癜性皮肤病、变应性血管炎、静脉曲张综合征等)、色素性皮肤病(主要指黄褐斑、炎症后色素沉着、皮肤黑变病等)。

2.次要适应证

变应性皮肤病(湿疹、接触性皮炎、荨麻疹等),在银屑病、红皮病中也可作为辅助的治疗方法之一。

3.新适应证

(1)光老化:紫外线(UV)照射产生的自由基可损害细胞膜、蛋白酶、DNA。维生素 C 的抗氧化作用能干扰 UV 诱导产生的反应性氧自由基,维生素 C 可抑制超氧阴离子的产生,通过再生维生素 E,维生素 C 间接地发挥抑制脂质氧化的作用。Bissett 等提示外用维生素 E 和 C 能有效地减少低水平、慢性的 UVB 对小鼠皮肤的损害。研究还发现,外用维生素 C 使 UVA 介导的光毒性反应减轻。虽然维生素 C 不能吸收 UVA(320～400 nm)和 UVB(290～320 nm),但外用维生素 C 可保护组织免受 UV 的危害,这主要是由于其抗氧化作用和抗炎的特性。

(2)伤口愈合:维生素 C 在伤口愈合中的作用很重要,可作为数种酶的共同因子,包括赖氨酸和脯氨酸羟化酶,可稳定胶原。在维生素 C 缺乏的患者中,成纤维细胞产生不稳定的胶原,影响伤口的愈合,维生素 C 水平在老年人的血清中较低,这可能是老年患者伤口难以愈合的原因之一。

(3)疖病:Levy 等治疗 23 例复发性疖病患者,用维生素 C 10 g/d,3～4 周,10 例患者血清中的维生素 C 水平和中性粒细胞的功能恢复正常。随诊 1 年未见新发的皮疹。

(四)安全性

维生素 C 使用较安全,主要由于它是水溶性的物质,不在体内贮存,即使使用大剂量、长疗程也很安全。

(五)注意事项

不要与碱性药物配伍使用,以免影响疗效;过量使用可引起不良反应:每天 1～4 g,可引起腹泻、皮疹、胃酸增多、胃液反流,有时尚可见泌尿系统结石、深静脉血栓形成等;与肝素、华法林合用,可致凝血酶原时间缩短;可破坏食物中的维生素 B_{12},阻碍铜、锌的吸收。

三、维生素 D

维生素 D 常与维生素 A 共存于鱼肝油中,在肝脏、蛋黄、乳汁、奶油、猪肝、鱼子中也含有。

常见的维生素 D 有两种，即维生素 D_2（骨化醇）、维生素 D_3（胆骨化醇），人体皮肤中含有维生素 D_3 的前体物质 7-脱氢胆固醇，经过日光照射后可转变为维生素 D_3。维生素 D_2 和维生素 D_3 的作用基本相同。维生素 D_3 经肝脏和肾脏羟化酶代谢后，转化为其活性形式 1,25-双羟代谢物，即骨化三醇。

维生素 D 是脂溶性药物，脂餐可促进其吸收，在皮肤疾病中用其口服制剂较少，不是首选的药物。

（一）作用机制

维生素 D 对皮肤的增殖和分化过程有影响，在体外的试验中发现，其对角质形成细胞的影响有双向性，低浓度时促进其增殖，在高浓度（治疗浓度）时，抑制角质形成细胞的增殖，促进其分化。另外，研究发现，维生素 D 还对免疫系统有作用，可抑制 T 细胞的增殖，同时抑制 B 细胞的功能。近期的研究还发现维生素 D 有抗炎作用。

（二）用法与用量

骨化三醇 $0.25 \sim 0.5\ \mu g/d$。维生素 D_2，开始 $0.5 \times 10^5\ U/d$，口服，可增加至 $1.5 \times 10^5\ U/d$。

$50\ \mu g/g$ 卡泊三醇软膏外涂于皮损处，每天 2 次，每周用药不能超过 100 g。$2\ \mu g/g$ 他卡西醇软膏，每天 2 次，刺激性较小，可用于头面部。近来也有关于外用 $3\ \mu g/g$ 骨化三醇治疗银屑病较 $50\ \mu g/g$ 卡泊三醇软膏疗效好且安全性高的报道。维生素 D 及其衍生物在治疗头皮、肢端、甲周的皮损，尤其是治疗局限性的脓疱样皮损有优势。维生素 D 及其衍生物可与其他治疗银屑病的方案联合运用，如与光化学疗法（注意需在照光后用）、维 A 酸类药物、糖皮质激素、甲氨蝶呤等合用。

（三）适应证

系统用于副银屑病、大斑块状银屑病、寻常狼疮、着色性真菌病和疱疹样脓疱病等，但由于其不良反应，均不是首选的治疗方案，只有用其他多种治疗药物疗效不佳时可选用。外用维生素 D 及其衍生物，卡泊三醇和他卡西醇治疗银屑病、连续性肢端皮炎、毛发红糠疹等角化异常性皮肤病有效，也有用于白癜风的报道。

（四）不良反应

大量长期服用可引起食欲缺乏、呕吐、腹泻等消化道的症状，还可致高血钙，软组织骨化、肾结石、肾钙质沉着等。严重可导致心律不齐。用药过程中应监测血钙、磷的浓度。

外用维生素 D 及其衍生物，主要的不良反应是对皮肤的刺激，表现为灼烧感、瘙痒、红斑、脱屑和干燥。按规定的剂量使用，不会影响体内的钙磷代谢。

四、维生素 E

维生素 E 包括生育酚和生育三烯酚，它存在于蔬菜、油菜、种子、玉米、豆类、坚果、乳制品中，α-生育酚活性最强。

（一）作用机制

组织细胞膜和细胞器的膜中含有脂蛋白，其中的脂质成分即使在有抗氧化剂存在的情况下，依旧可自发地被氧化。一旦细胞膜被氧化，自由基即释放出来，损坏细胞，且形成能导致自身免疫的抗体，使更多的细胞受损。在血浆和红细胞中，维生素 E 是主要的脂溶性抗氧化物质，它可以使细胞膜脂质不被氧化，且有清除自由基的功能。

(二)用法与用量

口服,100 mg 每天 2~3 次;肌内注射,50 mg/d;外用 2% 的霜剂或软膏。

(三)适应证

(1)光老化:在动物试验中已证实,口服或外用维生素 E 均能够减弱皮肤的光老化,减少皮肤肿瘤的形成,减少由于紫外线辐射所致的免疫抑制反应,减少与日晒伤相关的红斑、水肿、皱纹的发生。

但在人体内试验中,有学者认为,单独使用维生素 E 不能发挥抗光老化的作用,可能需要与其他的抗氧化剂(如维生素 C 等)合用才能发挥疗效,这些物质可防止维生素 E 的降解。

(2)角化性皮肤病:如毛囊角化病、毛发苔藓、毛发红糠疹、鱼鳞病、掌跖角化病等,与维 A 酸类药物合用,可增加维 A 酸类药物的吸收,同时还可减少维 A 酸类药物的不良反应,不仅可减少其所致的皮肤黏膜不良反应,还可减轻其对血脂、肝功能的影响,减少肌痛、关节痛的发生率,剂量可用至 800 mg/d,但不要长期使用。

(3)大疱性表皮松解症:对营养不良性大疱性表皮松解症使用尤为广泛。

(4)结缔组织疾病:如盘状红斑狼疮、皮肌炎、硬皮病等。

(5)环状肉芽肿。

(6)家族性良性慢性天疱疮。

(7)弹力纤维假黄瘤及黄甲综合征。

(8)另外维生素 E 还可改善皮损局部的血液供应,可用于冻疮、过敏性紫癜、变应性皮肤血管炎、结节性红斑、多形性红斑、肢端发绀症等。

(9)皮肤肿瘤。

(10)伤口的愈合。

(四)不良反应

维生素 E 的不良反应较少见,若有长期、大量的使用,部分患者可有恶心、头痛、疲劳、视力模糊、月经不调等症状。长期(超过 6 个月)应用该药,容易引起血小板凝聚和血栓形成、血栓静脉炎、肺栓塞、下肢水肿、胆固醇升高等,并可使免疫能力下降,因此要在医师指导下应用。

五、烟酸和烟酰胺

烟酸和烟酰胺统称为维生素 PP(维生素 B₃),都是吡啶的衍生物,前者在体内可转化为烟酰胺。两者均存在于谷物的外皮、花生、酵母、肉类及肝中,烟酸的扩血管作用较强,易致面部潮红,现多用烟酰胺。烟酰胺是水溶性维生素中最稳定的一种。在体内,烟酸必须转变为烟酰胺而发挥作用。

(一)作用机制

在体内,烟酰胺是辅酶Ⅰ和辅酶Ⅱ的重要组成部分,促进组织的代谢过程,其缺乏将导致严重的代谢紊乱。

烟酰胺的结构中有吡啶环,含吡啶环的化合物多表现有抗炎的活性,它能消除炎症中起作用的超氧阴离子自由基,能抑制磷酸二酯酶和抑制肥大细胞脱颗粒,也可直接阻止组胺的释放,并抑制淋巴细胞的转化,有抗炎作用。

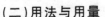

(二)用法与用量

根据不同的疾病,药物剂量有差异。成人口服每次 100~500 mg,每天 3 次,在治疗光敏性皮肤病和自身免疫性大疱病时,需用大剂量。

(三)适应证

1.主要的适应证

烟酸缺乏病;自身免疫性大疱病,主要包括疱疹样皮炎、大疱性类天疱疮,可与四环素或米诺环素联用,效果好;光敏性皮肤病(包括多形日光疹,慢性光化性皮炎等);血管性疾病(寒冷性多形红斑、冻疮、雷诺病、血栓闭塞性脉管炎)。

2.次要适应证

痤疮、持久性隆起性红斑;环状肉芽肿,色素性皮肤病(常与维生素 C 合用疗效佳),白癜风、硬皮病、类脂质渐进性坏死,皮肤瘙痒症等疾病。也可作为外用药,配成 4% 烟酰胺凝胶治疗痤疮,对炎症性损害有效,而且不会发生外用抗生素出现的交叉过敏或耐药的现象。

(四)不良反应

常见有皮肤潮红、瘙痒。偶尔可有恶心、呕吐、腹泻、心悸,也可有肝功能的损害。烟酰胺无上述扩血管的不良反应。妊娠初期过量使用有致畸的可能性。

(五)注意事项

异烟肼和烟酰胺两者有拮抗的作用,长期服用异烟肼应补充烟酰胺。

(刘真一)

第二节 抗变态反应药

一、氯雷他定

(一)药动学

(1)口服吸收迅速,服用后 1~2 h 到达血浆峰值浓度。维持药效 24 h。血浆蛋白结合率为 98%。

(2)药物在肝脏代谢,药物本身的半衰期为 8~11 h,其活性代谢产物去羧乙氧基氯雷他定为 17 h。代谢后产物等量从尿液、粪便排出体外。

(3)肝、肾功能损伤,老年人对药物清除无明显影响。

(二)作用机制

(1)本品是第一代三环类抗组胺药阿扎他定的衍生物,属哌啶类长效 H_1 抗组胺药。

(2)对外周 H_1 受体有高选择性,中枢 H_1 受体亲和性低,无中枢神经抑制作用和抗胆碱能作用。

(3)能减少肥大细胞释放介质,抑制变态反应中黏附分子的表达。可降低变态反应中炎性细胞趋化,抗过敏、抗炎症。

（三）用法与用量

1.制剂规格

片剂：每片 10 mg。

2.用法

口服。成人及 12 岁以上儿童：10 mg，每天 1 次。2～12 岁儿童：>30 kg 体质量，10 mg，每天 1 次；<30 kg 体质量，5 mg，每天 1 次。2 岁以下安全性未确定。

（四）适应证

（1）本品无嗜睡作用，安全性好，广泛用于各种 IgE 介导的变态反应性皮肤病，也用于变应性鼻炎，辅助治疗支气管哮喘。

（2）在治疗变应性鼻炎中，对喷嚏、流涕、鼻痒等症状控制较为满意，但对鼻塞症状较差，必要时要配合其他药物治疗。

（五）不良反应

（1）与特非那定和阿司咪唑不同，药物在肝脏通过 CYP3A4 和 2D6 两条途径代谢，对心肌钾通道抑制作用极低，不易导致心脏 K^+ 流阻断而引起 Q-T 间期延长。至今尚未能明确药物与 CYP3A4 抑制剂有相互作用而引起心律失常。

（2）在推荐剂量 10 mg 及 20 mg，未见明显嗜睡作用。

（3）很少有头痛、乏力、口干等不适，其发生率与安慰剂相似。

（4）罕见有体质量增加。

（六）注意事项

（1）药物经 CYP 途径代谢，不推荐同时应用大环内酯类抗生素、咪唑类抗真菌药及西咪替丁。

（2）严重肝、肾功能不全者，宜慎用或减量。

（3）对驾驶、高空作业及需高度集中精神的职业者，剂量应严格控制在常规用量范围内。

二、特非那定

（一）药动学

（1）口服后 1～2 h 起效，2 h 达血药浓度高峰，维持药效 12 h。血浆蛋白结合率为 97%。

（2）药物在肝脏代谢，其代谢产物羧化特非那定具有药物活性，药物及其活性代谢产物使药效时间延长。降解后的产物 60% 由粪便、40% 由尿液排泄。

（二）作用机制

（1）属哌啶类抗组胺药，是第一个研制出的低镇静性新型抗组胺药。

（2）药物脂溶性低，特异性作用于外周 H_1 受体、不易透过血-脑屏障，无中枢抑制作用、无抗胆碱能作用。

（3）药物与受体结合离解缓慢，药效比较持久。

（三）用法与用量

1.制剂规格

片剂：每片 60 mg。

2.用法

口服。成人及 12 岁以上儿童：60 mg，每天 2 次。6～12 岁儿童：30 mg，每天 1～2 次。

（四）适应证

适用于急慢性荨麻疹、湿疹、瘙痒、变应性鼻炎等各种变态反应性疾病。

（五）不良反应

（1）药物有奎尼丁样作用，可阻滞心肌钾通道，延缓心脏复极，引起 Q-T 间期延长，导致心律失常。药物此种不良反应常在高剂量用药时发生，若同时应用 CYP450 抑制剂，危险性增加。近年来有报道服用本药后患者出现心律失常，甚至心搏骤停及猝死者。由于药物的心脏毒性，已从欧洲及美国市场撤出，并且美国 FDA 已向全球通报警告。

（2）偶有头痛、头晕、倦怠、口干及胃肠不适。

（六）注意事项

（1）本品不可超量应用。

（2）用药期间不同时服用肝药酶抑制剂，如咪唑类抗真菌药（酮康唑、伊曲康唑）和大环内酯类抗生素（红霉素）等。

（3）肝、肾功能不全者慎用。

（4）心律失常、心电图 Q-T 间期延长、低钾者禁用。

（5）动物试验能致胎儿畸形或死亡，妊娠和哺乳期妇女避免使用。

三、阿司咪唑

（一）药动学

（1）口服胃肠吸收迅速，服用后 1～2 h 达血药峰值浓度，血浆蛋白结合率为 97%。

（2）药物在肝脏代谢，阿司咪唑原形半衰期为 24～48 h，其活性代谢产物去甲基阿司咪唑半衰期可长达 9～13 d。

（3）药物及其主要代谢产物通过胆汁由粪便排出。

（二）作用机制

（1）药物基本结构属哌啶类，是继特非那定后第二个研制出的新型低镇静抗组胺药。

（2）具有较高的外周 H_1 受体结合率，无中枢神经系统抑制作用及抗胆碱能效应。

（3）本品抗组胺作用强，作用持久，是抗组胺药中作用时间最长者。

（三）用法与用量

1.制剂规格

片剂：每片 3 mg。

2.用法

口服。成人与 12 岁以上儿童：每次 10 mg，每天 1 次。6～12 岁儿童：每次 5 mg。6 岁以下儿童：按 0.2 mg/（kg·d）给药。

（四）适应证

慢性荨麻疹、皮肤划痕症、变应性鼻炎等。

（五）不良反应

（1）药物有心脏毒性。近年来有报道阿司咪唑过量服用或与 CYP 抑制剂同用，引起心律不齐、心电图 Q-T 间期延长、发生尖端扭转型室性心动过速及严重致死者。美国 FDA 已向全球通报警告。

（2）少数人连续用药 1 个月以上，引起食欲增加、体质量增加。

(六)注意事项

(1)药物有心脏毒性,注意事项同特非那定。

(2)阿司咪唑清除半衰期长,长期服药者可出现药物蓄积,尤应注意不可加量服用。

(3)长期服用者可定期测体质量,注意节食或更换适当药物。

(4)动物试验有致胎儿畸形和死亡,妊娠和哺乳期妇女避免使用。

四、咪唑斯汀

(一)药动学

(1)口服吸收迅速,服用后 1.5 h 达血药峰值浓度,消除半衰期 13 h。血浆蛋白结合率为 98.4%。口服后 1 h 起效,作用维持时间 > 24 h。

(2)药物主要在肝脏代谢,大部分从粪便排出。主要代谢途径是通过葡萄糖醛酸化(65%),少部分通过氧化途径。与 CYP 抑制剂很少有相互作用。

(二)作用机制

(1)本品为阿司咪唑的衍生物。是苯并咪唑类化合物,属哌啶类长效组胺 H_1 受体拮抗剂。

(2)对 H_1 受体有高选择性,治疗剂量无中枢镇静作用、无抗胆碱作用。

(3)药物可抑制肥大细胞释放组胺、抑制炎性细胞趋化和浸润,降低细胞间黏附分子的活性,具有较强的抗过敏、抗炎症作用。

(4)药物通过抑制 5-脂氧合酶活性,抑制由花生四烯酸产生白三烯诱发的炎症反应,抗炎作用增强。

(三)用法与用量

1.制剂规格

片剂:每片 10 mg。

2.用法

口服。成人及 12 岁以上儿童:10 mg,每天 1 次。老人剂量相同。12 岁以下儿童尚无用药资料。

(四)适应证

(1)急、慢性荨麻疹,寒冷性荨麻疹。

(2)季节性变应性鼻炎和常年变应性鼻炎。

(五)不良反应

(1)与阿司咪唑不同,药物无明显心脏毒性,与 CYP 抑制剂很少有相互作用。也无活性代谢产物蓄积。

(2)个别患者用药后可产生头痛、嗜睡、乏力、口干、胃肠功能紊乱。

(六)注意事项

(1)对驾驶和需要高度集中精神职业者,服药前须检查个体对药物的中枢镇静作用反应。

(2)本药不与咪唑类抗真菌药及大环内酯类抗生素同用。

(3)低血钾、心律失常、心电图 Q-T 间期延长者禁用。

(4)严重肝病患者禁用。

(5)妊娠早期及哺乳期妇女不推荐使用。

五、依巴斯汀

(一)药动学

(1)口服吸收迅速,大部分在肝脏首关代谢,转化为有活性的代谢产物卡瑞斯汀。

(2)口服后 2～4 h 卡瑞斯汀血浆水平达到峰值,半衰期 15～19 h,药物的 66％以结合的代谢产物形式由尿中排出。依巴斯汀和卡瑞斯汀均与蛋白高度结合,结合率＞95％。每天给药 1 次(10 mg),3～5 d 达到稳定血药浓度。

(3)老年受试者和青年成人志愿者相比,药动学无明显差异。

(二)作用机制

(1)依巴斯汀为一种强效、长效、高选择性的外周 H_1 受体拮抗剂。

(2)药物及其代谢产物不易穿过血-脑屏障,无明显中枢神经系统镇静作用及抗胆碱作用。

(三)用法与用量

1.制剂规格

片剂:每片 10 mg。

2.用法

口服。成人及 12 岁以上儿童:10～20 mg,每天 1 次。6～12 岁儿童:5 mg,每天 1 次。2～5 岁儿童:2.5 mg,每天 1 次。

严重肝损者每天剂量严禁超过 10 mg。

(四)适应证

对变应性鼻炎、慢性特发性荨麻疹都有很好疗效。

(五)不良反应

(1)治疗剂量对人精神运动系统无影响。

(2)少有头疼、口干和困倦。

(六)注意事项

(1)本药与肝药酶抑制剂酮康唑和红霉素有相互作用,不宜同用。

(2)对已知有心脏病风险如 Q-T 间期延长,低钾血症者慎用。

(3)有肝、肾功能损伤者药物清除半衰期延长,宜慎用。

(4)皮试在停药 5～7 d 后方可进行。

六、氮䓬斯汀

(一)药动学

(1)口服吸收充分,单次服药 4 mg,服用后 4.2 h 达血药浓度峰值,每天服 2 次,血药浓度提前达到峰值。

(2)单次给药后氮䓬斯汀血浆清除半衰期为 22 h,其活性代谢产物脱甲基氮䓬斯汀半衰期为 54 h,药物及其代谢产物的血浆蛋白结合率分别为 88％和 97％。

(3)药物代谢产物约 75％从粪便排出,其中＜10％的氮䓬斯汀以原形排出。

(二)作用机制

(1)氮䓬斯汀及其主要代谢产物是组胺 H_1 受体拮抗剂。

(2)除抗组胺作用外,高浓度时可阻止变态反应中某些化学介质的合成和释放(如白三烯、组胺、5-HT),作用强而持久,鼻喷给药效果更好。

(3)采用大剂量鼻喷给药,未发现局部和器官特异性毒性反应。

(三)用法与用量

1.制剂规格

片剂:每片 2 mg。

2.用法

口服。成人及 12 岁以上儿童,2 mg,每天 2 次。

(四)适应证

变应性鼻炎及其他过敏症。

(五)不良反应

(1)偶有嗜睡、头晕、口干等,都多能耐受,自然缓解。

(2)未发现严重不良反应。

(六)注意事项

(1)对使用本品有嗜睡、眩晕者不宜驾驶。

(2)同时服用西咪替丁可使本品生物利用度提高,与雷尼替丁同用时药物代谢无影响。

(3)同时服用酮康唑对 Q-T 间期无影响,但对本品血药浓度测定有影响。

七、酮替芬

(一)药动学

(1)口服吸收迅速,2～3 h 达血药峰浓度,清除半衰期 22 h。

(2)药物部分在肝脏代谢,经由尿、粪便排出体外。

(二)作用机制

(1)保护肥大细胞或嗜碱性粒细胞的细胞膜,使之在变应原攻击下减少释放组胺和其他炎症介质,为变态反应介质阻释剂和 H_1 受体拮抗剂。

(2)药物阻滞肥大细胞释放组胺、过敏性慢反应物质,抑制白三烯,广泛治疗变态反应性疾病。除对皮肤、胃肠、鼻部变态反应治疗有效外,对支气管哮喘有预防和治疗作用。

(3)作用持续时间较长,用药方便。

(三)用法与用量

1.制剂规格

片剂:每片 1 mg。

2.用法

口服。成人及 12 岁以上儿童:每次 1 mg,每天晨晚各服 1 次,晚间发作患者也可每晚睡前1 h 服 1 mg。6～12 岁儿童:每天 2 次,每次 0.5 mg。3～6 岁儿童:可按每天 1～2 次,每次 0.5 mg 给药。

(四)适应证

(1)荨麻疹和血管性水肿。对色素性荨麻疹疗效优于色甘酸钠。

(2)特应性皮炎、全身性瘙痒有显著疗效。

(3)预防和治疗支气管哮喘,儿童哮喘疗效优于成人。

（五）不良反应

（1）药物有一定的中枢镇静和抗胆碱能作用，10％～15％患者服药初期可出现困倦、乏力、口干、胃肠道不适，但较大多数传统抗组胺药轻。若嗜睡反应重者可减量应用或睡前服用，待1～2周后症状减轻，再增加到常用剂量。

（2）长期服用，可出现体质量增加。

（六）注意事项

（1）本品能增加各种镇静安眠药的作用，合并用药时应减少它们的用药剂量。

（2）本品在治疗支气管哮喘中，一般在服药后2～4周才出现平喘作用，故对急重哮喘者应与其他平喘药合用。

（3）本品与口服降糖药合用，部分患者可发生血小板减少，故口服降糖药的糖尿病患者禁用。

八、多塞平

（一）作用机制

（1）属三环类抗抑郁药，药物抑制脑内神经元对去甲肾上腺素及5-羟色胺的摄取，抗抑郁、抗焦虑。

（2）多塞平是组胺 H_1 和 H_2 受体拮抗剂。强效抗组胺，对 H_2 受体也有高亲和力。

（3）药物有抗胆碱作用。

（二）用法与用量

1.制剂规格

片剂：每片25 mg，50 mg。

2.用法

口服。成人每次25 mg，每天2～3次，或25 mg睡前1次。儿童用量酌减。

（三）适应证

（1）急慢性荨麻疹、皮肤划痕症。对特发性慢性荨麻疹、物理性荨麻疹疗效优于桂利嗪、赛庚啶、羟嗪。

（2）对带状疱疹后遗神经痛有良效。

（3）局部外用有抗痒作用。

（四）不良反应

药物有较强的中枢神经镇静作用及抗胆碱作用，少数患者服药后有嗜睡、乏力、口干等症状。大剂量用药可有视力模糊、尿潴留和心动过速。

（五）注意事项

（1）注意药物相互作用，用药期间不同时应用中枢镇静药物和抗胆碱药。

（2）单胺氧化酶抑制剂可抑制本品的代谢，引起药物严重不良反应。因此在本品用药前2周，需停用单胺氧化酶抑制剂。

（3）老年人、心脏病患者慎用。青光眼、前列腺肥大者忌用。

（4）本品不推荐用于儿童及哺乳期妇女。

（5）治疗中应注意个体化用药。

九、西咪替丁

(一)药动学

(1)口服吸收迅速,服药后 30 min 到达有效血药浓度,1.5 h 到达血药浓度高峰,血浆半衰期 2~3 h。

(2)药物剂量的 30%~40% 在肝脏代谢,肾功能正常者约有 40% 的口服剂量药物以原形由尿排出。肾功能不全者血浆半衰期延长。

(二)作用机制

(1)本品于 20 世纪 70 年代问世,是第一个 H_2 受体拮抗剂,药物可逆性地抑制组胺 H_2 受体,对基础胃酸和各种刺激引起的胃酸分泌有抑制作用。主要用于治疗胃酸分泌过多的疾病,并降低酸度,治疗上消化道出血。

(2)抑制肥大细胞和嗜碱性粒细胞释放组胺,抗变态反应、抗痒。

(3)免疫调节作用,增强机体免疫功能,降低抑制性 T 细胞活性,抗病毒、抗肿瘤。

(4)抗雄激素作用,可用于治疗女性雄激素增多性皮肤病。

(三)用法与用量

1.制剂规格

片剂或胶囊剂:每片(粒)100 mg、200 mg、400 mg。针剂:每支 200 mg。

2.用法

口服:每次 200~400 mg,每天 3~4 次,疗程 2~4 周。静脉滴注:400 mg 加入 5% 葡萄糖溶液或葡萄糖氯化钠溶液 500 mL,每天 1~2 次,可用于止痒。

(四)适应证

(1)与 H_1 受体拮抗剂联合治疗慢性荨麻疹、皮肤划痕症、血管性水肿,可获较好疗效。

(2)与 H_1 受体拮抗剂联合应用治疗色素性荨麻疹可以改善症状,降低血中组胺水平。

(3)治疗系统性疾病中伴有皮肤瘙痒的病症。有报道称用本品 1.0~1.2 g/d 治疗霍奇金淋巴瘤、真性红细胞增多症或胰胆道肿瘤伴发的严重瘙痒,数天内可止痒。

(4)治疗带状疱疹可缩短病程、减轻神经痛,对肿瘤伴发带状疱疹者更为适宜。对单纯疱疹也可减少复发次数。并用于治疗扁平疣和寻常疣。

(5)慢性皮肤黏膜念珠菌病,泛发性体癣,用抗真菌药无效者。

(6)嗜酸性筋膜炎和早期皮肤 T 细胞淋巴瘤。

(7)女性雄激素原性脱发及多毛症、痤疮。

(五)不良反应

本品吸收后体内分布广,药物不良反应较多,涉及多个系统。

(1)常见有头痛、眩晕、腹泻、口干、口苦、肌痛、面部潮红。

(2)少数有谷丙转氨酶、天门冬氨酸氨基转移酶升高,白细胞减少。报道有引起肝炎、再生障碍性贫血和急性间质性肾炎。

(3)偶见有窦性心动过缓、窦性心动过速、心脏传导阻滞。

(4)老年人、肾功能不全者大剂量用药可出现精神错乱、语言含糊、幻觉等中枢神经系统中毒症状。

(5)药物抗雄激素作用可引起男性乳房发育、阳痿,女性泌乳。

(六)注意事项

(1)本品为肝药酶抑制剂,可降低肝药酶活性,影响其他药物代谢。故本品不宜与华法林类抗凝药、苯二氮䓬类安定药(地西泮、硝西泮、氯氮䓬等)、茶碱、咖啡因、苯妥英钠、奎尼丁、地高辛、维拉帕米等合用,合用时本品可增加以上药物血浓度,延长半衰期,引起严重不良反应。

(2)本品不宜与阿司咪唑、特非那定合用,以避免药物相互作用,引起心脏毒性。

(3)肝、肾功能不全,严重心脏及呼吸系统疾病、器质性脑病者慎用。老年、儿童患者慎用。

(4)用药期间定期查肝、肾功能及血常规。

(5)孕妇和哺乳期妇女禁用。

(6)本品与抗酸药合用时可降低本品血药浓度,若需合用二者应至少间隔 1 h。

十、雷尼替丁

(一)药动学

(1)口服吸收迅速,且不受食物及抗酸剂影响。

(2)服药后 1～2 h 及 3～4 h 有 2 次血药浓度高峰,血浆半衰期 2～3 h,维持作用时间 12 h。老人和肾功能不全者药物半衰期延长。

(3)约 30% 药物在肝内代谢,50% 以原形自肾随尿排出。

(二)作用机制

(1)本品为选择性 H_2 受体拮抗剂,20 世纪 80 年代应用于临床,能竞争性阻滞组胺与 H_2 受体结合。

(2)本品与西咪替丁不同,分子结构中以呋喃环取代了咪唑环,使药物更具有选择性,抑制胃酸作用增强,不良反应减少。

(3)对性激素分泌无影响,无抗雄激素作用。

(4)对 CYP450 酶亲和力减少,不影响肝药酶活性,不干扰华法林、茶碱等多种药物在肝脏的灭活和代谢过程。

(5)药物速效、长效。

(三)用法与用量

1.制剂规格

胶囊剂或片剂:每粒(片)150 mg。

2.用法

口服。成人 150 mg,每天 2 次。维持量每晚 150 mg。

(四)适应证

基本同西咪替丁,皮肤科较常用于慢性荨麻疹、皮肤划痕症及皮肤瘙痒症。

(五)不良反应

(1)本品不良反应发生率低(3.8%),与经肝药酶代谢的药物合用无配伍禁忌。

(2)常见为恶心、便秘、腹泻、头晕、头痛、皮肤瘙痒和皮疹。

(3)少数有肝功能异常,停药后可恢复。

(4)肝功能异常患者和老年人大剂量应用可出现精神错乱、定向障碍、言语含糊、焦虑、嗜睡等精神症状。

（六）注意事项

（1）肝、肾功能不良者慎用。

（2）孕妇、哺乳期妇女、8 岁以下儿童禁用。

（3）对本品过敏者禁用。

（4）应排除胃恶性溃疡后方可给药。

十一、法莫替丁

（一）药动学

（1）口服吸收迅速，服后 1 h 见效，2～3 h 到达血药浓度峰值，作用维持 2 h。

（2）血浆半衰期 3 h，药物经肝脏代谢，主要从肾脏排泄，老年人及肝、肾功能不全者排泄延长。

（二）作用机制

（1）本品为高效、长效的第三代 H_2 受体拮抗剂。

（2）作用强度比西咪替丁高 30～100 倍，比雷尼替丁高 6～10 倍，对基础胃酸和各种刺激引起的胃酸分泌和胃蛋白酶分泌增加有抑制作用。

（3）长期大剂量治疗无抗雄激素作用。对心血管系统及肾功能无不良影响。

（4）不抑制肝药物代谢酶，与华法林、茶碱、苯妥英钠等无相互作用。

（5）不透过胎盘屏障。

（三）用法与用量

1.制剂规格

片剂：每片 20 mg。针剂：每支 20 mg。

2.用法

口服：每天 2 次，每次 20 mg。注射：溶于生理盐水或 5％葡萄糖液中缓慢静脉注射或静脉滴注，每次 20 mg，每天 2 次。

（四）适应证

皮肤科主要用于与 H_1 受体拮抗剂联合治疗慢性荨麻疹。

（五）不良反应

（1）不良反应较少。常见为腹泻、便秘、头痛、头晕。

（2）偶见有皮疹、荨麻疹，发生时应停药。

（3）个别有转氨酶升高、血细胞减少、心动过速、颜面潮红、月经不调。

（六）注意事项

（1）严重肝、肾功能不良者，有药物过敏史者慎用。

（2）哺乳期妇女不用，小儿安全性未确定。

（3）需排除胃恶性溃疡后方可给药。

十二、四环素类药

四环素是抗生素中一个古老的药，过去临床应用很广，由于抗生素的飞速发展，在一些感染性疾病的治疗中，此药已被放弃使用。但在皮肤科应用很广，虽然也用其抗菌作用，主要是利用它的抗炎作用和免疫抑制作用。

四环素为广谱抗生素,同时用于非感染疾病。

（一）药动学

口服吸收不完全,约为 77%,口服 500 mg,血药浓度约为 4 μg/mL,其蛋白结合率为 65%,有 60% 的药可在尿中回收,少部分在肝中代谢。药物在体内分布于肝、肾、肺和前列腺等器官,均可达到治疗浓度。它在胆汁中的浓度可达血药浓度的 5～20 倍,此药可透过胎盘进入乳汁。

（二）作用机制

(1)抑菌作用:革兰阳性和阴性菌、支原体、衣原体、立克次体,包括支原体肺炎、螺旋体病、衣原体病。

(2)抑制中性粒细胞的趋化性(0.01～10 μg/mL 血药浓度时),大剂量(30～300 μg/mL)反而刺激中性粒细胞的趋化性。人类口服和局部外用均可抑制体内中性粒细胞的趋化性。在接受四环素治疗的患者中,自体血清做细胞培养发现白细胞的趋化与随意运动均受到抑制。

(3)多西环素(10 μg/mL)与淋巴细胞培养 6 d,可完全抑制抗体的生成。

(4)对补体系统有抑制作用,当补体替代途径被激活,四环素能抑制 C3 的激活和裂解,但四环素与米诺环素不能阻止痤疮丙酸杆菌裂解 C3。

(5)四环素剂量依赖性地抑制痤疮棒状杆菌酯酶,此种抑制作用是由于四环素与酯酶分子结合较弱所致。

(6)抑制胶原酶的活性,其作用机制可能是四环素与金属离子(Ca^{2+}、Zn^{2+})结合有关,因为胶原酶依赖这些阳离子来维持正常结构和水解性能。这种抑制胶原酶的特性可以用来治疗大疱性表皮松解症。

(7)此药是有效的过氧化物清除剂,能防止类脂质的氧化。

(8)四环素与米诺环素可阻滞蛋白的合成,较高浓度的四环素也可抑制 DNA 的合成。

（三）适应证

1.痤疮

低于全身性抗菌用药的剂量常有效,因它有抗菌作用,同时它也能改变皮脂的成分,即此药使皮脂内的游离脂肪酸浓度明显降低,但不影响皮脂的量。

在体外用四环素低于最小抑菌浓度,可减少痤疮丙酸杆菌产生趋化因子,同时在痤疮患者中发现四环素能抑制中性粒细胞的趋化性。多西环素(50～100 mg/d)与米诺环素(50～100 mg/d)同样有效。此药用小剂量即有效,主要是由于它可进入毛囊与皮脂中,并达到较高浓度,尤其是炎症明显时,由于此药的有效性、安全性,因此它仍应作为治疗痤疮的首选用药。其作用机制乃是减少皮肤上的痤疮丙酸杆菌数量,并直接抑制痤疮丙酸杆菌的酯酶(酯酶可分解甘油三酯形成刺激物游离脂肪酸,此酸引起毛囊壁的破裂,产生炎症性丘疹),从而减少面部的游离脂肪酸。一般用量为 250 mg,每天 3～4 次,空腹用为佳。症状明显改善后递减至维持量(250～500 mg)甚至停用。多西环素与米诺环素口服后约 100% 吸收,奶类与钙类和含铁的食物不影响吸收,为此它们治疗痤疮同样有效。

2.酒渣鼻等

四环素口服是治疗本病的最有效方法之一,它能减少痤疮样损害,减轻红斑并治愈角膜结膜炎,一般用量为 250 mg,每天 4 次,痤疮好转递减,但停药可复发,四环素与米诺环素对肉芽肿性酒渣鼻等均有效。其疗效与甲硝唑相同,使眼症状消失得快。

3.口周皮炎

用量为 250 mg,每天 3 次,共 4～8 周。以后递减,可在 2～3 个月后停药。小量四环素效果差时,可增加量或用米诺环素 100 mg/d 替换。

4.大疱性类天疱疮

Berke 首次报道用四环素 500 mg,每天 3～4 次,并用烟酰胺 500 mg,每天 3～4 次治疗 4 例患者,使病情缓解,也有作者单用四环素 250 mg,每天 3 次,治愈 2 例局限性大疱性类天疱疮,2～3 周即达到痊愈。

5.急性痘疮样苔藓样糠疹

有学者用四环素 500 mg,每天 4 次治愈 1 例女性患者,另一学者用四环素 500 mg,每天 4 次治疗 13 例本病患者,经 1 个月的治疗 5 例皮损完全消退,6 个月未复发,另 7 例继续治疗也获成功,仅 1 例无效。

6.坏疽性脓皮病

Berth-Jones 用米诺环素 100～200 mg,每天 2 次治疗 7 例全部达到缓解。有学者认为此药安全,有学者认为用四环素治疗严重的坏疽性脓皮病应与氨苯砜(DDS)、雷公藤总苷联合应用为佳。

7.色素性痒疹

此病用 DDS 与复方磺胺甲噁唑治疗有效。Aso 用米诺环素 100～200 mg/d 治疗 5 例患者,疗程 3～6 周,结果用药 1 周内皮肤红斑丘疹与瘙痒迅速消退,观察 4～14 个月未复发。Aso 认为此药比 DDS 与复方磺胺甲噁唑更安全。

8.营养不良性大疱性表皮松解症

由于四环素能抑制胶原酶的活性,通过实践,WhitE 用米诺环素治疗 2 例患者,使新发水疱明显减少。

9.α_1-抗胰蛋白酶缺乏性脂膜炎

由于四环素类药有抗胶原酶的活性,HumberT 等用多西环素 200 mg/d 治疗 3 例患者收到良效,有学者认为联用 DDS 50 mg,每天 2 次疗效更佳。

10.其他疾病

对毛细血管扩张使用 1g/d 效果显著,融合性网状乳头瘤病用四环素类药有效,蕈样肉芽肿的肿瘤有用四环素消退的病例报道,有用 0.25％四环素溶液可减轻白色海绵状痣的病情。此外用四环素联合 DDS 治疗颜面散播性粟粒性狼疮、毛囊性黏蛋白病、嗜酸性脓疱性毛囊炎及掌跖脓疱病均有效。

(四)不良反应

用药后可引起光敏反应、胃肠不适、致畸、儿童牙齿变黄及药物发疹,此外有报道此药可引起医源性色素沉着,停药后 6～18 个月消失。Tsankov 观察了 113 例用过四环素类药的银屑病患者,发现有 19 例病情恶化,5 例诱发了银屑病的发作。

十三、氯法齐明

(一)药动学

微粒结晶悬浮于油蜡基质中装入胶囊口服,或微粒化直径不超过 10 μm 混悬于植物油中制成胶丸口服,吸收 85％,以慢速进入血流,很快进入器官组织,以肝、脾、肺、肾上腺及脂肪组织中,使脂肪组织染成橙红色。10％的此药经肾从尿中排泄,少量从皮脂、汗、粪便及泪液排出,其半衰期至少 70 d。

（二）作用机制

主要对麻风杆菌的抑制作用,由于此药抑制 DNA 依赖的 RNA 聚合酶,阻止 RNA 的合成,从而抑制了菌体蛋白的合成。除抗菌作用之外,有抗炎作用,此药能稳定溶酶体膜。在体内外加强中性粒细胞的吞噬作用及免疫抑制作用。

（三）临床应用

1.麻风病及麻风反应

对瘤型或偏瘤型及 DDS 耐药的患者均有明显的疗效。对麻风结节红斑反应既有治疗作用,又有预防作用。

2.非典型分枝杆菌病

溃疡分枝杆菌引起的皮肤溃疡及海鱼分枝杆菌引起的溃疡均获得痊愈,外用 10% 的氯法齐明软膏,治疗各种皮肤溃疡均有效。

3.盘状红斑狼疮

有报道称用此药 100～200 mg/d 治疗 26 例盘状红斑狼疮,3～6 个月有 17/26 例获得缓解,有的病例停药复发,但再用药仍有效。

4.亚急性皮肤红斑狼疮

Crovato 报道用此药治疗 2 例亚急性皮肤红斑狼疮患者,其中 1 例开始用泼尼松 60 mg/d 和羟基氯喹 400 mg/d 无效,改用此药治疗数周后皮损完全消退,另 1 例也先用糖皮质激素和抗疟药无效,改用沙利度胺 300 mg/d 只有部分缓解,后改用此药 100 mg/d,1 个月后皮损全消。

5.泛发型脓疱性银屑病

Chuapraprisilp 等用 200 mg/d 本品治疗此病,4 d 后脓疱全消,鳞屑也减少,减药至 100 mg/d 皮疹又发,加到原量治疗 8 d 则痊愈,3 周后停药无新疹,随访 1 年未复发。另 1 例用此药 200 mg/d 治疗 5 d,脓疱减少,共治疗 3 周获临床痊愈,随访 5 个月未再发,对掌跖脓疱病也有一定疗效。

6.坏疽性脓皮病

Michaclson 等首次用此药 300～400 mg/d 治疗本病 8 例,有 6 例痊愈,2 例基本痊愈,急性型最好。此后陆续报道此药对本病的效果良好,其疗效机制主要是抑制脓疱和肉芽肿的形成,一般认为以 300～400 mg/d 疗效较好,但此大剂量不宜长期应用。

7.变应性血管炎

有学者用此药 150～200 mg/d 治疗各类型皮肤血管炎,平均治疗 29.3 d,多数患者治疗 3～7 周后取得良效,总有效率高达 98.5%。

8.肉芽肿性唇炎和 Melkerson-Rosenthal 综合征

两病临床治疗困难,Podmore 用此药 100 mg/d 每天 2 次,10 d 后改用 100 mg,每周 2 次,共 4 个月,治疗 3 例肉芽肿性唇炎和 1 例 Melkerson-Rosenthal 综合征,结果两例临床症状表现水肿处全消退,另 2 例部分消退。

9.其他

持久性色素异常性红斑、播散性环状肉芽肿、类脂质渐进性坏死、白癜风、特应性皮炎和寻常狼疮均有一定疗效。

(四)不良反应

1.皮肤色素沉着

多在治疗第 1 周出现皮肤红染,至 6～12 个月最明显,尤以暴露部分明显,眼结膜也可产生棕色色素沉着,一般在停药后半年方可完全消退。

2.皮肤干燥瘙痒

约 70％患者出现皮肤干燥和鱼鳞病样变化,冬季明显并伴皮肤瘙痒。

3.胃肠道反应

胃肠道反应包括食欲缺乏、恶心、呕吐,当剂量超过 200 mg/d、疗程在 1 年以上者可能出现严重的不良反应,如超过 300 mg/d,经数月至数年可发生氯法齐明肠病,包括腹痛、腹泻、体质量减轻等。

4.其他

如眼结膜、虹膜、巩膜内出现此药的结晶,1/4 患者晶状体出现无症状的浅蓝色变化,也有疲倦、头痛、眩晕等不良反应。

十四、沙利度胺

(一)药动学

成人 1 次口服 100 mg 的最高血药浓度为 0.9 $\mu g/mL$,吸收后几乎分布于全身组织内,大部分转变为极性较大的水解产物,主要在肝微粒体代谢。其半衰期为 3 h,其主要代谢物从尿排泄,约 3.8％从胆汁排泄,从呼出的 CO_2 中回收率低于 0.1％。

(二)作用机制

1.抗炎作用

通过体内试验,证明此药可稳定大鼠和人的肝脏溶酶体膜,拮抗 PGF-2α、乙酰胆碱、组胺及 5-羟色胺等炎症介质。

已知肿瘤坏死因子-α 是在感染时宿主的免疫反应和炎症反应中起核心作用。而沙利度胺在体内外均可选择性地抑制人单核细胞表达肿瘤坏死因子-α,其具体的作用机制尚不清楚。有学者认为可能是通过加速肿瘤坏死因子-α mRNA 降解来降低其表达的,而且是部分抑制。

有学者研究发现此药对白细胞介素-6 和白细胞介素-1 mRNA 也有抑制作用,而对白细胞介素-10 有增强作用。

Miyachi 发现此药能明显抑制中性粒细胞产生超氧阴离子自由基,证明它有抗炎作用。

2.免疫调节作用

沙利度胺也影响 T 细胞的功能,是一种强大的人 T 细胞共刺激剂。它在体内血浆浓度为 1～3 $\mu g/mL$ 时即向 T 细胞提供活化信号,并与 T 细胞受体复合物的刺激具有协同作用,可促进白细胞介素-2 介导的细胞增殖和 IFN-γ 的表达,其共刺激作用对 CD8$^+$ 细胞比 CD4$^+$ 细胞更明显。

此外,另一项研究表明,此药显著增加 AIDS 并发结核患者血浆白细胞介素-2R、CD8、IFN-γ 和白细胞介素-12 的水平,证明它在体内也有免疫刺激作用。

此种免疫调节作用可能是由于对单核细胞因子(包括肿瘤坏死因子-α)的抑制及对 T 细胞活化的共刺激作用间的平衡所致。

3.可以抗移植的排斥反应

沙利度胺抑制排斥反应可与环磷酰胺相比,优于甲氨蝶呤,同时也抑制 IgM 抗体的生成。

4.对体液免疫及细胞免疫均有抑制作用

GoD 对正常男性用此药前后分别测定血液 Th 和 Ts 的百分率和绝对计数,发现 Ts 的百分率及绝对计数升高,从而 Th/Ts 比明显下降,由此解释此药对体液及细胞免疫均有抑制作用。

(三)临床应用

1.麻风性结节性红斑

麻风性结节性红斑为 Ⅱ 型麻风反应,总有效率为 99%,治疗的起始量为 400 mg/d,以后递减至 50~100 mg/d 维持。用药后 48~72 h 缓解。有学者报道麻风发生结节红斑时,其肿瘤坏死因子 α 显著升高,用此药后肿瘤坏死因子 α 下降伴临床好转,其真皮内中性粒细胞减少,表皮角质形成细胞、细胞间黏附分子-1 和二类组织相容性复合抗原下调。

2.移植物抗宿主病

经验证明此药主要适用于对其他药治疗无效的慢性、轻、中度的移植物抗宿主病,剂量 100~300 mg/d 即可。最佳血药浓度为 5~8 μg/mL,故可根据血药浓度调整用量。

3.多形日光疹及光线性痒疹

Londono 首用此药治疗 34 例多形日光疹,32 例用 100~200 mg/d 平均治疗 8~30 d 著效。对儿童治疗量为 50~100 mg/d,1~3 周后出现疗效。一般用常规治疗无效的病例可以选用。

4.结节性痒疹

治疗量为 100~200 mg/d,达到稳定疗效之后,需服药 6 个月,有学者发现单用此药效果不佳,而且剂量 100~200 mg/d 时患者均有头晕等不良反应,不能耐受,因此应配合小量糖皮质激素及雷公藤联合治疗,方能收到显著的疗效,但停药常复发,因此必须逐渐减量,并维持一段较长时间。

5.白塞病及阿弗他口腔溃疡

沙利度胺对各种复发性口腔溃疡几乎均有良效,其用量为 100~300 mg/d,控制症状后递减,一般疗程为 15~60 d,复发间歇期延长,Grinspan 治疗 15 例复发性口腔与生殖器溃疡,14 例完全治愈,1 例显效,平均见效时间为 11 d。对白塞病的口腔和生殖器溃疡也有效。

6.红斑狼疮

沙利度胺对盘状红斑狼疮疗效较高、其有效率约 90%,用量为 100~200 mg/d,一般 2 周见效,1~2 个月缓解,70% 患者停药后复发,需要 25~50 mg/d 维持。对亚急性皮肤红斑狼疮疗效也好,用量为 100 mg/d,对系统性红斑狼疮的皮损也有良效,但对全身症状无效。一般不作为常规用药。

7.瘙痒症

SilvA 等报道用此药与安慰剂进行交叉双盲的疗效观察,共治疗 29 例难治性尿毒症性瘙痒,总有效率为 81%,认为此药对其他药物治疗无效的顽固性瘙痒是有效的。

8.皮肤淋巴细胞浸润症

GuilaumE 等报道用此药 100 mg/d 与安慰剂进行交叉双盲观察治疗 27 例本病,1 个月缓解 16 例(59%)。2 个月缓解 20 例(74%),患者耐受良好。

9.朗格汉斯细胞组织细胞增生症

Thomas 总结文献并报道 4 例经过免疫组化确诊的本病,用此药 100~200 mg/d 治疗 1~3 个月后病情缓解,后减量至 50 mg/d 或隔天 50 mg,最后停药。1 例停药复发。

10.与 HIV 感染相关的疾病

(1)并发的阿弗他溃疡:许多个案及小规模研究发现此药可有效治疗 HIV 感染者的阿弗他溃疡,而且不减弱患者的免疫功能。

另一项研究发现 12 例患原发性食管溃疡的 HIV 感染,经治疗后 11/12 例症状完全缓解,9 例证实痊愈。

其作用机制认为此药在体外可增加角质形成细胞的移行和增殖,可能是促进创面愈合的原因。

(2)可使 HIV 并发的"消耗综合征"患者体质量增加,研究表明用此药(100 mg/d)治疗的 14 例中有 8 例体质量增加。

另一项长达 8 周的随机、双盲、安慰剂、对照试验(n=103)中,用此药 100 mg/d 的治疗组患者体质量平均增加了 3.4%和 2.5%。安慰剂组平均减轻了 0.3%,尿氮排出量等试验提示可增加机体瘦肉的质量。

11.其他

其他个案及零星报告包括 Weber-Christian 病、多形红斑、坏疽性脓皮病、结节病、牛痘样水疱病、冷凝集综合征、糜烂性扁平苔藓、家族性慢性良性天疱疮、成人色素性荨麻疹、特应性皮炎、Degos 面部浅表性慢性水肿性红斑、带状疱疹后遗症、血管炎、系统性硬皮病、斑秃、增殖性脓性皮病等。这些都应进一步观察。

(四)不良反应

1.致畸作用

此药不影响服药者的生殖器官,而是通过胎盘直接作用于敏感期的胚胎,小剂量即可致畸。因此育龄妇女要禁用。

2.神经炎

主要为感觉改变,先发生于足部,延及手部,常呈袜套状分布,远端较重。不延至膝、肘以上。常表现为感觉异常,包括感觉减退、感觉过敏及迟钝、肌肉痛和触痛、麻木、针刺感、灼痛、绷紧、手足发冷、苍白、腿部瘙痒和红掌等。

其发生与总剂量有关,与疗程及每天剂量无关,一般用药达 40~50 g 时,会出现神经炎。一旦出现,仅部分病例约 25%完全恢复,25%好转或部分恢复,还有 50%停药 4~5 年后仍不恢复。

3.其他不良反应

头晕 40%,嗜睡 14%~80%,便秘 10%~30%,视力模糊 17%,食量增加 8%~30%,口干 2%~29%,性欲减退 2%~12%,酒醉感 17%,恶心 9%,皮肤干燥 9%,多梦 6%,困乏 6%,还有幻觉、耳鸣、下肢末端水肿和瘙痒等,这些症状在停药后均可恢复,大部分均轻微并可以耐受。

此药对很难治的皮肤病有效,有特色,适应证仍不断增加,显示出它潜在的应用前景,但迄今的研究尚未能提出足以解释临床适应证的药效学依据。作用机制尚未明了。其致畸的不良反应是至今不能作为许多皮肤病首选治疗药物的原因,但医师了解其不良反应,特别是致畸性,对育龄妇女严格掌握用药的时期,它还是有应用价值的。

十五、己酮可可碱

(一)药动学

(1)此药是甲基黄嘌呤的衍生物,与可可碱、咖啡因及茶碱相似,可供口服与静脉注射。

(2)口服 400 mg 普通胶囊后 1~2 h,血浆己酮可可碱达峰值(1 100 μg/L);缓释胶囊 400 mg 口服 3.3 h 达峰值,两者绝对生物利用率分别为 30% 及 20%,半衰期分别为 0.8 及 4~6 h,经红细胞与肝脏代谢,组织器官分布均匀,代谢产物的药理作用比己酮可可碱强,从尿中排泄。

(二)作用机制

1.降低血液黏滞度

使红细胞、白细胞膜磷脂甲基化,膜 ATP 增多,从而增加红细胞与白细胞的变形能力,阻止红细胞聚集。

2.抗凝及促纤溶作用

此药抑制血小板磷酸二酯酶,使 cAMP 升高,抑制血小板黏附及凝聚。此药抑制血小板第 3 因子,Von Wilebrands 因子及纤维蛋白原的生成,从而抑制血栓形成。

3.促进纤溶酶原激活物的释放

使纤溶酶及抗凝血酶Ⅲ升高,减少纤溶酶原激活物抑制剂的合成,如 $α_1$ 抗胰蛋白酶、$α_2$ 抗纤溶酶及 $α_2$ 巨球蛋白,在正常情况下不延长出血时间。

4.扩张血管作用

(1)刺激血管内皮细胞释放 PGI_2、PGE_2,抑制血栓素的合成。

(2)可抑制内皮素 1 的释放,因内皮素 1 是内皮细胞和巨噬细胞合成的多肽,以旁分泌作用于平滑肌,它能诱导明显的血管收缩作用。因此此药可抑制微血管及降低血管通透性。

5.免疫抑制作用

降低中性粒细胞的黏附及聚集,并抑制中性粒细胞脱颗粒,释放髓过氧化物酶及活性氧基,抑制白细胞介素-1、血小板活化因子及肿瘤坏死因子对白细胞的激活,抑制单核细胞产生肿瘤坏死因子-α,抑制 T 细胞、B 细胞的活化及增殖,抑制 NK 细胞活性。抑制表皮朗格汉斯细胞的细胞间黏附分子 1 的基因表达。

6.抗纤维化作用

抑制成纤维细胞腺苷酸合成酶的升高,抑制成纤维细胞合成胶原、纤维联结蛋白及肿瘤坏死因子-α,促进成纤维细胞产生胶原酶,使胶原溶解活性增强。抑制白细胞介素-1 及血小板衍生的生长因子所致的成纤维细胞增殖。

(三)用法与用量

每次 400 mg,每天 3 次,餐后服。最大剂量可达 2 200 mg/d,血管闭塞性疾病,疗程 4~8 周;皮肤纤维化病或皮肤钙沉着症等的疗程为 6~14 周。有学者发现对于皮肤病患者用量不宜太大,400 mg 每天 1 次即可,常可配合其他有效药合用。

(四)适应证

1.血管性疾病

可缓解血管性闭塞性疾病的缺血引起的疼痛、感觉异常、跛行、瘙痒、水肿、发绀。可以缓解雷诺现象。对游走性血栓性静脉炎、下肢瘀积性溃疡,60%~87% 患者溃疡明显好转或愈合。可使冷球蛋白血症并发的慢性下肢溃疡愈合。淋巴水肿、网状青斑、红斑肢痛症均有效。

2.血管炎

对结节性多动脉炎、变应性血管炎、坏疽性脓皮病、恶性萎缩性丘疹、青斑血管炎、皮肤感染性疾病均有效。因它抑制肿瘤坏死因子-α 的合成及其作用,抑制白细胞释放炎症介质,因此有抗炎作用。对全身念珠菌感染,可增强两性霉素 B 的抗真菌作用,并抑制肾毒性,对麻风、蜂窝织炎、皮肤利什曼病、慢性疖病等均有效。

3.抑制纤维化

减少环孢素的肾毒性,对瘢痕疙瘩、硬皮病、系统性红斑狼疮、类风湿性血管炎、嗜酸性筋膜炎、嗜酸性粒细胞增多综合征均有效。

4.变态反应性病

接触性皮炎。

5.代谢性皮肤病

黏液性水肿、皮肤钙质沉着症、发疹性黄瘤、类脂质渐进性坏死。

6.其他

结节病、慢性苔藓样糠疹、环状肉芽肿、褥疮、抗磷脂综合征、JoB综合征、红细胞增多性瘙痒、川崎病等。

(五)禁忌证

大出血,大面积视网膜出血,急性心肌梗死,严重冠状动脉硬化,脑动脉硬化伴高血压,严重心律失常,严重低血压,严重肾功能障碍(肌酐清除率＞10 mL/min),对此药过敏者。无致畸作用。

(六)不良反应

有腹胀、嗳气、消化不良、恶心、呕吐、头痛、胸痛、心绞痛、轻度低血压症。0.1％以下的患者有白细胞减少,减量可减少不良反应。

十六、甲氧沙林

甲氧沙林是补骨脂素类的化合物,后者在自然界很多种植物中存在。人类接触含此类成分的植物,日晒后可发生植物光皮炎(光毒性反应),表现为皮肤红斑、水疱和色素沉着。水果和蔬菜,如柠檬、酸橙、无花果、芹菜等含有此类化合物,人们在日常生活中从食物中小量摄取(脱敏过程),可以解释为什么对此类化合物过敏发生率低。

古代埃及人用尼罗河畔的一种植物——大阿米芹,结合日晒治疗白癜风。1974年开罗学者的ElMofty首先从大阿米芹的种子中提取出补骨脂素类成分,制成药物,专门治疗白癜风,其中主要包括8-甲氧沙林。欧洲还应用5-甲氧沙林及凯林。1964年美国又合成三甲沙林。但多年来应用此类药物治疗白癜风效果不甚满意,后来发现用其治疗银屑病很有效。

补骨脂素类化合物是光致敏剂,其疗效是通过与光线的相互作用而产生的。目前应用此类制剂加长波紫外线(UVA,320～400 nm)照射,即是应用最为广泛的光化学疗法,或所谓黑光疗法。

补骨脂素类药物,除甲氧沙林、5-甲氧沙林、三甲沙林外,国内尚有从豆科植物补骨脂的果实中提取的有效成分补骨脂素,商品名为制斑素。上述药中以甲氧沙林致光敏性最强,5-MOP次之,三甲沙林和补骨脂素最弱。

(一)药动学

补骨脂素是亲脂性的非离子化的化合物。化合物的低溶解度阻碍其从胃肠道吸收,因为药物只有在溶解状态才能透过生物膜。这是此类药物相对生物利用度低的决定因素。药物的配制方法也和其吸收有关。早期的配方为粗颗粒甲氧沙林结晶,吸收很差且不稳定,目前药物为微颗粒化结晶,但吸收仍慢且不完全,如将其溶解制成明胶微囊,则吸收迅速而完全。

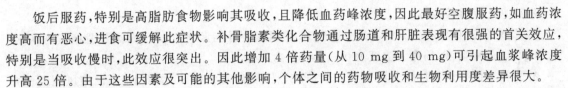

饭后服药,特别是高脂肪食物影响其吸收,且降低血药峰浓度,因此最好空腹服药,如血药浓度高而有恶心,进食可缓解此症状。补骨脂素类化合物通过肠道和肝脏表现有很强的首关效应,特别是当吸收慢时,此效应很突出。因此增加 4 倍药量(从 10 mg 到 40 mg)可引起血浆峰浓度升高 25 倍。由于这些因素及可能的其他影响,个体之间的药物吸收和生物利用度差异很大。

药物吸收后与血中清蛋白结合,也与表皮组织结合,此结合是短时的而且是可逆的,一般在 24 h 后即检测不出。

甲氧沙林在肝中代谢很快而完全。只在尿和胆汁中可检测到少量的母体化合物,在体内似乎没有代谢产物的蓄积。药物激活 CYP450 酶,从而加速其代谢。

口服 40 mg 甲氧沙林后,74.2%从尿中排出,14.4%从粪便排出,一般排出很快,多在 24 h 以内。

(二)作用机制

基础状态的补骨脂素类分子由于吸收 UVA 光谱中的光子而激活为单线状态。吸收光谱的高峰是在 320~330 nm 的区域。单线状态的化合物经过衰变,成为较长期存在的三联体状态,大部分光化学效应在此状态下产生。有两种光化学反应:Ⅰ类为直接反应,引起化合物的光加合作用,使 DNA 的嘧啶基形成单功能加合物,和 DNA 相邻链的交叉连接;Ⅱ类为间接反应,引起反应性的氧和自由基的产生,能损伤细胞膜和细胞质的成分。这些非氧化作用和氧介导的途径在补骨脂素类的生物学和治疗学中的作用很确定。

光化学疗法对不同疾病产生疗效,其机制可以推测如下。

1.抑制 DNA 合成

光化学疗法抑制 DNA 合成,假定是通过补骨脂素与 DNA 嘧啶基形成单加合物和 DNA 的交叉连接。早先有学者认为,这是对表皮增生的疾病(如银屑病)的疗效机制。但有争议的是,抑制 DNA 合成的时间过程远比疗效作用时间过程要短。

2.光免疫作用

很多疾病的发病机制有自身免疫基础,而光化学疗法引起的选择性抑制能产生疗效。

3.选择性细胞毒作用

在细胞介导的疾病中,由于暴露于光化学疗法,介导的细胞被选择性地杀灭。

4.对黑色素细胞的刺激作用

主要针对白癜风的疗效而言,补骨脂素类药物属于光致敏化合物,能加强紫外线的作用,能将还原黑色素氧化为黑色素,并通过破坏皮肤中的硫氢基,使酪氨酸酶活性增加,刺激尚未完全破坏的黑色素细胞功能,增加黑色素合成。但白癜风也是自身免疫病,光化学疗法作用于异常免疫反应,使局部黑色素细胞破坏减轻,从而产生疗效。

总之,光化学疗法的作用机制对不同疾病可能不同,也可能不只是一种机制在起作用;另外也许还存在其他未知的作用机制。

(三)用法与用量

1.甲氧沙林

口服,每次 0.3~0.6 mg/kg,服药后 1.5~2 h 照射长波紫外线或阳光,照射强度以发生轻度红斑为宜。每周照射 2~3 次。在治疗期间要戴墨镜,防护好眼睛。也可用 0.1%甲氧沙林溶液外涂皮损处,其优点是无系统的不良反应,但照光后可有光毒反应和色素沉着。另外,将药物置于水浴中,患者浸泡 30 min 后再行光照,也无系统不良反应。

2.其他补骨脂素类

口服剂量:三甲沙林为 $0.6\sim0.9$ mg/kg,5-甲氧基补骨脂素约为 1 mg/kg,补骨脂素为 $0.6\sim$ 1.2 mg/kg;外用溶液,前两者浓度为 0.1%,后者为 0.25%。

疗程视不同疾病和疾病分型而异。如斑块型银屑病需治疗 30 次以上,而白癜风则需治疗 300 次以上;其他皮肤病则需 $20\sim50$ 次。总之,还要根据疾病的严重程度、个体的反应及是否合并其他疗法而不同。

(四)适应证

主要为银屑病、白癜风、增加对日光的耐受和色素沉着。其他包括:新生物皮肤病(如蕈样肉芽肿的湿疹和斑块期,但对肿瘤期无效;组织细胞增生病 X 等);皮炎和丘疹鳞屑性皮肤病(如特应性皮炎、青少年的严重湿疹、脂溢性皮炎、慢性手部湿疹、掌跖脓疱病、扁平苔藓、急性和慢性苔藓样糠疹及淋巴瘤样丘疹病等);光敏性皮肤病(如多形性日光疹、红细胞生成性原卟啉病、日光性荨麻疹等);其他瘙痒性皮肤病(如皮肤划痕症、色素性荨麻疹、结节性痒疹等);其他免疫性皮肤病(如斑秃、硬斑病等);尚有暂时性棘层松解性皮肤病、迂回线状鱼鳞病、硬化性黏液水肿、泛发性环状肉芽肿等。

(五)禁忌证

1.绝对禁忌证

天疱疮、类天疱疮、红斑狼疮、着色性干皮病、哺乳或对补骨脂素类药物的过敏史。

2.相对禁忌证

以前照光过敏,接触砷剂的历史,黑色素瘤家族史,皮肤癌或慢性光损伤史,妊娠,儿童,严重心、肝、肾病等。

(六)不良反应

1.近期不良反应

最常见的是急性光毒性反应和恶心、胃肠不适。瘙痒也较为常见。光化学疗法引起的色素沉着比 UVB 引起者发生为慢,但持续时间长。另外,偶可出现头痛、头晕、定向障碍,还有不常见的胸背痤疮样皮疹、口周皮炎、支气管哮喘、肾炎症状等。用 5-MOP 时,这样的不良反应发生频率要低。

2.远期不良反应

光化学疗法长期应用,则皮肤光损伤危险性升高,包括雀斑样损害,皮肤出现皱纹、不规则色素沉着、多毛黑子、良性角化病、癌前期角化病和皮肤癌等。反复给动物以光毒性剂量光化学疗法照射可发生白内障,但人类接受此治疗时不增加此病的发生,这与佩戴防护眼镜有关。

(七)注意事项

采用光化学疗法时,注意药物相互作用的发生。光毒性药物如多西环素及氟喹诺酮类药物能增强治疗作用,导致光毒性红斑。激活肝中 P450 酶的药物通过加强补骨脂素类化合物的代谢,可降低疗效,常见于应用抗癫痫药物苯妥英钠和卡马西平。

(孙金良)

第三节 免疫调节、免疫抑制剂和抗增生系统药物

一、硫唑嘌呤

(一)药动学

硫唑嘌呤的口服生物利用度可达 88% 以上,2 h 内达血药峰浓度,半衰期为 5 h,蛋白结合率为 30%,硫唑嘌呤在体内迅速转化为 6-巯基嘌呤,这一转化主要发生在红细胞内,然后通过 3 种途径代谢:①通过次黄嘌呤鸟嘌呤磷酸核糖转移酶合成代谢为具有活性的嘌呤类似物,从而干扰 DNA 及 RNA 的合成与修复;②通过硫代嘌呤甲基转移酶分解为无活性的代谢产物;③通过黄嘌呤氧化酶分解为无活性的代谢产物。3 种途径相互竞争,通过抑制后两种途径可以增强硫唑嘌呤的药理作用,但同时不良反应如全血细胞减少或骨髓抑制也相应增加。硫唑嘌呤在体内完全分解,无原形从体内排出。

(二)作用机制

本品在体内转化为 6-巯基嘌呤,然后转变成 6-巯基嘌呤核苷酸才有作用,由于抑制嘌呤的生物合成,对 DNA 和 RNA 的合成都有作用。在嘌呤合成的第一步中,谷氨酰胺的氨基在酰胺转移酶的作用下转移到 5-磷酸核糖-1-焦磷酸上,形成 5-磷酸核糖胺。这一反应可为 6-巯基嘌呤核苷酸合成反馈地抑制,使嘌呤合成率降低。6-巯基嘌呤核苷酸还可抑制次黄嘌呤核苷酸转变成腺嘌呤核苷酸及鸟嘌呤核苷酸,并可作为 6-硫代鸟嘌呤掺入 DNA 及 RNA,从而抑制细胞分裂,对瘤细胞产生细胞毒作用。

硫唑嘌呤还具有免疫抑制和抗炎功能,已经用于治疗自身免疫性皮肤病。作用机制尚不清楚。硫唑嘌呤的活性代谢物(6-硫代鸟嘌呤)结构与内源性嘌呤类腺嘌呤和鸟嘌呤结构相似。不同的是腺嘌呤和鸟嘌呤有一个氨基或羟基,而 6-硫代鸟嘌呤含有一个巯基,此结构的相似性可使 6-硫代鸟嘌呤混进 DNA 和 RNA,从而抑制嘌呤的代谢和细胞分化。然而,硫唑嘌呤的活性机制绝不是简单的抑制 DNA 和 RNA 的合成,因为它实际上影响到 T 细胞和 B 细胞的功能。在 T 细胞中,细胞介导功能受到抑制,而在 B 细胞中抗体产生减少。硫唑嘌呤还可减少皮肤中朗格汉斯细胞和其他抗原呈递细胞的数量,以及降低这些细胞对呈递抗原的亲和力,从而进一步增强药物的免疫抑制功能。

(三)用法与用量

用作免疫抑制剂时,1~3 mg/(kg·d),分 2~3 次口服,通常成人 50~100 mg/d。

(四)适应证

1.自身免疫性大疱性疾病

自身免疫性大疱性疾病如寻常型天疱疮、大疱性类天疱疮、瘢痕性类天疱疮等。早在 1978 年,对照试验就表明硫唑嘌呤可以减少大疱性类天疱疮患者糖皮质激素的用量,以后的一个对照试验却得出相反的结论,但后一个试验随访时间短、可信区间大,统计学上说服力小。关于硫唑嘌呤等免疫抑制剂在天疱疮患者中的作用,也一直有争议。尽管如此,皮肤科医师仍然坚持用硫唑嘌呤治疗天疱疮和类天疱疮,近几十年的临床经验和数据似乎可以表明,硫唑嘌呤可以减少糖皮

质激素的用量。

2.血管炎

血管炎如白细胞碎裂性血管炎、韦格纳肉芽肿、结节性多动脉炎、巨细胞动脉炎、视网膜血管炎等,特别是对白细胞碎裂性血管炎有显著疗效。有综述表明硫唑嘌呤联合泼尼松治疗白细胞碎裂性血管炎比用传统抗风湿药治疗,有复发率低、严重不良反应少、死亡率相对低等优点。另一个研究用硫唑嘌呤治疗 6 例对激素治疗无效的特发性白细胞碎裂性血管炎患者,5 例有效、2 例完全控制病情。硫唑嘌呤也可以改善韦格纳肉芽肿患者的肺、肾损害和结节性多动脉炎患者的肾损害。

3.嗜中性皮病

嗜中性皮病如贝赫切特综合征、坏疽性脓皮病。两项安慰剂对照、双盲实验表明硫唑嘌呤可以减轻贝赫切特综合征的眼部损害,如眼前房积脓、急性失明;也可减轻眼外损害,如口腔和生殖器溃疡及关节炎症状。

4.结缔组织疾病

结缔组织疾病如系统性红斑狼疮,尤其是狼疮肾炎、皮肌炎、硬皮病、干燥综合征、复发性多动脉炎等。有研究结果表明硫唑嘌呤联合泼尼松和/或环磷酰胺治疗狼疮肾炎,可以帮助保护肾脏功能并减少复发。最近一项研究表明硫唑嘌呤可成功治疗与狼疮有关的心肌病,硫唑嘌呤治疗狼疮的皮肤表现如盘状红斑狼疮、亚急性皮肤红斑狼疮、系统性红斑狼疮的皮肤表现等,对掌跖部受累的泛发性盘状损害特别有效。硫唑嘌呤也用于治疗多发性肌炎和皮肌炎,可以改善肺部和肌肉症状。

5.皮炎和丘疹鳞屑性疾病

皮炎和丘疹鳞屑性疾病如银屑病、异位性皮炎、接触性皮炎、扁平苔藓等。硫唑嘌呤可以用于治疗银屑病,但因为环孢素、系统应用维 A 酸及光疗的普及,目前用硫唑嘌呤治疗银屑病较少。硫唑嘌呤可用于治疗严重的异位性皮炎,回顾性调查表明硫唑嘌呤可以减少患者抗生素和强效糖皮质激素的疗程、减少住院患者的住院时间和非住院患者的随访次数,和环孢素相比,具有更大的安全性且监测更简单、费用更低。

6.光敏性皮肤病

光敏性皮肤病如慢性光化性皮炎、多形性日光疹、持久性光反应等。双盲、安慰剂对照的研究显示用硫唑嘌呤治疗慢性光化性皮炎,疗效和安全性都很好。另一项试验表明硫唑嘌呤治疗慢性光化性皮炎疗效持久,平均可达 11.5 个月。

7.其他皮肤病

其他皮肤病如结节病、多形红斑、慢性移植物抗宿主病、Weber-Christian 病等。

(五)禁忌证

1.绝对禁忌证

妊娠、对硫唑嘌呤过敏、严重的活动性感染等。

2.相对禁忌证

正在服用别嘌醇的患者(可减量服用)、以前用过烷化剂的患者。

(六)不良反应

1.致癌作用

最常见的是淋巴增殖性肿瘤如非霍奇金淋巴瘤和皮肤鳞癌。其发生率和种族、用药时间、免

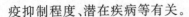

疫抑制程度、潜在疾病等有关。

2.全血细胞减少

全血细胞减少较为罕见,如果白细胞计数<4×10^9/L、血红蛋白<100 g/L、血小板<$100\times$ 10^9/L时应停药。5%～25%的患者可发生白细胞减少。

3.机会性感染

机会性感染包括疱疹病毒、人类乳头瘤病毒、疥虫等的感染。

4.胃肠道反应

胃肠道反应是硫唑嘌呤最常见的不良反应,包括厌食、恶心、呕吐等,通常在用药后的前10 d 出现。

5.其他

其他包括妊娠毒性、变态反应等。

(七)注意事项

(1)别嘌醇可以抑制黄嘌呤氧化酶的活性,从而使通过次黄嘌呤鸟嘌呤磷酸核糖转移酶途径代谢的硫唑嘌呤增多,形成更多的活性代谢产物,增加疗效,但也会使全血细胞减少等不良反应增加;卡托普利使白细胞减少的危险性增加;硫唑嘌呤可以减弱华法林的药理作用;当患者正在进行泮库溴铵治疗时须增加硫唑嘌呤的剂量。

(2)治疗前3个月应每月复查血白细胞计数和分类(剂量大时每2周复查1次)及肝功能(特别注意转氨酶如天门冬氨酸氨基转移酶和谷丙转氨酶的变化)。以后每2个月1次。服药期间不可同时服用黄嘌呤氧化酶抑制剂,如别嘌醇等。

二、苯丁酸氮芥

(一)药动学

苯丁酸氮芥的口服生物利用度为87%,1 h后达血药峰浓度,血浆半衰期为1.5 h,大部分在肝脏代谢并由胆汁排出体外,<1%的代谢产物由肾脏排出。不能透过血-脑屏障。

(二)作用机制

苯丁酸氮芥也是一种烷化剂,因此是细胞周期非特异性药物,主要通过引起 DNA 链键的交联而影响 DNA 链的功能,是起效最慢、毒性最小的氮芥衍生物。对淋巴组织有较高的选择性抑制作用。动物试验表明,低于中毒剂量即能迅速、明显地使淋巴样组织萎缩,抑制抗体的合成。其免疫抑制诱导时间明显较环磷酰胺长。

(三)用法与用量

0.1～0.2 mg/(kg·d),每天1次,连服3～6周,疗程总量300～500 mg。

(四)适应证

苯丁酸氮芥在皮肤科一般不作为首选药物,但可用于以下疾病:天疱疮、大疱性类天疱疮、红斑狼疮、韦格纳肉芽肿、坏疽性脓皮病、结节病、组织细胞增生症 X、蕈样肉芽肿等。对于依赖糖皮质激素的肾病综合征患者可得到完全的缓解。对硬皮病可迅速阻止其发展,使皮肤溃疡痊愈,肺功能改善。

(五)禁忌证

1.绝对禁忌证

妊娠和哺乳期妇女、对苯丁酸氮芥过敏。

2.相对禁忌证

感染(取决于其严重程度)、肝功能异常及儿童。

(六)不良反应

1.致癌

如白血病、淋巴瘤、鳞状细胞癌。

2.骨髓抑制

如淋巴细胞减少、白细胞减少、血小板减少较轻、贫血、再生障碍性贫血。

3.胃肠道反应

如恶心、呕吐、厌食、肝毒性。

4.生殖毒性

如闭经、精子缺乏。

5.皮肤异常

如脱发、皮疹、麻疹样疹、黏膜溃疡。

6.神经系统异常

如外周神经病、泛发性强直阵挛性癫痫发作、肌阵挛。

7.其他

如肺炎、间质性肺纤维化、发热、无菌性膀胱炎、机会性感染等。

(七)注意事项

(1)每周复查血白细胞计数、分类及血小板计数,3个月后如果无明显变化可减为每2周1次。

(2)每月进行1次血生化及尿液分析,3~6个月后如果稳定可减为每3个月1次。

(3)至少每6个月进行1次X线检查。

三、环孢素

(一)药动学

环孢素口服生物利用度为30%,达血药峰时间为2~4 h,蛋白结合率为90%,半衰期为5~18 h。主要通过肝脏细胞色素P450 3A4酶系统代谢,大部分通过胆汁由粪便排出,有6%经尿液排出体外,并可透过胎盘和进入乳汁。

(二)作用机制

主要通过抑制T细胞而发挥免疫抑制作用。环孢素与其受体结合形成复合物后,抑制钙调磷酸酶的活性,从而抑制Th细胞合成和释放白细胞介素-2,进而抑制Th细胞及Ts细胞的增殖。环孢素还可抑制T细胞释放IFN-γ等细胞因子,从而抑制粒细胞-巨噬细胞集落刺激因子等前炎性细胞因子的合成,减少淋巴细胞浸润等炎症反应。

(三)用法与用量

用量一般为5~12 mg/(kg·d),皮肤病中一般不超过5 mg/(kg·d)。治疗银屑病时一般从2.5 mg/(kg·d)开始,如果1个月内病情无改善,则每两周增加0.5~1.0 mg/(kg·d),但不超过5 mg/(kg·d),如果使用最大剂量3个月后仍无效,应弃用,病情严重时可从5 mg/(kg·d)开始,病情控制后每两周减1 mg/(kg·d),直至最小有效剂量维持。

(四)适应证

1.银屑病

包括炎症明显的泛发性银屑病、红皮病型银屑病、泛发性斑块型银屑病及用其他方法治疗无效的银屑病等。在目前的系统用药中,环孢素的疗效好、起效快,但长期应用可以导致肾功能减退等严重不良反应,通常起始剂量为 2.5～3.0 mg/(kg·d),分 2 次使用,以后可以逐渐增加到 5 mg/(kg·d),直到出现临床疗效,然后逐渐减量。有学者对 30 例长期应用环孢素的患者进行肾活检,环孢素的用量为 2.5～6 mg/(kg·d),用药时间为 6 个月至 8 年,2 年后所有患者均出现环孢素引起的肾毒性,有学者认为用环孢素治疗 2 年后应换用其他治疗药物。但 Power 等的两次试验报告却得出与此相反的结论,第 1 次包括 9 例患者,其中 7 例用药时间为 9.5～10 年,肾小球滤过率下降均超过 30%,另 2 例肾小球滤过率下降超过 50%。第 2 次试验中有 20 例患者,平均用药时间 6 年,9 例肾小球滤过率下降超过 30%,5 例超过 50%。有学者认为在监测肾功能的前提下,可以长期(5～10 年)用环孢素治疗严重的、对其他治疗抵抗的银屑病。

2.特应性皮炎

环孢素治疗异位性皮炎方面已经有大量安慰剂对照、交叉的临床试验报告,绝大部分试验中起始剂量为 5 mg/(kg·d),维持量 2 mg/(kg·d),也有用 2.5 mg/(kg·d)作为起始量,然后根据疗效加减。一般情况下大部分患者在开始治疗 1～2 个月后病情明显好转,少部分患者皮疹可以完全清除。虽然大部分患者停药后复发,但通常病情较用药前轻。不良反应罕见,相对多的为轻微、可逆的肾功能减退。

3.坏疽性脓皮病

治疗坏疽性脓皮病的经验主要来自一些非对照试验,起始量 5～7 mg/(kg·d),当有明显疗效时减至 5 mg/(kg·d)以下,目前建议用起始量 5 mg/(kg·d),一般规律为 2～3 个月后溃疡完全愈合。在一份临床研究中,18 例患者中有 14 例病情完全控制,溃疡完全愈合,不良反应同异位性皮炎。

4.自身免疫性大疱性疾病

系统应用环孢素对获得性大疱性表皮松解症及寻常型天疱疮等有效。100 mg/mL 的环孢素混悬液漱口对难治性天疱疮及类天疱疮的口腔黏膜损害有明显疗效,方法为每天 3 次,每次 5 min。国内有学者用环孢素治疗 10 例天疱疮患者(4 例红斑型、5 例寻常型、1 例增殖型),开始剂量为 5 mg/(kg·d),2 周后若无效则加用泼尼松 30 mg/d,症状控制后减量维持,结果 3 例红斑型、2 例寻常型患者单独应用环孢素治疗,症状即可控制,其余患者在联合应用泼尼松或阿维 A 酯后症状亦得到改善。所有患者均缩短了住院时间,未发现明显毒副作用。

5.红斑狼疮和皮肌炎

国内有学者用环孢素治疗 5 例红斑狼疮和 2 例皮肌炎患者,环孢素用法为 4～6 mg/(kg·d),分 2 次服用,同时合用泼尼松 40～60 mg/d 或静脉滴注甲泼尼龙 30～60 mg/d。临床症状基本稳定,各种检验指标基本正常后,环孢素逐渐减至 2 mg/(kg·d),总治疗时间 2～3 个月。结果 5 例红斑狼疮患者 2～3 个月后临床基本痊愈,检验结果基本恢复正常,2 例皮肌炎患者也有明显疗效,其中 1 例儿童皮肌炎 1 个月后肌酶即恢复正常出院,1 例成人皮肌炎患者 8 周后肌力恢复、皮疹消退、血清肌酶恢复正常。

6.其他疾病

有报道称治疗其他皮肤病如白塞病、皮肌炎、获得性大疱性表皮松解症、结节病、斑秃、扁平苔藓、中毒性表皮坏死松解症等有效。

（五）禁忌证

1.绝对禁忌证

严重肾功能减退;不能控制的高血压;对环孢素及其成分过敏;临床治愈或未治愈的恶性肿瘤。

2.相对禁忌证

年龄<18周岁或>64周岁;控制良好的高血压;打算接受减毒活疫苗接种;正在使用的药物可干扰环孢素的代谢或加重肾功能减退;活动性感染或有免疫功能减退的证据;同时使用光疗、甲氨蝶呤或其他免疫抑制剂;妊娠与哺乳期妇女及其他原因不适宜使用的患者。

（六）不良反应

1.肾毒性

肾毒性随用药量的增加和用药时间的延长而增加,但通常为可逆性,据统计,60 000多例使用环孢素的银屑病患者中无一例因肾衰竭而死亡。

2.高血压

有报道称5%～50%使用环孢素的患者可发生高血压,通常为轻度,可用降压药控制,且减量或停药后可痊愈,1%的患者可因高血压而导致停药。

3.致癌

皮肤科疾病中,小剂量连续使用不超过2年的情况下,致癌的可能性极小,在1 000多例患者长达2年的随访中,发生淋巴瘤2例,但都不能完全肯定是由环孢素引发。

4.其他

如头痛、恶心、呕吐、肌痛等。

（七）注意事项

(1)可以和环孢素发生相互作用的药物很多。增加环孢素血药浓度的药物有大环内酯类抗生素如红霉素;喹诺酮类抗生素如诺氟沙星;其他抗生素如多西环素、头孢类抗生素;唑类抗真菌药如酮康唑;HIV-1蛋白水解酶抑制剂如茚地那韦;钙通道阻滞剂如硫氮卓酮、组胺H_2受体拮抗剂如西咪替丁;糖皮质激素如甲泼尼龙及其他药物。可以减少环孢素血药浓度的药物包括氨基糖苷类抗生素如妥布霉素;抗结核药如利福平;抗真菌药如两性霉素B;及非甾体抗炎药如吲哚美辛等,其他偶尔与环孢素发生相互作用的药物包括泼尼松、洛伐他汀、地高辛等。

(2)治疗期间,开始1～2个月每2周随访1次,以后每月1次,随访期间进行以下检查:①肾功能检查;②全血细胞计数和肝功能检查;③血脂;④血钾、血镁、血尿酸测定;⑤血压。

四、环磷酰胺

（一）药动学

环磷酰胺口服后易吸收,生物利用度为74%～97%,1 h后达血药峰浓度,与血浆蛋白结合不足20%,其代谢物的蛋白结合率为50%,半衰期为4～6.5 h,儿童半衰期缩短,肝硬化患者可延长。48 h可由肾脏排出50%～70%(仅10%为原形)。环磷酰胺大部分不能透过血-脑屏障,脑脊液中浓度仅为血浆中的20%。环磷酰胺主要在肝脏代谢,依赖CYP450 2B、2C系统,首先转化为4-羟基环磷酰胺,4-羟基环磷酰胺与醛磷酰胺是平衡存在的,醛磷酰胺可直接形成磷酰胺氮芥和丙烯醛。只有磷酰胺氮芥才有生物活性,丙烯醛可引起膀胱毒,磷酰胺氮芥的半衰期为

9 h。

(二)作用机制

环磷酰胺是细胞周期非特异性药物,对 B 细胞的作用强于 T 细胞,对 Ts 细胞的作用强于 Th 细胞。环磷酰胺的烷化作用来源于具有高度活性的 2-氯乙基,氯化物释放后,其活性中间产物乙撑亚胺和 DNA 链的亲核中心发生共价结合,使 DNA 链和其他亲核残基如单链 DNA 及蛋白质发生交联。结果可产生带有胸腺嘧啶的异常碱基对,从而 C-G 碱基对被 A-T 碱基对替代,导致咪唑基被切割、去嘌呤作用和 DNA 链的断裂。这些变化如果超出 DNA 修复系统的修复功能,则最终导致细胞死亡、突变甚至癌变。它对体液免疫和细胞免疫均有抑制的作用,此外,环磷酰胺尚有抗炎的作用。

(三)用法与用量

剂量范围为 $1\sim5$ mg/(kg·d),常用量为 $50\sim200$ mg/d,分次或早晨 1 次口服,非肿瘤性疾病用量很少超过 $2\sim3$ mg/(kg·d)。必要时,静脉冲击疗法为每周 1 次,每次 $10\sim15$ mg/kg。患者用药当天应饮用足够的水以减少出血性膀胱炎的危险,肝、肾功能损害者应当减量。

(四)适应证

1.大疱性疾病

大疱性疾病如天疱疮和类天疱疮。环磷酰胺治疗天疱疮有 4 种给药方案,第 1 种为 2.5 mg/(kg·d),早晨 1 次口服,大部分患者 $8\sim24$ 个月后可获得长期疗效。第 2 种方法为每月 1 次冲击治疗,静脉给药,剂量为 750 mg/m²,可以减少出血性膀胱炎的发生率,但疗效不如第 1 种方法。第 3 种方法为每月 1 次静脉冲击联合每天 1 次低剂量口服,这种方法疗效较理想。第 4 种方法为超大剂量静脉冲击,剂量为 200 mg/kg,分 4 d 连续给药,疗效好,但骨髓抑制明显。

2.蕈样肉芽肿

虽然其他药物可能更有效,但对于进行期蕈样肉芽肿,可以单用环磷酰胺或与其他药物联用。ZachariaE 等联用平阳霉素、环磷酰胺、依曲替酯、泼尼松治疗 20 例肿瘤期蕈样肉芽肿患者,随访 6 年,16 例(85%)获完全缓解,时间持续 8 个月。复发后再用同样的方法治疗,又有 7 例完全缓解。2 年生存率为 50%,4 年生存率为 30%,6 年后仍有 6 例患者存活。

3.血管性疾病

血管性疾病如韦格纳肉芽肿、淋巴瘤样肉芽肿、结节性多动脉炎、白细胞破碎性血管炎、坏死性血管炎、冷球蛋白血症、类风湿性血管炎。环磷酰胺 可以提高韦格纳肉芽肿患者的生存时间,但可导致严重不良反应;Koldingsnes 等用环磷酰胺 冲击治疗 11 例韦格纳肉芽肿患者,不良反应明显减少。方法为每 2 周 1 次,然后根据病情逐渐延长给药间隔,剂量为每次 15 mg/kg,随访 4.5 年,1 例死亡,8 例完全缓解。和每天用药相比复发率较高,但继续加强用药仍有效。

4.嗜中性皮病

嗜中性皮病如坏疽性脓皮病、白塞病、持久性隆起性红斑。

5.结缔组织疾病

结缔组织疾病如皮肌炎、红斑狼疮、硬皮病、复发性多软骨炎。环磷酰胺每天静脉注射 $5\sim9$ mg/kg,连用 $7\sim15$ d,对狼疮肾炎的蛋白尿及严重的狼疮性血管炎有效。$0.5\sim1.0$ g/m² 环磷酰胺,每月 1 次冲击同时大量饮水也可应用。

6.恶性肿瘤

恶性肿瘤如组织细胞增生症 X。

7.浸润性疾病

浸润性疾病如黏液水肿性苔藓、硬化性黏液性水肿。

8.其他

其他如银屑病性关节炎、严重的湿疹样皮炎、严重的治疗抵抗的大疱性多形红斑、多中心网状组织细胞增生症、组织细胞吞噬性脂膜炎、局限性线状鱼鳞病等。

（五）禁忌证

1.绝对禁忌证

妊娠及哺乳期妇女、对环磷酰胺 过敏、骨髓功能抑制。

2.相对禁忌证

感染（取决于其严重程度），肝、肾功能损害。

（六）不良反应

1.致癌

如非霍奇金淋巴瘤、白血病、膀胱癌、鳞状细胞癌等。多见于需使用大剂量环磷酰胺的器官移植患者,皮肤病患者中的危险性远低于器官移植患者。

2.膀胱毒性

出血性膀胱炎常见,一旦发现应立即停药。

3.骨髓毒性

如白细胞减少、贫血、血小板减少、再生障碍性贫血等,当剂量超过 200 mg/d,骨髓抑制几乎不可避免。

4.胃肠道反应

如 70% 的患者可发生恶心、厌食、呕吐等胃肠道反应,其他还可见胃炎、肝毒性、出血性结肠炎、厌食症等。

5.其他

如生殖毒性、脱发、牙齿变黑、荨麻疹、黏膜溃疡、发热、肺炎、机会性感染等。

（七）注意事项

（1）别嘌醇、西咪替丁、苯丁酸氮芥通过抑制环磷酰胺的代谢,可以升高其血药浓度。环磷酰胺可以抑制琥珀酰胆碱的代谢、延长其作用。可以和环磷酰胺发生相互作用的其他药物包括巴比妥酸盐、一氧化氮、氟烷、多柔比星、地高辛、病毒疫苗及其他免疫抑制剂。

（2）每周复查白细胞计数、分类及血小板计数,2～3 个月后如果无明显变化可减为每 2 周 1 次。

（3）如果尿中出现红细胞应立即停药。

（4）每月复查血生化尤其是肝功能检查,3～6 个月后如果稳定,可减为每 3 个月 1 次。

（5）定期进行 X 线检查,至少每 6 个月 1 次,如果累积剂量超过 50 g 或出现出血性膀胱炎时,应进行尿液细胞学检查。

五、羟基脲

（一）药动学

羟基脲口服吸收良好,1～2 h 内达血药峰浓度,然后迅速下降,24 h 已基本测不出,半衰期为 1.5～5 h。口服约 5 h 后发挥药理作用,8 h 作用最强,药效持续时间长达 20 h。羟基脲可广泛分布于全身各组织,包括脑脊液,该药在白细胞中的浓度高于红细胞,80%的代谢产物经肾脏排出体外。

(二)作用机制

羟基脲为细胞周期特异性药物,作用于 S 期:主要通过抑制核糖核苷酸还原酶的活性,从而抑制核糖核酸还原为脱氧核糖核酸,抑制 DNA 的合成与修复,发挥作用。此外还可通过低甲基化直接影响基因表达,低甲基化可产生 3 种重要作用:①诱导血红蛋白 F 的表达;②诱导表皮细胞的分化,使银屑病皮损正常化;③其他基因表达的诱导。羟基脲也可作为辐射激活剂而发挥药理作用,这可能是因为细胞集中在 S 期,导致细胞不能对由于紫外线、电离辐射所产生的 DNA 损伤进行修复。在银屑病中,推测羟基脲在表皮的基底层抑制 DNA 的复制,从而减少表皮细胞的转换。羟基脲对 B16 黑色素瘤细胞有作用,可增强谷胱甘肽还原酶和谷胱甘肽过氧化物酶的活性,帮助保持谷胱甘肽的正常水平。

对羟基脲的耐药可能有两种机制:通过基因扩增使核糖核酸还原酶的水平升高;核糖核酸还原酶的生化特点发生改变。

(三)用法与用量

常用剂量为 20～30 mg/(kg·d),每天剂量不宜超过 2 g,通常 1 次 0.5 g,1～1.5 g/d。可与食物同时服用,如果出现消化不良症状,可以同时服用牛奶或抗酸剂。

(四)适应证

1.头颈部鳞状细胞癌

AbelE 等比较甲氨蝶呤、平阳霉素、羟基脲加或不加顺铂治疗 62 例未经治疗或治疗后复发的头颈部鳞状细胞癌患者,加用顺铂组 66% 有效,17% 完全缓解,未用顺铂组 27% 有效,3% 完全缓解。

2.转移性黑色素瘤

Philip PA 等联合羟基脲和达卡巴嗪大剂量静脉注射治疗 16 例转移性恶性黑色素瘤患者,获一定疗效。其中 4 例(25%)部分缓解,持续时间平均 3.5 个月,5 例用药后病情不继续发展,持续时间平均 16 个月。

3.银屑病

用于外用药治疗无效或不适合用其他治疗方法如光化学疗法、甲氨蝶呤、环孢素、阿维 A 的患者,对红皮病型银屑病、斑块型银屑病、点滴型银屑病、脓疱性银屑病均有效。通常治疗 2～3 周后出现效果,最长可达 6～8 周。在一项由 85 例难治性银屑病患者参与的试验中,羟基脲初始剂量为 1.5 g,然后根据患者的疗效和骨髓抑制情况调整剂量,大部分患者最后减为每天 0.5～1.5 g 维持,结果 51 例患者达到完全缓解或几乎完全缓解,17 例达到部分缓解,3 例开始时有效,但随后在用药过程中出现复发。经验表明羟基脲单用对控制病情收效差,用其他治疗方法如 UVB、光化学疗法、阿维 A 等控制病情后,再用羟基脲作为维持治疗是比较理想的。

4.其他

如冷球蛋白血症及血管炎、坏疽性脓皮病、皮肤慢性粒细胞白血病、镰状细胞贫血、真性红细胞增生症等。

(五)禁忌证

1.绝对禁忌证

妊娠和哺乳期妇女、对羟基脲过敏。

2.相对禁忌证

同时使用阿糖胞苷、恶病质、患者依从性差、吸毒、活动性感染、肝肾及心肺疾病、关节病型银屑病、不稳定性银屑病、肾脏疾病等。

（六）不良反应

耐受性好，有报道称用量为 1.5g/d 时，57％的患者无不良反应。18％可因严重不良反应导致停药，通常老年人不良反应的发生率更高。不良反应如下。

1.致癌

有报道称该药可以导致白血病、鳞状细胞癌、基底细胞癌等。

2.血液毒性

血液毒性为羟基脲最常见的不良反应，12％～34％的患者可发生贫血，7％出现白细胞减少，2％～3％出现血小板减少，血液毒性的发生与剂量有关，可以在 48 h 内出现，停药后可迅速恢复正常。

3.胃肠道反应

暂时性和可逆性转氨酶及胆红素升高、急性肝炎，其他包括恶心、呕吐、厌食、胃炎等。

4.肾毒性

有报道称使用该药可发生血尿素氮和肌苷升高、蛋白尿、血尿等，罕见肾衰竭。

5.皮肤毒性

如皮肤异色、弥漫性色素沉着、小腿溃疡等。

6.其他

如关节炎、发热、乏力、忧郁等。

（七）注意事项

（1）用药期间开始 1 个月每周复查白细胞计数、分类及血小板计数，稳定以后每 2 周 1 次或每月 1 次。

（2）每月复查血生化及尿液分析，稳定以后每 3～6 个月 1 次。

六、甲氨蝶呤

（一）药动学

甲氨蝶呤可口服、肌内注射或静脉给药，口服吸收迅速，1～4 h 可达血药峰浓度，大剂量口服可导致吸收不稳定和不完全。肌内注射给药达峰时间约为 2 h。甲氨蝶呤的血浆消失曲线呈三相型，第一相反映了药物通过人体的分布，半衰期为 0.75 h。第二相反映了肾排泄，因为甲氨蝶呤是一种弱有机酸，主要由肾排泄，因此，肾小球滤过和肾小管分泌易受其他弱酸如水杨酸、丙磺舒和磺胺类药物的相互作用，半衰期为 2～4 h。第三相 10～27 h，反映了在组织中起先与二氢叶酸还原酶结合的甲氨蝶呤，从组织中缓慢释放的过程。血浆蛋白结合率约 50％，活性药物为非结合的游离型，因此任何能增加其非结合部分比例的药物，如磺胺类、水杨酸盐、四环素、氯霉素、磺脲类、维 A 酸类、巴比妥酸类、丙磺舒和苯妥英都可增加其作用，同时增加其毒性。甲氨蝶呤的吸收不受食物的影响，但儿童患者其生物利用度受食物尤其是牛奶的影响。不经胃肠道吸收的抗生素如新霉素可明显减少其吸收，甲氨蝶呤几乎不能通过血-脑屏障，24 h 内 50％～90％的药物以原形从尿中排出。以前认为该药不被代谢分解，但有证据表明甲氨蝶呤可在细胞内（包括肝脏）代谢为多谷氨酸化产物，这些代谢物也是强二氢叶酸还原酶抑制剂，推测是引起甲氨蝶呤毒性作用的关键成分。

(二)作用机制

甲氨蝶呤是一种代谢拮抗剂,能与叶酸竞争二氢叶酸还原酶的结合位点,并且呈完全地和不可逆性结合,它比叶酸有更大的亲和力,从而抑制二氢叶酸转化为四氢叶酸。四氢叶酸是产生一碳单位的必需辅助因子,而一碳单位是合成 DNA 和 RNA 所需的胸嘧啶和嘌呤核苷酸的关键成分。因此甲氨蝶呤的作用机制是减少四氢叶酸的合成,导致胸嘧啶和嘌呤核苷酸的合成障碍,从而抑制 DNA、RNA 及蛋白质的合成,抑制细胞的分裂。甲氨蝶呤是细胞周期特异性药物,主要作用于 DNA 合成期。甲氨蝶呤能抑制免疫活性细胞 DNA 的合成,因此有免疫抑制活性。过去有学者认为甲氨蝶呤治疗银屑病有效的作用机制是抑制角朊细胞的过度增殖,是细胞毒作用,但经过证实,同时服用与抗叶酸作用相反的甲酰四氢叶酸并不使低剂量甲氨蝶呤治疗银屑病的疗效降低。因此认为用低剂量甲氨蝶呤治疗有效的机制不是对二氢叶酸还原酶的竞争性抑制作用。体外试验发现甲氨蝶呤明显抑制增殖的淋巴样细胞,特别是激活的 T 细胞,而对表皮细胞作用微弱。有研究认为在体内增殖的被激活的淋巴样细胞是甲氨蝶呤治疗银屑病的主要靶细胞。叶酸可以对抗甲氨蝶呤引起的胃肠道不良反应,降低甲氨蝶呤引起全血细胞减少的危险,但不影响其免疫抑制和抗炎的疗效,Cronstein 的研究有助于进一步阐明其机制。首先,甲氨蝶呤可以抑制 DNA 合成所需的关键酶——氨基亚氨基甲酰胺核苷酸转甲酰酶,其效应是导致局部组织中腺嘌呤核苷浓度升高,而腺嘌呤核苷是一种有效的抗炎介质;其次,甲氨蝶呤可以抑制蛋氨酸合成酶,使前炎症介质 S-腺苷 M-蛋氨酸的合成减少,从而产生抗炎效应。这两种抗炎效应的机制都与叶酸的代谢完全无关。

同时,低剂量甲氨蝶呤在表皮内尚能减少 OKT6 阳性的树突状细胞、多形核白细胞的趋化性及 C5a 诱导的皮肤炎症作用。此外二氢叶酸还原酶和白细胞介素-1 的部分结构相似,体外证实甲氨蝶呤可剂量依赖性抑制白细胞介素-1 与 T 细胞受体的结合。甲氨蝶呤的这些作用对银屑病的治疗起着重要作用。而甲氨蝶呤干扰叶酸代谢的抗增生作用则与高剂量甲氨蝶呤治疗癌的作用有关,也与其毒性特别是血液学毒性有关。

(三)用法与用量

0.03~0.10 mg/(kg·d),或 2.0~5.0 mg/d,口服 7~14 d 为 1 个疗程,或每 12 h 2.5~5.0 mg,每周 3 次。也可用 15~20 mg 静脉或肌内注射,每周 1 次。

(四)适应证

1.银屑病

甲氨蝶呤在皮肤科用得最多的是银屑病,但必须是病情较重、用其他传统治疗方法无效,或由于特殊情况不适合用其他传统治疗方法时。用药前不仅要考虑病情,还要考虑不同患者的个体差异及经济处境等。银屑病患者在下列情况下可以使用甲氨蝶呤:红皮病型银屑病、关节病型银屑病、急性泛发性脓疱性银屑病(Zumbusch 型)、局限性脓疱性银屑病、银屑病泛发性皮损引起情绪、精神和经济上困扰时、泛发性斑块状银屑病、中度到严重的银屑病对外用药、光疗及光化学疗法均无效者。对儿童用药研究较少,曾有一项研究报告用甲氨蝶呤治疗 7 例儿童(3.5~16 岁),病种有红皮病型银屑病、泛发性脓疱性银屑病、顽固性银屑病及关节病型银屑病,平均用药量为 16.6 mg/d,经 38 周后治愈,只有轻度恶心、呕吐等不良反应。甲氨蝶呤的用药方法有 3 种,第 1 种方法为每周 3 次剂量方案,每 12 h 1 次,每次 2.5~5.0 mg,连续 3 次。第 2 种方法为每周 1 次方案,每次剂量 7.5~15 mg,肌内注射或口服,达血浓度峰值比 3 次连续给药高一些,但每周连续 3 次给药能保持较高的血液水平达 36 h(银屑病的角质形成细胞周期)。不管何种方案给药,在开始给药时都应该用试验量,即 5 mg(首次 2.5 mg,24 h 后 2.5 mg),1 周后做血常规检查,如果正常,则总量 7.5 mg,每 12 h 1 次,每次 2.5 mg,连续 3 次服用。根据疗效再考虑增减药量,70 kg 体质量患者给药每周总量要在 15 mg 以下(每次 5 mg,共 3 次),对顽固型患者可以高于每周 15 mg,但不良反应也会增加。治疗的目的是使患者皮损达到显著的进步,要达到全部消退则用药量要大一些,相应的不良反应也会增加,一旦达到一定程度的改善,则每月可酌情减量,找出最低有效控制剂量。第 3 种为交替疗法,即前两种方法交替使用以减少长期用药的不良反应。也可周期性停用甲氨蝶呤数月,特别在夏季,其目的是减少甲氨蝶呤的累积量,在累积量达到 1.0～1.5 g 时停用甲氨蝶呤是最合理的停药时间,因为此时是肝慢性毒性的开始。

2.其他增生性疾病

甲氨蝶呤治疗其他表皮增生性疾病如毛发红糠疹、急性痘疮样苔藓状糠疹、Reiter 病等有效。通常用于治疗毛发红糠疹的剂量为治疗银屑病的 1.5～2 倍,且是作为维 A 酸的替代药物。甲氨蝶呤治疗 Reiter 病有时有效,极小剂量的甲氨蝶呤(2.5～5 mg/w)就可以控制急性痘疮样苔藓状糠疹。

3.治疗自身免疫性大疱性疾病

如天疱疮、大疱性类天疱疮、获得性大疱性表皮松解症等。

4.自身免疫性结缔组织疾病

甲氨蝶呤治疗皮肌炎、红斑狼疮、硬皮病时有良效。尤其是对激素治疗无效或有不良反应的皮肌炎患者适用,治疗皮肌炎的剂量要大于银屑病,有时 30～35 mg/w,通常每周 1 次给药,3/4 的患者有效并可明显减少糖皮质激素的用量,起效时间一般为 4～8 周。

5.血管炎和嗜中性皮病

甲氨蝶呤已成功用于系统性血管炎、皮肤结节性多动脉炎。嗜中性皮病如白塞病、坏疽性脓皮病、SweeT 综合征也有效。甲氨蝶呤用于治疗这些疾病时通常是为了减少糖皮质激素的用量。

6.其他皮肤病

有报道称甲氨蝶呤尚可用于治疗成人异位性皮炎、皮肤结节病、瘢痕疙瘩、淋巴瘤样丘疹病、角化棘皮瘤、蕈样肉芽肿、Sezary 综合征、银屑病性关节炎等。甲氨蝶呤治疗各种皮肤病时一般不用于儿童,必须应用时,要慎重考虑。

(五)禁忌证

妊娠和哺乳期妇女绝对禁用。其他相对禁忌证包括嗜酒、肾功能减退、糖尿病和肥胖、肝脏疾病(包括肝功能异常、活动性肝炎、肝硬化、有肝病史)、严重血液系统异常、准备妊娠(男性 3 个月、女性 1 个月经周期。男性可使精子可逆性减少)、活动性感染或有潜在的严重感染灶如结核病及遗传性或获得性免疫缺陷等。

(六)不良反应

1.肝毒性

甲氨蝶呤可导致肝纤维化和肝硬化,但其发生率各种报道不一,为 0～25%,累积量<1.5 g 时,肝损害的发生率较低。大部分患者发生肝毒性时肝功能完全正常,因此,监测肝毒性的"金标准"仍然是肝活检。通常当累积量达到 1～1.5 g 时进行首次肝活检,以后每增加 1～1.5 g 活检 1 次。停药后,患者的肝毒性有可能逆转。

2.肺毒性

极罕见的情况下可发生急性肺炎,极小量甲氨蝶呤即可引起,如果不及时停药,可导致患者死亡。也可出现慢性肺毒性,表现为肺纤维化。

3.血液系统毒性

全血细胞减少是甲氨蝶呤最危险的不良反应。可导致患者死亡。

4.致癌

随着甲氨蝶呤在胶原血管性疾病中的广泛运用,有报道可导致淋巴瘤。但目前尚无证据表明甲氨蝶呤可增加银屑病患者癌症的发病率。

5.胃肠道反应

胃肠道反应常见,包括恶心、腹泻、厌食、溃疡性胃炎等,叶酸可以拮抗该不良反应且不影响疗效。

6.其他

如生殖毒性、肾毒性、脱发、头痛、乏力、眩晕、变态反应、表皮坏死、血管炎、骨病、光敏、肢端红斑、高半胱氨酸血症等。

(七)注意事项

(1)水杨酸盐、非甾体抗炎药、磺胺、双嘧达莫、丙磺舒、氯霉素、吩噻嗪、苯妥英、四环素等可以提高甲氨蝶呤的血药浓度并增加毒性;甲氧苄啶、磺胺、氨苯砜等可增加甲氨蝶呤的血液毒性;乙醇及同时系统应用维A酸可增加肝毒性。

(2)治疗前应进行肝肾功能检查、全血细胞计数、血小板计数,还要检测甲、乙、丙型肝炎。用药一般3~6个月后视具体情况进行基线肝活检,特定人群需检查 HIV 抗体。

(3)用药期间进行监测:①首次给药后,每周复查全血细胞计数,2~4周后如无异常可逐渐延长间隔时间至3~4个月,每次增加剂量后5~6 d也要复查,每4~8周进行一次肝功能检查。如果发现白细胞计数<3.5×10^9/L,血小板<100×10^9/L,或转氨酶较正常值上限有2倍以上的升高,则应减药或停用,2~3周后如恢复正常可以重新从小剂量开始治疗,并加强监测。②每年复查1~2次肾功能。③低危患者每累积1.5~2.0 g时进行1次肝活检,高危患者每累积1.0 g时进行1次肝活检。

七、吗替麦考酚酯

(一)药动学

吗替麦考酚酯为霉酚酸的吗啉基乙酯,口服后自胃肠道迅速吸收,并转化为活性代谢产物霉酚酸。生物利用度为94%,口服后血浆峰浓度时间为1 h,半衰期约为16 h,经肝脏代谢,形成失活的霉酚酸葡糖苷(活性代谢产物霉酚酸 G),90%以上的代谢产物由肾脏排出。

(二)作用机制

核酸的合成需要嘌呤核苷酸的参与,合成嘌呤可通过从头合成途径,也可通过补救合成途径。次黄嘌呤核苷酸脱氢酶是鸟嘌呤核苷酸从头合成的限速酶之一。T细胞和B细胞缺乏嘌呤的补救合成途径,依赖从头合成途径,吗替麦考酚酯通过特异性抑制淋巴细胞次黄嘌呤核苷酸脱氢酶活性而抑制鸟嘌呤核苷酸的合成,耗竭细胞内 GTP 的储备,使 GTP/ATP 比例失调,核酸的合成被抑制,T细胞和B细胞的增殖被阻断。霉酚酸也可使免疫球蛋白水平下降、抑制迟发型超敏反应等。

(三)适应证

1.寻常型天疱疮

Enk 等联合应用吗替麦考酚酯和泼尼松治疗了 12 例经硫唑嘌呤和泼尼松治疗后复发的寻常型天疱疮病例,吗替麦考酚酯的剂量为 1 g,每天 2 次,持续用药 9～12 个月,泼尼松的剂量为 2 mg/(kg·d),后逐渐减量,9 个月后的中位剂量为 2.5 mg/d,其中 11 例在 12 个月的随访期内无复发。

2.大疱性类天疱疮

GrunDmann-Kol mann 等用吗替麦考酚酯治疗了 3 例大疱性类天疱疮患者,其中 1 例每天用 80 mg 泼尼松和 2 g 吗替麦考酚酯,治疗后 1 周即无新疱出现,泼尼松随之撤药,9 周后痊愈,后单用吗替麦考酚酯 7 个月无复发,未见不良反应。另 2 例则单用吗替麦考酚酯 2 g/d,治疗 2～3 周后无新疱出现,8～10 周后皮损完全消退,随访 10 个月无复发,仅有 1 例发生淋巴细胞减少。

3.狼疮肾炎

Dooley 等联合应用吗替麦考酚酯和泼尼松治疗 13 例狼疮肾炎患者,其中 12 例是经环磷酰胺治疗无效或复发的病例,吗替麦考酚酯的初始剂量为 0.5～2.0 g/d,最大剂量 1.0～2.5 g/d,疗程 3～24 个月,泼尼松的剂量则依据病情的活动程度而有所不同,一般为 5～40 mg/d,另有 4 例患者接受泼尼松冲击治疗 3 d,剂量为 7 mg/(kg·d),治疗后肌酐水平下降,蛋白尿明显减少,血清补体 C3 增高,抗 dsDNA 抗体滴度下降,不良反应在减量后均可缓解。吗替麦考酚酯也可作为中度至重度系统性红斑狼疮用其他免疫抑制剂治疗无效或疗效不满意时的替代药物。

4.其他

如落叶型天疱疮、嗜中性皮病、坏疽性脓皮病、银屑病、转移性克罗恩病、出汗障碍性湿疹等,一般都是和其他药物如糖皮质激素等合用。

(四)禁忌证

1.绝对禁忌证

妊娠、对吗替麦考酚酯过敏。

2.相对禁忌证

哺乳、消化性溃疡、肝肾及心血管疾病、关节病型银屑病等。

(五)不良反应

1.致癌

目前尚有争议。

2.胃肠道反应

胃肠道反应为最常见的不良反应,具有剂量依赖性,可以表现为恶心、呕吐、厌食、腹泻、胃痉挛、软便、便次增多、肛周疼痛等。

3.泌尿生殖系统反应

尿频、尿急、排尿困难、尿道灼热感、无菌性脓尿等,但 1 年后发生率下降,无肾毒性。

4.机会性感染

病毒和细菌感染的概率增加,带状疱疹的发病率增加。

5.神经系统症状

乏力、疲劳、头痛、耳鸣、失眠等。

（六）注意事项

（1）开始1个月每1～2周查血白细胞计数、分类及血小板计数，第2～3个月每2周1次、以后每月1次。

（2）每月查肝功能1次。

八、他克莫司

（一）药动学

他克莫司的口服生物利用度为17%～22%，血浆半衰期为4～40 h，血浆蛋白的结合率为75%～99%，主要经肝脏细胞色素P450 3A4代谢，以胆汁排泄为主。他克莫司外用治疗时，13%～23%存在于表皮，0.5%～1%在真皮层，1%～4%透皮吸收进入血液。

（二）作用机制

他克莫司是大环内酯类免疫抑制剂，与环孢素相似，他克莫司能够抑制T细胞的活性。该药可穿过细胞膜，与胞内特异性受体FK-506结合蛋白-12结合，选择性作用于钙离子依赖的信号转导途径，使钙调磷酸化酶失活，从而抑制依赖活化T细胞核因子的细胞因子基因的转录，包括一些早期T细胞激活所需的细胞因子如白细胞介素-2、白细胞介素-3、白细胞介素-4、粒细胞-巨噬细胞集落刺激因子等，他克莫司抑制T细胞的活性是环孢素的10～100倍。他克莫司还可以抑制组胺的释放，可以降低角质形成细胞白细胞介素-8及其受体水平，抑制炎症反应，体外可使P53蛋白增加，抑制细胞过度增殖等。

（三）临床应用

1.系统应用

（1）银屑病：双盲安慰剂对照的临床试验中，50例中、重度寻常性银屑病患者参与试验，口服他克莫司0.10～0.15 mg/(kg·d)，第6周末及第9周末，治疗组的疗效明显高于对照组，且不良反应轻微。

（2）白塞病：他克莫司0.10～0.15 mg/(kg·d)，能明显缓解白塞病的皮肤黏膜和眼部损害，治疗肺部并发症。

（3）坏疽性脓皮病：有研究表明使用他克莫司0.30 mg/(kg·d)分2次口服，治疗4例顽固性男性坏疽性脓皮病患者，3例躯干和下肢溃疡获得治愈或缓解。

（4）其他：如移植物抗宿主病、类风湿关节炎等。

2.局部治疗

（1）特异性皮炎：在一项随机、双盲、安慰剂对照的临床试验中，213例中重度成年患者参与试验，分别外用0.03%、0.1%、0.3%的他克莫司软膏及基质，每天2次，连续3周，结果3个治疗组的有效率分别达到66.7%、83.3%、75.0%，相互之间疗效差别无统计学意义，但和对照组比较均有显著性差异。另一项临床试验中，190例7～16岁儿童参与试验，用同样的方法治疗22 d，随访2周，结果3个治疗组的有效率分别为69%、67%、70%，对照组仅38%，差异有显著性。2组试验均未发现严重的不良反应。

（2）银屑病：其疗效报道不一，Remitz等对16例慢性斑块型银屑病患者进行随机双盲对照试验，采用自身对照法，方法为去除鳞屑，每2～3 d封包1次皮损，观察2周，结果治疗组的红斑、浸润、浅表血流量及皮损厚度显著改善，表明他克莫司封包治疗银屑病有效。

（3）口腔糜烂溃疡型扁平苔藓：Kaliakatsou等用0.1%的他克莫司软膏治疗19例难治性口

腔糜烂溃疡型扁平苔藓患者,17 例完成试验,治疗 1 周后患者症状明显改善,8 周后溃疡总面积减少 73.3%,不良反应主要为局部刺激,其发生率为 35%。但停药后大部分患者复发。

(4)外用糖皮质激素导致的酒渣鼻:GolDman 用 0.075%的他克莫司软膏治疗 3 例由外用糖皮质激素引起的酒渣鼻患者,7~10 d 后,3 例患者红斑、瘙痒、疼痛等症状均明显好转。

(5)红斑狼疮或皮肌炎患者的面部红斑:Yashimasu 等用他克莫司外用治疗 11 例红斑狼疮或皮肌炎患者的面部红斑,6 例显著改善,4 例无效。

(6)其他:有报道治疗斑秃、坏疽性脓皮病、鱼鳞病等有效。

(四)不良反应

长期系统应用具有肾毒性,可使血清肌酐浓度升高,引起高血钾、低镁血症,减少肾小球滤过率,损伤肾小管。还可导致高血压,神经精神症状如焦虑、癫痫、躁狂、暂时性失语等。血清胆固醇和甘油三酯也可升高。局部外用系统吸收少,引起全身性不良反应的可能性小,对人体皮肤有轻微刺激性,但未见变态反应。

九、秋水仙碱

百合科植物秋水仙原产于欧洲中部和南部及非洲北部,其球茎是一种古老的草药,用于治疗急性痛风。秋水仙球茎中的有效成分是多种生物碱,秋水仙碱含量最多,为 0.3%~0.5%。我国东部和中部的山慈菇属植物山慈菇及云南的益辟坚属植物丽江山慈菇,在它们鳞茎中也含有秋水仙碱和其他的成分,1979 年 Hazen 等报道秋水仙碱可以有效控制坏死性血管炎和白塞病,随后,秋水仙碱开始用于治疗皮肤病。

(一)药动学

秋水仙碱口服后在胃肠道迅速吸收,蛋白结合率为 10%~34%,服药后 0.5~2 h 达血药峰值。在肝内代谢,从胆汁及肾脏(10%~20%)排出,肝病患者从肾脏排泄增加。停药后药物排泄持续约 10 d。此药可导致可逆性维生素吸收不良,可增强中枢神经系统抑制药物的作用,可使拟交感神经药活性增强。

(二)作用机制

(1)秋水仙碱能结合中性粒细胞微管蛋白的亚单位,改变细胞膜的功能,并抑制中性粒细胞的趋化、黏附和吞噬作用。

(2)抑制磷脂酶 A2,减少单核细胞和中性粒细胞释放前列腺素和白三烯。

(3)抑制局部细胞产生白细胞介素-6 等,从而控制炎症反应。

(三)用法与用量

秋水仙碱有片剂(每片 0.5 mg、1.0 mg)、溶液剂(0.25%~1%的乙醇或水溶液)和注射剂(每支 1 mg)。用药剂量按治疗需要情况而定,极量为 3 mg/d。

(四)适应证

1.白塞病

目前已广泛用于此病。该药对白塞病的口腔生殖器溃疡、皮肤结节红斑、关节炎及眼部损害均有疗效。在一项长达两年的双盲、安慰剂对照临床试验中,116 例眼部及重要器官累及的患者入选,其中男性 60 例,女性 56 例。治疗组用法为 1~2 mg/d,对照组服用安慰剂。以各项症状的完全缓解率为主要评价标准,以皮损及受累关节的平均数量作为次要评价标准。结果 84 例患者完成整个试验,在女性患者中,治疗组生殖器溃疡(P=0.004)、结节性红斑(P=0.004)、关节症

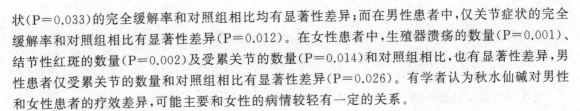

状(P=0.033)的完全缓解率和对照组相比均有显著性差异;而在男性患者中,仅关节症状的完全缓解率和对照组相比有显著性差异(P=0.012)。在女性患者中,生殖器溃疡的数量(P=0.001)、结节性红斑的数量(P=0.002)及受累关节的数量(P=0.014)和对照组相比,也有显著性差异,男性患者仅受累关节的数量和对照组相比有显著性差异(P=0.026)。有学者认为秋水仙碱对男性和女性患者的疗效差异,可能主要和女性的病情较轻有一定的关系。

2.光线性角化病

在 GrimaitrE 等的一项安慰剂对照、双盲研究中,20 例患者参与试验,10 例外用 1% 秋水仙碱软膏每天 2 次,10 例外用安慰剂。结果治疗组 7 例痊愈,观察 2 个月未见复发,不良反应主要为灼烧感和痒感,以及用药部位的炎症反应,皮损部位可以出现脓疱和结痂。

3.儿童线状 IgA 大疱性皮病

Banodkar 等用秋水仙碱 0.5 mg,每天 2 次,疗程 4~14 个月。结果 4~6 周后,5 例患者用秋水仙碱,病情即得到满意的控制,用量减为 0.5 mg/d 维持。另 3 例联合应用小剂量泼尼松后,病情也得到控制(泼尼松平均用量为 6.7 mg/d)。用药 8 个月后,其中 3 例患儿停用秋水仙碱,随访 5 个月未见复发。

4.其他皮肤病

有报道表明,口服秋水仙碱治疗坏死性血管炎、荨麻疹性血管炎、SweeT 综合征、掌跖脓疱病、疱疹样皮炎、尖锐湿疣及成人线状 IgA 大疱性皮病等也有一定的疗效。

(五)禁忌证

老年衰弱患者、肝肾功能有潜在损害者和胃肠功能不全者慎用,骨髓抑制、肝肾功能不全及孕妇禁用。

(六)不良反应

早期多见恶心、呕吐、腹泻、腹痛;长期大量用药中毒的表现为手足麻木、刺痛无力、皮疹、血小板减少、粒细胞缺乏症、再生障碍性贫血、脱发等;晚期中毒症状为血尿、少尿、肾衰竭、咽部及胃部或皮肤灼烧感、抽搐、血性腹泻、发热、血尿及上行性神经麻痹等。

(七)注意事项

(1)口服较静脉注射安全性高,静脉注射仅限于禁食患者。尽量避免静脉注射和长期口服给药,禁止静脉和口服并用。

(2)血小板减少、中性粒细胞下降和再生障碍性贫血等不良反应多见于静脉给药者,有时是致命性危险。

(3)少尿、血尿、抽搐及意识障碍多见于静脉用药及老年人,死亡率高。

(4)必须定期检测血常规和肝、肾功能。

十、雷公藤

雷公藤为祖国传统的中草药,明朝已有记载,30 年来经医学、药学专家对此药的化学成分及有效组分进行提取鉴定,在药理、毒理、制剂与临床应用等方面进行了研究,已证实此药有抗炎、免疫抑制、抗肿瘤和抗菌等多种活性。

(一)种类与来源

雷公藤为卫矛科雷公藤属植物,共有 4 种。

1.雷公藤

雷公藤别名有黄藤根、红药、断肠草、八步倒及山砒霜等。此药为木质藤本,主要生长在浙江、福建、安徽、江西、湖南、湖北、广东、广西等地。

2.昆明山海棠

昆明山海棠又名紫金藤、红毛山藤等。主要生长在云南、贵州、四川、广西、湖南等地。

3.黑蔓

黑蔓又称东北雷公藤、蔓草等,主要生产在东北、朝鲜和日本等地。

4.苍山雷公藤

苍山雷公藤又称福莱氏雷公藤。主要生产在云南的西双版纳等地。

(二)化学成分与质量标准

目前已从雷公藤中分离出160余个单体化学成分,其中有倍半萜化合物、二萜类化合物、三萜类化合物、生物碱、苷类、有机酸、卫矛醇等。目前已被国家食品药品监督管理总局批准用于临床的有以下的代表药。

1.雷公藤片(TⅠ)

此产品是乙醇、乙酸乙酯提取物,其有效成分主要为二萜类,依其含量的多少排列如下。

(1)雷公藤内酯醇:即甲素,具有抗炎、免疫抑制及抗生育作用。

(2)雷公藤内酯三醇:主要是抗炎作用。

(3)16-羟基内酯醇:具有强抗炎、免疫抑制及雄性抗生育作用。

(4)雷公藤内酯酮:有抗炎、免疫抑制及抗生育作用,毒性较大。

(5)雷公藤内酯二醇:即乙素,有抗炎、免疫抑制及抗生育作用。

(6)雷公藤氯内酯醇:即T4,具有抗炎、免疫抑制及雄性抗生育作用,此外还有少量的其他成分。

2.雷公藤总苷片(TⅡ)

雷公藤总苷片为雷公藤去皮的根、木质部碎片,经水提取后再经氯仿提取过柱,每250 g生药可得10 mg总苷。其有效成分与TⅠ不同之处是:去掉了雷公藤内酯醇(甲素)及雷公藤内酯酮(毒酮);其相对的抗炎活性比TⅠ强,但免疫抑制作用相对弱一些,而毒性小一些。

3.雷公藤的质量标准

(1)TⅠ大多以雷公藤内酯醇含量为质量标准。

(2)TⅡ不含甲素,应以每片中雷公藤内酯二醇(乙素)的含量作为化学质量标准。

(三)药动学

用甲素经动物试验表明,口服后的分布情况以肝脏最高,依次为脾、肺、肾、肠、心和脑。血浆蛋白结合率为64.7%,口服后24 d内在尿、粪便中总排泄量为给药量的67.5%,其中粪便52.4%,尿15.1%。口服吸收不完全,口服消除的半衰期为58.6 h。

动物试验表明,用大量时其分布容积增大,半衰期延长,清除很慢,因此大剂量应用时,药物代谢可能出现非线性动力学性质,提示临床要严格控制剂量,防止蓄积中毒。

(四)作用机制

1.抗炎作用

(1)能拮抗并抑制炎症介质的释放,因此能阻断组胺与5-羟色胺引起的毛细血管通透性增加所造成的渗出和水肿。

（2）对慢性或急性炎症第三期的成纤维细胞增生和肉芽组织形成有抑制作用。

（3）能增强肾上腺皮质功能，即对下丘脑-垂体-肾上腺轴有兴奋作用。其抗炎效果与糖皮质激素类似。

（4）通过抑制抗体的生成，可减少抗体抗原复合物的沉积，减少补体的激活，从而减少各种炎性细胞因子的释放。

目前从 TⅡ中提取出不少单体，如 T3、T6、T28 等单体，而 T4 具有 TⅡ的抗炎、抑制抗体生成和抗生精作用，其相关效价比 TⅡ组分高 100～200 倍。

2.免疫抑制作用

（1）动物试验证实雷公藤对巨噬细胞的吞噬功能具有双向调节作用，小量可促进，大量则为抑制作用。

（2）对细胞免疫的影响。①对迟发型超敏皮肤反应（DCH）的影响：雷公藤煎剂（10 g/kg）及TⅠ（400 mg/kg）对 1,2-二氯 4-硝基苯所致小鼠耳朵迟发型超敏反应均有强抑制作用，抑制力与地塞米松相似。用 OT 所致豚鼠迟发超敏感表明 TⅡ及生物碱均能抑制 DCH，其强度与硫唑嘌呤相等。口服 TⅡ 1 周的患者外周血中 $CD4^+$ 细胞明显减少，$CD8^+$ 细胞明显增高，使$CD4^+/CD8^+$ 比值下降。②对同种异体移植排斥反应有抑制作用。③对移植物抗宿主反应的影响：实验证明只有在移植物抗宿主反应诱导后立即给 TⅡ才能抑制反应过程，延长皮肤移植的存活期，与糖皮质激素相似。④能抑制丝裂原及抗原刺激的 T 细胞增殖，抑制抗原诱导的细胞毒性 T 细胞的产生，进而抑制细胞免疫。此外在不同浓度下对人 T 细胞活化增殖为双向作用，而不是单纯的抑制作用，它也能使诱发自身免疫反应后所升高的 Th/Ts 比值恢复正常，亦即它能调节免疫的失衡。⑤对佐剂关节炎的抑制作用与环磷酰胺相似。

（3）对体液免疫功能的影响。①抑制小鼠脾细胞白细胞介素-2 的产生：白细胞介素-2 作为T 细胞活化的第二信使，促进 T 细胞增殖分化，从而间接影响 B 细胞对抗原的抗体应答。因为白细胞介素-2 是 Th 细胞产生的，因此说明 Th 的功能受到抑制，大剂量对脂多糖诱导的单个核细胞产生的白细胞介素-1 也有抑制作用。也能抑制白细胞介素-6、白细胞介素-8 的产生。这都表明此药的抗炎与免疫抑制和抑制 IL 的产生相关。②TⅡ对早期生成的特异性抗体 IgM 和晚期出现的 IgG 抗体有明显的抑制作用。③实验证明 TⅠ能提高血清总补体含量。④实验证明能抑制肉芽肿的形成。

3.免疫调节作用

T4 单体呈剂量依赖性双向调节作用，即小量则增强自然杀伤细胞毒的百分比，较大量则有抑制作用。

4.抗生育作用

TⅡ对雄性生殖系统直接作用的靶细胞是生精细胞。它使细精管内精子、精子细胞及精母细胞脱落、退化、消失，并累及精原细胞。动物试验表明，用雷公藤 10 mg/(kg·d)，共 8 周，可使雄性大鼠可逆性不育。但对雌鼠生殖系统的作用远比雄鼠轻，雌鼠长期服用雷公藤可导致性周期不规则，未发现胎毒作用。TⅡ所致闭经的观察，提示其作用部位在卵巢，可能为细胞毒作用，也不排除药物对子宫内膜的直接作用。

人类临床研究发现系统性红斑狼疮患者病情反复或加重与体内雌激素水平有关。有学者用雷公藤治疗系统性红斑狼疮和狼疮肾炎，发现随雌二醇水平的降低，疗效则逐渐提高。提示雷公藤治疗系统性红斑狼疮和狼疮肾炎有效，除了它的免疫调节和抗炎作用外还可能与影响体内性激素水平有关。

5.其他

有抗肿瘤、活血化瘀和抗菌杀虫作用。

6.雷公藤与泼尼松药理作用的互补性

用雷公藤和泼尼松治疗大鼠佐剂关节炎,检测血浆 ACTH 及皮质醇水平及肾上腺组织学改变,观察两药的疗效和对 HPA 轴的影响。结果发现两药对佐剂关节炎均获显著疗效。雷公藤组血浆 ACTH、皮质醇水平比正常组升高,肾上腺重量加重,肾上腺皮质加厚;泼尼松组血浆 ACTH、皮质醇水平降低,肾上腺皮质萎缩,这表明了雷公藤是通过兴奋 HPA 轴发挥抗炎和免疫抑制作用,而泼尼松对 HPA 轴有明显的抑制作用,说明两药的药理作用存在着互补性。

该实验中雷公藤与泼尼松隔天交替治疗组疗效好,其血浆 ACTH、皮质醇及肾上腺重量与正常组比较无显著差异、肾上腺皮质结构接近正常,表明两药交替应用能使 HPA 轴保持正常生理水平,临床上也表现出两药的互补性。

7.临床对此药的评价

(1)具有抗炎、免疫调节作用,而且适应证较广。

(2)起效快,作用强,疗效确切、稳定。

(3)非病因治疗药,但阻止二级病因的发展,抑制严重损伤的作用强。

(4)其免疫抑制强于糖皮质激素,其抗炎性强于免疫抑制剂,效应发生快。

(5)对适应证疗效稳定,停药不反跳。

(6)治疗指数为 4～8,药用安全范围不太大,疗效与毒性平行。

(五)不良反应

雷公藤的根、茎、皮、叶及花均有剧毒,所以制成的 TⅠ、TⅡ 均取自去皮的根木质部。不同产地的雷公藤其有效化学成分及其含量不同,如浙江的雷公藤内酯醇(甲素)含量低于福建武夷山区。即或在同一地区,在秋末冬初发芽前采集的,其甲素含量高于其他季节。而雷公藤植物不同部位的毒性也不同,叶＞根皮＞根芯;不同制剂的毒性:乙醇浸出制剂＞水浸剂,TⅠ＞TⅡ;不同成分的毒性也有区别:二萜类＞生物碱类,二萜类中甲素毒性最大,三萜类中雷公藤红素毒性较大。

临床不良反应发生率虽高,但严重脏器损害或严重功能障碍者少,多数为可逆性。停药后对症处理可迅速好转,长期用药耐受性增强,不良反应较初期时变轻或症状减少。常规剂量下即使出现较严重的不良反应,若及时发现,停药并立即采取措施,均可恢复正常。

1.消化道

消化道不良反应最常见,一般服药 3～5 d 后获效时出现。发生率的报告差别较大,为 15%～70%,与制剂、剂量、服药对象及用药前胃肠状况有关。

胃肠道反应有食欲缺乏、胃灼热、疼痛、恶心、腹胀、腹泻、口唇舌尖灼痛。食管灼痛有轻重,一般处理;轻者不需停药,可选用复方氢氧化铝、硫糖铝,服药时加蜂蜜。重者立即停药,呕吐、腹泻重者可禁食、静脉补液,痛甚者可服氢氧化铝凝胶每次 10～15 mL,每天 3 次或西咪替丁 200 mg,每天 3 次。

2.皮肤黏膜

皮肤黏膜不良反应常发生在 7～15 d 后,一般服带皮全根制剂及鲜品者多见,发生率 10%～40%,轻症者表现为口干、咽干、眼干涩、眼结膜充血、皮肤干燥、瘙痒及毛细血管扩张等表现。此时可服维生素 C、维生素 B_2 及维生素 E。可不停药。重症者出现咽痛、口角糜烂、口周疱疹、口腔黏膜糜烂、溃疡。此时应停药,口服维生素 E,外用口腔溃疡膏。此外,尚可出现皮痛,全身皮疹,颈、胸背部瘀斑。长期服用可出现毛发干枯、毛囊角化、皮肤粗糙。青年可出现痤疮,约 16% 患者服药 20~40 d 内面部出现色素斑,停药 1~3 个月可消退,有不同程度的脱发、指甲变白。一般停药可恢复。

3.心血管系统

多数报告常规剂量对心脏无不良影响,少数报告服此药后有心悸、胸闷、血压升高或下降,心率快或心律不齐及心电图的改变。有报道称发生率为 10.8%,因此有心血管病史应尽量避免用酊剂。出现上述情况应立即停药,对症处理,一般 5~10 d 恢复。重者可卧床休息。每天大量维生素 C 加入 5% 葡萄糖溶液中静脉滴注。此外,可用维生素 B_1、肌苷(200 mg,每天 3 次)、ATP(20 mg 肌内注射,每天 1~3 次)、复方丹参等,一般绝大多数反应并不严重。

4.肝脏

肝脏不良反应一般发生在服药 1 个月之后,主要以谷丙转氨酶升高为主。视升高程度减量或停药,分别予以联苯双酯(25 mg,每天 3 次),加服葡醛内酯(100 mg,每天 3 次)、肌苷(200 mg,每天 3 次);重者停药,静脉滴注葡萄糖、能量合剂、大量维生素 C、肌苷等。用药前应常规检查肝功能。以谷丙转氨酶为重点观察指标,初服者每月查 1 次,超过 3 个月,可每 2~3 个月查 1 次。

5.泌尿系统

多数报道发现治疗量对泌尿系统无不良影响,但广泛应用以来,也有肾损害的报道,轻者出现面部水肿、尿常规变化不大,酚红排泄率降低,BUN 轻度升高,重者有蛋白尿、红细胞、管型、肾区叩痛。特别重者有少尿、血液中非蛋白氮升高、急性肾衰竭表现,不管轻重均应停药。

6.造血系统

多数表现为白细胞减少,一般为 $(3~4)×10^9/L$,$<2×10^9/L$ 者少见,停药 4~14 d 可回升。再用药不一定出现,发生再生障碍性贫血者少见。一般不一定停药,可加用,维生素 B_6、鲨肝醇(25 mg,每天 3 次),利血生(20 mg,每天 3 次),也可加用泼尼松,静脉滴注能量合剂。使用抗生素预防感染。对红细胞系统影响不大,长期服药个别也有引起造血系统严重的抑制作用。

7.生殖系统

一般用药 2~3 个月后,个别可在当月出现生殖系统不良反应,初期为月经不调,闭经发生率高(0~74%)。昆明山海棠的闭经发生率较低(15.11%)。年龄超过 40 岁者发生率高,年轻者低。个别出现阴道干痛、影响性生活,停药 2~3 个月可复经,但 40 岁以上或更年期,停药也可能不再来潮。闭经者可选用当归养血膏、归脾汤、逍遥散等处理。

男性用治疗量维持 2 周以上可引起精子数显著减少。服药 1~2 个月精子全部消失。超过半年者引起睾丸体积缩小、性欲减退。此剂对精子的影响为可逆性,停药 3 个月可恢复正常。对恢复者复育后的后代无明显影响。

8.常见的并发症

常见的并发症为上呼吸道感染,发生率为 60%。其他如肠道感染以肠炎、菌痢等,皮肤感染有毛囊炎、疖、带状疱疹等。

(六)临床应用

1.首选适应证

(1)泛发性湿疹或自身敏感性皮炎:用 TⅠ对泛发性湿疹或自身敏感性湿疹 51 例与安慰剂

双盲对照观察,发现其总有效率为70.8%,而安慰剂为25.9%,统计学处理两组有明显差异。此观察是单用此剂的对照观察,若加用小量糖皮质激素及抗感染药,疗效会明显提高。

对严重的异位性皮炎及接触性皮炎,用此剂同时配合糖皮质激素,外用药疗效迅速。对异位性皮炎治愈后,减量及巩固甚为重要。

(2)癣菌疹:足癣严重、肢端出现水疱、大疱,用此剂治疗量疗效最快,3~4 d即可干燥脱屑,同时要配合足癣和继发感染的治疗。

(3)血管炎:包括过敏性紫癜、变应性血管炎、荨麻疹性血管炎。有学者用交叉双盲对照法观察53例,29例用TⅠ,24例用安慰剂。TⅠ的总有效率为94.1%,痊愈率为58.63%;安慰剂总有效率为8.33%,痊愈率为0。虽然TⅠ组痊愈率不太高,说明血管炎往往有感染因素,必须配用抗生素。经验表明TⅠ加小量糖皮质激素及抗生素疗效快而好。

(4)贝赫切特综合征:用TⅠ或TⅡ治疗量联用小量糖皮质激素、抗生素(以四环素类为佳)和氨苯砜。有口腔溃疡者加小量沙利度胺,疗效显著。

(5)无菌性脓疱性皮病:①掌跖脓疱病:用TⅠ或TⅡ治疗量配合抗生素、氨苯砜、维胺酯及外用药治疗。重型者因人而异,除了上述药物治疗外,甚至要加用秋水仙碱0.5mg,每天2次。②疱疹样脓疱性皮病:用TⅠ和TⅡ也是首选,因此病比较严重,需要与其他药配合治疗。③关节病性银屑病:施守义治疗19例关节病性银屑病,有效率为79%,减轻关节痛达36.8%,对畸形无效,用此药也是首选,配合氨苯砜有明显的疗效,也可配合其他免疫抑制剂,目前已应用生物制剂,如英利昔单抗3~5 mg/kg静脉滴注等有良效(详见药物各论)。④脓疱性银屑病:单用TⅠ或TⅡ按足量治疗对轻型可获得佳效,对重型则需配合其他药物联合治疗。

(6)光敏性皮肤病:包括多形性日光疹、光线性类网织细胞增生症、种痘样水疱病、植物光皮炎等,以TⅠ或TⅡ加用小量糖皮质激素口服效果迅速。其他辅助疗法不在此赘述。

(7)泛发性神经性皮炎:TⅠ或TⅡ加小量糖皮质激素会收到良效。

(8)结节性痒疹:TⅠ或TⅡ加小量糖皮质激素加氨苯砜及小量沙利度胺疗效甚佳。

(9)麻风反应:有肯定的疗效。

2.较好的适应证

(1)系统性红斑狼疮:有学者用TⅠ和TⅡ治疗21例系统性红斑狼疮,其用法为TⅠ40 mL/d(相当生药20 g),TⅡ按1~1.5 mg/(k·d),均分3次口服。两周无效则停药,其治疗结果表明,TⅠ达到显效为66.7%,总有效率为83%,无效为16.7%。TⅡ达到显效时间为1周至2个月,红细胞沉降率、蛋白尿、血小板、抗核抗体、补体各值相继改善或恢复正常。从疗效上观察,TⅠ比TⅡ疗效高,但相等剂量的TⅡ不良反应比TⅠ少而轻,此外对盘状红斑狼疮及系统性红斑狼疮也有一定的疗效。

此外,对混合性结缔组织病、亚急性皮肤红斑狼疮、盘状红斑狼疮及干燥综合征等均有效,有肾损害者还要加用糖皮质激素治疗。无肾损害者加用糖皮质激素效果也好。

有学者应用雷公藤加糖皮质激素综合治疗狼疮肾炎92例,发现其远期疗效远较国外报道的为优,而不良反应明显低。其缓解例数为23例(25%)、改善47例(51.1%)、无效16例(17.4%)、恶化6例(6.5%),92例中正常工作41例(44.6%)、轻工作30例(32.6%)、退休19例(20.7%)、死亡2例(2.2%)。

(2)皮肌炎:轻型患者用TⅠ或TⅡ加糖皮质激素可收到缓解的良效。有学者用去皮雷公藤片剂或糖浆加丹参注射液治疗本病21例,显效9例,有效8例,无效4例,有效率为80.9%。根

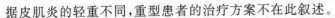

据皮肌炎的轻重不同,重型患者的治疗方案不在此叙述。

(3)红皮病:有学者观察 40 例红皮病,结果表明其痊愈与红皮病的基础疾病密切相关,治愈率高的是继发于湿疹类的疾病,而继发于银屑病次之,毛发红糠疹和蕈样肉芽肿的红皮病则未能治愈。

(4)玫瑰糠疹:有报道称治疗 35 例,有效率为 97.7%,但此病为自限性疾病,因此治疗要根据病情酌情用药。

(5)嗜酸性脓疱性毛囊炎:有报道一例嗜酸性脓疱性毛囊炎患者用吲哚美辛 25 mg,每天 3 次,部分消退,1 周后又发作,2 周后泛发全身,改用 TⅡ 20 mg,每天 3 次,1 周后全消,维持 1 个月停药未再发。

(6)带状疱疹:有学者用 TⅡ 1.2 mg/(k·d),分 3 次服用,治疗 70 例。结果表明,1~17 d(平均 7 d)止痛,65% 以上病例在 7 d 内痛止,皮损在 1~11 d(平均 5.5 d)消退,50% 患者在 2 周内皮疹消退,其疗效优于糖皮质激素,研究结果显示应与抗病毒制剂如阿昔洛韦等联用为佳。

(7)结节病:可作为糖皮质激素的替代药。也可联用。

(8)高球蛋白血症紫癜:有学者用 TⅡ 20 mg,每天 3 次治疗 1 例,1 周后瘀点消退,10 d 全消,另 1 例 40 mg/d,1 周后皮疹全消,半个月后 20 mg/d 维持,一直未复发。治愈 2 例。

3.一般性适应证

(1)天疱疮与类天疱疮:大多数仍以糖皮质激素为首选药物。由于雷公藤抑制 B 细胞产生抗体,因此从理论上自身免疫性大疱病是应该有效的。有学者用昆明山海棠治疗 1 例寻常型天疱疮收到显效。落叶型天疱疮 5 例,显效 2 例(40%),有效 1 例(20%),无效 2 例(40%),增殖型天疱疮 1 例有效。治疗 6 例严重患者,用 40~55 mg/d 糖皮质激素治疗,长期不好,加用雷公藤后在 1 周之内病情控制。

(2)银屑病:此剂对急性进行性要发展为红皮病的病例疗效显著,尤其是药物刺激性或治疗不当引起银屑病发展为红皮病是有效的。能停止发展,使红皮消退,但银屑病损害仍然存在。

另外对滴状银屑病疗效明显,但要同时加用红霉素族类药。当皮疹消退后要慢慢减药,进行巩固一段时间。对慢性顽固性斑块状银屑病效果不明显。

(3)其他病:如脂膜炎、扁平苔藓、环状肉芽肿、多形红斑及远心性环状红斑均有一定的疗效,但要合并用药。

(七)禁忌证

(1)心、肝、肾有器质性损害、功能异常者。

(2)严重心律失常者。

(3)严重贫血患者(血红蛋白<80 g/L),白细胞数低于正常值(<4×10⁹/L)。

(4)胃十二指肠活动性溃疡者。

(5)孕妇及哺乳期妇女。

(6)过敏体质者。

(7)新近患有全身感染疾病者。

以上禁忌证是相对的。

(八)制剂与用法

目前市售已为国药准字的雷公藤如下。

1.TⅠ(雷公藤片)

此药由去皮全根的乙酸乙酯提取物制成,每片含 20 mg,相当于生药 0.8 g 左右,每次 2 片,每天 3 次[儿童按 2~2.4 mg/(kg·d),分 3 次服用]。

2.TⅡ(雷公藤总苷片)

此药是由去皮根蕊木质部的水-氯仿提取物制成;每片含提取物 10 mg 相当于生药 250 g,每次 1~2 片,每天 3 次[儿童按 1.0~1.5 mg/(kg·d),分 3 次服]。

3.昆明山海棠片

昆明山海棠片为昆明山海棠全根的乙醇浸膏片,相当于生药 2.5 g。每次 2 片,每天 3 次。

4.雷公藤缓释片

雷公藤缓释片为雷公藤片进行改良,采用固体分散剂和阻滞剂制成,服用后在胃部吸收 30%,70% 在肠道释放,既保持了有效血药浓度,又明显减少了消化道的不良反应。每片含 50 μg,每次 2 片,每天 2 次。

(九)注意事项

(1)本品有效治疗量与毒性剂量相近,安全范围小,应用时要严格控制剂量及适应证,避免滥用。

(2)严格控制制剂的标准及用药量,避免超常用量及过长时间用药,待病情缓解时宜逐步递减药量。

(3)用药前要常规检查血常规,肝、肾功能及心电图,用药后每 2 周复查血常规,1~2 个月复查肝、肾功能。

(4)用药时间应避孕。

(5)在用药过程中及时注意不良反应,并及时处理。

十一、薄芝注射液

薄芝注射液系一种灵芝(薄盖灵芝)经发酵培养及提取后制成。而灵芝是多孔菌科灵芝属真菌类,是滋补强壮的珍品,素有仙草之称。神农本草将灵芝列为上品,认为它"无毒,久食轻身不老,益精气,补五脏,安神,增智慧,不老,明目治耳聋,利关节,治胸中结,咳逆上气和利水道",反映了灵芝的多功能。

(一)化学成分

1.水溶性成分

腺嘌呤、腺嘌呤核苷、尿嘧啶、尿嘧啶核苷、D-甘露醇、烟酸。

2.亲脂性成分

呋喃衍生物、5-羟甲基呋喃甲醛等十余种亲脂成分。

3.氨基酸

天门冬氨酸、谷氨酸、精氨酸、赖氨酸、鸟氨酸、脯氨酸、丙氨酸、苏氨酸、丝氨酸、酪氨酸、缬氨酸、亮氨酸、苯丙氨酸、甘氨酸、γ-氨基丁酸等 15 种氨基酸。

(二)作用机制

1.抗炎作用

给小鼠皮下注射不同量此药的同时,左耳涂以 2% 巴豆油,4 h 后取固定面积的左右耳片分别称重,结果其抗炎作用与量成正比,药物用量越大,两耳重量差别越小。

2.免疫调节作用

(1)经实验发现,薄芝注射液促进小鼠巨噬细胞的吞噬能力与剂量成正比。

(2)可以提高巨噬细胞溶酶体酶的活性,更进一步说明此药可以促进巨噬细胞的清除和消化异物的能力。

(3)可以促进巨噬细胞的活化,有利于清除患者体内的循环免疫复合物。

(4)有研究对 24 例结缔组织患者应用此药,治疗前后测定免疫功能发现均有所提高,使 ANA、RNP、La、Ro、Sm 等有不同程度的下降,表明此药可以调节免疫功能。

(3)实验证明可降低小鼠的血清胆固醇,也可明显降低甘油三酯。

(4)实验证明此药有降低血清醛缩酶和谷丙转氨酶的作用,现已证实薄芝的亲脂成分有降低 SGPT 的作用。

(5)此药的亲脂成分,5-羟甲基呋喃甲醛能抑制血小板的凝集,并能扩张冠状血管。

(6)对呼吸系统有镇咳、祛痰、平喘的作用,提高动物耐受缺氧的能力。

(三)适应证

1.硬皮病

经多中心的开放性观察系统性硬皮病 32 例,局限性硬皮病 141 例,病程 7 个月至 10 年,一般用薄芝注射液 4 mL 肌内注射,每天 1 次,或口服薄芝片 1 片,每天 3 次,对局限性硬皮病用此药局部注射,每周 1～2 次,每部位 2～4 mL。结果 173 例中显效 15 例,有效 122 例,总有效率 79.1%。

2.斑秃

治疗 76 例,用薄芝注射液 2 mL 肌内注射,连续 1 个月,停药 10 d 再继续,共治疗 3～6 个月,同时加外用 2% 米诺地尔溶液,总有效率 98.7%。

3.全秃和普秃

有学者根据不同年龄,用薄芝注射液 1～2 mL 隔天肌内注射 1 次,配合糖皮质激素及外用 2% 米诺地尔搽剂,治疗全秃 23 例、普秃 7 例,均收到良效。

4.男性型脱发

治疗 34 例,用薄芝注射液 2 mL 肌内注射、每天 1 次,加外用 2% 米诺地尔溶液每天 2 次,总有效率为 91.2%。

5.红斑狼疮

有研究用此药治疗红斑狼疮 50 例,其用法为薄芝注射液 4 mL 肌内注射,每天 1 次,2 个月为 1 个疗程,总有效率为 84%,唯一的不良反应为口干。

对盘状红斑狼疮治疗 50 例,总有效率为 90%。

6.皮肌炎

经国内多中心的观察,薄芝注射液加激素减少死亡率。有研究用薄芝注射液加小量糖皮质激素(<35 mg/d)治疗 20 例皮肌炎,结果痊愈 3 例(15%),显效 7 例(35%),总有效率为 50%(痊愈加显效)。

7.带状疱疹

用 2 mL 肌内注射,每天 1 次,治疗带状疱疹 39 例,治愈 36 例,治愈率 92.3%,其疗程为:8 例在 7 d 内痊愈,10 例为 8 d,8 例为 10 d,10 例为 12 d,平均 9.33 d,神经后遗症最短 3 d 后缓解,最长为用药 10 d 后缓解,平均 6.4 d。

8.扁平疣

用 2 mL 肌内注射,每天 1 次,治疗扁平疣 47 例,治愈 42 例,好转 2 例,3 例无效,治愈率可以达到 89.4%。

9.其他皮肤病

其他皮肤病如银屑病、掌跖脓疱病、白癜风、湿疹、痤疮、神经性皮炎、斑秃、下肢淋巴水肿、家族性慢性天疱疮、颜面播散性粟粒性狼疮、特发性皮肤萎缩、黑色素瘤、白塞病,均有一定的疗效。

(四)不良反应

(1)局部注射时有轻微刺激。

(2)少数患者有口干现象。

(3)未见变态反应。

十二、曲尼司特

曲尼司特是一种过敏介质阻释剂,20 世纪 70 年代由日本学者 KodA 等研制成功,并于 1982 年上市。最初主要用于Ⅰ型变态反应性疾病如支气管哮喘和变应性鼻炎的治疗,后来发现该药也有抗Ⅱ型、Ⅲ型、Ⅳ型变态反应等多种作用,其适用的病种亦不断增加。

曲尼司特是一种不同于 H_1、H_2 受体竞争类抗组胺药的新型抗变态反应药物,其国外商品名为 Tranilast 或 Rizaben。

(一)药动学

曲尼司特口服 2～3 h 后血药浓度达到峰值,半衰期为 8.6 h,相对生物利用度约 93%,体内的代谢产物主要是曲尼司特的 4 位脱甲基产物及葡糖醛酸结合体,最后从尿中排泄。

(二)作用机制

1.抑制肥大细胞和嗜碱性粒细胞释放化学介质

曲尼司特能抑制肥大细胞和嗜碱性粒细胞的磷酸二酯酶,使细胞内环磷酸腺苷的水平升高,进入细胞的游离钙减少,稳定细胞膜,防止其细胞脱颗粒和释放组胺等化学介质,从而起到抗组胺的治疗作用。KAtoh 等指出,曲尼司特不仅能稳定肥大细胞膜和防止细胞脱颗粒,还能抑制其分裂及减少其数量。

2.降低血清中 IgE 的水平

国内有学者曾对 77 例支气管哮喘患者服用曲尼司特治疗前后血清中的 IgE 水平进行测定,结果表明治疗后 IgE 明显下降,与治疗前相比具有非常显著的统计学差异。该结果提示,曲尼司特不仅是肥大细胞膜的稳定剂,还可能对浆细胞的 IgE 产生株具有抑制作用。

3.抑制抗原抗体反应

为证实曲尼司特对抗原抗体反应的抑制作用,有学者用螨等 15 种皮试抗原对 40 例患者治疗前后的皮试阴转率进行了统计,结果曲尼司特治疗组的皮试阴转率为 70%,而对照药物色苷酸钠组为 59%,二者之间有显著统计学差异。曲尼司特对螨等抗原所致的嗜碱性粒细胞组胺释放率亦有显著的抑制作用。

4.减少外周血中嗜酸性粒细胞的绝对计数

有学者对 77 例患者用曲尼司特治疗前后末梢血中的嗜酸性粒细胞进行了测定,结果表明,治疗后嗜酸性粒细胞绝对计数明显减少,与治疗前相比有非常显著性的差异。

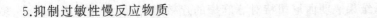

5.抑制过敏性慢反应物质

有学者用致敏豚鼠肺组织过敏性慢反应物质释放抑制试验证实,曲尼司特对致敏豚鼠肺组织过敏性慢反应物质的释放有较强的抑制作用,且与曲尼司特的浓度呈显著的剂量相关性。

6.调节胶原合成代谢过程

SuzawA 等通过体外纤维细胞的培养发现,在瘢痕疙瘩和高度增生性瘢痕中,成纤维细胞的胶原合成明显高于正常人,曲尼司特可抑制胶原的脯氨酰基和赖氨酰基的羟化,并抑制胶原合成的限速酶——脯氨酰羟化酶的活性,且只抑制瘢痕疙瘩和高度增生性瘢痕中成纤维细胞的胶原合成,而对正常的成纤维细胞则无影响,提示曲尼司特这种抑制作用是特异性的,它不同于糖皮质激素,后者对皮损处及正常皮肤成纤维细胞的胶原合成均有抑制作用。

7.抑制成纤维细胞产生转化生长因子 β

YamadA 等用细胞培养方法证实,转化生长因子 β 不仅能促进瘢痕疙瘩和高度增生性瘢痕中成纤维细胞的增殖,同时也促进胶原的合成,且促进胶原合成的作用大于对成纤维细胞的增殖作用。曲尼司特能够明显抑制瘢痕疙瘩和高度增生性瘢痕中转化生长因子 β 的释放,故可有效抑制瘢痕组织的增生,从而起到病因治疗作用。

8.免疫调节作用

据报道,曲尼司特可抑制巨噬细胞表面 HLA-DR 和 HLA-DQ 抗原的表达,继而抑制抗原激发白细胞介素-2 的释放反应,曲尼司特还能抑制单核-巨噬细胞及淋巴细胞释放白细胞介素-1,从而间接抑制由白细胞介素-1、白细胞介素-2 所产生的相应免疫效应。抑制白细胞介素-12 和白细胞介素-18 诱导的干扰素分泌。

9.其他作用

有文献报道曲尼司特尚能对以下因子具有抑制作用:血小板源性生长因子、碱性成纤维细胞因子、p21 和 p53、单核细胞趋化蛋白 1、前列腺素 E2 等,并可上调新生血管内膜 P27。

(三)用法与用量

曲尼司特有普通胶囊和缓释胶囊两种剂型,成人通常口服普通胶囊,每次 100 mg,每天 3 次;或口服缓释胶囊,每次 150 mg,每天 2 次。儿童用量可按 5 mg/d 计算给药。据报道,每天口服缓释胶囊 2 次与每天 3 次口服普通胶囊有同样甚至更好的疗效和依从性。

(四)适应证

1.特应性皮炎

日本有学者报道曲尼司特治疗 182 例特应性皮炎 4 周,有效率为 66.75%~75.3%。国内有学者报道用曲尼司特治疗 13 例严重特应性皮炎患者,总有效率为 76.9%,其中 8 例末梢血中嗜酸性粒细胞计数显著下降。有学者用曲尼司特、特非那定、曲尼司特＋特非那定三组药物治疗特应性皮炎和慢性荨麻疹,用药 4~8 周,证明曲尼司特对特应性皮炎的疗效高于慢性荨麻疹,且以联合用药组的疗效最好。

2.荨麻疹

有报道曲尼司特治疗 93 例荨麻疹,有效率为 84%,且其疗效明显优于特非那定和酮替芬。有学者用曲尼司特、尼莫地平、曲尼司特＋尼莫地平三组药物治疗慢性和寒冷性荨麻疹共 326 例,三组的有效率分别为 80.5%、85.8%、96.3%,显示出联合用药组优于单一用药组。

3.皮肤瘙痒症

有学者用曲尼司特治疗皮肤瘙痒症 20 例,并与其对 60 例荨麻疹、15 例特应性皮炎及 15 例多形性日光疹的疗效进行对比,结果表明曲尼司特对荨麻疹的疗效最好,其次为特应性皮炎、多形性日光疹,而对皮肤瘙痒症的有效率仅为50%。

4.多形性日光疹

有学者报道曲尼司特对多形性日光疹的有效率为67%,其疗效高于皮肤瘙痒症,而低于荨麻疹和特应性皮炎。

5.瘢痕疙瘩和增生性瘢痕

日本曲尼司特研究班用双盲法对曲尼司特治疗瘢痕疙瘩和增生性瘢痕进行了疗效观察,治疗组141例的有效率为56.2%,而安慰剂组138例仅为24.1%,二者之间有非常显著的统计学差异。

6.硬皮病

Taniguchi报道一例病程2年的14岁男性局限性硬皮病患者,曾外用双氟美松软膏和口服弹性蛋白酶,一度缓解,但1年后复发并加重,试用曲尼司特200 mg/d治疗1年后,皮损及关节损害明显缓解。随访3年皮损处恢复正常。

7.环状肉芽肿

户田宪一等用曲尼司特治疗1例病程8年的泛发性环状肉芽肿患者,该患者曾连续外用强效糖皮质激素1年,无明显效果,口服曲尼司特300 mg/d,10周后,除留有少许色素沉着外皮损全部消退。山上美江等也报道1例2岁环状肉芽肿患者,曲尼司特51 mg/d,1个月后皮损逐渐缩小,2个月后治愈,且随访13个月未见复发。

8.肉芽肿性唇炎

千叶万智子等用曲尼司特治疗2例肉芽肿性唇炎,剂量为200～400 mg/d,治疗时间3～8个月,结果唇部红斑及浸润性肿胀均完全消退,其中1例随访8个月未见复发。

9.光泽苔藓

盐田哲夫等用曲尼司特治疗1例光泽苔藓,2周皮损开始消退,1个月后治愈。Toshihiro等也报道1例光泽苔藓患者,用糖皮质激素软膏治疗效果不佳,改用曲尼司特口服1个月后,皮损完全消退,仅留有点状色素减退。

10.结节病

新山史郎等用曲尼司特治疗3例结节病患者,剂量为300 mg/d,1例于治疗两周后皮损消退;1例患者躯干和右下肢有指头至鸡蛋大皮损数个,并伴有双侧肺门淋巴结肿大,治疗6周时皮损开始消退,8周后大的结节性皮损变平,肺门肿大的淋巴结亦消失,且停药后未见复发;另1例患者病程4年,全身性结节样皮损,并伴有肺门淋巴结肿大和呼吸困难,4年中一直服用泼尼松15～30 mg/d,病情控制不满意,加用曲尼司特后,皮损及呼吸困难均迅速减轻,但肺门淋巴结无改变。

11.环状弹力纤维溶解性巨细胞肉芽肿

布施宁子等用曲尼司特200 mg/d治疗1例环状弹力纤维溶解性巨细胞肉芽肿患者,1个月后皮损变平、浸润减轻,3个月后全部消退。木村俊治亦用曲尼司特治疗1例83岁的环状弹力纤维溶解性巨细胞肉芽肿患者,该患者胸、背及双上肢有多发性环状红斑,外用糖皮质激素3周皮损无变化,口服曲尼司特300mg/d后,红斑、浸润逐渐减轻,3个月后皮损全部消退。

12.银屑病

日本有学者用曲尼司特治疗107例银屑病患者,其有效率为63.8%～81.8%。国内有学者用曲尼司特 400 mg/d,治疗 51 例进行期银屑病患者,对照组 46 例口服氨肽素和维生素 C,疗程均为 60 d。结果治疗组和对照组的总有效率分别为 60.8% 和 17.4%,二者之间有显著性统计学差异。

13.疱疹样皮炎

高田和代等报道 1 例疱疹样皮炎患者,口服氨苯砜(DDS)25～50 mg/d 可使皮损减轻,但红斑和水疱反复出现,加服曲尼司特 300 mg/d,3 d 后瘙痒减轻,1 周后水疱减少,1 个月后红斑和水疱均消失,且 DDS 的用量仅为每 3 天 25 mg。

14.寻常型天疱疮

Miyamoto 等报道 1 例天疱疮患者,首先用泼尼松龙 40 mg/d,DDS 100 mg/d,硫唑嘌呤 100 mg/d,未能控制病情,加用曲尼司特 300 mg/d 后皮损逐渐消失,继之先后停用 DDS 和硫唑嘌呤,仅用泼尼松龙 7.5 mg/d 和曲尼司特维持治疗,天疱疮抗体滴度由 1∶240 降为 1∶120,皮损未再复发。

15.疱疹样天疱疮

加藤真人等报道 1 例患者,单用曲尼司特 4 周无效,加用 DDS 75mg/d 后皮损逐渐消退,停用曲尼司特后皮损又急剧恶化,再次加用曲尼司特 2 周,皮损则又迅速消退。

16.肥大细胞增生病

有学者报道一例 1 岁患儿,全身反复出现水疱 8 个月,用抗组胺药和泼尼松效果不佳,改用曲尼司特 100 mg/d,病情可完全控制,2 周后开始减量,以每 3 天 33 mg 作为维持量,随访 2 年未见复发。Katoh 报道 2 例单发性肥大细胞瘤的患儿,口服曲尼司特 5 mg/(kg·d),8 周后皮损明显消退,治疗 6 个月痊愈,未复发。

有学者用曲尼司特治疗 1 例皮损泛发于全身的患儿,呈绿豆至黄豆大的丘疹、结节及增生性瘢痕样,服药 20 d 后皮损开始消退,3 个月后所有皮损全部消失。随访 6 个月无复发。

17.进行性色素性紫癜性皮病

日本学者报道 1 例 14 岁本病患者,病程半年。口服曲尼司特 5 mg/(kg·d),外用糖皮质激素,治愈后未见复发。

18.丛状血管瘤

日本有学者报道 1 例女性患儿,4 个月时左上臂出现 30 mm×40 mm 红色结节,诊断为丛状血管瘤。9 个月时开始口服曲尼司特 5 mg/(kg·d),7 个月后完全消退。而 10 例同病患者的自然消退时间为 10 个月至 3 年半,平均 1 年 8 个月。有学者认为本例患儿皮损的消退为曲尼司特的作用,或至少能够加快丛状血管瘤的消退。

19.嗜酸性粒细胞性脓疱性毛囊炎

藤井弘子等报道 1 例经病理确诊的 30 岁女性患者,面部的皮损拟诊为结节病、颜面播散性粟粒性狼疮进行活检,为预防切口瘢痕发生,口服曲尼司特,意外发现 1 周后皮损明显好转,4 周后完全消退。

20.其他

由于曲尼司特具有明显的抑制成纤维细胞产生转化生长因子 β 作用,动物试验和临床应用研究证实对以下疾病均有预防或治疗作用:损伤性血管狭窄、心肌梗死后心肌间质纤维化、移植后冠脉的粥样硬化、肺纤维化、肾小管间质损伤、肾小球硬化、糖尿病肾病、眼晶状体超声乳化术后后囊膜浑浊、隐形眼镜对角膜的损伤、手术后腹膜粘连、硬化性胃癌、卡压性神经病变、慢性克罗恩病、男性不育症等。

（五）不良反应

关于曲尼司特不良反应的发生率，国内有学者统计 4 276 例服用曲尼司特的患者，其不良反应的发生率为 2.48％。日本报道 21 772 例，其中不良反应发生率为 2.36％。较常见的不良反应有口干、恶心、胃部不适、腹泻、便秘、头痛、乏力、排尿后不适、残尿感等。较少见的不良反应尚有轻微肝、肾功能异常，心悸、胸闷、血细胞减少及皮疹、瘙痒等。

十三、抗疟药

皮肤科用此类药追溯于 1894 年，有学者用奎宁成功治疗红斑狼疮的颧部发疹。第二次世界大战日本占领了印度尼西亚的爪哇，切断了奎宁的供应，1943 年才开始合成类似物阿地平。1951 年有学者用奎宁治疗 18 例红斑狼疮有效，从此激起皮肤学界的兴趣。1950－1960 年抗疟药广泛用于皮肤病领域。

目前国外已将羟氯喹作为二线药的首选药物（一线药指吲哚美辛等镇痛药），对类风湿关节炎轻症患者，可以单用此药控制其发展。

（一）药动学

磷酸氯喹口服后从肠道快速充分吸收，生物利用率近 100％，3 h 达峰值，消除半衰期为 6～60 d，入血与血浆蛋白牢固地结合占 60％～70％，储存于内脏组织中，在红细胞内浓集比血浆高10～20 倍。大部分在肝脏内代谢。10％～25％原形药从肾排泄，8％经粪便排出，排泄较慢，故作用持久。

硫酸羟氯喹为水溶性，在胃肠道充分吸收，生物利用率为 67％～74％，平均血清蛋白结合率为 74％，25％～50％通过肾脏以原药排出。低 pH 时尿中排出增加，碱性尿时排出少，也通过胎盘及乳汁排泄 0.7％～4.2％。

抗疟药与肝、脾、肾上腺、皮肤、白细胞，尤其是眼色素上皮具有亲和力，这两种药在 3～4 周后达到血浆与组织的平衡。长期服用，聚集在组织的浓度高于血浆浓度 6 000～80 000 倍。聚集在表皮的水平高于血浆水平 100～200 倍。它们特别容易蓄积在有黑色素存在的眼的虹膜与脉络膜内。

（二）作用机制

1.抗疟作用

主要对疟原虫的红内期起作用，它干扰了疟原虫裂殖体 DNA 的复制和 RNA 转录过程或阻碍了它的内吞作用，从而使虫体缺乏氨基酸而死亡。

2.免疫抑制作用

它们为弱碱性，能通过脂质细胞膜，进入酸性的细胞质中，从而使巨噬细胞及其他抗原提呈细胞胞质囊泡内 pH 轻微升高。干扰了细胞微酸环境中的各种生理功能、干扰了自身的免疫过程，其作用的环节如下。

（1）提高细胞质的 pH，减少细胞表面上自身抗原性肽的数目，降低了巨噬细胞对抗原的提呈，使 $CD4^+T$ 细胞数下降，抑制了淋巴细胞的转化。

（2）影响自身抗原与Ⅱ类组织相容复合物（MHCⅡ）的结合与加工。

（3）减少各种细胞因子白细胞介素-1α、白细胞介素-2、白细胞介素-6、肿瘤坏死因子-α 及IFN-γ 的释放，抑制自然杀伤细胞的活性。

（4）通过喹啉环与 DNA 结合，竞争性地抑制抗 DNA 抗体与 DNA 的结合部位，从而阻止

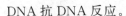

DNA 抗 DNA 反应。

（5）抑制补体活性,干扰补体依赖性抗原抗体反应。

（6）自身免疫病的发生,主要是免疫细胞的凋亡异常低和缺乏。几个研究证明抗疟药能诱导和/或增加凋亡的上调。

（7）氯喹能分裂抗原抗体复合物,也能去除淋巴细胞和血小板膜上的 HLA 抗原,减少自身免疫病的免疫复合物水平。

（8）抑制补体中介的溶血和非特异性机制造成的红斑狼疮(LE)细胞现象。

3.抗炎作用

（1）抑制磷酸酯酶 A2,继而抑制花生四烯酸从膜磷脂中释放,从而抑制花生四烯酸的级联所产生的白三烯及前列腺素等炎症介质。

（2）抑制白细胞介素-1β 和肿瘤坏死因子-α 的诱导作用。

（3）由于磷酸酯酶 A2 的阻抑,也降低了缓激肽的活性,并抑制它的致痛作用。

（4）抑制肥大细胞释放组胺,通过竞争机制也能特异性地拮抗组胺及乙酰胆碱等作用,但无抗 5-HT 作用。

（5）浓集于细胞的溶酶体内,使其 pH 升高,稳定溶酶体膜,抑制溶酶体酶的释放并降低其活性,从而起到抗炎作用。

（6）抑制白细胞的趋化性,降低中性粒细胞、巨噬细胞、嗜酸性粒细胞的趋化性及中性粒细胞的吞噬作用。

4.抗增生作用

（1）磷酸氯喹干扰蛋白的合成,它阻止 DNA 和 RNA 生物合成,而且使核糖体迅速降解及 RNA 异化。

（2）通过插入作用,磷酸氯喹抑制 DNA 和 RNA 多聚酶的反应,在敏感的细胞中抑制 DNA 复制和 RNA 的转录。

（3）能抗致癌性,抗诱变性,因此它能抑制肿瘤的发生和病毒的复制。

5.UV 光的吸收作用

（1）口服磷酸氯喹及硫酸羟氯喹能减少鼠耳 UV 红斑和致癌作用。

（2）口服磷酸氯喹及硫酸羟氯喹也能保护实验动物对放射性所致的损伤和境界线的致癌作用。

（3）磷酸氯喹的紫外线吸收高峰为 320～342 nm(非最大红斑波长),但磷酸氯喹被照射之后,其吸收光谱移动到 290～320 nm,此移动是磷酸氯喹及硫酸羟氯喹结合黑色素体(结合后沉积在皮肤中形成复合物,阻断 UVA 及 UVB 所致的光敏,增强患者对 UV 的耐受性)。

（4）足够资料证明此类药减少 UV 诱发的反应;包括光敏及正常个体,抗 UV 的保护作用不仅是滤光和遮光,而是抑制 UV 诱发的炎症反应。

6.抗血栓形成

Carter 和 Eban 报道随机临床试验证明,术前用硫酸羟氯喹 400 mg/d 及 400 mg 每天 2 次,明显减少术后深部静脉栓塞的危险,此药也有防止动脉栓塞作用,也能降低抗磷脂抗体的水平。

7.抗高脂血症作用

WalacE 等报道 155 例系统性红斑狼疮及 RA 患者服用硫酸羟氯喹降低血中胆固醇、甘油三酯及低密度脂蛋白水平,它们能对抗 10 mg 泼尼松的这种不良反应。

8.对肝脏卟啉的代谢作用

抗疟药对迟发型卟啉病(PCT)的作用机制是基于此药结合并排泄了肝中大量的铁,以及动物试验证明氯喹在肝细胞内结合了卟啉,此复合物水溶性增加,导致从尿中排泄增加。

(三)用法与用量

磷酸氯喹和硫酸羟氯喹的用法与用量见表12-1。

表12-1 磷酸氯喹和硫酸羟氯喹的用法与用量

	磷酸氯喹	硫酸羟氯喹
商品名	Aralen	Plaquenil
规格	250～500 mg	200 mg
成人用量	3.0 mg/(kg·d)	6.5 mg/(kg·d)
小儿用量	3.0mg/(kg·d)	5.0～6.0 mg/d
剂量调整	肝、肾疾病	肝功能障碍
注意事项	葡萄糖-6-磷酸脱氢酶缺乏症,肝、肾疾病	葡萄糖-6-磷酸脱氢酶缺乏症,肝病

(四)适应证

一般在皮肤科不作为第一线药物。

1.红斑狼疮

主要对盘状红斑狼疮皮肤症状及炎症性关节症状最有效,对急性系统性红斑狼疮效果差。

2.类风湿关节炎

通过双盲对照研究证明,此药能控制关节症状,72%患者得到改善或缓解,且耐受良好,但复发率高,羟氯喹表现对莱姆病的关节炎有效。

3.迟发型卟啉病

迟发型卟啉病用磷酸氯喹125 mg,每周2次的低量疗法是安全有效的,一般在8个半月达到临床与生化方面的缓解;另一种疗法,静脉切开放血疗法4次,然后服用氯喹250 mg/d。迟发型卟啉病要禁止饮酒、雌激素和铁的增补。

4.多形性日光疹

几个小的无对照的研究证明,用氯喹(125～250 mg/d或隔天)治疗有效,一般公认氯喹和羟氯喹,均可减低皮肤光敏性。

5.其他疾病

皮肌炎皮损、原发性干燥综合征、假性淋巴瘤(此病光照可加重)、播散性环状肉芽肿、Meischer肉芽肿、大疱性表皮松解症、慢性萎缩性肢端皮炎、硬化性萎缩性苔藓、特发性脂膜炎、结节病、皮肤隐球菌病、皮肤利什曼病及DNA自身敏感性反应、日光性荨麻疹、硬皮病。羟氯喹还可作为抗手术后血栓栓塞的预防药。此外,对网状红性黏蛋白综合征偶尔有效。

(五)禁忌证

所有抗疟药均通过胎盘,引起胎儿失明、耳毒性及耳前庭功能障碍,有学者报道14例妊娠妇女结缔组织病用氯喹。所有3例活动性病均发生死产,4例自然流产,6例正常婴儿。抗疟药在美国被FDA定为C类药,说明动物有致畸与死胎,但人类无资料。磷酸氯喹与硫酸羟氯喹均能自由通过胎盘,但出生缺陷只在应用磷酸氯喹治疗时发生,用磷酸氯喹预防疟疾曾有先天性失明与耳聋及胎儿畸形的零星报告。

药动学证明血中硫酸羟氯喹值稳固存在达 6 个月,停药后半衰期为 8 周,而这些药易沉积并持久地存在某些组织中多年,因此要妊娠时需早停药。

(六)不良反应

1.全身性

胃肠道不适、恶心、呕吐、腹泻;瘙痒。

2.皮肤

色素沉着;白发;斑丘疹、荨麻疹、苔藓样皮炎;剥脱性皮炎;银屑病加重;远心性环状红斑。

3.眼

复视;睫状体功能障碍;角膜炎;视网膜病。

4.血液学

再生障碍性贫血;白细胞减少;粒细胞缺乏病;溶血性贫血。

(七)药物相互作用

(1)硫酸羟氯喹与地高辛合用,可使地高辛血药浓度升高,建议同时服用要谨慎。

(2)同时服用硫酸羟氯喹及甲氨蝶呤可减少甲氨蝶呤的肝毒性,单用甲氨蝶呤可使 SGOT、SGPT 升高,合用使转氨酶降低。

(3)使用磷酸氯喹可使 D-青霉胺血药浓度增加 34%。

(4)西咪替丁使磷酸氯喹清除率降低 50%,雷尼替丁无影响。

(八)注意事项

(1)对儿童的适应证只用于疟疾、幼年类风湿关节炎和红斑狼疮。但近来 Olsen 等用硫酸羟氯喹加糖皮质激素治疗 9 例儿童皮肌炎。平均日量为 3.5 mg/kg(2~5 mg/kg),其中 2 例用药 20 个月后发生轻度视网膜病变,停药恢复。

(2)关于眼的毒性,Easterbrook 在 15 年间考察 1 500 例,证实发生不可逆的双侧视网膜病变者,绝大多数是用磷酸氯喹的量大大高于其体质量所需量。一般总量达 200 g 时,他建议要根据体质量,磷酸氯喹量应为 3.5 mg/(kg・d)。有学者建议 2 mg/(kg・d)为安全日量。

Spalton 回顾观察使用硫酸羟氯喹的 82 例患者,平均日用量为(4.0±1.4)mg/kg,有学者发现 3.5 mg/(kg・d)时很少发生视网膜病变。

(高梅华)

第十三章

急诊科常用药物

第一节　心搏骤停与心脏性猝死用药

心搏骤停是指心脏射血功能的突然终止。心脏性猝死是指由各种心脏原因引起的、以急性症状开始发生后 1 h 内骤然意识丧失为前驱的自然死亡。不论是否知道患者已患有心脏病，其死亡的时间与方式是意外的和未预期的。

心脏性猝死与心搏骤停的区别在于前者是所有生物学功能不可逆性的停止，而后者通过紧急治疗干预有逆转的可能。心搏骤停常是心脏性猝死的直接原因。

一、诊断要点

(1)意识突然丧失，面色可由苍白迅速呈现发绀。

(2)大动脉搏动消失，触摸不到颈、股动脉搏动。

(3)呼吸停止或开始叹息样呼吸，逐渐缓慢，继而停止。

(4)双侧瞳孔散大。

(5)可伴有短暂抽搐和大、小便失禁，伴有口眼㖞斜，随即全身松软。

(6)心电图表现：①心室颤动；②无脉性室性心动过速；③心室静止；④无脉性电活动。

二、常用治疗策略

(一)肾上腺素

0.9%氯化钠注射液 5 mL，肾上腺素 1 mg，静脉注射。每 3~5 min 重复 1 次，可逐渐增加剂量至 5 mg。或气管内滴入 2~2.5 毫克/次。

适应证：①心室停顿；②心室颤动波细小。心室停顿者应用肾上腺素是建立人工循环的重要方法。应用肾上腺素可使细小心室颤动波变为粗大颤动波，有利于电复律。

(二)利多卡因

10%葡萄糖注射液 20 mL，利多卡因 1~1.5 mg/kg 体质量静脉注射，5 min 后可重复使用。如有效以 1~4 mg/min 速度静脉滴注维持。适应证：电除颤不成功或除颤后易反复发作的心室颤动。如果总剂量达到 3 mg/kg 体质量仍不能成功除颤，下一步可给予胺碘酮或溴苄铵治疗。

(三)胺碘酮

首次 300 mg 稀释于 5% 葡萄糖注射液 20～30 mL,缓慢静脉注射(大于 10 min)如无效,可重复给药总量达 500 mg,随后 10 mg/(kg·d)维持静脉滴注;或首先按 1 mg/min 持续静脉滴注 6 h,然后 0.5 mg/min 持续静脉滴注,总量可达 2 g/d,根据需要可维持数天。

(四)溴苄铵

5% 葡萄糖注射液 20 mL,溴苄铵 250 mg,静脉注射。主要用于利多卡因或电复律无效的难治性室性心动过速和心室颤动。溴苄铵首次 5 mg 静脉注射,5 min 后可重复 1 次,剂量为 5～10 mg/kg 体质量,有效后以 1～2 mg/min 静脉滴注维持。

(五)β 受体阻滞剂

对于一些难治性多形性室性心动过速、尖端扭转型室性心动过速、快速单形性室性心动过速或心室扑动(频率>260 次/分钟)及难治性心室颤动,可试用静脉 β 受体阻滞剂。美托洛尔每隔 5 min,每次 5 mg 静脉注射,直至总剂量 15 mg;或艾司洛尔 0.5 mg/kg 体质量静脉注射(1 min),继以 50～300 μg/min 静脉维持。

(六)血管升压素

血管升压素与肾上腺素作用相同,也可以作为一线药物,只推荐使用一次 40 U 静脉注射。严重低血压可以给予去甲肾上腺素、多巴胺、多巴酚丁胺。

(七)碳酸氢钠

静脉输注碳酸氢钠,过去曾在心脏复苏中大剂量地给予,但现在不再作为常规,因大剂量有弊无益。只有当患者在电除颤复律和气管插管后代谢性酸中毒持续存在时,才有指征予静脉给碳酸氢钠,初剂量可予 1 mmol/kg,以后每 10～15 min 可加 50% 的初剂量。最好根据动脉血气分析结果调整补给量,防止产生碱中毒。

(八)阿托品

缓慢性心律失常、心脏停搏或慢性无脉性电活动患者,考虑阿托品,用量为 1 mg 静脉注射,可每 3～5 分钟重复使用(最大总量为 3 次或 3 mg)。

三、用药指导

(一)肾上腺素

为肾上腺髓质分泌的主要激素。本药可通过激动 α 及 β 受体增加外周血管阻力、升高收缩压及舒张压,从而增加心、脑等重要器官的血液供应,增加心肌收缩力,并可使心室细颤变粗易于电除颤。主要用于过敏性休克、支气管哮喘及心搏骤停的抢救。

(二)利多卡因

本品是 Ⅰb 类抗心律失常药,对室性心动过速有效,一般用于除颤失败后。开始 1～1.5 mg/kg 体质量静脉给药,最大极量为 3 mg/kg 体质量,单剂量 1.5 mg/kg 体质量。

(三)胺碘酮

本品为 Ⅲ 类抗心律失常药,用于阵发性室性心动过速及心室颤动,也可用于其他药物无效的阵发性室上性心动过速、阵发性房扑、房颤。

(四)美托洛尔

属于 Ⅱ 类抗心律失常药,拮抗 β 受体,降低交感神经效应,减轻由 β 受体介导的心律失常。用于多形、尖端扭转型室性心动过速。

（五）碳酸氢钠

属复苏辅助用药,碳酸氢钠可升高血液 pH,纠正酸中毒。用于原有代谢性酸中毒,伴高钾血症。

四、主要药物注意事项

（一）肾上腺素

禁忌证:①高血压;②器质性心脏病;③冠状动脉疾病;④洋地黄中毒;⑤心功能不全(心源性哮喘);⑥外伤性或出血性休克;⑦糖尿病;⑧甲状腺功能亢进;⑨闭角型青光眼;⑩器质性损害。常见的不良反应有心悸、烦躁、焦虑、恐惧、震颤、出汗和皮肤苍白,停药后上述症状会自行消失。

（二）胺碘酮

禁忌证:①对该药或碘过敏者;②Ⅱ或Ⅲ度房室传导阻滞、双束支传导阻滞(安装起搏器除外);③心动过缓引起晕厥者;④心脏明显扩大,尤其是心肌病;⑤严重窦房结功能异常或未安置人工起搏器的病态窦房结综合征;⑥循环衰竭、严重动脉性低血压;⑦各种原因引起的弥漫性肺间质纤维化;⑧甲状腺功能不全或有其既往史;⑨孕妇、哺乳期妇女;⑩心源性休克。

（三）美托洛尔

禁忌证:①对该药或其他β受体阻滞剂过敏者;②心源性休克患者;③不稳定的、失代偿性心力衰竭及急性或难治性心力衰竭患者;④有症状的心动过缓,病态窦房结综合征,二、三度房室传导阻滞患者;⑤有重症的低血压患者;⑥末梢循环灌注不良患者;⑦严重的周围血管疾病患者;⑧急性心肌梗死患者出现以下任何一项时:心律低于 45 次、PR 间期大于或等于 0.2 s、收缩压低于 13.3 kPa(100 mmHg)、中至重度心力衰竭。

（刘真一）

第二节　失血性休克用药

在快速、大量(超过总血量的 30%～35%)失血而又得不到及时补充的情况下发生的休克称为失血性休克。常见于外伤引起的出血、消化性溃疡出血、食管曲张静脉破裂、妇产科疾病所引起的出血等。

一、诊断要点

（一）病史

有严重损伤、大出血病史者。

（二）临床表现

1.休克代偿期

精神紧张、兴奋或烦躁不安、皮肤苍白、四肢厥冷、心率增快、呼吸变快、尿量减少、血压正常或稍高、舒张压可升高、脉压缩小。

2.休克抑制期

神情淡漠、反应迟钝、意识模糊甚至昏迷,冷汗、口唇肢端发绀、脉搏细速、血压进行性降低

(严重时皮肤、黏膜发绀、四肢厥冷、脉搏摸不清、血压测不出)、尿少甚至无尿,若皮肤、黏膜出现瘀斑或消化道出血提示病情已发展到 DIC 阶段,若出现进行性呼吸困难、烦躁、发绀给予吸氧仍不能改善呼吸状态,应考虑呼吸窘迫综合征。

(三)实验室检验及物理检查

若失血的过程稍长,会出现血红蛋白增高、血细胞比容上升、尿素氮与肌酐的比例增大,血清钠增高。中心静脉压和肺动脉楔压降低,心排出血量降低,静脉血氧饱和度降低和全身血管阻力增高。

二、常用治疗策略

(1)保持气道通畅和止血。压迫止血、止血带止血。

(2)大量快速补液。严重休克,迅速输入 1~2 L 的等渗平衡盐溶液,随后补充血液。

(3)在针对大量失血进行输血后,还应再补给一定量的晶体液和胶体液,以便适应体液分离的需要。

(叶　林)

第三节　多器官功能障碍综合征用药

多器官功能障碍综合征(multiple organ dysfunction syndrome,MODS)是由全身炎症反应综合征(systematic inflammatory response syndrome,SIRS)失控导致多个器官功能损伤/衰竭的临床综合征。临床上有下列两项或两项以上表现者:①体温高于 38 ℃或低于 36 ℃;②心率 90 次/分钟以上;③呼吸超过 20 次/分钟或动脉二氧化碳分压低于 4.3 kPa(32 mmHg);④外周血白细胞计数超过 12×10^9/L 或小于 4×10^9/L 或杆状核白细胞比例大于 10%。

要保持对多器官功能衰竭(multiple organ failure,MOF)常见病因的警觉,凡遇到严重感染、各型休克早期、严重创伤、急性药物毒物中毒和胸腹部外科手术后等患者各器官功能状态改变;老年人可仅因呛咳引起肺部感染导致急性肺损伤,甚至发展为急性呼吸窘迫综合征(ARDS),次第发生心、肾衰竭。对高龄患者的器官功能判断有时非常困难,应详细询问既往病史。SIRS 是多器官功能衰竭综合征(multiple organ failure syndrome,MOFS)的前奏,一旦出现提醒医者高度警惕可能发生 MOFS。

一、诊断要点

(1)肺:①严重低氧血症,而一般氧疗不能纠正者;②机械通气时动脉血氧分压与吸入氧浓度之比<200 mmHg(PaO_2/FiO_2<200 mmHg)。

(2)心血管:①无心肌梗死而出现低血压;②平均动脉压小于 8.0 kPa(60 mmHg),心排血指数小于 2.0 L/(min·m²);③严重心律失常,室性心动过速或心室扑动。

(3)肾:①肾小球滤过功能急剧减退,血清肌酐在数天内从正常升到 265 μmol/L 以上或原有肾脏疾病患者较原先上升一倍;②尿量小于 500 mL/24 h。

(4)肝:①血清胆红素大于 34 μmol/L 伴有血清转氨酶增高一倍;②凝血酶原时间延长超过

对照1.5倍。

(5)血液:①血小板≤50×10^9/L;②白细胞≤1.0×10^9/L;③纤维蛋白原<1 g/L。

(6)胃肠道:①上消化道出血、24 h需输血1 000 mL以上;②内镜或手术证实有应激性溃疡;③肠麻痹或肠吸收不良。

(7)中枢神经系统衰竭:①躁动不安;②神志错乱;③不同程度昏迷。

(8)代谢障碍:①高血糖症;②低钠血症;③代谢性酸中毒等。

(9)临床上做出MOFS诊断后,尚需作出衰竭脏器数目的诊断。

二、常用治疗策略

(一)积极治疗原发疾病

避免和消除诱发因素,对明确严重全身感染者应选用两种高效抗菌药物,力求迅速控制感染。及时彻底清除坏死组织和早期引流腹腔脓肿仍是控制外科感染的主要方法。

(二)液体复苏

低血容量是引起SIRS患者低血压和休克的主要原因。除了丢失增加外,体液分配异常起更大作用。而大量补液,有时需要6～10 L晶体,为提高胶体渗透压常使用25%的清蛋白。

(三)营养支持

能量补充,60%～70%依靠葡萄糖,30%～40%由脂肪乳剂提供。

(四)维持生命脏器的支持疗法

1.呼吸支持

对ARDS患者应早期给予呼吸机辅助通气联合氧疗,借助呼吸支持以稳定生命体征。

2.心脏支持

充分液体复苏后仍存在低血压时首选去甲肾上腺素。对于心排血指数降低,平均动脉压降低,混合静脉血氧饱和度降低、容量减少的患者应用多巴酚丁胺等正性肌力药。

3.肝衰竭的防治

目前对肝衰竭患者尚缺乏有效支持措施。血液灌流,控制感染和内毒素血症,适宜营养支持及注意药物的肝毒性对预防肝衰竭有效。适当补充高渗葡萄糖和维生素K。

4.肠衰竭的预防

对于有引起肠道功能障碍病因者,应密切监测肠道功能,以利于早预防、早治疗。注意预防应激性溃疡的发生。对MODS高危患者应用抗酸剂或联合应用H_2受体拮抗剂,维持胃液pH在4以上。

5.DIC的治疗

DIC与原发病常互为因果。控制原发病和感染、纠正酸中毒,加强支持疗法有助于预防DIC的发生。对于并发MODS的DIC患者,肝素常无明显治疗作用,一般主张早期使用。低分子量肝素40～80 mg/d,人活化蛋白C<24 μg/(kg·h),连续输入96 h控制微血管内凝血预防纤溶,对血小板明显减少和低纤维蛋白原血症的患者应及时补充凝血因子,多选用新鲜全血。

6.血液净化技术治疗急性肾衰竭合并MOF

可应用血液透析、腹膜透析、连续性静脉-静脉血液滤过等方法,透析方法的选择,医疗单位可视病情及本单位最熟悉的透析操作为首选。

三、治疗指导

(一)呼吸系统

(1)保持气道通畅。

(2)吸氧。

(3)呼吸机支持疗法。

(4)防治肺水肿。

(二)循环系统

维持正常的循环功能,是保证组织血液灌注、恢复各器官功能的基础。

(1)维持有效循环血容量。

(2)应用血管活性药物。

(3)其他循环功能支持疗法。

(三)肝脏

在恢复血容量,保证肝脏血液供应的基础上,加强支持疗法。

(1)供给维生素。

(2)补充热量。

(3)补充新鲜血浆、清蛋白或支链氨基酸,利于保护肝脏和促进肝细胞合成蛋白。

(四)肾脏

(1)使用利尿药。

(2)透析疗法。

(3)避免应用对肾脏有损害的药物。

(五)血液系统

对于因为血小板或凝血因子大幅度下降引起的出血,可输浓缩血小板或新鲜冰冻血浆。纤维蛋白原下降<1 g/L 时,应补充纤维蛋白原。

(吴永森)

第四节　破伤风用药

破伤风是由破伤风杆菌侵入人体伤口、生长繁殖、产生毒素引起的一种急性特异性感染。

一、诊断要点

(1)患者有开放性损伤感染史,或新生儿脐带消毒不严,产后感染,外科手术史。

(2)前驱期表现乏力,头痛,舌根发硬,吞咽不便及头颈转动不自如等。

(3)典型表现为肌肉持续性强直收缩及阵发性抽搐,最初出现咀嚼不便,咀嚼肌紧张,疼痛性强直,张口困难,苦笑面容,吞咽困难,颈项强直,角弓反张,呼吸困难,紧张,甚至窒息。

(4)轻微的刺激(强光,风吹,声响及震动等),均可诱发抽搐发作。

(5)局部型破伤风,肌肉的强直性收缩仅限于创伤附近或伤肢,一般潜伏期较长,症状较轻,预后较好。

二、常用治疗策略

(1)应在抗毒素血清治疗后,在良好麻醉、控制痉挛下进行伤口处理、充分引流,局部可用 3%过氧化氢溶液冲洗。

(2)抗毒素静脉滴入应稀释于 5%葡萄糖溶液中,缓慢滴入;破伤风人体免疫球蛋白,一般只用一次。青霉素,肌内注射或大剂量静脉滴注。也可给甲硝唑,分次口服或静脉滴注,持续 7~10 d。如伤口有混合感染,则相应选用抗菌药物。

(3)可交替使用镇静、解痉药物:10%水合氯醛,保留灌肠量;苯巴比妥钠肌内注射;地西泮肌内注射或静脉滴注,一般 1 次/日。病情较重者可用冬眠 1 号合剂,静脉缓慢滴入。痉挛发作频繁不易控制者,可用硫喷妥钠缓慢静脉注射。新生儿破伤风要慎用镇静解痉药物,可酌情用洛贝林、尼可刹米等。

(4)注意营养(高热量、高蛋白、高维生素):补充营养和水电解质平衡的调整。必要时可采用中心静脉肠外营养。

三、用药指导

应用抗毒素的目的是中和游离的毒素,所以只在早期有效。用药前应作皮内过敏试验。连续应用或加大剂量并无意义,且易致变态反应和血清病。破伤风人体免疫球蛋白在早期应用有效。

四、主要药物注意事项

(一)冬眠 1 号合剂
低血容量时忌用。

(二)硫喷妥钠
警惕发生喉头痉挛和呼吸抑制。

(李壮壮)

第五节　食物中毒用药

细菌性食物中毒是指由于进食被细菌或细菌产生的毒素所污染的食物引起的急性中毒性疾病。胃肠型食物中毒系指细菌污染食品并在该食品上大量繁殖,达到中毒数量的活菌随食物进入人体,侵犯胃肠黏膜,引起恶心、呕吐、腹痛、腹泻等胃肠炎症状。

一、诊断要点

(一)潜伏期短
一般由几分钟到几小时,食入有毒食物后于短时间内几乎同时出现一批患者,很快形成高峰,呈爆发性流行。

(二)患者临床表现相似
多以急性胃肠道症状为主,或以恶心、呕吐及严重的中枢神经系统症状,如眼肌及咽肌瘫痪

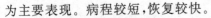

为主要表现。病程较短,恢复较快。

(三)流行病学资料

发病与食入某种食物有关:患者在近期同一段时间内都使用过同一种有毒食物,如变质食物、海产品、腌制食品,未煮熟的肉类、蛋制品等;发病范围与食物分布呈一致性,不食者不发病,停止使用该种食物后很快不再有新病例。如共餐者在短期内集体发病,有重要诊断参考价值。

(四)病程较短

多数在2～3 d自愈。一般人与人之间不传染,发病曲线呈骤升降的趋势,没有传染病流行时发病曲线的余波。

(五)有明显的季节性

夏秋季多发生细菌性和有毒动、植物中毒;冬春季多发生肉毒中毒和亚硝酸盐中毒等。

(六)实验室检查

收集可疑食物、患者呕吐物、粪便等标本做细菌培养,能分离到同一病原菌。

细菌性食物中毒须与非细菌性食物中毒、急性细菌性痢疾、霍乱、急性坏死性肠炎等疾病相鉴别。以下为几种常见的食物中毒。

1.嗜盐菌性食物中毒

同一伙食单位或家庭,短期内同时出现以急性胃肠炎为主要表现的患者,腹绞痛突出,洗肉水样便,应考虑本病。

2.葡萄球菌性食物中毒

潜伏期为2～5 h,起病急骤、恶心、呕吐、中上腹痛、腹泻、解水样便。其中呕吐症状最为突出。呕吐胃肠内容物、胆汁、黏液。有进食可疑污染食物史,集体发病,消化道症状急重,尤以呕吐为著,应考虑本病。食物中检出金黄色葡萄球菌可确诊。

3.沙门菌性食物中毒

进食后4～24 h发病,初感腹部不适、恶心、呕吐多为食物残渣、胆汁等。多数患者伴有畏寒、发热,以后出现腹痛、腹泻、大便呈黄或绿色水样便,少数患者可表现为暴发性胃肠炎。

4.肉毒中毒

食入可疑污染食品(尤其是罐头食品),同食者集体发病,典型的神经系统症状(咽、眼部肌肉瘫痪,言语障碍,呼吸困难,意识清醒)有助于诊断。

二、常用治疗策略

颠茄合剂口服(饭前),一次10 mL,每天3次,或肌内注射阿托品按体质量0.01 mg/kg体质量,4～6 h 1次。

病情较重者应考虑应用磺胺类药、甲硝唑、链霉素、庆大霉素、土霉素等口服控制肠道感染;必要时应用氯霉素,疗程3～4 d。

抗毒素治疗:肉毒抗毒素为肉毒素中毒特异性治疗药物,能确定毒素类型者用同型抗毒素,不能确定类型者用多价抗毒素,应尽早给药,在中毒后24 h内或发生肌肉瘫痪前使用效果最好。剂量:同型抗毒素10 000～20 000 U或甲、乙、戊3型各10 000～20 000 U,静脉滴注或肌内注射。5～10 h后可根据病情再注射10 000～20 000 U,以后逐渐减量注射。用药前应进行过敏试验。

(陈晓玲)

第十四章

常 用 中 药

第一节 解 表 药

一、发散风寒药

(一)麻黄(《神农本草经》)

麻黄为麻黄科植物草麻黄、木贼麻黄和中麻黄的干燥绿色嫩枝(草质茎)。主产于河北、山西等地。秋季采割绿色的草质茎,晒干,除去木质茎、残根及杂质,切段。生用、蜜炙或捣绒用。

1.处方用名

麻黄、麻黄绒、净麻黄、炙麻黄。

2.药性特点

辛、微苦,温。归肺、膀胱经。

3.功效应用

(1)发散风寒——风寒表证:用于外感风寒所致恶寒发热、无汗、头痛、身痛、脉浮紧等,常与桂枝配伍,以增强发汗力量,如麻黄汤。其发汗作用很强,性温而散寒,为发汗解表之要药。

(2)宣肺平喘——喘咳证:用于肺气壅遏所致喘咳,多配杏仁,如三拗汤;若外寒内饮,气喘咳嗽,痰多清稀者,常配干姜、细辛等同用,如小青龙汤;若肺热喘咳,可配石膏等同用,如麻杏甘石汤。其宣畅肺气,乃治疗喘咳要药。

(3)利水消肿——风水水肿证:用于水肿兼有表证者,常配白术、生姜等,如越婢加术汤。其辛散,在上有开宣肺气之功,在下又能走膀胱而利水,能宣能降是其特点。

(4)散寒通滞:用于风湿痹痛及阴疽、痰核等证。

4.用量用法

3～10 g。生麻黄发汗力强,解表多用;炙麻黄发汗力缓,喘咳多用。

5.使用注意

(1)不宜过量使用,因本品发汗力强。

(2)表虚自汗或素体阳虚及喘咳由于肾不纳气者均应忌用。

(二)桂枝(《名医别录》)

桂枝为樟科乔木植物肉桂的干燥嫩枝。主产于广西、广东等地。3～7月割下嫩枝。以幼嫩、色棕红、气香者为佳。切片或切段,生用。

1.处方用名

桂枝、川桂枝、桂枝尖、嫩桂枝。

2.药性特点

辛、甘,温。归肺、心、膀胱经。

3.功效应用

(1)发散风寒——风寒表证:用于外感风寒所致发热、恶寒、无汗或有汗而不畅等证。桂枝不论表实无汗、表虚有汗及阳虚受寒者,均可使用。表实无汗,常配麻黄同用,以增强发汗之力,如麻黄汤。若风寒表虚,营卫不和而自汗出,则配白芍同用,如桂枝汤。发汗作用较麻黄缓和。

(2)温经通脉——风寒湿痹,寒凝血瘀证:用于血寒经闭、月经不调、痛经及癥瘕等证,如温经汤。治风寒痹证,以上肢及肩臂痹痛多用。

(3)通阳化气——心脾阳虚证:用于心阳不振、心脉瘀阻、胸痹疼痛,如枳实薤白桂枝汤;治脾阳不运,水湿内停之痰饮、眩晕,其与白术、茯苓等药同用,如苓桂术甘汤;若膀胱气化不行、小便不利、水肿等证,常与茯苓、泽泻等配伍同用,如五苓散。

4.用量用法

3～10 g。水煎服。

5.使用注意

温热病,阴虚阳盛及血热妄行诸证均忌用。孕妇及月经过多者慎用。

6.功效比较

麻黄、桂枝均能解表散寒,用于风寒表证,同用作用加强。麻黄发汗作用更强,又能宣肺平喘,利水消肿;桂枝温经通脉,通阳化气。总之,麻黄重在宣散,取其味;桂枝主在温通,取其性。

(三)香薷(《名医别录》)

香薷为唇形科多年生草本植物石香及江香的地上部分。前者称青香薷,后者称江香薷。青香薷主产于广西、湖南等地。江香薷主产于江西,为栽培品,产量大而质量佳。夏、秋两季茎叶茂盛时采割。生用。

1.处方用名

香薷、陈香薷。

2.药性特点

辛,微温。归肺、胃、膀胱经。

3.功效应用

(1)发散风寒——风寒感冒,湿阻中焦证:用于暑季外感所致恶寒发热、头痛身重、无汗、苔腻,或恶心呕吐、腹泻者,以夏季多用。李时珍说:"香薷乃夏月解表之药,如冬月之用麻黄。"本品能散风寒,但力量较弱,又因为味道不好闻,其实应用并不多。

(2)化湿解暑——暑湿病证:用于夏季贪凉、饮冷或感受暑湿而致畏寒、发热、头痛、无汗或腹痛、吐泻等证,常配厚朴、扁豆等同用,如香薷饮。本品芳香,外祛暑邪而解表,内化湿浊而和中,为祛暑解表要药,主治阴暑证。

(3)利水消肿——水肿,小便不利证:用于水肿兼有外感表证的风水水肿,常与白术同用,如薷术丸。其利水消肿作用与麻黄相似,既可发汗以散肌表水湿,又可宣肺气启上源以通畅水道。主要因其能散表邪,故可以用于腰以上病证。

4.用量用法

3～10 g。本品煎汤宜冷服,若热服恐致吐逆。

5.使用注意

暑热、表虚多汗者忌用。

6.功效比较

香薷、麻黄均能解表散寒、利水消肿,用于风寒表证或水肿、小便不利。麻黄发汗力强,且可宣肺平喘。香薷善能化湿解暑,用治夏季感冒风寒及暑湿之证。

(四)紫苏(《名医别录》)

紫苏为唇形科植物紫苏的叶和茎。主产于江苏、浙江等地。夏季枝叶茂盛花序刚长出时采收。以叶大、色紫、不碎、香气浓、无枝梗、无杂质者为佳。生用。

1.处方用名

紫苏、苏叶、苏梗。

2.药性特点

辛,温。归肺、脾、胃经。

3.功效应用

(1)发散风寒——风寒表证:用于风寒表证兼气滞之胸脘满闷、恶心呕逆者,常配香附、陈皮同用,如香苏散;若风寒表证、兼见咳喘痰多者,常与化痰止咳药同用,如杏苏散。本品性温散寒,解表之力较为缓和,轻证可单用。

(2)行气宽中——脾胃气滞证:用于中焦气机郁滞之胸闷不舒、恶心呕吐等证,常配半夏、陈皮等;还可用治七情郁结、痰凝气滞之梅核气,常与化痰、行气之半夏、厚朴等同用,如半夏厚朴汤。因其行气又能安胎,治疗妊娠恶阻气滞而胎动不安之证,常配砂仁、陈皮等同用。

(3)解鱼蟹毒——鱼蟹中毒证:本品可用于因食鱼蟹中毒所致之吐泻、腹痛,可单用或配生姜煎服。

4.用量用法

3～10 g。紫苏分紫苏叶与紫苏梗,紫苏叶发汗力较强,紫苏梗长于行气宽中安胎。

5.使用注意

表虚有汗及温热病慎用。

6.功效比较

香薷、紫苏均辛、温,且芳香,能发散风寒。香薷化湿和中,乃夏月解表之药。又利水消肿。紫苏行气宽中,解鱼蟹毒。

(五)生姜(《名医别录》)

生姜为姜科植物姜的新鲜根茎。全国各地均产。以块大、丰满、质嫩者为佳。切片生用、煨用或捣汁用。捣汁名生姜汁,取皮用名生姜皮,煨熟名煨姜。

1.处方用名

生姜。

2.药性特点

辛,温。归肺、胃经。

3.功效应用

(1)发散风寒——风寒表证:用于外感风寒所致发热恶寒、咳嗽等证,常配荆芥、防风等,如荆

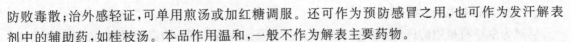

防败毒散;治外感轻证,可单用煎汤或加红糖调服。还可作为预防感冒之用,也可作为发汗解表剂中的辅助药,如桂枝汤。本品作用温和,一般不作为解表主要药物。

(2)温胃止呕——胃寒呕吐证:用于胃寒呕吐,单用即有效,经配伍后可治多种呕吐,热呕者,可配竹茹、黄连等;若虚寒呕者,可配党参、甘草等;若痰饮呕吐,常与半夏同用,既可增强和中之呕之效,又可降低半夏的毒副作用,如小半夏汤。对胃寒呕吐最为适合。为"呕家圣药"。

(3)解毒——鱼蟹中毒及生半夏、生南星之毒:用于过食鱼蟹所致呕吐、腹痛等,烹调鱼蟹时,加用生姜以解毒。若误服半夏、天南星中毒,见喉舌麻痹者,可用生姜煎汤饮服。

4.用量用法

3～10 g或2～4片。煎服,急救昏厥捣汁服,可用10～20 g。生姜汁长于止呕和急救昏厥,冲服或鼻饲,每次3～10滴。

5.使用注意

热盛及阴虚内热者忌服。

6.功效比较

生姜、紫苏均辛,温。发散风寒,用于外感风寒之发热恶寒、头身痛等。止呕,用于呕吐,生姜作用强。解鱼蟹毒,用于鱼蟹中毒所致的腹痛、腹泻。紫苏发散力胜于生姜,弱于麻黄、桂枝,虽可解鱼蟹毒,但不常用。又能行气安胎,用于气滞胎动不安。生姜发散力弱,只宜于风寒感冒轻证,为解鱼蟹毒的常用药物和食物,在解毒方面,也用于解半夏、南星之毒。尤能温中止呕,用于胃中虚寒呕吐,为呕家圣药。

(六)荆芥(《神农本草经》)

荆芥为唇形科植物荆芥的地上部分(茎、叶及花穗)。主产于湖北、江苏等地。多为栽培。以色淡黄绿、穗长而密、香气浓者为佳。生用或炒炭用。

1.处方用名

荆芥、荆芥穗、炒荆芥、荆芥炭。

2.药性特点

辛,微温。归肺、肝经。

3.功效应用

(1)发散风寒——风寒、风热表证:用于风寒表证,如头痛、身痛,配防风、羌活等,如荆防败毒散;治风热感冒,配薄荷、金银花等,如银翘散。本品药性平和,微温不燥,芳香轻扬,长于疏散风邪。

(2)止痒——皮肤瘙痒证:用于皮肤瘙痒,常与蝉蜕、防风等药同用,如消风散。本品因能祛风,其止痒效果好。

(3)透散疹毒——麻疹不透:用于麻疹透发不畅,常配薄荷、蝉蜕等同用。其透散疹毒,可直接促使疹毒外透,其祛风解表之效,也有助于透疹。

(4)止血——出血证:如治吐衄、便血、崩漏等,多配合其他止血药同用。止血须炒炭应用。

此外,还可促使疮肿消散,用于疮肿初起而有表证者,常与防风、金银花等同用。

4.用量用法

3～10 g。不宜久煎。荆芥穗发汗之力大于荆芥。无汗生用,有汗炒用,止血炒炭用。

5.使用注意

肝风内动、麻疹已透、疮疡已溃者均忌用。本品在古代本草中以"假苏"为正名。

（七）防风（《神农本草经》）

防风为伞形科植物防风的干燥根。主产于东北及内蒙古东部。以条粗壮、断面皮部色浅棕、木部浅黄色者为佳。切片、生用或炒炭用。

1.处方用名

防风、北防风、关防风、防风炭。

2.药性特点

辛、甘，微温。归膀胱、肝、脾经。

3.功效应用

（1）发散风寒——风寒、风热表证：用于风寒表证，如头痛、身痛，常配荆芥、羌活等药同用，如荆防败毒散；也可用于风热表证。因其发散作用温和，也用于肌表不固、汗出者，常配黄芪、白术同用，如玉屏风散。其辛而微温，甘缓不峻不燥，故前人称为"风药中润剂"。

（2）止痒——皮肤瘙痒：用于风邪闭郁肌表而致皮肤瘙痒，常与薄荷、蝉蜕等同用；若瘙痒属血虚风燥，常与当归、生地黄等养血润燥药同用。主要取其祛风之功。

（3）胜湿止痛——风湿痹痛：用于风湿寒痹，肢节疼痛、筋脉挛急者，常配羌活、姜黄等药同用，如蠲痹汤。本品善祛全身风寒湿邪，但作用较平和。

（4）祛风止痉——破伤风证：用于破伤风及内风所致项背强急、口噤、手足痉挛、角弓反张、四肢抽搐，常配天南星、白附子同用，如玉真散。本品祛风作用好。

此外，炒炭又能止泻，用治腹痛、泄泻等证，配以陈皮、白芍等，如痛泻要方。

4.用量用法

3～10 g。

5.使用注意

血虚痉挛及阴虚火旺头痛者忌用。

6.功效比较

荆芥、防风均微温而不燥，能解表散寒、止痒，对于风寒、风热表证均宜，常同用，如荆防败毒散。二药发散力量较麻黄、桂枝平和。荆芥质轻透散，更偏走上焦，发汗之力较防风强，炒炭能止血；防风胜湿止痛，祛风止痉，乃风药中润剂。此二药的区别要点是荆芥祛肌表之风，防风祛肌肉之风。也就是说，荆芥祛风的部位更表浅。

（八）羌活（《神农本草经》）

羌活为伞形科植物羌活或宽叶羌活的干燥根茎及根。羌活主产于四川、云南等地。宽叶羌活主产于四川、青海等地。均以条粗，外皮棕褐色，断面朱砂点多，香气浓郁者为佳。生用。

1.处方用名

羌活，川羌活。

2.药性特点

辛、苦，温。归肺、膀胱经。

3.功效应用

（1）发散风寒——风寒表证：用于外感风寒夹湿，症见恶寒发热、无汗、头痛项强、肢体酸痛较重者，可配伍防风、细辛等同用，如九味羌活汤。本品辛燥，气味雄烈，长于止痛，外感表证以疼痛较重者常选用。

（2）祛风胜湿——风寒湿痹：用于上半身风寒湿痹、肩臂肢节疼痛者，如蠲痹汤。尤以除头项肩臂之痛见长,力量较强。若头风痛,常配防风、藁本等同用,如羌活胜湿汤。因性质燥烈,不宜大量使用。

4.用量用法

3～10 g。

5.使用注意

血虚痹证、阴虚外感、表虚汗出者均忌用。用量过多,易致呕吐、脾胃虚弱者不宜服。

6.功效比较

(1)防风、羌活:均能发散风寒,祛风胜湿。防风性缓和,为风药中润剂,祛风力胜,又能解痉,主治全身风湿痹痛。羌活性燥烈,祛寒力强,主治上半身风湿痹痛。

(2)羌活、桂枝:均能解表散寒,走行人体上半身,作用较强。羌活善治头项脊背疼痛,具有很好的祛风止痛作用。桂枝横行肢臂,善祛肩臂手指疼痛。其温通的作用范围较广,除治疗痹证以外,还能治疗胸痹、痛经、闭经、脘腹冷痛,又能温阳化气。

(九)白芷(《神农本草经》)

白芷为伞形科植物白芷或杭白芷的干燥根。白芷产于河南长葛、禹州者称"禹白芷",产于河北安国者称"祁白芷"。杭白芷产于浙江、福建等地,称"杭白芷"和"川白芷"。以条粗壮、体质量、粉性足、香气浓郁者为佳。生用。

1.处方用名

白芷、香白芷。

2.药性特点

辛,温。归肺、胃经。

3.功效应用

(1)发散风寒——风寒表证:用于外感风寒头痛或伴有鼻塞、流涕之证,常与羌活、细辛等药配伍,如九味羌活汤。本品温散,发散风寒之力较为温和。

(2)祛风止痛——头痛、牙痛证:用于治头痛,眉棱骨痛属风寒者单用有效,如都梁丸。也可配川芎等,如川芎茶调散。本品有"阳明引经药"之称,尤对于前额、眉棱骨疼痛及牙龈肿痛者多用。

(3)宣通鼻窍——鼻塞不通证:用于鼻塞不通、浊涕不止、前额疼痛等,为治鼻渊要药,可配苍耳子、辛夷花等。其芳香以通窍,为治头面诸疾常用药。

(4)活血排脓——疮疡证:用于疮疡肿痛,可配金银花、穿山甲等同用,如仙方活命饮。若属乳痈初起,可配蒲公英、瓜蒌等同用。白芷能促使痈疡消散或溃破。

(5)燥湿止带——带下证:用于寒湿白带,常配白术、茯苓等同用;如属湿热带下,可配黄柏、车前子等同用。因本品芳香温燥,有除湿作用,但以寒湿带下多用。

此外,还有解蛇毒或止痒的作用,可治毒蛇咬伤及皮肤风湿瘙痒证。

4.用量用法

3～10 g。

5.使用注意

血虚有热、阴虚火旺之头痛者忌用。痈疽已溃、脓出通畅者慎用。

(十)细辛(《神农本草经》)

细辛为马兜铃科植物北细辛、汉城细辛或华细辛的全草。前两种称"辽细辛",主产于东北地区;华细辛主产于陕西、河南等地。夏季或初秋采挖。以根灰黄,叶绿,干燥,味辛辣而麻舌者为佳。生用。

1.处方用名

细辛、北细辛、辽细辛。

2.药性特点

辛,温。有小毒。归肺、肾经。

3.功效应用

(1)发散风寒——风寒表证:用于外感风寒、头身疼痛较甚者,常与羌活、防风等同用,如九味羌活汤、川芎茶调散;若见鼻塞流涕者,常配伍白芷、苍耳子等通鼻窍药同用;如对于阳虚外感,表里俱寒,症见恶寒无汗、发热脉沉者,常与附子、麻黄同用,如麻黄附子细辛汤。本品性温而烈,辛散力较强。

(2)祛风止痛——头痛,牙痛,风寒湿痹:用于多种疼痛,尤以头痛连齿者作用好。若治牙痛,属寒者,可配白芷;属热者,配石膏同用,为治疗牙痛的要药;治风湿痹痛,常配独活、防风等同用,如独活寄生汤。

(3)宣通鼻窍——鼻塞不通,鼻渊:用于鼻病及头痛,常与白芷、辛夷等药同用。其辛散温通,芳香透达,既能散风邪,又能通鼻窍及止头痛。为治鼻渊良药。

(4)温肺化饮——肺寒咳喘证:用于外感风寒,痰饮内停,症见恶寒发热、无汗、喘咳、痰多清稀者,常与发散风寒、温肺止咳的麻黄、干姜等同用,如小青龙汤;若寒痰停饮犯肺、咳嗽胸满、气逆喘急者,与茯苓、干姜等药同用,如苓甘五味姜辛汤。其特点是外散风寒,内化痰饮。

4.用量用法

1.5~3 g。散剂每次服 0.5~1 g。

5.使用注意

阴虚阳亢头痛、肺热咳喘者忌用。用量不宜过大。反藜芦。

6.功效比较

白芷、细辛均发散风寒,但临床较少应用。二者又能祛风止痛,宣通鼻窍。白芷善通鼻窍,乃治鼻渊的要药。止痛作用部位主要在于阳明经部位,尤其是治疗前额痛效果好。此外能燥湿止带、消肿排脓,由于其祛风,也能止痒,可用于皮肤瘙痒。细辛止痛作用强,其一用于阳虚外感、发热、脉反沉者之形寒怯冷、头痛身痛,如麻黄附子细辛汤,取其外助麻黄以发汗解表,内助附子以扶阳温肾;其二用于头痛,如川芎茶调散,而尤以头痛连齿者效果好,若单纯齿痛,也可以其嚼碎塞痛处;其三用于风湿痹痛,如独活寄生汤。又能温肺化饮,对于口舌生疮、腹泻,可单用一味细辛研末调成糊状,敷于脐部。

二、发散风热药

(一)薄荷(《新修本草》)

薄荷为唇形科植物薄荷的地上部分。主产于江苏、浙江等地。夏、秋两季茎叶茂盛或花开至三轮时采割。以叶多、色深绿、味清凉、香气浓者为佳。生用。

1.处方用名

薄荷、薄荷叶、苏薄荷。

2.药性特点

辛,凉。归肺、肝经。

3.功效应用

（1）疏散风热——风热表证,温病卫分证:用于风热表证或温病初起,邪在卫分,发热、微恶风寒、头痛等证,常与金银花、连翘等同用,如银翘散。其辛散之性较强,芳香透邪,为疏散风热要药,具有较强的发汗作用。

（2）清利头目——风热头痛目赤、咽喉肿痛证:用于风热上攻所致的头痛,目赤多泪,咽喉肿痛,常配菊花、牛蒡子等同用。其芳香通窍,轻扬升浮,疏散上焦风热,清头目而利咽喉。

（3）透疹止痒——麻疹不透,皮肤瘙痒:用于麻疹透发不畅,常与荆芥、蝉蜕等同用。治皮肤瘙痒可以其煎水外洗。

（4）疏肝解郁——肝气郁滞证:用于肝郁气滞所致胸闷、胁痛、月经不调等证,常配柴胡、白芍等同用,如逍遥散。

此外,本品芳香,兼能化湿和中,可用治夏令感受暑湿秽浊之气、脘腹胀痛、呕吐泄泻。

4.用量用法

3～6 g,入汤剂不宜久煎。薄荷叶长于发汗解表,薄荷梗偏于行气和中。

5.使用注意

表虚有汗,阴虚发热者忌用。

（二）牛蒡子（《名医别录》）

牛蒡子为菊科植物牛蒡的成熟果实。主产于东北地区。秋季果实成熟时采收。以粒大、饱满、色灰褐者为佳。生用或炒用。

1.处方用名

牛蒡子、牛子、大力子、鼠粘子。

2.药性特点

辛、苦,寒。归肺、胃经。

3.功效应用

（1）疏散风热——风热表证,温病卫分证:用于风热表证或温病初起,发热、咽喉肿痛等证,常与薄荷、金银花等同用,如银翘散;治风热咳嗽、痰多不畅者,常与桑叶、桔梗等同用。本品发散之力不及薄荷。

（2）透疹止痒——麻疹不透,皮肤瘙痒:用于热毒内盛而致麻疹不透或透而复隐者,常与薄荷、蝉蜕等同用。也用于皮肤瘙痒。

（3）利咽散结——咽喉肿痛:用于风热或热毒所致咽喉肿痛,常配薄荷、桔梗等。其清利咽喉作用不强。

（4）清热解毒——热毒疮疡,痄腮:用于头面部热毒病证,如疮疡肿痛、痄腮,常配连翘、板蓝根等同用,如普济消毒饮。

（5）润肠通便——肠燥便秘:用于火毒内结所致大便不通,可与清热、泻下通便药同用。因其富含油脂,能濡润大肠,通导大便。

4.用量用法

3～10 g。炒用可使其苦寒及滑肠之性略减。

5.使用注意

脾虚便溏者慎用。

(三)蝉蜕(《名医别录》)

蝉蜕为蝉科昆虫黑蚱羽化时脱落的皮壳。主产于山东、河北等地。夏、秋两季拾取。以体轻、完整、色黄亮者为佳。生用。

1.处方用名

蝉蜕、蝉壳、蝉衣、虫衣、虫蜕。

2.药性特点

甘,寒。归肺、肝经。

3.功效应用

(1)疏散风热——风热表证,温病卫分证:用于外感风热、发热咳嗽及温病初起,常配薄荷、连翘等同用。其疏散作用较弱,一般很少作为解表药使用。

(2)透疹止痒——麻疹未透,风疹瘙痒:用于风热外束,麻疹不透,可与牛蒡子、升麻等散风透疹药同用;治风热束表之皮肤瘙痒,常与荆芥、防风等药同用,如消风散。

(3)祛风解痉——肝风内动证:用于小儿惊风及破伤风、小儿夜啼等,单用即可,或与全蝎等配伍使用。其既可祛外风,又能息内风。

(4)退翳明目——目赤翳障:用于肝经风热所致目赤肿痛、眼生翳障,常配菊花、决明子等同用。

(5)利咽开音——咽痛音哑:用于风热或肺热所致的声音嘶哑、咽喉肿痛,可与薄荷、牛蒡子等同用。本品乃开音要药。

4.用量用法

3～10 g。治破伤风用量宜大,常用至 15～30 g。

5.使用注意

《名医别录》有"主妇人生子不下"的记载,故孕妇当慎用。

6.功效比较

薄荷、牛蒡子、蝉蜕均能疏散风热,透疹止痒。薄荷发汗解表作用强,清利头目,疏肝解郁。牛蒡子清热解毒,利咽散结,润肠通便。蝉蜕祛风解痉,退翳明目。三者的区别,薄荷以解表为主,牛蒡子以解毒为主,蝉蜕以解痉为主。

(四)桑叶(《神农本草经》)

桑叶为桑科植物桑的叶。我国各地均有野生或栽培。以安徽、浙江等南方育蚕区产量较大。初霜后采收。以叶片完整、大而厚、色黄绿、质扎手者为佳。生用或蜜炙用。

1.处方用名

桑叶、冬桑叶、霜桑叶、炙桑叶。

2.药性特点

苦、甘,寒。归肺、肝经。

3.功效应用

(1)疏散风热——风热表证,温病卫分证:用于外感风热或温邪犯肺所致发热、咳嗽、咽痒等证,常配菊花、薄荷等同用,如桑菊饮。也用于肺热及燥热伤肺之咳嗽、咯血,常配杏仁、沙参等同用,如桑杏汤、清燥救肺汤。本品疏散风热作用较为缓和。

(2)清肝明目——目赤涩痛,目暗不明:用于风热或肝火上炎所致之目赤肿痛、视物昏花等证,常配菊花、决明子等同用;治疗肝阴不足,视力减退,可配黑芝麻同用,如桑麻丸。

(3)平抑肝阳——肝阳上亢证:用于肝阳上亢所致眩晕、头痛、烦躁易怒等,常与菊花、白芍等同用。本品清肝兼能平肝,作用不强。

4.用量用法

6~12 g。清肝热宜生用,清肺热宜炙用。

(五)菊花(《神农本草经》)

菊花为菊科植物菊的头状花序。主产于浙江、安徽、河南等地。药材按产地和加工方法不同,分为"亳菊""滁菊""贡菊""杭菊"等,以亳菊和滁菊品质最优。由于花的颜色不同,又有黄菊花和白菊花之分。均以花朵完整、颜色新鲜、气清香、少梗叶者为佳。生用。

1.处方用名

菊花、黄菊花、杭菊花、白菊花、甘菊花。

2.药性特点

甘、苦、辛,微寒。归肺、肝经。

3.功效应用

(1)疏散风热——风热表证,温病卫分证:用于外感风热或温邪犯肺发热,咳嗽,常与桑叶相须为用,如桑菊饮。其性能功用与桑叶相似,善治头面部疾病,作用缓和。

(2)清肝明目——目赤肿痛,目暗不明:用于风热或肝火上炎所致的目赤肿痛、视物昏花,常配蝉蜕、决明子等同用;若为肝阴不足、眼目昏花,以白菊花入药为佳,多配枸杞子、地黄等,如杞菊地黄丸。其善清肝热,为明目要药。

(3)平抑肝阳——肝阳上亢证:用于肝阳上亢所致的眩晕、头痛、烦躁易怒,常配白芍、钩藤等同用。若肝火上攻及肝经热盛、热极动风者,可与清肝热、息肝风药同用,如羚角钩藤汤。

(4)清热解毒——疮痈肿毒证:用于热毒痈肿,常与金银花、连翘等清热解毒药同用。内服与外敷均宜,但作用较弱。以夏季热病多用。也可单用泡水饮,预防痱子。

4.用量用法

6~15 g。黄菊花偏于疏风清热,白菊花偏于清肝明目。

5.功效比较

桑叶、菊花均能疏散风热,清肝明目,平抑肝阳,常相须为用,如桑菊饮。桑叶清肺之力为优,多用治肺热、肺燥咳嗽。菊花清肝之力好,多用治肝热头晕目眩,又能清热解毒。

(六)柴胡(《神农本草经》)

柴胡为伞形科植物柴胡或狭叶柴胡的根。分别称"北柴胡"及"南柴胡"。北柴胡主产于河北、河南等地;南柴胡主产于湖北、四川等地。一般认为北柴胡入药为佳。春、秋两季采挖。均以条粗长,须根少者为佳。切段,生用或醋炙用。

1.处方用名

北柴胡(硬柴胡)、南柴胡(软柴胡)、醋炒柴胡、竹叶柴胡。

2.药性特点

苦、微辛,微寒。归肝、胆经。

3.功效应用

(1)解表退热——表证发热,少阳证:用于外感表证发热,无论风热、风寒,皆可使用。治风热表证,发热、头痛等证,可与菊花、薄荷等同用;治伤寒邪在少阳,寒热往来,胸胁苦满,口苦咽干,目眩,用之尤宜,常与黄芩同用,如小柴胡汤。本品性升散而疏泄,有较好的退热作用,乃治少阳病证之要药。

(2)升举阳气——中气下陷证:用于气虚下陷所致内脏下垂,如胃下垂、脱肛、子宫下垂及久泻等证,常配黄芪、升麻等同用,如补中益气汤。本品升提作用好。

(3)疏肝解郁——肝气郁结证:用于肝气郁滞致胸胁或少腹胀痛,情志抑郁,妇女月经失调,痛经等证,常配香附、白芍等同用,如柴胡疏肝散。若肝郁血虚,脾失健运,妇女月经不调,乳房胀痛,胁肋作痛,配伍当归、白芍等同用,如逍遥散。

此外,还可退热截疟,治疗疟疾。

4.用量用法

3～10 g。解表退热宜生用,疏肝解郁宜醋炙,升阳可生用或酒炙用。

5.使用注意

柴胡性升散,故阴虚阳亢、肝风内动、阴亏津少、阴虚火旺者慎用。

6.功效比较

柴胡、薄荷均能发汗解表,用于外感风热表证。薄荷发散作用优于柴胡,均能疏肝解郁,柴胡多用。薄荷能清利头目,透疹止痒。柴胡升举阳气,配黄芩和解少阳。

(七)升麻(《神农本草经》)

升麻为毛茛科多年生草本植物大三叶升麻、兴安升麻或升麻的根茎。主产于辽宁、吉林等地。秋季采挖。均以体大、质坚、外皮黑褐色、断面黄绿色、无须根者为佳。切片、生用或蜜炙用。

1.处方用名

升麻、绿升麻、炙升麻。

2.药性特点

甘、辛,微寒。归肺、脾、胃、大肠经。

3.功效应用

(1)疏散风热——外感表证:用于外感发热,不论风寒、风热,均可使用。因具有升散特性,且发表力弱,解表方中不作为主药。

(2)透发疹毒——麻疹不透:用治麻疹初起,外有风热,内有热毒,疹点透发不畅,常与葛根相须为用,如升麻葛根汤。

(3)升举阳气——中气下陷证:用于中气不足,气虚下陷,症见脘腹重坠作胀、久泻脱肛、胃下垂、子宫下垂、肾下垂等脏器脱垂,多与黄芪、柴胡等药同用,如补中益气汤。本品升提作用好,能引脾胃清阳之气上升。

(4)清热解毒——齿痛口疮,咽喉肿毒,温毒发斑:用于热毒所致口疮等多种病证,常配黄连、石膏同用,如清胃散。本品尤善清解阳明热毒,凡头面部热毒疾病为首选。

4.用量用法

3～6 g。发表透疹、清热解毒宜生用;升阳举陷宜炙用。

5.使用注意

热盛火炎、阴虚阳浮、麻疹已透及喘满气逆者皆忌用。

(郭善同)

第二节　清 热 药

一、清热泻火药

(一)石膏(《神农本草经》)

石膏为含水硫酸钙纤维状结晶聚合体的矿石。主产于湖北、甘肃等地。随时可采挖。以块大、色白、质松、半透明、纵断面如丝者为佳。生用或煅用。

1.处方用名

生石膏、石膏。

2.药性特点

辛、甘,大寒。归肺、胃经。

3.功效应用

(1)清热泻火——温热病气分实热证:用于温热病热入气分的实热证,症见高热、汗出、心烦、口渴、脉洪大有力等,常与知母相须为用,如白虎汤。若热毒壅盛,气血两燔所致之高热,发斑等,配黄连、生地黄等以气血两清,如清瘟败毒饮。本品性大寒,泻火力强,乃治疗热病高热之要药,为清解之品。

(2)清肺胃热——肺热喘咳,胃热牙痛证:用于肺热壅盛之气急喘促、喘咳痰稠者,配麻黄、杏仁等同用,如麻黄杏仁甘草石膏汤;若胃火上炎,牙龈红肿疼痛、出血,或口疮、头痛,配知母、牛膝等,如玉女煎。

4.用量用法

15～60 g,宜打碎入煎。内服宜生用。

5.使用注意

虚寒证忌用。

(二)知母(《神农本草经》)

知母为百合科植物知母的根茎。主产于河北、山西等地。春秋两季采挖入药。以肥大、坚硬、断面黄白色者为佳。生用或盐水炙用。

1.处方用名

知母、肥知母、毛知母、知母肉。

2.药性特点

苦、甘,寒。归肺、胃、肾经。

3.功效应用

(1)清热泻火——温热病气分实热证:用于温热病热入气分的实热证,症见高热、汗出、心烦、口渴、脉洪大等,常配石膏相须为用,如白虎汤。

(2)清肺胃热——肺热咳嗽,胃热口渴证:用于肺热咳嗽、痰黄黏稠,常与清化热痰药同用;若阴虚燥咳,宜与养阴润燥药配伍;若胃热口渴,与石膏、麦冬等药同用,如玉女煎;若消渴病,常与山药、黄芪等同用,如玉液汤。

（3）滋阴润燥——肾阴不足、虚火亢旺证：用于阴虚火旺所致骨蒸潮热、盗汗、遗精、心烦等，配黄柏、熟地黄等，如知柏地黄丸。其善于退虚热，泻肾火以达到坚阴之目的。

4.用量用法

5～15 g。用盐水炒者，加强其入肾的作用。

5.使用注意

虚寒证不宜。因其性寒滋润，脾虚便溏者尤应忌用。

6.功效比较

石膏、知母均清热泻火，清肺胃热。石膏泻火力强，治肺热喘息，兼有透达之性，为清解之品，煅后外用收敛生肌。知母滋阴润燥，清肺热治咳嗽，清退虚火，为清润之品。

（三）芦根（《名医别录》）

芦根为禾本科多年生草本植物芦苇的地下茎。全国各地均产。春末、夏初及秋季采挖。以条粗壮、表面黄白色、有光泽、无须根、体轻质韧、不易折断者为佳。生用。

1.处方用名

芦根、鲜芦根。

2.药性特点

甘，寒。归肺、胃经。

3.功效应用

（1）清热生津——温热病气分实热证：用于气分热证所致发热、汗出、烦渴，常与麦冬汁、藕汁等药配伍，如五汁饮。若温热毒邪壅于肺胃之小儿痘疹，透发不畅者，可用芦根清肺胃，生津液，促使痘疹透发。本品入气分，作用缓和，无恋邪之弊，多作辅助药。

（2）清泻肺热——肺热咳嗽：用于肺热、痰热咳嗽、咳痰黄稠及风热感冒咳嗽，其与金银花、桑叶等配伍，如银翘散、桑菊饮。

（3）清胃止呕——胃热口渴、呕逆：用于胃热伤津之口渴多饮；或胃热上逆之呕逆。本品善清胃热，作用平和。

（4）祛痰排脓——肺痈吐脓：用于肺痈咳吐脓血、胸痛、痰涎腥臭等，可配冬瓜仁、薏苡仁等同用，如苇茎汤。

（5）利尿——湿热淋证，水肿：用于湿热淋证及湿热水肿，多与其他利尿通淋药或利水退肿药同用。本品性走下，作用较平和。

芦苇的嫩茎称为苇茎或芦茎，其性能、功用、用量用法均与芦根相同，然苇茎更长于清肺排脓，多用于肺痈。芦根长于生津止渴，苇茎长于清透肺热，药肆中多无苇茎供应，可以芦根代之。

4.用量用法

15～30 g，鲜品 30～60 g；或捣取汁服。

5.使用注意

虚寒证慎用。

（四）天花粉（《神农本草经》）

天花粉为葫芦科植物栝楼或日本栝楼的块根。主产于河南、山东等地。秋冬两季采挖。以质坚实、断面白色或淡黄色、富粉性者为佳。生用或用鲜品。

1.处方用名

天花粉、花粉、瓜蒌根。

2.药性特点

甘、微苦,微寒。归肺、胃经。

3.功效应用

(1)清热生津——温病气分热证,烦渴:用于温热病气分热盛伤津口渴者,常与石膏、知母等药同用。若胃热口渴、消渴,可单用。治消渴病,与黄芪、山药等药同用,如玉液汤。

(2)清泻肺热——肺热燥咳证:用于燥热伤肺,干咳或痰少而黏或痰中带血等证,常与清肺润燥及养肺阴药沙参、麦冬等同用,如沙参麦冬汤。

(3)活血排脓——疮痈肿毒:用于热毒炽盛,瘀血阻滞之疮疡红肿热痛者,内服、外敷均可,治疮痈脓成难溃者,配伍金银花、白芷等,如仙方活命饮。本品可促使脓液排除,未成脓者可使之消散,已成脓者可使之排脓。也用于跌打损伤肿痛。

4.用量用法

10～15 g。外用适量。

5.使用注意

虚寒证忌用。不宜与乌头类药材同用。

6.功效比较

芦根、天花粉均能清热泻火,生津止渴。芦根清肺排脓,清胃止呕,清热利尿,清肺透疹,为治肺痈的常用药物。天花粉清肺热善治燥咳,清热力弱于芦根,生津力胜于芦根,又能活血排脓。

(五)竹叶(《名医别录》)

竹叶为禾本科木本植物淡竹的叶。其卷而未放的幼叶,称竹叶卷心。产于长江流域各省。随时可采,宜用鲜品。

1.处方用名

竹叶。

2.药性特点

甘、淡,寒。归心、胃、小肠经。

3.功效应用

(1)清热除烦——热病烦渴:用于热病伤津,烦热口渴,常配石膏、知母等同用,如清瘟败毒饮。若配人参、麦冬等用,可治热病后期,余热未清,气津两伤之证,如竹叶石膏汤。并能凉散上焦风热,配金银花、连翘等,可用治外感风热、烦热口渴,如银翘散。

(2)利尿通淋——口疮尿赤:用于心火上炎之口舌生疮或心热下移于小肠之小便短赤涩痛,常配木通、生地黄等同用,如导赤散。其上清心火,下利小便。

竹叶卷心清心泻火作用更强,用于温病热陷心包,神昏谵语之证,常配莲子心、连翘心等同用。

4.用量用法

6～15 g;鲜品 15～30 g。

5.使用注意

阴虚火旺、骨蒸潮热者忌用。

6.功效比较

竹叶、淡竹叶均甘、淡,寒。能清热除烦,用于热病心烦、口渴,对于心火旺盛之口舌生疮者常使用。利尿通淋,用于火盛下移之热淋涩痛、小便不利。竹叶为禾本科植物淡竹或苦竹的叶,长于清心胃热,兼能凉上焦风热。淡竹叶为禾本科植物淡竹叶的地上部分,长于通淋用于湿热淋证等,如小蓟饮子。

(六)栀子(《神农本草经》)

栀子为茜草科植物栀子的成熟果实。主产于长江以南各地。9～11月采收成熟果实。以个小、完整、皮薄、饱满、色红黄者为佳。生用或炒焦用。

1.处方用名

栀子、生栀子、栀子炭、山栀子。

2.药性特点

苦,寒。归心、肝、胃、肺经。

3.功效应用

(1)泻火除烦——热病心烦证:用于热病烦热、躁扰不宁、睡眠不安等,配淡豆豉,如栀子豉汤。症重者,若高热烦躁,神昏谵语,可与黄连、黄芩等药配伍同用,如清瘟败毒饮。若肝郁火热之口苦目赤等,配黄芩、龙胆草等,如龙胆泻肝汤。

(2)清热解毒——火毒疮疡证:用于多种热毒病证,如疮疡肿痛,常与黄连、黄芩等同用,如黄连解毒汤。

(3)凉血止血——血热出血证:用于血热妄行之吐血、衄血、咯血及尿血等,配侧柏叶、茜草等,如十灰散。

(4)清利湿热——湿热黄疸,淋证:用于肝胆湿热郁结不解所致黄疸,配茵陈、大黄同用,如茵陈蒿汤;若膀胱湿热所致之小便短赤涩痛、淋沥不尽等,配车前子、瞿麦等,如八正散。

4.用量用法

5～15 g。生用,偏于清热;炒用降低苦寒之性,炒炭专于凉血止血。外用适量。

5.使用注意

虚寒证不宜。脾虚便溏者忌用。

(七)夏枯草(《神农本草经》)

夏枯草为唇形科植物夏枯草的果穗。我国各地均产。夏季果穗半枯时采收。以穗大、色棕红、摇之作响、体轻柔、不易破裂者为佳。生用。

1.处方用名

夏枯草、夏枯球。

2.药性特点

苦、辛,寒。归肝经。

3.功效应用

(1)清肝明目——肝热目赤肿痛:用于肝火上炎,症见目赤肿痛、畏光流泪,头痛眩晕等证,可单用;若与菊花、决明子等清肝明目药配伍,则疗效更佳。治肝虚目珠疼痛,入夜加剧者,可与滋养肝阴、肝血之品同用。

(2)散结消肿——瘰疬、瘿瘤:用于肝郁化火,灼津为痰,痰火郁结而致瘰疬,瘿瘤,乳癖等,多与消痰散结药配伍。以单味煎汤熬膏,内服外敷均可。无论瘰疬已溃未溃,都可使用。

4.用量用法

10～15 g。可单用熬膏长期服用。

5.使用注意

虚寒证慎用。

(八)决明子(《神农本草经》)

决明子为豆科植物决明或小决明的成熟种子。我国各地均有栽种。秋季果实成熟时采收。以颗粒饱满、色绿棕者为佳。生用或微炒用。

1.处方用名

决明子、草决明。

2.药性特点

苦、甘、微寒。归肝、大肠经。

3.功效应用

(1)清肝明目——肝热目疾:用于风热目疾、肝虚目疾、肝火目疾等证。治肝火上攻、目赤肿痛、畏光多泪或目生翳膜等证,常配车前子、青葙子等同用。治风热目疾,常配菊花、蔓荆子。治肝虚失养、视物昏暗等证,常配枸杞子、菟丝子等。也可用于肝阳上亢所致头晕目眩等证。其善于清肝热,乃治目疾要药。

(2)润肠通便——肠燥便秘:用于肠燥便秘,习惯性便秘等。目赤肿痛而兼有便秘者用之尤为适宜。其富含油脂,润燥滑肠,尤宜于老年人肠燥便秘。

4.用量用法

10～15 g。入煎剂久煎可使结合型蒽醌类成分破坏而通便之力减弱,故治便秘证不宜久煎,并以生品为宜。入丸、散剂更佳。

5.使用注意

虚寒证,尤其是脾虚便溏者忌用。

6.功效比较

决明子、夏枯草均能清肝明目。决明子长于清热明目,为眼科要药,兼能润肠通便。夏枯草长于散结消肿,善治痰火郁结之瘰疬、痰核、瘿瘤等。

二、清热燥湿药

(一)黄芩(《神农本草经》)

黄芩为唇形科植物黄芩的根。主产于河北、山西等地。春秋两季采挖。以条长、质坚实、色黄者为佳。生用、炒用或酒炙用。

1.处方用名

黄芩、条芩、子芩、酒芩、枯芩、片芩、黄芩炭。

2.药性特点

苦,寒。归肺、胃、胆、大肠经。

3.功效应用

(1)清热燥湿——湿热病证:用于湿温、暑湿、淋证、泻痢、黄疸等多种湿热病证。若湿热蕴结,湿热郁阻气分,身热不扬、胸脘痞闷、恶心呕吐,舌苔黄腻等,与滑石、通草等同用,如黄芩滑石汤。若湿热郁阻少阳胆经,与茯苓、陈皮等药同用,如蒿芩清胆汤。治湿热泻痢,可配黄连同用,如葛根黄芩黄连汤、芍药汤。

(2)泻火解毒——痈肿疮毒,热病高热证:用于痈肿疮毒,热病高热,常配黄连等同用,如黄连解毒汤,也用于热毒壅盛咽喉肿痛,多与山豆根、桔梗等配伍。本品解毒作用好。

(3)清泻肺热——肺热咳嗽:用于肺热壅遏、咳嗽痰黄等证,单用有效。若与清泻肺热药或止咳、化痰药胆南星、瓜蒌配伍,则可增强其作用,如清气化痰丸。本品尤善清肺火。

(4)清热止血——热病出血证:用于热盛迫血妄行所致的吐血、衄血、便血、尿血及崩漏等,单用有效。取其止血需炒炭。

(5)清热安胎——胎热不安:用于妊娠热盛,下扰血海,迫血妄行或热伤胎气而胎漏下血、胎动不安呕吐者。

4.用量用法

5～15 g。生用清热燥湿力强,安胎多炒用;止血炒炭用;酒炒,取其上行而清肺热。

5.使用注意

虚寒证忌用。

(二)黄连(《神农本草经》)

黄连为毛茛科植物黄连、三角叶黄连或云连的根茎。黄连主产于四川、湖北,三角叶黄连主产于四川洪雅、峨眉,云连主产于云南等地。秋季采挖。以粗壮、坚实、断面红黄色者为佳。生用或姜炙、酒炙后用。

1.处方用名

黄连、川黄连、川连、鸡爪黄连、雅连。

2.药性特点

苦,寒。归心、胃、大肠、肝经。

3.功效应用

(1)清热燥湿——湿热病证:用于湿热泻痢、湿疹、湿疮,尤以治痢之功显著,为治痢要药,如香连丸、葛根黄芩黄连汤、白头翁汤。本品苦寒之性重,尤长于祛中焦湿热,力胜于黄芩、黄柏等同类功效相近的药物。

(2)泻火解毒——痈肿疮毒,热病高热证:用于火毒上攻痈肿疮毒、咽喉肿痛及口舌生疮等,温热病之高热心烦、神昏谵语等,配黄柏、栀子等,如黄连解毒汤。也用于火盛迫血妄行之吐血、衄血等,配大黄、黄芩等,如泻心汤。本品尤善治热毒病证。

(3)清胃止呕——胃热呕吐证:用于胃火炽盛所致的多种病证。治胃热呕吐、牙龈红肿、出血等,常配石膏、升麻等药同用,如清胃散;若为肝火横逆犯胃之呕吐吞酸,可配吴茱萸,如左金丸。其清胃热作用较强。

(4)清心除烦——热病心烦:用于心火亢盛之烦躁不眠,配黄芩、阿胶等,如黄连阿胶汤。

4.用量用法

2～10 g。生用清热力较强,炒用能降低其苦寒性,姜汁炙多用于清胃止呕,酒炙多用于上焦热证。外用适量。

5.使用注意

虚寒证忌用。本品苦燥性较强,过用久服易伤脾胃及阴津。

6.功效比较

黄连、芦根均能清胃止呕,清热泻火。黄连止呕作用强,又能清热燥湿,泻火解毒,清心除烦。芦根又能生津止渴,透疹,清肺排脓。

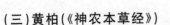

(三)黄柏(《神农本草经》)

黄柏为芸香科植物黄檗或黄皮树除去栓皮的树皮。前者称关黄柏,主产于辽宁、吉林等地;后者称川黄柏,主产于四川、贵州等地。以皮厚、断面色黄、嚼之有黏性者为佳。生用或盐水炙后用。

1.处方用名

黄柏、关黄柏、川黄柏。

2.药性特点

苦,寒。归肾、膀胱、大肠经。

3.功效应用

(1)清热燥湿——湿热病证:用于黄疸、痢疾、淋证、带下、湿疹、湿疮等。治湿热黄疸,与栀子同用,如栀子柏皮汤;治湿热痢疾,配伍黄连、白头翁等,如白头翁汤;治湿热下注所致的妇女带下黄浊臭秽、阴痒、阴肿,配车前子、山药等,如易黄汤;若下部湿疹、湿疮或足膝红肿热痛、下肢痿弱等证,常与苍术同用,如二妙散。其以清除下焦湿热见长。

(2)泻火解毒——痈肿疮毒,热病高热证:用于痈肿疮毒,又常与黄连、黄芩同用,如黄连解毒汤。也用于热病高热、神昏谵语等。本品解毒作用与黄连相似力稍逊。

(3)清退虚热——阴虚火旺证:用于肾阴不足、虚火上炎、五心烦热、潮热盗汗、遗精等证,且常与知母相须为用,如知柏地黄丸。本品走下焦,其长于泻肾火,降火以坚阴。

4.用量用法

6～10 g,外用适量。生用清热燥湿,泻火解毒;盐水炙清泻肾火,清退虚热。

5.使用注意

虚寒证忌用,过用久服易伤脾胃。

三、清热解毒药

(一)金银花(《名医别录》)

金银花为忍冬科藤本忍冬、红腺忍冬、山银花或毛花柱忍冬的干燥花蕾或初开的花。主产河南、山东等地。夏初花开放前采摘。以花蕾初开、完整、色黄白、肥大者为佳。生用或制成露剂使用。

1.处方用名

金银花、二花、银花、忍冬花。

2.药性特点

甘,寒。归肺、心、胃、大肠经。

3.功效应用

(1)清热解毒——疮痈肿毒证:用于热毒证,如疮疖、疔毒、痈肿等,配伍蒲公英、野菊花等同用,如五味消毒饮。治疮痈初起,红肿热痛,常与清热解毒、活血散结之天花粉、当归等配伍,如仙方活命饮。治咽喉肿痛,不论热毒内盛或风热外袭者,均可使用。若治温热病热入气分或热入营血、高热神昏、斑疹吐衄者,配牡丹皮、生地黄等以透营转气,如清营汤。本品解毒作用好,为疮痈要药。

(2)疏散风热——风热表证,温病初起证:用于外感风热或温病初起,头痛、发热、口渴、咽痛,常与连翘相须为用,如银翘散。也用于外感温热病的各个阶段。本品善走表,其气味芳香,轻宣

383

疏散,乃治疗风热表证要药。

(3)凉血止痢——热毒痢疾:用于热毒痢疾、大便脓血者,可单用本品浓煎频服或配伍清热燥湿药白头翁、黄连等以增强作用。

(4)清解暑热——暑热烦渴:用于暑热烦热口渴及小儿热疖、痱子等病证。本品多经蒸馏制成金银花露使用。

4.用量用法

10～15 g。清热解毒、疏散风热多用生品;凉血止痢,多炒炭用。金银花露可以作为小儿夏季的清凉饮料。

5.使用注意

气虚疮疡脓清者忌用。

(二)连翘(《神农本草经》)

连翘为木犀科连翘的果实。主产于东北、华北、长江流域等地。秋季果实初熟尚带绿色时采收,称"青翘";果实熟透时采收,称"黄翘"或"老翘"。种子作"连翘心"用。青翘以色青绿、不开裂、无枝梗为佳;黄翘(老翘)以色黄、瓣大、壳厚、无种子者为佳。生用。

1.处方用名

连翘、青连翘、黄连翘、连翘壳。

2.药性特点

苦、微辛,寒。归心、肺、小肠经。

3.功效应用

(1)清热解毒——疮痈肿毒:用于疮痈红肿热痛,常与蒲公英、金银花等同用。治疮疡红肿溃烂、脓出不畅,则与清热排脓之天花粉、皂角刺等同用。治热邪内陷心包,高热、烦躁、神昏等证,常与莲子心、竹叶卷心配伍,如清宫汤。本品解毒作用好,长于清泻心火,有"疮家圣药"之称。

(2)疏散风热——风热表证,温病初起证:用于外感风热或温病初起所致头痛发热、口渴、咽痛,常与金银花同用,也用于温热病卫、气、营、血各个阶段的多种证候,如主治风热表证的银翘散、主治营分证的清营汤。本品功用与金银花相似。

(3)消肿散结——瘰疬、痰核:用于痰火郁结所致瘰疬、痰核,常与夏枯草、浙贝母等同用。本品散结作用好。

(4)清热利尿——热淋涩痛:用于湿热壅滞所致之小便不利或淋沥涩痛,多与车前子、竹叶等药配伍。

4.用量用法

10～15 g。

5.使用注意

气虚疮疡脓清者不宜用。

(三)蒲公英(《新修本草》)

蒲公英为菊科多年生草本植物蒲公英或同属数种植物的全草。全国各地均有分布。夏至秋季花初开时采收。以叶多、灰绿、根完整、花黄、无杂质者为佳。生用或鲜用。

1.处方用名

蒲公英、黄花地丁。

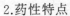

2.药性特点

苦、甘,寒。归肝、胃经。

3.功效应用

(1)清热解毒——热毒疮疡证:用于热毒壅盛所致疮疡肿毒,视为要药,常与清热解毒药金银花、紫花地丁等同用,如五味消毒饮;也用治咽喉肿痛,多与板蓝根、玄参等配伍。

(2)消痈散结——乳痈、内痈:用于乳痈初起,红肿坚硬、脓尚未成者,有显著疗效。既可单用内服,也可鲜品捣汁内服,渣敷患处。也治内痈,如肠痈、肺痈。本品善消痈,尤为治乳痈要药。

(3)清利湿热——湿热黄疸、热淋:用于湿热黄疸,常与利湿退黄药茵陈蒿、大黄等同用。治热淋涩痛,常与利水通淋药金钱草、车前子等同用。

4.用量用法

10～30 g;鲜品加倍。外用鲜品适量捣敷或煎汤熏洗患处。

5.使用注意

大量可致缓泻。

6.功效比较

蒲公英、菊花均能清热解毒,用于各种热毒疮疡病证。尤其是均可治疗眼目疾病,但清热解毒作用蒲公英强。蒲公英善治多种热毒病证,尤为消痈要药,对于乳痈效果尤佳,兼能清利湿热,用于湿热小便淋涩。菊花乃清肝明目要药,又能疏散风热、平肝明目。

(四)鱼腥草(《名医别录》)

鱼腥草为三白草科植物蕺菜的地上部分。主产于长江以南各省。夏季茎叶茂盛花穗多时采收。以茎叶完整、色灰绿、有花穗、鱼腥气浓者为佳。切段生用。

1.处方用名

鱼腥草、蕺菜。

2.药性特点

辛,微寒。归肺经。

3.功效应用

(1)消痈排脓——肺痈,肺热咳嗽证:用于肺痈咳吐脓血,常与清热排脓药桔梗、芦根等同用。治肺热咳嗽、痰黄黏稠,多与清热化痰药桑白皮、瓜蒌等同用。乃治疗肺痈要药。

(2)清热解毒——热毒疮痈证:用于热毒疮痈、红肿热痛或热盛脓成,可单用本品内服,或与清热解毒药蒲公英、连翘等同用;也可用鲜品捣烂外敷。

(3)利尿通淋——湿热淋证:用于热淋小便涩痛,常配伍利尿通淋药车前子、金钱草等同用;还可用治湿热所致的带下、泻痢、黄疸等多种湿热证。

4.用量用法

15～30 g,鲜品 60～100 g。外用适量。

5.使用注意

本品含挥发油,不宜久煎。

(五)马勃(《名医别录》)

马勃为灰包科真菌脱皮马勃、大马勃或紫色马勃的干燥子实体。夏、秋两季子实体成熟时采收。除去外层硬皮,生用。

1.处方用名

马勃。

2.药性特点

辛,平。归肺经。

3.功效应用

(1)清热利咽——咽喉肿痛,咳嗽失音:用于风热及肺火所致咽喉肿痛、咳嗽、失音,常与射干、山豆根同用。

(2)止血——吐血衄血,外伤出血:用于上部出血病证,如吐血、衄血等,可单用。也用治外伤出血,可用马勃粉撒敷伤口。

4.用量用法

1.5～6 g,布包煎。或入丸、散。外用适量。

5.使用注意

风寒伏肺咳嗽失音者禁服。

6.功效比较

射干、马勃、山豆根均清热解毒,利咽消肿,用于咽喉肿痛、咳嗽失音,为喉科常用之品。山豆根力量最强,射干次之,马勃更次。射干降气消痰。马勃质轻、止血,用于外伤出血证。山豆根清热散肿力强,能治牙龈肿痛,现用其治疗癌症。

(六)射干(《神农本草经》)

射干为鸢尾科多年生草本植物射干的根茎。主产于湖北、河南等地。春初刚发芽或秋末茎叶枯萎时采挖。以干燥、肥壮、断面色黄、无根须及泥土者为佳。生用。

1.处方用名

射干、乌扇。

2.药性特点

苦,寒。归肺经。

3.功效应用

(1)解毒利咽——咽喉肿痛证:用于热毒壅盛之咽喉肿痛,可单味应用,也可与解毒利咽之品配伍,或与黄芩、桔梗等同用。治外感风热,咽痛音哑,常与发散风热药牛蒡子、蝉蜕等同用。为治疗咽喉肿痛的常用药,尤宜于热毒或肺热兼见痰浊阻滞者。《本草纲目》称为"治喉痹咽痛为要药"。

(2)清热祛痰——痰壅咳喘证:用于肺热咳喘,痰稠色黄,常与清肺化痰之品配伍;若治寒痰咳喘,须与温肺祛痰、止咳平喘之细辛、麻黄等配伍,如射干麻黄汤。

4.用量用法

6～10 g。

5.使用注意

脾虚便溏者慎用。孕妇忌用。

6.功效比较

射干、牛蒡子均能清热解毒、利咽,用于咽喉肿痛、喉痹。牛蒡子能宣能降,能清能透,以风热袭于咽喉肿痛为宜。射干专于降泄,善于消痰,以痰热壅盛咽喉肿痛为宜。

(七)大青叶(《名医别录》)

大青叶为十字花科植物菘蓝的叶片。主产于河北、陕西等地。夏、秋两季分2~3次采收。以身干、叶大完整、色黯灰绿、无枝梗杂质者为佳。生用。

1.处方用名

大青叶、鲜大青叶。

2.药性特点

苦,大寒。归心、肺、胃经。

3.功效应用

(1)清热解毒——热毒疮肿,风热表证:用于温热病各个阶段病证及风热表证。治温病初起,邪在卫分或外感风热之发热头痛、口渴咽痛等,可与金银花等同用,也用于热毒病证,如痄腮、丹毒、口疮、咽痛,常与清热凉血、泻火解毒之品同用。本品解毒作用强。

(2)凉血消斑——温热病证:用于温病热入营血或气血两燔之高热、神昏、发斑、发疹,常配清热凉血药。治瘟毒上攻之痄腮、喉痹,可与清热解毒之金银花、大黄等配伍同用。

4.用量用法

10~15 g。鲜品30~60 g。外用适量。

5.使用注意

脾胃虚寒者忌用。

(八)板蓝根(《新修本草》)

板蓝根为十字花科植物菘蓝的根。主产于河北、陕西等地。秋季采挖。以根平直粗壮均匀、体实、粉性大者为佳。晒干,生用。

1.处方用名

板蓝根。

2.药性特点

苦,寒。归肺、心、胃经。

3.功效应用

(1)清热解毒——热毒疮肿,风热表证:用于温热病各个阶段病证及风热表证。对于发热、咽痛较甚者尤为适宜。若治温病气血两燔或热入营血、高热、发斑等证,常与清热解毒、凉血消斑之品配伍同用;用于丹毒、痄腮、大头瘟疫,常与解毒消肿之连翘、牛蒡子等同用,如普济消毒饮。

(2)凉血利咽——温热病证,咽喉肿痛:用于心胃火毒炽盛之咽喉肿痛、口舌生疮等,治大头瘟疫、头面红肿、咽喉不利,功用与大青叶相似,但大青叶长于凉血消斑。本品善解咽部毒证。

4.用量用法

10~15 g。

5.使用注意

脾胃虚寒者忌用。

(九)青黛(《药性论》)

青黛为爵床科植物马蓝、蓼科植物蓼蓝或十字花科植物菘蓝的叶或茎叶经加工制得后的干燥粉末或团块。主产于福建、云南等地。以福建所产品质最优,称"建青黛"。以粉细、色蓝、质轻而松、能浮于水面、燃烧时呈紫红色火焰者为佳。

1.处方用名

青黛。

2.药性特点

苦、咸,寒。归肝、肺经。

3.功效应用

(1)凉血消斑——温毒发斑,血热出血证:用于温热病温毒发斑。也治血热妄行之吐血、衄血等,轻者单用,水调服;重者与凉血止血药中生地黄、白茅根等配伍。其作用与大青叶、板蓝根相似,但解热作用较逊。

(2)清热解毒——痄腮,咽痛口疮,疮肿:用于痄腮肿痛,可单用以醋调涂患处。治咽痛口疮,可与清热解毒之板蓝根、甘草同用;治热毒疮肿,多与解毒消疮之蒲公英、紫花地丁等同用。本品解毒作用类似于板蓝根。

(3)清肝泻火——肺热咳嗽咯血:用于肝火犯肺之咳嗽胸痛、咯血或痰中带血等证,多与海蛤壳同用,如黛蛤散;也用于小儿惊风抽搐,多与息风止痉之品配伍同用。本品长于泻肝火,兼泻肺热。

4.用量用法

内服 1.5～3 g。本品难溶于水,不宜入汤剂,一般作散剂冲服,或入丸剂服用。外用适量,干撒或调敷。

5.使用注意

虚寒病证不宜。

6.功效比较

大青叶、板蓝根、青黛三者大体同出一源,功效也相近,既走气分,又入血分。皆能清热解毒、凉血消斑,用于热入气分之高热烦渴,神昏及热邪内陷血分之热毒发斑,或因热毒亢盛所致的咽喉肿痛、口疮、丹毒、疮疡痈疖肿痛等。相比较而言,大青叶凉血消斑作用强,凡血分热毒证为要药,善解心胃热毒,较偏于散,可治斑毒口疮。板蓝根解毒利咽效著,善治咽喉肿痛,头面诸毒,为咽痛要药,常用于感冒、肝病引起的各种不适。青黛清泻肝火,用于肝火犯肺,痰中带血的咯血证。

(十)紫花地丁(《本草纲目》)

紫花地丁为堇菜科植物紫花地丁的全草。产于长江下游至南部各地。春、秋两季采收。以叶整、色绿、根黄、无杂质者为佳。鲜用或晒干生用。

1.处方用名

紫花地丁、地丁。

2.药性特点

苦、辛,寒。归心、肝经。

3.功效应用

(1)清热解毒——热毒疮疡证:用于热毒炽盛兼血热壅滞所致疮痈肿毒,可单用鲜品捣汁内服,以渣外敷。治热毒疮痈,常与金银花、蒲公英等同用,如五味消毒饮。也治乳痈、肠痈等。其解毒作用类似于蒲公英,为痈肿疔毒通用之药。

(2)消肿散结——疔毒、内痈:用于血热壅滞所致疔毒,可单用内服或用鲜品捣汁内服,渣敷患处;也治内痈,如肠痈、肺痈。也用于咽喉肿痛、痢疾、肝热目赤肿痛、毒蛇咬伤等。本品尤为治疗疮要药。

4.用量用法

15～30 g。外用鲜品适量,捣烂敷患处。

5.功效比较

蒲公英、紫花地丁均能清热解毒,为治疮痈肿痛的要药。蒲公英消痈散结,利湿通淋,乃乳痈要药。紫花地丁善治疔毒,兼能解蛇毒。

四、清热凉血药

(一)生地黄(《神农本草经》)

生地黄为玄参科植物地黄的块根。主产于河南、河北等地,以河南出产的品质最佳。秋季采收,鲜用者称"鲜地黄"。以块大、体质量、断面乌黑油润者为佳。

1.处方用名

生地黄、鲜地黄、干地黄、干生地、生地炭。

2.药性特点

甘、苦,寒。归心、肝、胃、肾经。

3.功效应用

(1)清热凉血——温热病热入营血证:用于温热病热入营血之身热夜甚、口干、神昏舌绛、吐衄便血、斑疹紫黯,常与玄参、金银花等同用,如清营汤。也常与赤芍、牡丹皮等同用,如清热地黄汤。若治热病后期,余热未清,阴分已伤,夜热早凉,多与青蒿、鳖甲等同用,如青蒿鳖甲汤。本品为清热凉血要药。

(2)养阴生津——阴虚证:用于热病伤津,烦渴多饮,常与养阴生津之沙参、麦冬等配伍,如益胃汤。治内热消渴,热伤津液,大便秘结,常与玄参、麦冬配伍,如增液汤。本品退虚热,生津作用很好。

(3)止血——血热出血证:治血热吐血衄血,便血崩漏,常与鲜荷叶、生侧柏叶同用,如四生丸。

4.用量用法

10～30 g。鲜品用量加倍,鲜品可捣汁入药;清热凉血力更强;止血宜炒炭。

5.使用注意

脾虚大便溏薄者不宜用。

6.功效比较

生地黄、知母均能清热滋阴润燥,既治实热,又退虚热。生地黄以凉血为主,为清热凉血要药,养阴生津力优,炒炭可以止血。知母以泻火为主,以清泻肺胃火热病证为宜,也能泻肾火。

(二)玄参(《神农本草经》)

玄参为玄参科植物玄参的根。主产于我国长江流域等地。冬季茎叶枯萎时采挖。以枝条肥大、皮细而紧、质坚实、肉色乌黑者为佳。生用。

1.处方用名

玄参、元参、黑玄参、黑元参。

2.药性特点

甘、苦、咸,寒。归心、肺、胃、肾经。

3.功效应用

(1)清热凉血——温热病热入营血证:用于温热病热入营血,身热口干、神昏舌绛,常与清营凉血之生地黄、连翘配伍,如清营汤。若治热入心包,神昏谵语,常配清心泻火之莲子心、竹叶卷心等,如清宫汤。治温热病气血两燔,身发斑疹,常配石膏、知母等同用,如化斑汤。

(2)养阴生津——阴虚证:用于阴虚劳嗽咯血,常配百合、川贝母等同用,如百合固金汤。治阴虚发热、骨蒸劳热,多与清虚热、退骨蒸之品知母、地骨皮等同用。治内热消渴,可配麦冬、五味子等同用。治津伤便秘,常与生地黄、麦冬同用,如增液汤。

(3)泻火解毒——咽喉肿痛,疮痈证:用于咽喉肿痛,无论热毒壅盛,还是虚火上炎所致者,均可使用。治热毒壅盛,咽喉肿痛,可与板蓝根、牛蒡子等配伍,如普济消毒饮。若治痈疮肿毒,常与金银花、连翘等同用。用于脱疽证,配金银花、当归等,如四妙勇安汤。

(4)软坚散结——瘰疬,结核:用于痰火郁结之瘰疬等,配浙贝母、牡蛎等,如消瘰丸。本品咸寒软坚,对于赘生物有效果。

4.用量用法

10~15 g。

5.使用注意

脾虚大便溏薄者不宜用。反藜芦。

(三)牡丹皮(《神农本草经》)

牡丹皮为毛茛科植物牡丹的根皮。主产于安徽、河南等地。秋季采挖。以条粗、皮厚、断面色白、粉性足、香气浓、结晶物多者为佳。生用或酒炙用。

1.处方用名

牡丹皮、粉丹皮、丹皮、丹皮炭。

2.药性特点

苦、辛,微寒。归心、肝、肾经。

3.功效应用

(1)清热凉血——温热病热入血分证:用于热入血分,斑疹吐衄,常与清热凉血之水牛角、生地黄等同用,如清热地黄汤。若治血热妄行之吐血、衄血等证,则与凉血止血药侧柏叶、茜草等配伍,如十灰散。本品入血分,凉血不留瘀,活血不妄行,为治温热病热入血分证的常用药。

(2)活血化瘀——瘀血证:用于瘀滞经闭、痛经、月经不调、癥瘕积聚、跌打损伤等多种瘀血证,因性寒,对血瘀血热者最宜。治癥瘕积聚,常与活血消癥之桂枝、桃仁等同用,如桂枝茯苓丸。

(3)清退虚热——虚热证:用于温热病后期,余热未尽,阴液已伤,夜热早凉,骨蒸无汗或低热不退等,常与青蒿、鳖甲等同用,如青蒿鳖甲汤;若治阴虚内热,骨蒸潮热、盗汗等证,则与滋阴清热之品知母、黄柏等配伍。

(4)消散痈肿——肠痈,疮疡:用于肠痈腹痛,常与大黄、桃仁等同用,如大黄牡丹皮汤。治疗疮疡,多与清热解毒药金银花、蒲公英等同用。

4.用量用法

6~12 g。清热凉血宜生用;活血散瘀宜酒炙用。

5.使用注意

孕妇及月经过多者不宜用。

五、清虚热药

(一)青蒿(《神农本草经》)

青蒿为菊科植物黄花蒿的地上部分。全国大部分地区有产。以身干、色青绿、质嫩、未开花、香气浓郁者为佳。鲜用或生用。

1.处方用名

青蒿、香青蒿。

2.药性特点

苦、辛,寒。归肝、胆、肾经。

3.功效应用

(1)清退虚热——虚热证:用于肝肾阴虚,虚火内扰所致的骨蒸潮热、五心烦热、盗汗等,常与鳖甲、知母、地骨皮等同用,如清骨散。本品乃退虚热要药。

(2)凉血除蒸——温病伤阴,夜热早凉:用于热病后期,余热未清,邪伏阴分所致的夜热早凉、热退无汗或低热不退等,常与鳖甲、牡丹皮等同用,如青蒿鳖甲汤。本品辛香透散,长于清透阴分伏热。

(3)解暑——暑热外感证:用于暑天外感,发热烦渴、头痛头昏,常与连翘、西瓜翠衣等同用;也用于外感暑湿所致之寒热起伏、恶心脘闷等,配黄芩、茯苓等,如蒿芩清胆汤。本品善解暑。

(4)截疟——疟疾寒热:用于缓解疟疾发作时的寒战壮热。临证时,可用大量鲜青蒿绞汁服用;或与草果、柴胡等药同用。本品乃治疗疟疾要药。

4.用量用法

6～12 g。不宜久煎。鲜品加倍,可绞汁服。用于截疟,可用至 60 g。

5.使用注意

脾胃虚弱、肠滑者忌服。不宜久煎。

(二)地骨皮(《神农本草经》)

地骨皮为茄科植物枸杞的根皮。南北各地均产。春初或秋后采挖。以筒粗、肉厚、整齐、无木心及碎片者为佳。生用。

1.处方用名

地骨皮、枸杞根皮。

2.药性特点

甘、微苦,寒。归肺、肝、肾经。

3.功效应用

(1)凉血除蒸——阴虚发热,血热出血证:用于阴虚发热,骨蒸盗汗,低热不退,小儿疳积发热等,配鳖甲、知母等,如清骨散。也用于血热妄行所致之吐血、衄血、尿血等,配白茅根、侧柏叶等同用。本品入血分,尤善退虚热,疗骨蒸。

(2)清泄肺热——肺热咳嗽证:用于邪热袭肺,肺气失降,肺络损伤之咳嗽气喘、痰中带血等,配桑白皮、甘草等,如泻白散。本品尤善除肺中伏火。

此外,又可泻肾经浮火,治虚火牙痛。

4.用量用法

6～15 g。

5.使用注意

外感风寒发热或脾虚便溏者不宜用。

(三)银柴胡(《本草纲目》)

银柴胡为石竹科植物银柴胡的根。主产我国西北部及内蒙古等地。春、夏间植株萌发或秋后枝叶枯萎时采挖。以条粗长均匀、皮细质坚实、外皮灰黄色、断面黄白色有菊花心者为佳。生用。

1.处方用名

银柴胡、银胡。

2.药性特点

甘、微苦,微寒。归肝、胃经。

3.功效应用

(1)清退虚热——阴虚发热证:用于骨蒸劳热,潮热盗汗,常与胡黄连、地骨皮等清退虚热药配伍,如清骨散。

(2)清热除疳——疳积发热证:用于小儿疳积发热,腹大消瘦,毛发焦枯,常与健脾消食及驱虫药党参、鸡内金、使君子等配伍同用。

4.用量用法

3～10 g。

5.使用注意

外感风寒、血虚无热者慎用。

6.功效比较

银柴、胡柴胡均能清热,但清热方面作用有所不同,柴胡和解退热,升举阳气,疏肝解郁。柴胡分为北柴胡、南柴胡,北柴胡偏于和解退热,南柴胡偏于疏肝解郁。银柴胡清退虚热,清除疳热。银柴胡凉血而无升散之性,退热而不苦泄,理阴而不升腾,为退虚热专药,总以清(清虚热、清疳热)、凉(凉血热)为用。

(四)胡黄连(《新修本草》)

胡黄连为玄参科多年生草本植物胡黄连的根茎。主产于西藏、云南。秋季采挖。以根茎粗大、体轻、质脆、苦味浓者为佳。生用。

1.处方用名

胡黄连。

2.药性特点

苦,寒。归心、肝、胃、大肠经。

3.功效应用

(1)清退虚热——阴虚发热证:用于阴虚内热,骨蒸潮热,常与清虚热药银柴胡、地骨皮等同用。本品退虚热作用与银柴胡相似。

(2)清除疳热——疳积发热证:用于小儿疳积,消瘦腹胀,低热不退,常与健脾消食之白术、山楂等同用,如肥儿丸。

(3)清热燥湿——湿热泻痢,痔疮肿痛:用于湿热泻痢常与清热燥湿止痢之黄连、黄芩等配伍使用;又能清大肠湿火蕴结,用于痔疮肿痛,可研末,以鹅胆汁调涂局部。本品尤善除胃肠湿热。

4.用量用法

3～10 g。

5.使用注意

外感风寒、血虚无热者慎用。

6.功效比较

黄连胡、黄连均能清热燥湿,用于湿热痢疾之里急后重,下痢不爽及泄泻等。黄连泻火力强,尤以清泻心胃之火见长,一是治热病高热神昏烦躁、汗出口渴、身热等,如安宫牛黄丸,所以又有清心除烦之说;二是治心火内炽,迫血妄行之衄血、吐血,如泻心汤;三是治胃火亢盛之牙宣及胃热呕吐、多食善饥,如清胃散,所以又有清胃止呕之说;四是治热毒疮疡,如黄连解毒汤;五是治肝经火盛,暴发火眼等,外用煎水洗眼效果好。故黄连为泻火解毒要药。胡黄连苦寒之性不及黄连强,清热凉血,清退虚热,用于阴虚骨蒸潮热、盗汗等证,又清除疳热。

(五)白薇(《神农本草经》)

白薇为萝摩科植物白薇或蔓生白薇的干燥根及根茎。我国南北各省均有分布。春、秋两季采挖,洗净,干燥。切段,生用。

1.处方用名

白薇。

2.药性特点

苦、咸,寒。归胃、肝、肾经。

3.功效应用

(1)清热凉血——阴虚发热,产后虚热:用于热病后期,余邪未尽,夜热早凉,或阴虚发热,骨蒸潮热,常与地骨皮、知母、青蒿等同用。若治产后血虚发热,低热不退及昏厥等证,可与当归、人参同用。用于温邪入营,高热烦渴,神昏舌绛等,配生地黄、玄参等清热凉血药同用。本品既能退虚热,又能清实热。还可清泄肺热而透邪,清退虚热而用于阴虚外感,发热咽干、口渴心烦等证,配伍玉竹、薄荷同用,如加减葳蕤汤。

(2)利尿通淋——热淋,血淋:用于膀胱湿热,血淋涩痛,常与木通、滑石及石韦等清热利尿通淋药同用。

(3)解毒疗疮——疮痈肿毒,毒蛇咬伤,咽喉肿痛:用于血热毒盛的疮痈肿毒、毒蛇咬伤。也用于咽喉红肿疼痛,常与金银花、桔梗同用。内服、外敷均可。

4.用量用法

5～10 g。煎服。

5.使用注意

脾胃虚寒、食少便溏者不宜服用。

6.功效比较

白薇、白蔹均能清热解毒,用于疮疡肿毒,咽喉肿痛等,二药清热之中也有区别。白薇入血分,清退虚热,对热入营血,身热不退及产后虚热烦乱不安,阴虚内热皆可选用,具透解之性,特别对某些原因不明的低热有效。利尿通淋,用于热淋、血淋等。白蔹消散痈肿,用于疮痈肿毒,未成脓可消,已成脓可拔,脓已尽可敛,既可内服,也可外用。其总以清解心胃二经火毒为功。反乌头。

(郭善同)

第三节 消 食 药

一、山楂(《本草经集注》)

山楂为蔷薇科植物山里红或山楂的成熟果实。主产于山东、河北等地,山东产量大质优。称"北山楂"。多为栽培品。秋季果实成熟时采收。生用或炒用。

(一)处方用名

山楂、炒山楂、焦山楂、山楂炭。

(二)药性特点

酸、甘,微温,归脾、胃、肝经。

(三)功效应用

1.消食化积——食积证

用于肉食积滞之脘腹胀满、嗳气吞酸、腹痛便秘证。治肉食积滞,可单用本品煎服。治食积气滞之脘腹胀痛,常配伍木香、青皮等同用。也治泻痢腹痛,可单用焦山楂水煎服或用山楂炭研末服。本品尤为消化油腻肉食积滞之要药。

2.活血散瘀——气滞血瘀证

用于瘀阻胸腹痛,常与川芎、红花等同用。若治产后瘀阻腹痛、恶露不尽或痛经、经闭,可单用本品加糖水煎服,也可与当归、香附等同用。治疝气痛,常与橘核、荔枝核等同用。

(四)用量用法

6～12 g。炒焦能增强消食之力。

(五)使用注意

脾胃虚弱而无积滞者或胃酸分泌过多者均应慎用。

二、神曲(《药性论》)

神曲为面粉和其他药物混合后经发酵而成的加工品。全国各地均有生产。生用或炒用。

(一)处方用名

神曲、六曲、焦神曲。

(二)药性特点

甘、辛,温。归脾、胃经。

(三)功效应用

消食和胃——饮食积滞证:用于食滞脘腹胀满、食少纳呆、肠鸣腹泻者,常与山楂、麦芽等同用。又因其能解表退热,故尤宜外感表证兼食滞者。

此外,本品兼助金石药的消化,若丸剂中有金石、贝壳类药物者,可加用本品糊丸以助消化,如磁朱丸、万氏牛黄清心丸。

(四)用量用法

6～15 g。炒焦消食之力增强。

三、麦芽(《药性论》)

麦芽为禾本科草本植物大麦的成熟果实经发芽而成。全国产麦区均可生产。将麦粒用水浸泡后,保持适宜温、湿度,待幼芽长至 0.5 cm 时干燥备用。生用、炒黄或炒焦用。

(一)处方用名

麦芽、大麦芽。

(二)药性特点

甘,平。归脾、胃经。

(三)功效应用

1.消食健胃——饮食积滞证

用于食积证,常与山楂、神曲配用,如炒三仙。治脾虚食少,食后饱胀,常配伍白术、陈皮等,如健脾丸。治小儿乳食停滞,单用本品煎服或研末服有效。本品长于消米面淀粉类食积。

2.回乳消胀——断乳,乳房胀痛

用于妇女断乳或乳汁郁积之乳房胀痛等。取其回乳之功,可单用生麦芽或炒麦芽 120 g(或生、炒麦芽各 60 g),煎服。

3.疏肝解郁——肝郁证

用于肝气郁滞或肝胃不和之胁痛,常配川楝子、柴胡等同用。

(四)用量用法

6~12 g。用于回乳,剂量可增至 30~120 g。生麦芽功偏消食健胃;炒麦芽多用于回乳消胀。

(五)使用注意

妇女哺乳期不宜用。

四、莱菔子(《日华子诸家本草》)

莱菔子为十字花科草本植物萝卜的成熟种子。全国各地均栽培,夏季果实成熟时采收。生用或炒用,用时捣碎。

(一)处方用名

莱菔子、萝卜子。

(二)药性特点

辛、甘,平。归脾、胃、肺经。

(三)功效应用

1.消食除胀——食积气滞证

用于食积气滞、脘腹胀满或疼痛、嗳气吞酸等,常与山楂、麦芽等配伍,如保和丸;治疗食积气滞兼脾虚者,常配白术同用。本品消食化积之中,尤善行气消胀。

2.降气化痰——咳喘痰多,胸闷食少

用于痰涎壅盛、咳喘、胸闷兼食积者,可单用本品为末服;也可与白芥子、苏子同用,如三子养亲汤。

(四)用量用法

6~12 g。入药多炒用。

（五）使用注意

气虚及无食积、痰滞者忌用。

（六）功效比较

莱菔子、枳实均能行气导滞，用于食积气滞病证。行气力量强。前人认为此二药有推墙倒壁之功。化痰，用于痰阻气滞病证，但在使用方面有所不同。莱菔子行气兼能降气，用于脘腹胀满、矢气不出，尤以欲矢气而矢气不出者作用较好。因主下行，对于痰阻气机不降所致咳喘痰多作用好，喘证多用，如三子养亲汤。枳实行气主横行，用于腹部攻撑作痛。化痰消痞，用于脘腹痞满、胀痛不舒。

五、鸡内金（《神农本草经》）

鸡内金为雉科动物家鸡的砂囊内壁。全国各地均产。杀鸡后，取出鸡肫，趁热剥取内壁。生用、炒用或醋制入药。

（一）处方用名

鸡内金、炒内金。

（二）药性特点

甘，平。归脾、胃、膀胱经。

（三）功效应用

1.消食健脾——饮食积滞，小儿疳积

用于饮食停滞所致的各种证候，尤宜于食积兼脾虚之证。单用或配伍其他消导药、健脾药同用。如小儿脾虚疳积，多与茯苓、山药等同用。若脾胃虚寒，食欲缺乏，消化不良者，可与白术、干姜等同用。本品消食化积作用强。

2.涩精止遗——肾虚遗精，遗尿

用于治疗遗精，可单用炒焦研末，温酒送服；用治遗尿，常与桑螵蛸、菟丝子等同用。

3.化石通淋——砂石淋证，胆结石

用于结石，治砂石淋证，常与海金沙、金钱草等同用。若小便淋沥，痛不可忍，可以本品研末服。若治胆结石，常配金钱草、郁金等同用。

（四）用量用法

3～10 g。散剂酌减。本品微炒研末内服，疗效较入汤剂为好。

（五）使用注意

脾虚无积滞者慎用。

（郭善同）

第四节　止咳化痰药

一、温化寒痰药

（一）半夏（《神农本草经》）

半夏为天南星科半夏的块茎。我国大部分地区均产。夏秋两季采挖。洗净，除去外皮及须根,晒干,一般用生姜、白矾等炮制后入药。入药以陈久者良。

1.处方用名

法半夏、姜半夏、半夏曲。

2.药性特点

辛,温。有毒。归脾、胃、肺经。

3.功效应用

(1)燥湿化痰——寒痰证,湿痰证:用于脾不化湿,湿痰阻肺之咳嗽气逆、痰多色白者,常配陈皮、茯苓等同用,如二陈汤。治寒痰咳嗽、痰白清稀者,配干姜、细辛等同用,如小青龙汤。若咳嗽痰黄稠,属热者,可与黄芩、瓜蒌等同用。治湿痰上蒙清窍,眩晕头痛,多与白术、天麻同用,如半夏白术天麻汤。尤为治疗湿痰的要药。

(2)降逆止呕——呕吐:用于痰饮或胃寒所致的呕吐,常与生姜等配伍,如小半夏汤。治胃虚呕吐,可配人参、白蜜同用,如大半夏汤。治胃热呕吐,可与黄连、竹茹等同用。治妊娠呕吐,可配苏梗、砂仁等同用,为止呕要药。

(3)消痞散结——胸痹,结胸,梅核气:用于痰热互结,胸脘痞闷之结胸,常配黄连、瓜蒌同用,如小陷胸汤。若痰浊阻滞,胸阳不振之胸痹心痛,配瓜蒌、薤白同用,如瓜蒌薤白半夏汤。若气郁痰结之梅核气,常与厚朴、紫苏叶等同用,如半夏厚朴汤。

(4)散结消肿——痈疽肿痛及乳疮:用于痈疽瘰疬等,常以生半夏研末,鸡子白调敷患处。

4.用量用法

6～10 g。外用可生用,内服宜制用。法半夏长于燥湿化痰;姜半夏长于降逆止呕;半夏曲长于化痰消食;生半夏只宜外用。

5.使用注意

反乌头。阴虚有热、燥咳者忌用。

(二)天南星(《神农本草经》)

天南星为天南星科草本植物天南星的块茎。主产于河南、辽宁等地。秋冬季采挖。除去须根及外皮,晒干,生用或用姜汁、明矾制用。

1.处方用名

天南星、南星、制南星。

2.药性特点

苦、辛,温。有毒。归肺、肝、脾经。

3.功效应用

(1)燥湿化痰——湿痰证,寒痰证:用于湿痰阻肺,咳喘痰多,胸膈痞闷等证,可与陈皮、半夏等同用,如导痰汤。治癫痫可与半夏、全蝎等同用。

(2)祛风止痉——风痰眩晕,中风,癫痫:用于风痰眩晕,半身不遂,口眼㖞斜及破伤风等证,常与半夏、天麻等同用,如玉壶丸。用于破伤风,可与防风、天麻等同用,如玉真散。天南星善祛经络之风痰。

(3)散结消肿——痈疽肿痛:用于痈疽肿痛,可研末,醋调外敷,常与半夏同用。

4.用量用法

3～10 g。生南星多入丸散,或外用调敷患处。

5.使用注意

阴虚燥痰忌用。孕妇忌用。

(三)白附子(《中药志》)

白附子为天南星科植物独角莲的块茎。主产于河南、陕西等地。秋季采挖。除去须根及外皮,晒干生用或以白矾、生姜制后用。

1.处方用名

禹白附、白附子。

2.药性特点

辛,温。有毒。归胃经。

3.功效应用

(1)祛风止痉——风痰证:用于中风口眼㖞斜,常与全蝎、僵蚕等配伍。也用于风痰壅盛之惊风,癫痫。

(2)燥湿化痰——痰厥头痛:用于痰厥头痛,常与半夏、天南星同用。若头面部之风痰及偏头痛,常与白芷、川芎等同用。本品功似天南星,温燥毒烈之性强。

(3)散结消肿——瘰疬,痰核:用于瘰疬,痰核,可鲜品捣烂外敷。

4.用量用法

3～6 g;研末服,0.5～1 g。宜制用。

5.使用注意

热盛动风,血虚生风及孕妇不宜。生品一般不内服。

(四)白芥子(《名医别录》)

白芥子为十字花科草本植物白芥的成熟种子。主产于安徽、山东等地。夏末秋初果实成熟时采割植株。晒干,打下种子,除去杂质,生用或炒用。

1.处方用名

白芥子。

2.药性特点

辛,温。归肺经。

3.功效应用

(1)温肺祛痰——寒痰喘咳证:用于寒痰壅滞引起的胸胁胀满,咳嗽气逆,痰多稀薄等证,常配苏子、莱菔子同用,如三子养亲汤。治寒饮壅滞于胸膈之胸满胁痛者,常与甘遂、大戟等同用,如控涎丹。若冷哮日久,可配细辛、甘遂、麝香等研末,于夏令外敷肺俞、膏肓等穴。本品有较强的祛痰之力。

(2)利气通络——阴疽流注,肢体麻木,关节肿痛:用于阴疽流注,常与鹿角胶、肉桂、熟地黄等同用,如阳和汤。治痰滞经络之肢体麻木或关节肿痛以达到散结消肿之功,多与马钱子、没药等药同用。本品可透达经络凝聚之寒痰,为治疗皮里膜外之痰要药。

4.用量用法

3～6 g。外用,研末调敷。

5.使用注意

久嗽肺虚,阴虚火旺者忌用。消化道溃疡、出血及皮肤过敏者忌用。外用可引起水疱甚至溃疡,使用时应注意。

（五）旋覆花（《神农本草经》）

旋覆花为菊科草本植物旋覆花的头状花序。主产于河南、江苏等地。夏、秋两季花开时采收。除去杂质，阴干或晒干，生用或蜜炙用。

1.处方用名

旋覆花。

2.药性特点

苦、辛、咸，微温。归肺、胃经。

3.功效应用

（1）降气化痰——喘咳痰多：用于寒痰喘咳，痰多清稀者，常与半夏、紫苏子等配伍。用于痰热喘咳的实证，与黄芩、瓜蒌等同用。若兼有表证者，常与生姜、荆芥等配伍。

（2）降逆止呕——噫气，呕吐：用于痰浊中阻，胃气上逆而噫气呕吐，胃脘痞硬者，配代赭石、半夏等，如旋覆代赭汤。

4.用量用法

3～10 g。布包入煎剂。

5.功效比较

旋覆花、半夏均能祛痰，用于痰饮壅肺所致的咳嗽、胸膈痞满等证。降逆止呕，用于胃气上逆所致呕吐、噫气等。旋覆花下气消痰，用于痰多胶黏、咯出不爽及胸腹水饮、胁痛胀满证。其沉降作用较强。半夏燥湿化痰，消痞散结，外用散结消肿，乃治疗湿痰要药。

（六）白前（《名医别录》）

白前为萝藦科植物柳叶白前的根茎及根。主产于浙江、安徽等地。秋季采挖。除去地上部分，洗净，晒干，生用或蜜炙用。

1.处方用名

白前。

2.药性特点

辛、苦，微温。归肺经。

3.功效应用

降气祛痰止咳——咳嗽痰多：用于肺气壅实，痰多气逆而咳嗽不爽之证。治外感风寒咳嗽，常与荆芥、桔梗等药同用，如止嗽散。治肺热咳嗽，与桑白皮、葶苈子等药同用，如白前丸。治寒痰咳嗽，常与苏子、半夏等药配伍。本品性微温而不燥热，善于降气化痰止咳嗽。

4.用量用法

3～10 g。

5.功效比较

旋覆花、白前均能降气化痰，用于痰多咳嗽证。白前性质平和，不论寒证、热证所致咳嗽经适当配伍均可使用，如止嗽散。旋覆花性下降，也能用治喘证。又能降逆止呕，用于痰壅气逆，胸膈痞实诸证。

二、清化热痰药

（一）川贝母（《神农本草经》）

川贝母为百合科草本植物川贝母的鳞茎。主产于四川、甘肃等地。夏秋两季采挖。除去须根、粗皮,晒干,生用。

1.处方用名

川贝母、尖贝、青贝。

2.药性特点

苦、甘,微寒。归肺、心经。

3.功效应用

(1)清热化痰,润肺止咳——虚劳咳嗽,肺热燥咳:用于内伤久咳,肺燥,痰热之证。治肺阴虚劳嗽,久咳有痰者,常配沙参、麦冬等药同用。治肺热,肺燥咳嗽,常配知母同用,如二母散。此为润肺止咳要药。

(2)散结消肿——瘰疬,乳痈,肺痈:用于痰火郁结之瘰疬,常配玄参、牡蛎等药用,如消瘰丸。治热毒壅结之乳痈,肺痈,常配蒲公英、鱼腥草等同用。

4.用量用法

3~10 g。研末服1~2 g。

5.使用注意

反乌头。脾胃虚寒及有湿痰者不宜用。

6.功效比较

贝母、半夏均能化痰散结,可治疗咳嗽痰多等证。半夏辛温,燥湿化痰,功在脾肺,主要治疗寒痰,湿痰证,又能消痞散结,降逆止呕。贝母苦甘凉,清化热痰,功专在肺,主要用于热痰、燥痰证,乃治疗咳嗽要药。

(二)浙贝母(《本草图经》)

浙贝母为百合科草本植物浙贝母的鳞茎。原产于浙江象山,现主产于浙江鄞州区。初夏植株枯萎时采挖。洗净,擦去外皮,拌以煅过的贝壳粉,吸去浆汁,切厚片或打成碎块。

1.处方用名

浙贝母、象贝、大贝。

2.药性特点

苦,寒。归肺、心经。

3.功效应用

(1)清热化痰——风热、痰热咳嗽:用于风热咳嗽及痰热郁肺之咳嗽,风热咳嗽常配桑叶、牛蒡子同用,痰热咳嗽多配瓜蒌、知母等同用。本品功似川贝母而偏苦泄,长于清化热痰、降泄肺气。

(2)散结消肿——瘰疬,瘿瘤,乳痈,肺痈:用于痰火瘰疬结核,可配玄参、牡蛎等,如消瘰丸。治瘿瘤,配海藻、昆布同用。治乳痈,多配连翘、蒲公英等,内服外用均可。治肺痈咳吐脓血,常配鱼腥草、芦根等同用。

4.用量用法

3~10 g。

5.使用注意

同川贝母。

6.功效比较

川贝母、浙贝母两者功效基本相同,川贝母以甘味为主,性偏于润,肺热燥咳、虚劳咳嗽用之

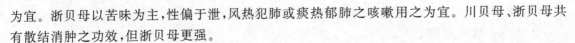

为宜。浙贝母以苦味为主,性偏于泄,风热犯肺或痰热郁肺之咳嗽用之为宜。川贝母、浙贝母共有散结消肿之功效,但浙贝母更强。

(三)瓜蒌皮(《神农本草经》)

瓜蒌皮为葫芦科草质藤本植物栝楼的成熟果皮。主产于河北、安徽等地。秋季果实成熟时,连果梗剪下。置通风处阴干,生用或制用。

1.处方用名

瓜蒌、瓜蒌皮。

2.药性特点

甘、微苦,寒。归肺、胃、大肠经。

3.功效应用

(1)清热化痰——痰热咳喘:用于痰热阻肺,咳嗽痰黄,质稠难咯,胸膈痞满者,可配黄芩、胆南星等,如清气化痰丸。若治燥热伤肺,干咳无痰或痰少质黏,咯吐不利者,则配川贝母、桔梗等。

(2)宽胸散结——胸痹,结胸:用于痰气互结,胸阳不振之胸痹疼痛,不得卧者,常配薤白、半夏同用,如栝楼薤白白酒汤、栝楼薤白半夏汤。治痰热结胸,胸膈痞满,按之则痛者,则配黄连、半夏同用,如小陷胸汤。

此外,本品还有消痈散结之功,常与清热解毒、消散痈肿药物配伍,治疗肺痈、肠痈、乳痈等内外痈。

4.用量用法

全瓜蒌 10～20 g;瓜蒌皮 6～12 g。

5.使用注意

反乌头。脾虚便溏者忌用。

(四)桔梗(《神农本草经》)

桔梗为桔梗科草本植物桔梗的根。中国大部分地区均产,华东地区质量较优。春秋两季采挖。挖取后去净苗茎、须根,洗净,刮去外皮,晒干,生用。

1.处方用名

桔梗、苦桔梗。

2.药性特点

苦、辛,平。归肺经。

3.功效应用

(1)宣肺祛痰——咳嗽痰多,胸闷:用于咳嗽痰多,无论寒热皆可应用。治疗风寒咳嗽,配紫苏、杏仁等同用,如杏苏散。治风热犯肺之咳嗽,则宜配桑叶、菊花等同用,如桑菊饮。若治痰滞胸痞,常配枳壳同用。本品乃治疗咳嗽要药。

(2)利咽开音——咽喉肿痛,失音:用于外感、热毒、阴虚所致咽痛音哑之证。风热犯肺,咽痛失音者,常配甘草、牛蒡子同用,如桔梗汤。咽喉肿痛属热毒壅盛者,常配射干、板蓝根同用。阴虚咽痛,宜配生地黄、玄参等同用。为利咽要药。

(3)消痈排脓——肺痈吐脓:用于肺痈咳吐脓痰,咳嗽胸痛等证,可配甘草等同用或与鱼腥草、冬瓜仁等配伍。

(4)载药上行——引导其他药物上行:桔梗上行作用好,以引导其他药物到达人体上身,治疗上半身病变,同时通过上行,达到开宣肺气而通二便,用治癃闭、便秘,俗有舟楫之剂之谓。

4.用量用法

3～10 g。或入丸、散。

5.使用注意

凡气机上逆,呕吐、呛咳、眩晕、阴虚火旺、咯血等不宜用。胃十二指肠溃疡者慎服。用量过大易致恶心呕吐。

(五)竹茹(《名医别录》)

竹茹为禾本科植物乔木青秆竹茎秆的中间层。主产于长江流域地区。全年可采制。砍取茎秆,刮去外皮,然后将稍带绿色的中间层刮成丝条或削成薄片,阴干,生用或姜汁炒用。

1.处方用名

竹茹。

2.药性特点

甘,微寒。归肺、心、胃经。

3.功效应用

(1)清热化痰——肺热咳嗽,痰热心烦不寐:用于肺热咳嗽,痰黄黏稠者,常配瓜蒌、桑白皮等同用。治痰火内扰,胸闷痰多,心烦不寐者,常配枳实、半夏等同用,如温胆汤。

(2)清胃止呕——胃热呕吐,妊娠恶阻:用于胃虚有热之呕吐,配人参、陈皮等同用,如橘皮竹茹汤。治胎热之恶阻呕逆,常配枇杷叶、陈皮等同用。治热性呕逆,常配黄连、生姜等同用。

4.用量用法

6～10 g。生用清化热痰;姜汁炙用止呕。

5.功效比较

竹茹、半夏均能化痰止呕,用于痰滞郁结之烦闷不宁,反胃呕吐为宜,常同用,如温胆汤。半夏善治湿痰呕哕,痞结不舒。又能消痞散结,燥湿化痰,外用散结消肿。竹茹以痰热呕哕,心神不宁为宜。又能清热除烦。

(六)竹沥(《名医别录》)

竹沥为新鲜的淡竹和青秆竹等竹秆经火烤灼而流出的淡黄色澄清液汁。来源同竹茹。

1.处方用名

竹沥。

2.药性特点

甘,寒。归心、肺、肝经。

3.功效应用

(1)清热豁痰——痰热咳喘:用于痰热咳喘,痰稠难咯,顽痰胶结者最宜,常配半夏、黄芩等同用。本品性寒滑利,祛痰力强。

(2)定惊利窍——中风痰迷,惊痫癫狂:用于中风口噤,以本品配姜汁饮之。治小儿惊风,常配胆南星、牛黄等同用。

4.用量用法

30～50 g,冲服。本品不能久藏,但可熬膏瓶贮,称竹沥膏。近年来有学者使用安瓿瓶密封装置,可以久藏。

5.使用注意

性寒滑利,寒痰及便溏者忌用。

6.功效比较

竹沥、生姜汁均能祛痰浊,止呕吐,用于中风痰迷及痰壅癫狂等。不入煎剂。生姜汁宜于寒痰,湿痰病证。(注:生姜能解半夏、南星之毒,那么生姜汁也应该能解半夏、南星之毒,诸书中均无此记载,有学者认为可以解毒。)竹沥宜于燥痰,热痰。清热豁痰,用于痰热咳喘、痰稠难咯、顽痰胶结者。

(七)天竺黄(《蜀本草》)

天竺黄为禾本科植物乔木青皮竹等秆内分泌液干燥后的块状物。主产于云南、广东等地。秋冬季采收。砍破竹秆,取出生用。

1.处方用名

天竺黄、天竹黄。

2.药性特点

甘,寒。归心、肝经。

3.功效应用

清热化痰,清心定惊——小儿惊风,中风癫痫,热病神昏,痰热咳喘:用于中风痰壅,痰热癫痫等,常配黄连、石菖蒲等。治热病神昏谵语,可配牛黄、连翘等。治痰热咳喘,常配瓜蒌、贝母等同用。治小儿痰热惊风,常配麝香、胆南星等同用。

4.用量用法

3~6 g;研粉冲服,每次 0.6~1 g。

5.功效比较

(1)竹茹、竹沥、天竺黄:三者均来源于竹,其性寒凉,能清热化痰,治痰热咳喘。竹沥、天竺黄又可定惊,而天竺黄定惊之力尤胜。竹沥性寒滑利,清热涤痰力强。竹茹长于清心除烦。

(2)天竺黄、胆南星:均能清热化痰,用于痰热咳嗽。天竺黄清心定惊,用于热病神昏,中风癫痫。胆南星清肝作用好。息风止痉,用于中风、眩晕、惊风、痫证。

(八)前胡(《名医别录》)

前胡为伞形科植物白花前胡的根。主产浙江、安徽等地。秋冬季茎叶枯萎或早春未抽花茎时采挖。生用或蜜炙用。

1.处方用名

前胡。

2.药性特点

苦、辛,微寒。归肺经。

3.功效应用

(1)降气祛痰——痰热咳喘:用于痰热壅肺,肺失宣降之咳喘胸满、咳痰黄稠量多,常配杏仁、桑白皮等药,如前胡散。因其性微寒,也用于湿痰、寒痰证,常与白前配用。

(2)疏散风热——风热咳嗽:用于外感风热,身热头痛,咳嗽痰多,常配桑叶、牛蒡子等同用。治风寒咳嗽,配荆芥、紫苏等同用,如杏苏散。前胡的特点是能宣能降。

4.用量用法

6~10 g。或入丸、散。

5.功效比较

(1)白前、前胡:均能降气化痰,治疗肺气上逆,咳喘痰多,常相须为用。白前性偏温,祛痰作用较强。前胡性偏寒,兼能疏散风热。前胡与白前都能降气化痰,但前胡尚可宣散风热,白前则专主降气。

(2)前胡、柴胡:均能宣散风热,用于外感风热表证,可同用,如荆防败毒散。前胡治在肺经而偏主下降,降气化痰,用于风热咳嗽,痰热咳喘。其特点是既能升,又能降。柴胡治在肝胆而主上升,疏泄少阳之邪,偏治寒热往来。又能疏肝解郁,升举阳气。

(3)前胡、麻黄:均能宣能降,其宣,主治外感表证,其降,用于咳嗽喘息。前胡专除肺热,咳嗽多用,宣散而用于风热病证。其降用于肺失降泄所致咳痰不爽、痰黄稠等。麻黄专散肺寒,喘证多用,宣散而用于风寒病证,所以又有宣肺平喘之功。其降则取其利水消肿之功。

(4)前胡、牛蒡子:均能宣能降,宣散以除肺经风热,用于外感表证。降泄作用不同。前胡宣肺以止咳为主,宣散作用不及牛蒡子力强。降泄主治痰热咳嗽喘气。牛蒡子宣肺气又具透发之性,故透疹常用。又能润肠通便,清热解毒,利咽散肿。

(九)胖大海(《本草纲目拾遗》)

胖大海为梧桐科植物胖大海的成熟种子。主产于泰国、印度等国。4~6月果实成熟开裂时,采收种子。晒干。

1.处方用名

胖大海、通大海。

2.药性特点

甘,寒。归肺、大肠经。

3.功效应用

(1)清肺化痰,利咽开音——肺热声哑,咽喉疼痛,咳嗽:用于肺热咽喉不利,咽喉疼痛,可单味泡服,也可配桔梗、甘草等同用。

(2)润肠通便——燥热便秘:用于便秘,可单味泡服或配清热泻下药以增强药效,作用缓和。

4.用量用法

2~4枚,沸水泡服。

5.功效比较

桔梗、胖大海均能开宣肺气、利咽开音,用于声音嘶哑,肺热咳嗽,为咽喉疾病良药。胖大海清肺化痰,可单味泡服。润肠通便,用于肠燥便秘,作用较弱。桔梗祛痰,用于咳嗽痰多。消痈排脓,用于肺痈吐脓。

三、止咳平喘药

(一)苦杏仁(《神农本草经》)

苦杏仁为蔷薇科植物山杏的成熟种子。主产于东北、内蒙古、华北等地。夏季采收成熟果实。除去果肉及核壳,取出种子,晒干,生用或炒用。

1.处方用名

苦杏仁、杏仁。

2.药性特点

苦,微温,有小毒。归肺、大肠经。

3.功效应用

(1)止咳平喘——咳喘证:用于多种咳喘病证。若风寒咳喘,胸闷气逆,配麻黄、甘草同用,如

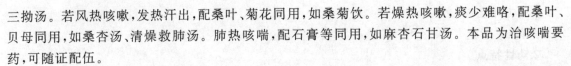

三拗汤。若风热咳嗽,发热汗出,配桑叶、菊花同用,如桑菊饮。若燥热咳嗽,痰少难咯,配桑叶、贝母同用,如桑杏汤、清燥救肺汤。肺热咳喘,配石膏等同用,如麻杏石甘汤。本品为治咳喘要药,可随证配伍。

(2)润肠通便——肠燥便秘:用于老人或产后肠燥便秘等证,可配火麻仁、瓜蒌仁等同用,如五仁汤。

4.用量用法

3～10 g。宜打碎入煎剂,或入丸、散。

5.使用注意

大便溏泄者慎用。有小毒,用量不宜过大。婴儿慎用。

(二)紫苏子(《名医别录》)

紫苏子为唇形科草本植物紫苏的成熟果实。主产于江苏、安徽等地。秋季果实成熟时采收。除去杂质,晒干,生用或微炒,用时捣碎。

1.处方用名

紫苏子、苏子。

2.药性特点

辛,温。归肺、大肠经。

3.功效应用

(1)降气化痰,止咳平喘——咳喘痰多:用于痰壅气逆,咳嗽气喘,痰多胸痞,甚则不能平卧之证,常配白芥子、莱菔子同用,如三子养亲汤。若上盛下虚之久咳痰喘,则配肉桂、厚朴等同用,如苏子降气汤。

(2)润肠通便——肠燥便秘:用于肠燥便秘,常配伍杏仁、火麻仁等同用。本品富含油脂,能润燥滑肠,降泄肺气以助大肠传导。

4.用量用法

5～10 g。入煎剂或入丸、散。也可煮粥食。

5.功效比较

(1)杏仁、苏子:皆性温,止咳平喘,用于咳嗽,喘息。润肠通便,用于肠燥便秘,杏仁多用。杏仁为治疗咳喘要药,无论外感、内伤,因寒、因热、因燥、因虚、因实所致的咳嗽、喘息均可灵活应用,如桑菊饮、杏苏饮、桑杏汤。其润肠作用也较好,如麻子仁丸,在润肠方面较苏子更多用。苏子以降气为主,温性较杏仁强,祛痰浊为优。

(2)苏子、白芥子:均能降气化痰,用于咳喘痰多病证。苏子质润,性较白芥子平和。又能润肠通便,用于肠燥便秘。白芥子温燥性烈,善走经络,主治皮里膜外之痰。温肺则主治寒痰壅肺之悬饮胸满胁痛等。利气散结消肿,用于阴疽流注,肢体麻木,关节肿痛等。

(3)苏子、牛蒡子:皆富含油脂,质脂而润滑,润滑大便,用于肠燥便秘。牛蒡子能宣能降,宣肺以止咳,牛蒡子因其苦降,多云其滑肠。此外能疏散风热,解毒透疹,利咽。苏子只降不宣,降肺以平喘,苏子质润而润肠。

(三)紫菀(《神农本草经》)

紫菀为菊科多年生草本植物紫菀的根及根茎。主产于河北、安徽、东北等地。春、秋季采挖。除去有节的根茎和泥沙,编成辫状,或直接晒干,多蜜炙用。

1.处方用名

紫菀、炙紫菀。

2.药性特点

苦、甘、辛,温。归肺经。

3.功效应用

润肺止咳化痰——咳喘有痰:用于多种咳嗽气逆症,不论寒、热或是外感、内伤,皆可配伍使用。若风寒犯肺,咳嗽咽痒,咳痰不爽,配荆芥、桔梗等同用,如止嗽散。若治阴虚劳嗽,痰中带血,则配阿胶、贝母等同用。

4.用量用法

5～10 g。外感咳嗽宜生用,肺虚久咳蜜炙用。

5.功效比较

紫菀、瓜蒌均能润肺止咳化痰,用于肺燥咳嗽,痰多。瓜蒌长于祛痰浊,宜于痰热咳嗽。宽胸散结,用于胸痹,结胸。紫菀宜于咯血痰嗽,兼治血病。作用平和。

(四)款冬花(《神农本草经》)

款冬花为菊科草本植物款冬的花蕾。主产于河南、甘肃等地。12月或地冻前当花尚未出土时采挖。除去花梗及泥沙,阴干,多蜜炙用。

1.处方用名

款冬花、冬花、炙冬花。

2.药性特点

辛、微苦,温。归肺经。

3.功效应用

润肺化痰止咳——咳喘:用于多种咳嗽。无论寒热虚实,皆可随证配伍。咳嗽偏寒,可与干姜、五味子同用。治肺热咳嗽,则配知母、桑叶同用。治肺气虚弱,咳嗽不已,配人参、黄芪同用。若治阴虚燥咳,则配沙参、麦冬。

4.用量用法

5～10 g。外感咳嗽宜生用,内伤久咳宜炙用。

5.功效比较

(1)款冬花、紫菀:其性皆温,但温而不燥,既可化痰,又能润肺,治咳嗽无论寒热虚实,病程长短均可用之。二者常同用,增强止咳化痰之效。款冬花重在止咳。紫菀尤善祛痰。

(2)款冬花、百部:皆温润之品,润肺化痰止咳,用于肺燥咳嗽。百部甘润力更好,止咳化痰优于款冬花,为肺痨咳嗽咯血要药,也治外感、内伤等其他咳嗽。款冬花温性胜于百部,用于肺寒咳嗽证。

(五)马兜铃(《药性论》)

马兜铃为马兜铃科植物北马兜铃的成熟果实。主产于东北、安徽等地。秋季果实由绿变黄时采收。晒干,生用或蜜炙用。

1.处方用名

马兜铃、炙兜铃。

2.药性特点

苦,寒。有毒。归肺、大肠经。

3.功效应用

（1）清热化痰，止咳平喘——肺热咳喘：用于热郁于肺，肺失肃降，咳嗽痰喘者，常配桑白皮、黄芩等同用。治肺虚火盛，喘咳咽干，或痰中带血者，则配阿胶等同用，如补肺阿胶散。

（2）清肠消痔——痔疮肿痛或出血：用于大肠积热而致痔疮肿痛或出血，常配生地黄、白术等药内服。也可配地榆、槐角，煎汤熏洗患处。

此外，又能清热平肝而治高血压病属肝阳上亢者。

4.用量用法

3～10 g。肺虚久咳蜜炙用。

5.使用注意

剂量过大，易致呕吐。近年来发现此药有毒，损伤肾脏，因此剂量不宜过大，使用时间不宜过长。

6.功效比较

马兜铃、青木香、天仙藤三药同出一物。马兜铃为果实，清肺化痰，止咳平喘，用于肺热咳嗽，喘气及痰中带血等证，如补肺阿胶汤。清泄肠热，用于肠热、痔漏、疮肿、下血及肛门肿胀疼痛。青木香为马兜铃的根。行气止痛，解毒祛湿。天仙藤为马兜铃的茎叶。通络止痛，化湿消肿，用于风湿痹痛，水肿等证。现在发现此三药均含马兜铃酸这种毒性成分，有可能会导致肾功能受损，因此使用时要注意。马兜铃以止咳平喘为主。青木香以行气止痛为主。天仙藤以通络止痛为主。

（六）枇杷叶（《名医别录》）

枇杷叶为蔷薇科常绿小乔木植物枇杷的叶。主产于广东、浙江等地。全年均可采收。晒至七八成干，扎成小把，再晒干，生用或蜜炙用。

1.处方用名

枇杷叶、炙枇杷叶。

2.药性特点

苦，微寒，归肺、胃经。

3.功效应用

（1）清肺止咳——肺热咳嗽，气逆喘急：用于肺热咳嗽，可单用制膏服用，或与黄芩、桑白皮等同用。治燥热咳喘，咳痰不爽，口干舌红者，可配桑叶、麦冬等同用，如清燥救肺汤。

（2）降逆止呕——胃热呕吐，哕逆：用于胃热呕吐，哕逆，常配陈皮、竹茹等同用。

4.用量用法

5～10 g。姜汁炒治呕逆好；蜜炙治咳嗽良。

5.功效比较

枇杷叶、竹茹均有清肺止咳，清胃止呕的功效。竹茹止呕胜于化痰。枇杷叶止咳胜于止呕。

（七）桑白皮（《神农本草经》）

桑白皮为桑科植物桑的根皮。全国大部分地区均产，主产于安徽、浙江等地。秋末叶落时至次年春发芽前采挖。生用或蜜炙用。

1.处方用名

桑白皮、桑根白皮、炙桑皮。

2.药性特点

甘，寒。归肺、脾经。

3.功效应用

（1）泻肺平喘——肺热咳喘：用于肺热咳喘，常配地骨皮同用，如泻白散。若水饮停肺，胀满喘急，可配麻黄、葶苈子等同用。治肺虚有热而咳喘气短，潮热，盗汗者，也可与人参、熟地黄等配伍。

（2）利水消肿——水肿：用于风水、皮水等阳水实证。全身水肿，面目肌肤水肿，胀满喘急，小便不利者，常配茯苓皮、大腹皮等，如五皮饮。

此外，本品还有清肝之功，可治肝阳上亢，肝火偏旺之高血压病。

4.用量用法

5～15 g。泻肺利水，平肝清火宜生用；肺虚咳嗽宜蜜炙用。

（八）葶苈子（《神农本草经》）

葶苈子为十字花科植物独行菜或播娘蒿的成熟种子。前者称北葶苈子，主产于东北、内蒙古等地；后者称南葶苈子，主产于安徽、江苏等地。夏季果实成熟时采割植株。晒干，搓出种子，除去杂质，生用或炒用。

1.处方用名

葶苈子、苦葶苈。

2.药性特点

苦、辛，大寒。归肺、膀胱经。

3.功效应用

（1）泻肺平喘——痰喘实证：用于痰涎壅滞，肺气不降之咳嗽痰多，喘息不得平卧及胸痛等实证，常配大枣同用，如葶苈大枣泻肺汤。本品降泻之力颇强。

（2）利尿消肿——水肿，悬饮，胸腹积水，小便不利：用于腹水肿满属湿热蕴结者，配防己、椒目同用，如己椒苈黄丸。治结胸，腹水肿满，配杏仁、大黄同用，如大陷胸丸。

4.用量用法

5～10 g。研末服，3～6 g。炒葶苈子可减缓其寒性。

5.使用注意

肺虚喘促，脾虚肿满等证忌用。

6.功效比较

（1）桑白皮、葶苈子：均能泻肺平喘，用于肺热及肺中水气、痰饮咳喘。桑白皮侧重肺热咳喘之痰黄、肿胀。葶苈子侧重痰涎壅盛之稠浊、喘满。利水消肿，用于水肿、小便不利，常相须为用。桑白皮力缓，清肺热，降肺火，主治肺热证，又治皮肤水肿。葶苈子力峻，泻水气，除痰涎，主治肺实证，又治胸腹积水。

（2）葶苈子、麻黄：均能定喘，用于喘证。葶苈子用于痰涎壅盛之喘证，麻黄用于肺气壅遏喘证。利水消肿，用于水肿、小便不利。葶苈子用于胸腹积水，麻黄用于风水水肿。麻黄开宣肺气而散风寒，可用于风寒表证。葶苈子宜于肺中痰水壅滞之逆满痰喘等。

（3）葶苈子、椒目：均能利水消肿，平喘，用于水肿胀满、痰饮喘咳，常同用，葶苈子作用强。葶苈子寒性较重，以平喘为主，主治肺部病变。椒目为花椒的种子，苦，寒。以消肿为主，治膀胱病变为主。

（郭善同）

参 考 文 献

[1] 王邦玲,孙晓玲,李红霞,等.临床药物研究与药学管理规范[M].哈尔滨:黑龙江科学技术出版社,2022.

[2] 赵玉霞,杨颖,张吉霞,等.药物学基础与临床应用[M].哈尔滨:黑龙江科学技术出版社,2022.

[3] 刘新春,高海青.静脉药物配置中心与静脉药物治疗[M].北京:人民卫生出版社,2023.

[4] 王汝龙.临床药物学[M].重庆:重庆出版社,2023.

[5] 辛春雷,李妍,刘景峰,等.临床内科疾病诊断与药物治疗[M].北京:世界图书出版公司,2023.

[6] 唐海波.内科疾病诊疗与用药指导[M].长沙:湖南科学技术出版社,2021.

[7] 刘丹,吕鸥,张兰.临床常见内科疾病与用药规范[M].北京:中国纺织出版社,2021.

[8] 肖强.消化内科疾病诊疗与合理用药[M].沈阳:辽宁科学技术出版社,2021.

[9] 王佳楠,王焕玲.药物临床试验机构管理指南[M].北京:中国医药科技出版社,2022.

[10] 易凡.疾病学基础与药物干预[M].济南:山东大学出版社,2022.

[11] 童荣生,边原.高血压临床合理用药[M].北京:中国医药科技出版社,2022.

[12] 庞厚芬,李娟,张腾.内科疾病诊疗与合理用药[M].沈阳:辽宁科学技术出版社,2022.

[13] 王蕾,李秀敏,戴志初,等.内科疾病诊断与临床用药[M].北京:世界图书出版公司,2022.

[14] 石雪梅.临床常见疾病规范用药[M].哈尔滨:黑龙江科学技术出版社,2021.

[15] 涂宏,刘丽英.常见病联合用药手册[M].北京:中国医药科技出版社,2021.

[16] 何小敏,彭淑辉,廖定钦.静脉用药调配医嘱审核速览[M].北京:中国医药科技出版社,2021.

[17] 于淼.临床药学基础与用药规范[M].长春:吉林科学技术出版社,2021.

[18] 戴初贤,朱照静,郑小吉,等.临床常用中药识别与应用[M].北京:中国医药科技出版社,2022.

[19] 刘中秋,寇俊萍.中药药理学[M].北京:科学出版社,2022.

[20] 洪博,隋小宇,卜明.现代药理技术与中医药学[M].北京:化学工业出版社,2021.

[21] 时慧.药学理论与药物临床应用[M].北京:中国纺织出版社,2021.

[22] 王进.临床药学研究新进展[M].哈尔滨:黑龙江科学技术出版社,2021.

[23] 李建恒.药学导论[M].北京:科学出版社,2021.

［24］周振华,方应权,孟彦波.药物化学［M］.武汉:华中科技大学出版社,2022.

［25］董志强.药物综合治疗学［M］.济南:山东大学出版社,2022.

［26］杨光.实用中医药学［M］.北京:人民卫生出版社,2021.

［27］姚立山.新编药学基础与实践［M］.沈阳:沈阳出版社,2021.

［28］郭芳.现代药物与临床诊疗［M］.长春:吉林科学技术出版社,2021.

［29］王伟.药物合理应用［M］.汕头:汕头大学出版社,2021.

［30］石雪梅,鉴红霞,郑媛媛,等.药理学与临床药物引用［M］.哈尔滨:黑龙江科学技术出版社,2021.

［31］尹彤,周洲,张伟.临床心血管药物基因组学［M］.北京:科学出版社,2022.

［32］马刚.实用中西药精粹［M］.长春:吉林科学技术出版社,2022.

［33］谢海棠.定量药理与药物临床评价［M］.北京:科学出版社,2022.

［34］徐子平.基层常见呼吸系统疾病及药物治疗［M］.北京:人民卫生出版社,2021.

［35］张艳秋.现代药物临床应用实践［M］.北京:中国纺织出版社,2021.

［36］胡思源.反复呼吸道感染中药临床试验设计与评价技术指南［J］.药物评价研究,2023,46(2):264-269.

［37］刘桂剑,程宽,朱文青,等.高血压的药物治疗进展［J］.中国临床药理学与治疗学,2022,27(4):446-449.

［38］张立伟.不同质子泵抑制剂联合促胃动力药治疗反流性食管炎的疗效及安全性分析［J］.中国处方药,2021,19(4):55-56.

［39］杨继婷.分析小剂量罗红霉素在支气管扩张治疗中的应用效果［J］.中国医药指南,2021,19(15):65-66.

［40］魏学燕,底盼盼,贾红岩,等.自拟中药清热解毒方外敷治疗小儿输液外渗的临床效果及其对血管内皮功能的影响［J］.中医药导报,2023,29(2):106-110.